受験生の皆さんへ

　過去の問題に取り組む目的は、(1)出題傾向(2)出題方式(3)難易度(4)合格点を知り、これからの受験勉強に役立てることにあります。出題傾向などがつかめれば目的は達成したことになりますが、それを一歩深く進めるのが、受験対策の極意です。

　せっかく志望校の出題と取り組むのですから、本番に即した受験対策の場に活用すべきです。どうするのか。

　第一は、実際の入試と同じ制限時間を設定して問題に取り組むこと。試験時間が六十分なら六十分以内で挑戦し、時間配分を感覚的に身に付ける訓練です。

　二番目は、きっちりとした正答チェック。正解出来なかった問題は、正解できるまで、徹底的に攻略する心構えが必要です。間違えた場合は、単なるケアレスミスなのか、知識不足が原因のミスなのか、考え方が根本的に間違えていたためのミスなのか、きちんと確認して、必ず正解が書けるようにしておく。

　正答が手元にある過去問題にチャレンジしながら、正解できなかった問題をほったらかしにする受験生もいます。そのような受験生に限って、他の問題集をやっても、間違いを放置したまま、次の問題、次の問題と単に消化することだけに走っているのではないかと思います。過去問題であれ問題集であれ、間違えた問題は、正解できるまで必ず何度も何度も繰り返しチャレンジする。これが必勝の受験勉強法なことをお忘れなく。

入試問題検討委員会

【本書の内容】

1. 本書は過去10年間の問題と解答を収録しています。医学科の試験問題です。
2. 英語・数学・物理・化学・生物の問題と解答を収録しています。尚、大学当局より非公表の問題は掲載していません。
3. 当社の本書解説執筆陣は、現在直接受験生を教育指導している、すぐれた現場の先生方です。
4. 本書は問題の微細な誤りをなくすため、実物の入試問題を各大学より提供を受け、そのまま画像化して印刷しています。

　尚、本書発行にご協力いただきました先生方に、この場を借り、感謝申し上げる次第です。

東 京 医 科 大 学

		問題	解答
平成30年度	英　語	1	66
	数　学	16	70
	物　理	21	75
	化　学	33	79
	生　物	47	84
平成29年度	英　語	1	68
	数　学	16	71
	物　理	21	74
	化　学	33	77
	生　物	53	82
平成28年度	英　語	1	67
	数　学	16	71
	物　理	20	73
	化　学	35	76
	生　物	52	80
平成27年度	英　語	1	59
	数　学	15	62
	物　理	19	64
	化　学	31	66
	生　物	45	68
平成26年度	英　語	1	52
	数　学	9	55
	物　理	13	58
	化　学	28	60
	生　物	39	63

目 次

		問題	解答

平成25年度

		問題	解答
英　語	……………………………………………	1	47
数　学	……………………………………………	13	50
物　理	……………………………………………	17	52
化　学	……………………………………………	23	53
生　物	……………………………………………	35	56

平成24年度

		問題	解答
英　語	……………………………………………	1	34
数　学	……………………………………………	10	37
物　理	……………………………………………	12	39
化　学	……………………………………………	16	41
生　物	……………………………………………	24	45

平成23年度

		問題	解答
英　語	……………………………………………	1	41
数　学	……………………………………………	11	44
物　理	……………………………………………	13	46
化　学	……………………………………………	19	48
生　物	……………………………………………	28	49

平成22年度

		問題	解答
英　語	……………………………………………	1	37
数　学	……………………………………………	10	40
物　理	……………………………………………	12	42
化　学	……………………………………………	16	43
生　物	……………………………………………	25	44

平成21年度

		問題	解答
英　語	……………………………………………	1	38
数　学	……………………………………………	10	41
物　理	……………………………………………	12	43
化　学	……………………………………………	17	44
生　物	……………………………………………	26	45

平成30年度

平成30年度

問 題 と 解 答

英　語

問題

30年度

第1問　次の　1　〜　5　の各群の単語①〜⑤のうちから，最も強いアクセント（第一強勢）の位置が，他の4つの場合と異なるものを1つずつ選びなさい。

1

① ex-it　　　　② in-stance　　　　③ oc-cur

④ prod-uct　　⑤ ref-uge

2

① ad-e-quate　　② com-pli-cate　　③ em-i-nent

④ prec-e-dent　　⑤ re-luc-tant

3

① ex-ces-sive　　② or-gan-ic　　③ pro-gres-sive

④ rhet-o-ric　　⑤ spe-cif-ic

4

① ba-rom-e-ter　　② ca-tas-tro-phe　　③ i-ni-tia-tive

④ man-u-fac-ture　　⑤ pros-per-i-ty

5

① an-a-lyze　　② con-tra-dict　　③ fas-ci-nate

④ i-so-late　　⑤ rec-on-cile

第2問 次のa～eの各英文の空欄 | 6 | ～ | 10 | に入れるのに最も適当なものを，それぞれ下の①～⑤のうちから1つずつ選びなさい。

a．I know he is sometimes very obstinate, but I can't | 6 | liking him.

① assume   ② fall   ③ help

④ imagine   ⑤ suppose

b．"Which of his two paintings did you like best?" "I didn't like | 7 | ."

① any   ② either   ③ neither

④ ones   ⑤ those

c．Some of the roads were flooded, | 8 | made our journey more difficult.

① it   ② that   ③ thus

④ what   ⑤ which

d．We should be focusing on what we have | 9 | rather than emphasizing our differences.

① by chance   ② by nature   ③ in common

④ in essence   ⑤ on instinct

e．The father embraced his son. No words | 10 | but everything was said.

① being unsaid   ② have been told   ③ haven't been told

④ were spoken   ⑤ were not spoken

第3問 次のa～eの各英文の空欄を，それぞれ下の①～⑥の語または語句で埋めて最適な英文にするとき， 11 ～ 20 に入る語または語句を示しなさい。

a. He wanted to give his daughter a piece of advice, but he left her ＿＿＿ so 11 ＿＿＿ ＿＿＿ 12 ＿＿＿ over.

① to think   ② to give   ③ the matter

④ her time   ⑤ as   ⑥ alone

b. Tom was afraid to meet her father, ＿＿＿ he ＿＿＿ 13 ＿＿＿ 14 ＿＿＿ him.

① knew   ② not   ③ pleased

④ was   ⑤ who   ⑥ with

c. I could not understand ＿＿＿ 15 ＿＿＿ ＿＿＿ 16 ＿＿＿ my remark.

① Bill   ② made   ③ so

④ upset   ⑤ what   ⑥ with

d. Beauty was like the summit of a mountain peak; when you had reached it there ＿＿＿ 17 ＿＿＿ ＿＿＿ 18 ＿＿＿ again.

① but   ② down   ③ nothing

④ to come   ⑤ to do   ⑥ was

e. Children of 9 and ＿＿＿, 19 ＿＿＿ by an adult, ＿＿＿ 20 ＿＿＿ to ride this roller coaster.

① allowed   ② are   ③ attended

④ not   ⑤ under   ⑥ unless

東京医科大学　30年度　(4)

第4問　以下は，日本におけるインターネットの父，村井純氏のインタビュー記事を英語にしたものである。次の英文を読み，下記の問いに答えなさい。

注：the Japan Meteorological Agency：気象庁　／　bedridden：寝たきりの

I became an assistant at the Tokyo Institute of Technology after graduating from Keio University's graduate school, but I'd left a lot of files at Keio University, so I had to trek back to Keio whenever I needed them. It was <u>a hassle</u>, so I came up with the idea of connecting computers at Keio University and the Tokyo Institute of Technology.

However, connecting only two sites did not resemble a network, so I asked the University of Tokyo 　21　 .

In the 1960s, universities and research labs in the United States succeeded in connecting their computers experimentally and began using the network to exchange information.

I was able to connect our network in Japan with computers overseas in 1986. I was really happy when I received a message saying "hello" on my computer from a university in the United States. I sensed that our computers might finally be connected 　22　 .

The general public started using the Internet in 1995, and it exploded out into the world. This was the birth of cyberspace, a first in human history. In the early days of the Internet, many U.S. researchers believed that everybody used English to communicate, which was why English was <u>prerequisite</u> for using the Internet. E-mails had to be written either in English or in Japanese 　23　 .

I persuaded U.S. researchers to develop a technology for inputting and displaying Japanese kanji. It was hard work, but they <u>persevered</u>. It was not a matter of the Japanese language alone: Unless they took into account the great <u>diversity</u> of language and cultures around the globe, the Internet would not be able 　24　 .

One of the achievements of the Internet was giving people equal opportunity. It also changed our way of thinking. This is particularly true with regard to Japan. Our little island country in the Far East, thought [25], was suddenly connected to the rest of the world, and its people could expand their activities beyond the waters surrounding us.

We learned that we can create great power by sharing information on the Internet. For example, by collecting information on dark clouds spotted in the sky, we can forecast when and where local heavy rain will occur. At the beginning, this idea was considered antisocial. Weather forecasts were seen [26], such as the Japan Meteorological Agency, so people thought it would cause [ヘ] and confusion around the world if the general public were allowed to send information.

In the early days of the Internet, I was told the same thing by a prominent scholar. "If you catch a cold and end up bedridden, the Internet will stop," he said. "So the government should take (ヌ) running it." However, besides letting the government do a job, you can also create things by combining everyone's strengths. The Internet changed the landscape of Japan, globalizing this island country and shifting power [27].

Today, attention is focused on a theory that the intelligence on the Internet will surpass that of mankind in 2045. The Internet connects information and knowledge from all around the world. Software can be used to analyze information and make [ト]. If we think about the progress of Internet technology over the years, it could happen around 2045.

Does this mean that the Internet would use us, instead of [28]? That would be bad. The Internet is technology created for people, so we, [チ], must remain its master.

After the crisis began at the Fukushima No. 1 nuclear power plant, I joined a group of volunteers who measured radiation levels, and we published the radiation figures on the Internet. I felt it was vital [29] and help create an environment where people could find out what the numbers meant for them.

Some people attribute my actions 30 . I am a second-generation survivor of the U.S. atomic bombing of Hiroshima. My grandfather on my mother's side experienced the atomic bombing while at his home. At the time, he worked as a lecturer at a local university. He was showered with pieces of glass broken by the atomic blast and seriously injured. We bathed together when I was a child, and he used to tell me that glass pieces still came out of the [リ].

Soon after the bomb was dropped, my mother, who was living in Tokyo, went to Hiroshima to look for my grandfather and was subjected 31 . She told me she suffered the terrible effects of radiation, including her hair falling (ル).

My grandfather compiled survivors' essays into a book titled "Children of Hiroshima" as a material for peace education. Together with researchers at several universities, I also considered translating this book into different languages and distributing it on the Internet.

However, these essays contained the children's names, school years and family circumstances. They were collections of personal information. So I wondered whether it was appropriate to upload them on to the Internet. In those
ホ
days, the children who survived the atomic bombing had hidden that fact 32 . Even today, some of them are still suffering mentally and physically (ヲ) it. I worried about them and ultimately abandoned the plan.

Behind 33 are real people, and we must respect and support them. I believe that is the condition mankind must meet to stay master of the Internet.

(*The Japan News*, May 23, 2015, 一部改変)

A. 上の英文の 21 ～ 33 に入る最も適当な語句を下の①～⑱の中から１つずつ選びなさい。

① an abundant supply of materials

② the advent of the nuclear bomb

③ all data and information

④ as the task of public organizations

⑤ depending on the occasion

⑥ due to fear of discrimination

⑦ the first city in the world to suffer a nuclear attack

⑧ from the government to the people

⑨ the other way around

⑩ to cover the whole world

⑪ to disclose the figures

⑫ to have a completely different language and culture

⑬ to head the international organization

⑭ to join in

⑮ to my grandfather's influence

⑯ to secondary radiation exposure

⑰ to those all over the world

⑱ using the alphabet

B．本文中の下線部イ〜ホの語に意味が最も近いものを，それぞれ①〜④の中から1つずつ選びなさい。

イ　34
① a bother　　　　② a loss
③ a motive　　　　④ a waste

ロ　35
① complicated　　　② indispensable
③ permanent　　　　④ trustworthy

ハ　36
① perceived　　　　② perfected
③ performed　　　　④ persisted

ニ　37
① contrast　　　　② heritage
③ innovation　　　④ variety

ホ　38
① beneficial　　　② right
③ unsuitable　　　④ wrong

C. 上の英文の[ヘ]～[リ]に入る，最も適当な語を，それぞれ下の①～④の中から1つずつ選びなさい。

[ヘ] 39
① alert ② chaos
③ prey ④ scope

[ト] 40
① appointments ② judgments
③ requests ④ statements

[チ] 41
① human beings ② the intellectual
③ Japanese ④ the technicians

[リ] 42
① ashes ② debris
③ nerves ④ scars

D. 上の英文の(ヌ)～(ヲ)に入る最も適当な語を，それぞれ下の①～⑨の中から1つずつ選びなさい。

(ヌ) 43 (ル) 44 (ヲ) 45
① after ② down ③ for ④ from ⑤ in
⑥ into ⑦ off ⑧ out ⑨ over

E. 上の英文の内容と合っていると思われる文章を①~④から 1 つ選びなさい。

46

① When the atomic bomb hit Hiroshima, the narrator's grandfather was doing his job at school.

② For three generations, the narrator's family has endured the effects of radiation exposure.

③ The narrator translated "Children of Hiroshima" into several languages and distributed them on the Internet.

④ In order to be in control of the Internet, we must remember that each piece of data holds a personal story.

東京医科大学　30 年度　(11)

第5問　次の文章の内容と合っていると思われるものを，下に示した①〜㉔のなかから6つ選びなさい。ただし，解答の順序は問いませんが，同一番号を重複使用した解答は無効とします。　47 〜 52

注：circadian：24 時間周期の，日周性の　／　time-lapse：微速度撮影の
variable：不確定要素　／　seedling：実生の
a control group：対照群　／　pollinator：花粉媒介者（昆虫など）

Sunflowers may be rooted to the ground, but that doesn't mean they can't dance. Each day, young sunflowers trace the path of the sun across the sky, turning their faces 180 degrees from east to west. And their slow, graceful movements continue at night. After the sun sets, the plants reorient themselves, slowly twisting their heads back to the east in anticipation of dawn.

Circadian biologist Stacey Harmer became interested in studying the motion of sunflowers after watching fascinating time-lapse videos of this dance of the plants. "At nighttime, you could see the whole plant rearranging itself, and it was such an amazing thing," she said. "I tell my students all the time that plants are capable of incredible things — we just don't notice because their time scale is different than ours."

The observation that young sunflowers track the sun is not new — Darwin himself reported the phenomenon more than 100 years ago. But until now, no one had explained how the sunflowers move and why. In a paper published this month in the journal *Science*, Harmer and her collaborators reveal the answers to these questions.

The team's first step was to plant a field of sunflowers and observe what happened before they started fiddling with variables. As the plants grew from young seedlings into mature, yellow-headed adults, the researchers found that the sun-tracking movements of the plant became less and less noticeable, until they stopped altogether. "A really common misconception is that mature sunflowers follow the sun. Actually, they do not," Harmer said. "Mature sunflowers always face east."

The group also observed that the plants could pace their movements. For example, during the short nights of midsummer, young sunflowers took just 8 hours to swing their heads from west to east. However, during the longer nights of autumn, it took them 12 hours to accomplish the same feat.

To find out how the plants were moving, the scientists went into a field of sunflowers and marked both sides of their stems with a marker pen at regular intervals. Using a time-lapse camera, they were able to see that the east side of the stem grew longer during the day, turning the plant's head to the west. At night, the reverse was true — the west side elongated, causing the plant to face the east.

But what was controlling this growth pattern? Was it the movement of the sun or some kind of internal clock? To answer this question the researchers moved dwarf sunflowers from an outdoor field into a controlled lighting environment in the lab. The scientists report that even when the plants were grown under constant, fixed overhead artificial lighting during the day, they maintained the same head-turning rhythms they displayed in the field for several days.

In another lab experiment, the researchers messed with the sunflowers' internal clocks by exposing them to a 30-hour light cycle (instead of a 24-hour light cycle). This thoroughly confused the plants, and they wound up turning their heads farthest to the west well before the transition to dark. During the night, the plants moved erratically.

Together these results suggest that the sunflowers' movements are regulated by something other than simple growth toward the sun. Some kind of circadian clock was also controlling the plants' twists and turns.

The next question, of course, was why. Are sunflowers served by their ability to track the sun? And is there a benefit to the mature sunflowers' decision to turn to the east?

Another series of experiments revealed the answer. Every night for 100 nights, Harmer and her collaborators went into a field of sunflowers planted in pots and rotated them so they were facing west in the morning. In multiple trials, the group found that the manipulated plants were 10% smaller compared with a control group. "That's a really big difference," Harmer said.

The group also reported that mature sunflowers have good reason to face east. The authors found that east-facing sunflowers attract up to five times the number of pollinators compared with those that were rotated in their pots so that they were facing west.

Yet another experiment showed that this is almost certainly because east-facing sunflowers are more effectively warmed by the morning sun than sunflowers that are facing west. To come to this conclusion, Harmer warmed west-facing sunflowers with a heat source until they were the same temperature as east-facing sunflowers.

Pollinators were more likely to come to the artificially warmed west-facing sunflowers than those that had not been warmed. However, the pollinators still preferred the east-facing sunflowers.

Although the scientists uncovered many of the sunflower's secrets, Harmer said there is still much to learn.

(*The Japan News*, August 5, 2016, 一部改変)

| 47 | ～ | 52 |

① The author calls the sunflowers' movement in opposite direction to the sun, a dance.

② Sunflowers are fixed to the ground preventing them from changing direction.

③ During the night, the sunflowers turn their faces slowly back towards the east and await dawn.

④ Some of the young sunflowers quickly move themselves from west to east just before the sunrise.

⑤ Most of the incredible things sunflowers do are overlooked by human beings even though their time-scale is the same as ours.

⑥ Harmer states that plants are incredible because they reset themselves at night.

⑦ More than a decade ago, Darwin noted how sunflowers responded to the direction of the sun.

⑧ The researchers found that the sun-tracking movements became inconspicuous in proportion to the growth of the sunflowers.

⑨ As is well known the grown-up sunflowers don't follow the sun.

⑩ The sunflowers movements were regulated only by the circadian clock.

⑪ It takes sunflowers more time to move their heads from west to east in autumn than in summer because the night is longer.

⑫ The researchers marked both sides of the stems with pencils at regular intervals to examine the movements of the plants.

⑬ The researchers have found out that the movement of the sunflowers' heads has something to do with the growth of their roots.

⑭ The time-lapse camera revealed how the east side of the stem grew longer during the day causing the plant's head to turn to the west.

⑮ Under constant, fixed overhead lighting the sunflowers instantly lost a regular pattern of movement.

⑯ The sunflowers had no trouble adjusting to a 30-hour light cycle and started to make a new pattern of movement.

⑰ Scientists tampered with the sunflowers' internal clocks by using a 30-hour light cycle which caused the plants to move in confusion.

⑱ For 100 nights Harmer and her team rotated the sunflowers in pots to face the east in the morning.

⑲ The deceived plants under experiment were one tenth the length of those in the control group.

⑳ The sunflowers forced to face west in the morning grew poorly compared with the ordinary sunflowers.

㉑ The east-facing sunflowers attracted twice the number of pollinators in comparison to the west-facing plants.

㉒ The reason why pollinators are attracted to the east-facing sunflowers is due to their size.

㉓ Pollinators prefer east-facing sunflowers because of their artificial warmth.

㉔ Harmer concludes that there isn't much else to learn from the sunflowers.

数　学

問題

30年度

1

　　平面上に六点 O, A_1, A_2, B_1, B_2, P があり，点 O を始点とする有向線分が

表すベクトルの内積の値が

$$\overrightarrow{OA_1} \cdot \overrightarrow{OB_1} = 3, \quad \overrightarrow{OA_1} \cdot \overrightarrow{OB_2} = 4, \quad \overrightarrow{OA_1} \cdot \overrightarrow{OP} = 14,$$

$$\overrightarrow{OA_2} \cdot \overrightarrow{OB_1} = 5, \quad \overrightarrow{OA_2} \cdot \overrightarrow{OB_2} = 7, \quad \overrightarrow{OA_2} \cdot \overrightarrow{OP} = 23,$$

$$\overrightarrow{OP} \cdot \overrightarrow{OB_1} = 22, \quad \overrightarrow{OP} \cdot \overrightarrow{OB_2} = 35$$

であった。このとき，$\overrightarrow{A_1A_2} \cdot \overrightarrow{PB_1} = \boxed{\text{アイ}}$ であり，線分 OP の長さは OP $=$

$\sqrt{\boxed{\text{ウエ}}}$ である。

2

(1) a, b, c を定数とする。関数 $f(x) = x^5 + ax^4 + bx^3 + cx^2$ が，$x = 0$ におい て極大値 0 をとり，$x = 5$ において極小値 0 をとるときについて考える。

このとき，定数 b の値の範囲は $\boxed{\text{アイ}} < b < \boxed{\text{ウエ}}$ である。

また，このときの $f(x)$ は $x = 0$ 以外でも極大値をとり，その極大値 M の範 囲は $\boxed{\text{オ}} < M < \boxed{\text{カキク}}$ である。

(2) 関数 $f(x) = (ax)^{-\frac{(bx)^{cx}}{3}}$ の $x = 1$ における微分係数は $a = 8$，$b = e^{-1}$，$c = -\log 2$ であるとき $f'(1) = \dfrac{\boxed{\text{ケコ}}}{\boxed{\text{サ}}}$ である。ただし，対数は e を底 とする自然対数とする。

東京医科大学 30 年度 (18)

3

条件

$$a_1 = 1, \quad a_{n+1} = a_n \cos \frac{n^2 \pi}{3}$$

によって定められる数列 $\{a_n\}$ について考える。

(1) $a_6 = \dfrac{\boxed{\text{アイ}}}{\boxed{\text{ウエ}}}$ であり，$\displaystyle\sum_{n=1}^{6} a_n = \dfrac{\boxed{\text{オカ}}}{\boxed{\text{キク}}}$ である。

(2) $\log_2 |a_{70}| = \boxed{\text{ケコサ}}$ であり，$\displaystyle\sum_{k=1}^{\infty} a_{6k+1} = \dfrac{\boxed{\text{シス}}}{\boxed{\text{セソ}}}$ である。

(3) $\displaystyle\sum_{n=1}^{\infty} a_n = \dfrac{\boxed{\text{タチ}}}{\boxed{\text{ツテ}}}$ である。

4

関数 $f(x)$ を

$$f(x) = \frac{1}{2}x + \frac{1}{8}x^3 \quad (x \geqq 0)$$

により定め，座標平面上の曲線 C を $C : y = f(x)$ とし，曲線 C と y 軸と直線 $y = 2$ で囲まれた図形 F について考える。

(1) 図形 F の面積は $\dfrac{\boxed{ア}}{\boxed{イ}}$ である。

(2) 関数 $g(x)$ を $g(x) = f^{-1}(x)^2$ により定義する。

このとき $g^{-1}(2) = \dfrac{\boxed{ウ}\sqrt{\boxed{エ}}}{\boxed{オ}}$ である。ただし，$f^{-1}(x)$ と $g^{-1}(x)$ はそれぞれ $f(x)$ と $g(x)$ の逆関数とする。

(3) 図形 F を y 軸のまわりに回転してできる立体の体積は $\dfrac{\boxed{カキ}}{\boxed{クケ}}\pi$ である。

5

座標平面上の曲線 $(x^2 + y^2)^2 = x^3 - 3xy^2$ を描け。

5 の解答は，数学解答用紙Ｂに解答の曲線**だけ**を記入せよ。解答の曲線以外の補助線や目盛りなどの数値を新たに記入しては**ならない**。

物　理

問題

30年度

解答にあたっての諸注意
1. 各設問の後に，解答番号，解答形式，単位が記されているので，その解答様式にしたがって解答すること．
2. 計算に用いる数値は，解答の有効数字の桁数より1桁多くしたものとすること．
3. 各問題を解くために必要な定数を記した定数表や数表を物理の問題の最後に添付した．

第1問 次の文章を読み，以下の問(問1～4)に答えよ．

軽い糸の先に質量 $M = 1.00$ kg のおもり A をつけて，長さ $L = 0.200$ m の振り子をつくる．同様に，軽い糸の先に質量 m のおもり B をつけて，長さ $\ell = 0.123$ m の長さの振り子をつくり，最下点で A と B が接触するようにする．図のように，鉛直方向からの角度が $60°$ になる位置で A を静かにはなすと，最下点で静止している B に衝突し，A は静止して，B が振れた．B はその後，鉛直方向からの角度が θ の位置まで上がった．ここで，A，B 間の反発係数を 0.600 とする．

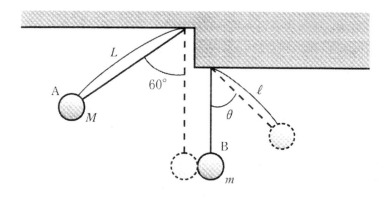

問 1　衝突直前の A の速さはいくらか。最も適当なものを，次の①～⑩のうちから一つ選べ。　　1 　m/s

①　1.00　　②　1.10　　③　1.20　　④　1.30　　⑤　1.40
⑥　1.50　　⑦　1.60　　⑧　1.70　　⑨　1.80　　⑩　1.90

問 2　角度 θ はいくらか。最も適当なものを，①～⑩のうちから一つ選べ。　　2 　°

①　17　　②　24　　③　31　　④　38　　⑤　45
⑥　52　　⑦　59　　⑧　63　　⑨　70　　⑩　77

問 3　B の質量 m はいくらか。最も適当なものを，次の①～⑩のうちから一つ選べ。　　3 　kg

①　0.667　　②　0.750　　③　0.813　　④　1.00　　⑤　1.23
⑥　1.54　　⑦　1.67　　⑧　1.75　　⑨　1.83　　⑩　2.00

問 4　この衝突において失われた運動エネルギーはいくらか。最も適当なものを，次の①～⑩のうちから一つ選べ。　　4 　J

①　0.018　　②　0.147　　③　0.201　　④　0.392　　⑤　0.495
⑥　0.588　　⑦　0.678　　⑧　0.723　　⑨　0.888　　⑩　0.980

第2問 次の文章を読み，以下の問(**問1～4**)に答えよ。

半径 0.100 m，長さ 1.00 m，全巻数 500 回のソレノイドがある。

問1 このソレノイドに 0.140 A の直流電流を流した。ソレノイド内部の磁束密度はいくらか。最も適当なものを，次の①～⑩のうちから一つ選べ。
$\boxed{5}$ T

① 70   ② 14.0   ③ 0.140   ④ 2.8×10^{-2}

⑤ 6.3×10^{-4} ⑥ 1.26×10^{-4} ⑦ 1.81×10^{-5} ⑧ 8.8×10^{-5}

⑨ 1.26×10^{-6} ⑩ 1.81×10^{-7}

問2 このソレノイドの自己インダクタンスはいくらか。最も適当なものを，次の①～⑩のうちから一つ選べ。 $\boxed{6}$ H

① 1.98×10^{-6} ② 6.3×10^{-6} ③ 9.9×10^{-6} ④ 4.9×10^{-3}

⑤ 1.98×10^{-5} ⑥ 3.2×10^{-5} ⑦ 6.3×10^{-4} ⑧ 1.98×10^{-3}

⑨ 6.3×10^{-3} ⑩ 9.9×10^{-3}

問3 このソレノイドに周波数 5.00 kHz，実効値 0.100 A の交流電流(正弦波)を流した。ソレノイドの両端に発生する交流電圧の実効値はいくらか。最も適当なものを，次の①～⑩のうちから一つ選べ。 $\boxed{7}$ V

① 2.0×10^{-1} ② 3.1×10^{-1} ③ 4.0×10^{-1} ④ 6.3×10^{-1}

⑤ 9.9×10^{-1} ⑥ 2.0×10^{1} ⑦ 3.1×10^{1} ⑧ 4.0×10^{1}

⑨ 6.3×10^{1} ⑩ 9.9×10^{1}

問 4 問 3 と同じ条件で，ソレノイドの中心に半径 0.050 m の一巻きの円形コイルを設置したところ，コイルの両端に，実効値 11.0 mV の交流電圧が発生した。ソレノイドの軸とコイルの面の法線とがなす角 θ $(0 \leqq \theta \leqq 90°)$ はいくらか。最も適当なものを，次の①～⑩のうちから一つ選べ。 8 °

① 0   ② 9   ③ 15   ④ 23   ⑤ 30

⑥ 45   ⑦ 54   ⑧ 60   ⑨ 75   ⑩ 90

第3問 次の文章を読み，以下の問(問1～4)に答えよ。

図のようなガラス容器に透明な液体が入れてある。いま，波長 520 nm の単色光が空気中から入射角 60°，屈折角 41° で液体中に入った。その光はガラス容器の内側の面から屈折角 33° でガラス中を進み，ガラス容器の外側の面から再び空気中に出てきた。ガラス容器の厚さは一様で，底面は水平に保たれている。

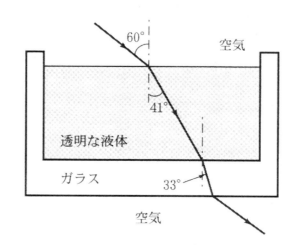

問1 透明な液体の空気に対する屈折率はいくらか。最も適当なものを，次の①～⑩のうちから一つ選べ。　9

① 1.08　② 1.12　③ 1.16　④ 1.20　⑤ 1.24
⑥ 1.28　⑦ 1.32　⑧ 1.36　⑨ 1.40　⑩ 1.44

問2 ガラスの空気に対する屈折率はいくらか。最も適当なものを，次の①～⑩のうちから一つ選べ。　10

① 1.05　② 1.11　③ 1.17　④ 1.23　⑤ 1.29
⑥ 1.35　⑦ 1.41　⑧ 1.47　⑨ 1.53　⑩ 1.59

問 3　透明な液体中での光の波長はいくらか。最も適当なものを，次の①〜⑩のうちから一つ選べ。 $\boxed{11}$ nm

| ① 327 | ② 394 | ③ 421 | ④ 486 | ⑤ 520 |
| ⑥ 591 | ⑦ 692 | ⑧ 759 | ⑨ 832 | ⑩ 911 |

問 4　ガラス中での光の波長はいくらか。最も適当なものを，次の①〜⑩のうちから一つ選べ。 $\boxed{12}$ nm

| ① 327 | ② 356 | ③ 394 | ④ 421 | ⑤ 486 |
| ⑥ 520 | ⑦ 591 | ⑧ 692 | ⑨ 759 | ⑩ 832 |

第4問 次の文章を読み，以下の問(**問1～4**)に答えよ。

シリンダーに単原子分子の理想気体 1 mol を入れ，その状態を下図の A から B まで変化させた。ここで，気体定数を R とする。

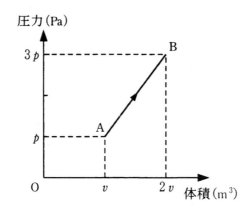

問1 この過程で気体が外部にした仕事はいくらか。最も適当なものを，次の①～⑩のうちから一つ選べ。 13 J

① $\frac{1}{2}pv$　② pv　③ $\frac{3}{2}pv$　④ $2pv$　⑤ $\frac{5}{2}pv$

⑥ $3pv$　⑦ $\frac{7}{2}pv$　⑧ $4pv$　⑨ $\frac{9}{2}pv$　⑩ $5pv$

問2 この過程の内部エネルギーの変化はいくらか。最も適当なものを，次の①～⑩のうちから一つ選べ。 14 J

① $\frac{1}{2}pv$　② $\frac{3}{2}pv$　③ $\frac{5}{2}pv$　④ $\frac{7}{2}pv$　⑤ $\frac{9}{2}pv$

⑥ $\frac{11}{2}pv$　⑦ $\frac{13}{2}pv$　⑧ $\frac{15}{2}pv$　⑨ $\frac{17}{2}pv$　⑩ $\frac{19}{2}pv$

問 3　この過程で気体が吸収した熱量はいくらか。最も適当なものを，次の①～⑩のうちから一つ選べ。　$\boxed{15}$　J

① $\dfrac{1}{2}pv$　② $\dfrac{3}{2}pv$　③ $\dfrac{5}{2}pv$　④ $\dfrac{7}{2}pv$　⑤ $\dfrac{9}{2}pv$

⑥ $\dfrac{11}{2}pv$　⑦ $\dfrac{13}{2}pv$　⑧ $\dfrac{15}{2}pv$　⑨ $\dfrac{17}{2}pv$　⑩ $\dfrac{19}{2}pv$

問 4　この過程のモル比熱はいくらか。最も適当なものを，次の①～⑩のうちから一つ選べ。　$\boxed{16}$　J/(mol·K)

① $1.1R$　② $1.2R$　③ $1.3R$　④ $1.4R$　⑤ $1.5R$

⑥ $1.6R$　⑦ $1.7R$　⑧ $1.8R$　⑨ $1.9R$　⑩ $2.0R$

第5問 次の文章を読み，以下の問（問1～4）に答えよ。

天然に産出される放射性物質，トリウム232，ウラン235，ウラン238の3種類について考える。これらの放射性物質は超新星爆発などで生成されたと考えられている。現在のウラン235原子核の総数はウラン238原子核の総数の140分の1であるとする。また，トリウム232，ウラン235，ウラン238の半減期をそれぞれ，141億年，7億年，45億年とする。ただし，原子量は質量数と同じであるとする。また，$\log_{10} 2 = 0.3010$，$\log_{10} 3 = 0.4771$，$\log_{10} 5 = 0.6990$，$\log_{10} 7 = 0.8451$，$\log_{10} 23 = 1.3617$，$\log_{10} 37 = 1.5682$，$\log_{10} 47 = 1.6721$ の値を用いてもよい。

問1 トリウム1.000 kgに含まれるトリウム232原子核の数はいくらか。ただし，このトリウムに含まれるのは，トリウム232のみであるとする。最も適当なものを，次の①～⑩のうちから一つ選べ。　　17　個

① 5.02×10^{22}　② 1.01×10^{23}　③ 2.02×10^{23}　④ 4.05×10^{23}

⑤ 8.10×10^{23}　⑥ 1.62×10^{24}　⑦ 3.22×10^{23}　⑧ 6.45×10^{23}

⑨ 1.29×10^{24}　⑩ 2.59×10^{24}

問2 ウラン1.000 kgに含まれるウラン235原子核の数はいくらか。ただし，このウランに含まれるのは，ウラン235とウラン238のみであるとする。最も適当なものを，次の①～⑩のうちから一つ選べ。　　18　個

① 3.20×10^{21}　② 6.34×10^{21}　③ 9.06×10^{21}　④ 1.79×10^{22}

⑤ 3.51×10^{22}　⑥ 5.43×10^{22}　⑦ 7.70×10^{22}　⑧ 9.06×10^{22}

⑨ 1.11×10^{24}　⑩ 2.53×10^{24}

問 3　ウラン 1.000 kg に含まれるウラン 235 原子核の数は 10.5 億年後に何個になるか。最も適当なものを，次の①〜⑩のうちから一つ選べ。　$\boxed{\quad 19 \quad}$　個

① 　3.20×10^{21}　② 　6.34×10^{21}　③ 　9.06×10^{21}　④ 　1.79×10^{22}

⑤ 　3.51×10^{22}　⑥ 　5.43×10^{22}　⑦ 　7.70×10^{22}　⑧ 　9.06×10^{22}

⑨ 　1.11×10^{23}　⑩ 　1.33×10^{23}

問 4　超新星爆発などが起きたときに同数のウラン 235 原子核とウラン 238 原子核が生成されたとすると，超新星爆発などが起きたときから太陽系が形成されるまでの期間はどれくらいと考えられるか。ただし太陽系が形成されたのは今から 46 億年前であるとせよ。最も適当なものを，次の①〜⑩のうちから一つ選べ。　$\boxed{\quad 20 \quad}$　億年

① 　1　② 　4　③ 　7　④ 　10　⑤ 　13

⑥ 　16　⑦ 　19　⑧ 　22　⑨ 　25　⑩ 　29

物理定数表

名　称	記　号	数　値	単　位
標準重力加速度	g	9.80665	m/s^2
万有引力定数	G	6.674×10^{-11}	$N \cdot m^2/kg^2$
絶対零度		-273.15	℃
熱の仕事当量	J	4.186	J/cal
気体定数	R	8.314	$J/(mol \cdot K)$
標準大気圧（1気圧）	1 atm	1.01325×10^5	Pa
定積モル比熱	$C_V = 3R/2$	12.5	$J/(mol \cdot K)$
定圧モル比熱	$C_P = 5R/2$	20.8	$J/(mol \cdot K)$
乾燥空気中の音の速さ（0℃）	V	331.5	m/s
乾燥空気の密度（0℃）	ρ	1.293	kg/m^3
真空中の光の速さ	c	2.99792458×10^8	m/s
真空中のクーロンの法則の定数	k_0	8.988×10^9	$N \cdot m^2/C^2$
真空の誘電率	ε_0	8.854×10^{-12}	F/m
真空の透磁率	μ_0	1.257×10^{-6}	N/A^2 または H/m
電子の質量	m_e	9.109×10^{-31}	kg
電気素量	e	1.602×10^{-19}	C
電子の比電荷	e/m_e	1.759×10^{11}	C/kg
陽子の質量	m_p	1.673×10^{-27}	kg
中性子の質量	m_n	1.675×10^{-27}	kg
アボガドロ定数	N_A	6.022×10^{23}	mol^{-1}
プランク定数	h	6.626×10^{-34}	$J \cdot s$
統一原子質量単位	1 u	1.661×10^{-27}	kg

三角関数表

角		正弦	余弦	正接	角		正弦	余弦	正接
度	ラジアン	sin	cos	tan	度	ラジアン	sin	cos	tan
[°]	[rad]	sin	cos	tan	[°]	[rad]	sin	cos	tan
0	0.0000	0.0000	1.0000	0.0000	45	0.7854	0.7071	0.7071	1.0000
1	0.0175	0.0175	0.9998	0.0175	46	0.8029	0.7193	0.6947	1.0355
2	0.0349	0.0349	0.9994	0.0349	47	0.8203	0.7314	0.6820	1.0724
3	0.0524	0.0523	0.9986	0.0524	48	0.8378	0.7431	0.6691	1.1106
4	0.0698	0.0698	0.9976	0.0699	49	0.8552	0.7547	0.6561	1.1504
5	0.0873	0.0872	0.9962	0.0875	50	0.8727	0.7660	0.6428	1.1918
6	0.1047	0.1045	0.9945	0.1051	51	0.8901	0.7771	0.6293	1.2349
7	0.1222	0.1219	0.9925	0.1228	52	0.9076	0.7880	0.6157	1.2799
8	0.1396	0.1392	0.9903	0.1405	53	0.9250	0.7986	0.6018	1.3270
9	0.1571	0.1564	0.9877	0.1584	54	0.9425	0.8090	0.5878	1.3764
10	0.1745	0.1736	0.9848	0.1763	55	0.9599	0.8192	0.5736	1.4281
11	0.1920	0.1908	0.9816	0.1944	56	0.9774	0.8290	0.5592	1.4826
12	0.2094	0.2079	0.9781	0.2126	57	0.9948	0.8387	0.5446	1.5399
13	0.2269	0.2250	0.9744	0.2309	58	1.0123	0.8480	0.5299	1.6003
14	0.2443	0.2419	0.9703	0.2493	59	1.0297	0.8572	0.5150	1.6643
15	0.2618	0.2588	0.9659	0.2679	60	1.0472	0.8660	0.5000	1.7321
16	0.2793	0.2756	0.9613	0.2867	61	1.0647	0.8746	0.4848	1.8040
17	0.2967	0.2924	0.9563	0.3057	62	1.0821	0.8829	0.4695	1.8807
18	0.3142	0.3090	0.9511	0.3249	63	1.0996	0.8910	0.4540	1.9626
19	0.3316	0.3256	0.9455	0.3443	64	1.1170	0.8988	0.4384	2.0503
20	0.3491	0.3420	0.9397	0.3640	65	1.1345	0.9063	0.4226	2.1445
21	0.3665	0.3584	0.9336	0.3839	66	1.1519	0.9135	0.4067	2.2460
22	0.3840	0.3746	0.9272	0.4040	67	1.1694	0.9205	0.3907	2.3559
23	0.4014	0.3907	0.9205	0.4245	68	1.1868	0.9272	0.3746	2.4751
24	0.4189	0.4067	0.9135	0.4452	69	1.2043	0.9336	0.3584	2.6051
25	0.4363	0.4226	0.9063	0.4663	70	1.2217	0.9397	0.3420	2.7475
26	0.4538	0.4384	0.8988	0.4877	71	1.2392	0.9455	0.3256	2.9042
27	0.4712	0.4540	0.8910	0.5095	72	1.2566	0.9511	0.3090	3.0777
28	0.4887	0.4695	0.8829	0.5317	73	1.2741	0.9563	0.2924	3.2709
29	0.5061	0.4848	0.8746	0.5543	74	1.2915	0.9613	0.2756	3.4874
30	0.5236	0.5000	0.8660	0.5774	75	1.3090	0.9659	0.2588	3.7321
31	0.5411	0.5150	0.8572	0.6009	76	1.3265	0.9703	0.2419	4.0108
32	0.5585	0.5299	0.8480	0.6249	77	1.3439	0.9744	0.2250	4.3315
33	0.5760	0.5446	0.8387	0.6494	78	1.3614	0.9781	0.2079	4.7046
34	0.5934	0.5592	0.8290	0.6745	79	1.3788	0.9816	0.1908	5.1446
35	0.6109	0.5736	0.8192	0.7002	80	1.3963	0.9848	0.1736	5.6713
36	0.6283	0.5878	0.8090	0.7265	81	1.4137	0.9877	0.1564	6.3138
37	0.6458	0.6018	0.7986	0.7536	82	1.4312	0.9903	0.1392	7.1154
38	0.6632	0.6157	0.7880	0.7813	83	1.4486	0.9925	0.1219	8.1443
39	0.6807	0.6293	0.7771	0.8098	84	1.4661	0.9945	0.1045	9.5144
40	0.6981	0.6428	0.7660	0.8391	85	1.4835	0.9962	0.0872	11.4301
41	0.7156	0.6561	0.7547	0.8693	86	1.5010	0.9976	0.0698	14.3007
42	0.7330	0.6691	0.7431	0.9004	87	1.5184	0.9986	0.0523	19.0811
43	0.7505	0.6820	0.7314	0.9325	88	1.5359	0.9994	0.0349	28.6363
44	0.7679	0.6947	0.7193	0.9657	89	1.5533	0.9998	0.0175	57.2900
45	0.7854	0.7071	0.7071	1.0000	90	1.5708	1.0000	0.0000	

化 学

問題

30年度

（注意）　問題文中に指定がない場合，解答にあたって必要ならば，次の数値および
条件を用いよ。

原子量：$H = 1.01$，$C = 12.0$，$N = 14.0$，$O = 16.0$，$Na = 23.0$，
$Mg = 24.3$，$S = 32.1$，$Cl = 35.5$，$K = 39.0$，$Ca = 40.0$，
$Ti = 47.9$，$Cr = 52.0$，$Cu = 63.5$，$Ag = 108$，$Ba = 137$

ファラデー定数：9.64×10^4 C/mol

アボガドロ定数：6.02×10^{23} /mol

標準状態における気体 1 mol の体積：22.4 L

気体はすべて，理想気体としてふるまうものとする。

0℃ の絶対温度：$T = 273.0$ K

気体定数：$R = 8.31 \times 10^3$ Pa・L/（K・mol）

第1問　次の**問**1〜5の各群の①〜⑤の中には，正しい文が一つあるか，一つもな
いかのいずれかである。正しい文がある場合はその文の記号（①〜⑤）を選べ。な
お，①〜⑤のすべてに誤りが含まれる場合は⑥を選べ。

問1　[　1　]

①　グルコース一水和物 $C_6H_{12}O_6 \cdot H_2O$ 1.0 mol を水に溶かして 1.0 L とした
水溶液中におけるグルコースの濃度は，1.0 mol/L よりも小さい。

②　ヨウ素 I_2 の単体は，常温常圧では昇華性をもつ黒紫色の固体で，水によ
く溶ける。ヨウ素溶液はデンプン水溶液と反応して青紫色などに呈色する。

③　黒鉛 C は，原子1個あたり自由電子を1個もつ金属結晶なので，電気伝
導性を示す。

④ 金属の結晶内では，自由電子が結晶全体を移動できるので，原子核の位置がずれても金属原子同士の結合が切れない。従って，イオン結晶とは異なり，金属の結晶では一般に，金属原子が不規則に配列している。このような結晶を無定形結晶（アモルファス）という。

⑤ 自由電子は金属の結晶全体を移動できるので，金属の結晶は熱の良導体である。一方，共有結合結晶には自由電子が存在しないので，熱や電気をよく伝える性質を示さない。このような性質をもつ物体を不動態という。

⑥ （①～⑤のすべてに誤りが含まれている。）

問 2　　2

① アルゴン Ar 分子一つ一つのもつ運動エネルギーはさまざまであるが，一定容積の容器に気体のアルゴンを封入する場合，封入された気体の圧力が一定であれば，容器内の全分子の運動エネルギーの平均値は一定となる。

② もしもクロム Cr とチタン Ti の原子半径が等しいならば，クロムの単体の体心立方格子構造の結晶と，チタンの単体の六方最密充塡構造の結晶とを比較すると，クロムの結晶の方が，密度の計算値は大きい。ただし，同一の金属の単体が六方最密充塡構造をとった場合と面心立方格子の構造をとった場合とでは，密度は互いに等しくなるものとする。

③ 氷の結晶の中では，1 個の水分子は 4 個の水分子と，水素結合によって引きあっており，正四面体構造をとる。このように，結晶中では液体中とは異なり，分子同士の位置関係が互いに固定されるため，ほとんどの物質では，液体から固体に変化するとき，分子間のすき間が多くなり，体積が増える。

④ ^{36}Ar と ^{40}Ar の気体を，容積が 1 L の別々の密閉容器内に 1 g ずつ封入したとき，同一温度では，^{40}Ar の方が，高い圧力を示す。

⑤ 六方最密充塡構造をとった金属の単体の結晶においては，結晶を構成する 1 個の原子の周囲には，同一面内で 6 個の原子が接して（＝配位して）いる。その他に，上面，下面のそれぞれからも，4 個ずつの原子が接している。従って，1 個の原子は 12 個の原子と接する構造となっている。

⑥ （①～⑤のすべてに誤りが含まれている。）

東京医科大学 30 年度 (35)

問 3 ３

選択肢①は、誤りを含む文として解答せよ。選択肢①にマークした場合は、不正解とする。

① イオン結合，水素結合，および金属結合を総称して，化学結合という。

② ケイ素 Si と炭素 C は同族元素なので，互いによく似た化学的性質を示すことが多い。たとえば，固体の二酸化ケイ素 SiO_2 と固体の二酸化炭素 CO_2 はいずれも分子結晶となり，昇華性を示す。

③ 液体の表面では，運動エネルギーの大きな分子ほど蒸発しやすい傾向を示し，分子結晶の表面では，運動エネルギーの小さい分子ほど昇華しやすい傾向を示す。

④ 液体中では，分子は熱運動しているため，相対的な位置が常に変化している。一方，固体中では分子は熱運動しないので，分子の相対的な位置関係は変わらない。

⑤ 一般に，固体が昇華によって気体に変化することに伴う体積変化の大きさは，固体が融解によって液体に変化するときのそれに比べて大きい。

⑥ （①～⑤のすべてに誤りが含まれている。）

問 4 ４

① ダイヤモンド C は，炭素原子同士が共有結合してできた巨大な分子なので，その結晶は分子結晶である。

② 分子結晶であるヨウ素，ドライアイス CO_2 などは，常温常圧のもとにおくと，液体を経ずに直接気体になる（昇華）。固体 1 mol が気体に変化するときに放出する熱量を昇華熱という。

③ 標準状態の気体を比較するとき，オゾン O_3 は塩素 Cl_2 よりも密度が大きい。

④ サリチル酸はフェノール類だが，芳香族カルボン酸でもあるため，塩化鉄（Ⅲ）$FeCl_3$ 水溶液を加えても，フェノールや o-クレゾールのような紫や青などの特有の呈色反応を示さない。

⑤ 50 ℃ では，エタノール C_2H_5OH の蒸気圧は水のそれよりも高い。従って，形状が同一な二つのコップにそれぞれエタノールと水を同じ体積だけ入れ，大気下で 50 ℃ にすると，蒸気圧がより低い，水の方が速く蒸発する。

⑥ （①～⑤のすべてに誤りが含まれている。）

問 5　　　5

① 容積を変化させることが可能な，窒素を封入した密閉容器を 2 個用意し，一方にはエタノール(沸点 78 ℃ とする)，他方には水(沸点 100 ℃ とする)を，それぞれ 1 g ずつ加える。20 ℃ における 2 個の容器内の物質の体積の合計がいずれも 100 mL で，圧力が 1 気圧であるとするとき，両方の容器の内部をともに 120 ℃，1 気圧に変化させると，エタノールを入れた方が，容器内に含まれる物質の体積の合計が大きくなる。

② 純物質の液体を冷却し，凝固点に達すると，粒子の一部が引力によって集まり，固体になり始める。このとき，粒子が規則正しい配列構造をとるために熱を吸収するため，液体のすべてが凝固して固体になるまで，温度は凝固点のまま一定に保たれる。

③ アルミニウム Al の単体を過剰量の水酸化ナトリウム水溶液と反応させると，水素の単体を発生し，溶解する。得られた無色の水溶液に塩酸を加え続けると，やがて白色沈殿を生じるが，さらに塩酸を加え続けると，再び水素の単体を発生して沈殿は溶解し，無色の水溶液となる。

④ 一辺の長さが 2.0 m の立方体で容積を変化させられる密閉容器に入れた気体の圧力が 1.0×10^5 Pa であるとき，この容器が一辺の長さ 1.0 m の立方体となるように，温度を一定に保ちながら変化させ，気体を圧縮すると，気体分子が単位時間に密閉容器の内壁に衝突する回数は，縦，横，高さのいずれの方向にも 2 倍となるため，圧力は 8.0×10^5 Pa となる。ただし，この実験において，気体は凝縮しないものとする。

⑤ ナトリウム Na の単体の結晶が，もしも体心立方格子をつくっており，単位格子の一辺が 5.85×10^{-8} cm で，結晶の密度が 0.970 g/cm³ だとすると，これをもとにアボガドロ数を算出した結果は 4.02×10^{23}/mol よりも大きな値となる。

⑥ (①〜⑤のすべてに誤りが含まれている。)

第 2 問 以下の**ア〜カ**で示した一連の実験について，次の問い(**問 1 〜 8**)に答えよ。ただし，炭酸バリウムは水に全く溶けないものとする。

ア．炭酸バリウム $BaCO_3$ 32.1 g を強熱すると，気体が発生し，バリウム化合物はすべて酸化バリウムに変化した。

イ．アの実験で得られた酸化バリウムをすべて，水 200.0 g と反応させたところ，発熱し，すべて水酸化バリウムに変化した。このとき，水の蒸発や気体の発生は起こらなかったものとする。

ウ．ある水酸化ナトリウム水溶液 10.00 mL を 1.045×10^{-1} mol/L の塩酸で中和滴定したところ，9.56 mL で中和点となった。

エ．イで得られた懸濁液を 25.0 ℃ まで冷却した。

オ．エの懸濁液をろ過し，ろ液を 150.0 g だけ別容器に移した。これに標準状態で 448 mL の二酸化炭素を加えて完全に反応させ，新たな懸濁液を得た。

カ．ウの水酸化ナトリウム水溶液 500.0 mL に，標準状態で 448 mL の二酸化炭素を加えて完全に反応させ，均一な水溶液を得た。水溶液の体積は，この化学反応の前後で変化しなかったものとする。

問 1 **ア**の実験で発生する気体は，炭酸カルシウムを強熱すると生じる気体と同じ物質である。その物質名として最も適切なものを，次の①〜⑪のうちから選べ。

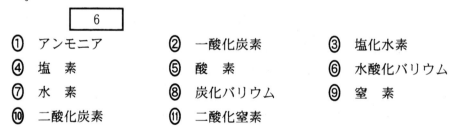

①	アンモニア	②	一酸化炭素	③	塩化水素
④	塩　素	⑤	酸　素	⑥	水酸化バリウム
⑦	水　素	⑧	炭化バリウム	⑨	窒　素
⑩	二酸化炭素	⑪	二酸化窒素		

問 2 **ア**の実験で生成する酸化バリウムは何 g か。最も適切な数値を，次の①〜⑪のうちから選べ。

　　　　　7　g

①	9.1	②	11.7	③	12.0	④	15.6
⑤	18.0	⑥	23.8	⑦	24.9	⑧	25.1
⑨	27.5	⑩	27.9	⑪	47.3		

問 3　イの実験では白色懸濁液が生じた。その質量（上澄み液と沈殿の質量の合計）は何 g か。最も適切な数値を，次の①～⑪のうちから選べ。

$\boxed{8}$ g

① 25.1　　② 27.9　　③ 50.2　　④ 55.7

⑤ 111.5　⑥ 172.1　⑦ 197.0　⑧ 224.9

⑨ 229.1　⑩ 232.1　⑪ 250.2

問 4　25.0 ℃ における水酸化バリウムの水に対する溶解度が 5.60 g/100.00 g（水）であるとすると，エの懸濁液が 25.0 ℃ のときの上澄み液の質量は何 g か。最も適切な数値を，次の①～⑪のうちから選べ。

$\boxed{9}$ g

① 12.7　　② 14.0　　③ 16.5　　④ 16.8

⑤ 36.2　　⑥ 197.1　⑦ 200.0　⑧ 202.7

⑨ 205.6　⑩ 208.1　⑪ 211.2

問 5　エの実験で得られる懸濁液の，上澄み液に含まれる水の質量と等しい質量の 25.0 ℃ の純水に，イの反応において発生する熱量を加えると，この純水の温度は何℃になるか。最も適切な数値を，次の①～⑪のうちから選べ。ただし，酸化バリウムと水の反応にともなう発熱量は，反応する水 1 モルあたり 105 kJ，水の熱容量は 4.20 J/（g·K）とする。なお，水は蒸発しないものとする。

$\boxed{10}$ ℃

① 19.6　　② 20.7　　③ 24.0　　④ 25.0

⑤ 25.6　　⑥ 44.6　　⑦ 45.7　　⑧ 86.8

⑨ 100.0　⑩ 107.2　⑪ 111.8

問6 **ウ**の水酸化ナトリウム水溶液の濃度は何 mol/L か。最も適切な数値を，次の①～⑪のうちから選べ。

　　　　　　　　$\boxed{11}$　mol/L

① 5.00×10^{-2}　② 9.56×10^{-2}　③ 9.99×10^{-2}　④ 1.045×10^{-2}

⑤ 9.56×10^{-1}　⑥ 9.99×10^{-1}　⑦ 1.045×10^{-1}　⑧ 1.093×10^{-1}

⑨ 9.56　　　　　⑩ 9.99　　　　　⑪ 10.45

問7 **オ**の実験で生成した炭酸バリウムを，ろ過により除去した。次に，メチルオレンジを指示薬として，**ウ**の実験に用いた塩酸で，得られたろ液 5.00 g に含まれる水酸化バリウムの濃度を，中和滴定によって求める。この実験では，塩酸を何 mL 滴下すると中和点となるか。最も適切な数値を，次の①～⑪のうちから選べ。ただし，水酸化バリウム水溶液は水酸化カルシウム水溶液と同様に，強塩基性を示す。

　　　　　　　　$\boxed{12}$　mL

① 1.73　　　② 8.63　　　③ 9.03　　　④ 9.48

⑤ 10.3　　　⑥ 10.8　　　⑦ 17.3　　　⑧ 17.8

⑨ 18.1　　　⑩ 29.6　　　⑪ 62.1

問8 メチルオレンジを指示薬として，**カ**の実験で得られた水溶液 10.0 mL を，**ウ**の実験に用いた塩酸で中和滴定する。塩酸を何 mL 滴下すると中和点となるか。最も適切な数値を，次の①～⑪のうちから選べ。

　　　　　　　　$\boxed{13}$　mL

① 1.90　　　② 3.81　　　③ 5.73　　　④ 9.56

⑤ 9.95　　　⑥ 10.00　　　⑦ 13.39　　　⑧ 19.04

⑨ 20.00　　　⑩ 21.08　　　⑪ 57.32

第3問 以下の**ア**～**オ**の一連の実験について、問い(**問1**～**7**)に答えよ。なお、固体の体積は無視できるものとする。また、水溶液同士の混合によって得られる混合物の体積は、元のそれぞれの溶液の体積の和に等しくなり、沈殿や気体の発生による体積の変化は無視できるものとする。気体を反応させた場合も、水溶液の体積は変化しないものとする。

ア．純粋な銀 Ag と銅 Cu およびマグネシウム Mg の単体を、それぞれ 5.00 g ずつ用意し、すべて硝酸塩に変化させた。

イ．アの3種類の硝酸塩をそれぞれすべて水に溶解させ、50.00 mL の水溶液を3種類得た。なお、この実験以降のいずれの実験においても、硝酸陰イオンは(硝酸に変化した場合はその硝酸も)酸化還元反応をしないものとする。

ウ．イで得られた各水溶液に、標準状態で 224.0 mL ずつの硫化水素を完全に反応させたところ、懸濁液または透明な水溶液が得られた。懸濁液となったものについては、ろ過によって沈殿を除去し、透明なろ液を得た。そして、すべての水溶液から硝酸塩以外の溶質をすべて除去した。こうして得られた各水溶液中に含まれる金属イオンのモル濃度を、硫化水素の反応が完結した時点における上澄み液中のそれと等しくした。ただし、硫化水素は酸化還元反応をしないものとする。

エ．ウで得られた各水溶液を 40.00 mL ずつ取り出してすべて混合し、得られた透明な水溶液に、1.00 mol/L 塩酸を 8.00 mL 加え、完全に反応させたところ、懸濁液が得られた。得られた懸濁液からろ過によって沈殿を除去し、透明なろ液を得た。

オ．エのろ液を 100.00 mL 取り出し、右ページに示した図1の装置を用いて 2.00 A の電流で電気分解を行った。電気分解を開始すると、一方の電極の表面に金属の単体が析出し、電極の質量が増大し始め、**あ** ×10³ 秒後にその質量が最大値に到達した。

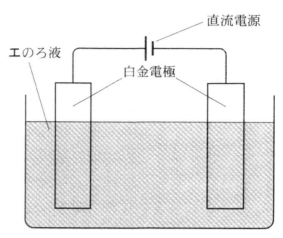

図1　電気分解実験装置

問1 銅の単体と濃硝酸を反応させるとき，下式で表される化学反応だけが起こるとするならば，この式に従って銅の単体 5.00 g がすべて Cu^{2+} に酸化されるときに還元される濃硝酸の物質量は，何 mol か。最も適切な数値を，次の①～⑪のうちから選べ。

$$Cu + 4HNO_3 \longrightarrow Cu(NO_3)_2 + 2H_2O + 2NO_2\uparrow$$

　　　14　mol

① 1.00×10^{-1} 　② 1.37×10^{-1} 　③ 1.57×10^{-1} 　④ 2.00×10^{-1}
⑤ 3.15×10^{-1} 　⑥ 4.00×10^{-1} 　⑦ 1.00 　⑧ 1.57
⑨ 2.00 　⑩ 3.15 　⑪ 9.92

問2 ウのろ過ですべてのろ紙上に得られる沈殿の質量の合計は何 g か。最も適切な数値を，次の①～⑪のうちから選べ。

　　　15　g

① 0.56　② 0.96　③ 1.40　④ 1.52
⑤ 1.59　⑥ 2.36　⑦ 2.48　⑧ 2.99
⑨ 3.44　⑩ 4.00　⑪ 4.07

問 3　エのろ過でろ紙上に得られる沈殿の質量は何 g か。最も適切な数値を，次の①〜⑪のうちから選べ。

　　　　　| 16 | g

① 0.48　　② 0.76　　③ 0.79　　④ 1.08
⑤ 1.15　　⑥ 1.43　　⑦ 1.84　　⑧ 1.91
⑨ 1.94　　⑩ 2.22　　⑪ 2.99

問 4　エのろ液中におけるマグネシウムイオンのモル濃度は何 mol/L か。最も適切な数値を，次の①〜⑪のうちから選べ。

　　　　　| 17 | mol/L

① 0.16　　② 1.10　　③ 1.13　　④ 1.22
⑤ 1.29　　⑥ 1.31　　⑦ 1.37　　⑧ 2.58
⑨ 3.92　　⑩ 4.12　　⑪ 7.84

問 5　オの電気分解においては，金属の単体が析出する側の電極上には，水溶液中でイオン化傾向が最も小さいイオンだけが還元されて析出するものとする。つまり，そのイオンよりもイオン化傾向の大きいイオンの還元は，イオン化傾向が最小のイオンの還元が完結するまで開始しないものとする。そして，電極上にすでに析出した金属は再び溶解することはなく，その後の別種の金属の単体の析出に影響を与えることもなく，また，陰極で生成する物質と陽極で生成する物質とは互いに化学反応しないものとする。以上の条件が成立するとき，オの実験の　あ　にあてはまる数値として最も適切なものを，次の①〜⑪のうちから選べ。

　　　　　| 18 |

① 2.56　　② 4.03　　③ 4.14　　④ 4.33
⑤ 4.63　　⑥ 4.94　　⑦ 5.08　　⑧ 5.24
⑨ 6.01　　⑩ 9.27　　⑪ 18.5

東京医科大学 30 年度 (43)

問 6 **オ**の電気分解を開始してから 3.60×10^3 秒後には，電気分解によって析出
した金属の単体の質量は合計何 g となるか。最も適切な数値を，次の①〜⑪
のうちから選べ。

$\boxed{19}$ g

① 1.96　　② 2.37　　③ 3.01　　④ 3.15

⑤ 3.20　　⑥ 3.49　　⑦ 3.62　　⑧ 3.86

⑨ 4.10　　⑩ 4.58　　⑪ 5.20

問 7 **ウ**で生成する沈殿の色と**エ**で生成する沈殿の色，および**オ**の電気分解を開始
してからちょうど 600 秒後に電極上に新たに析出している金属の単体の色の組
み合わせとして，最も適切なものを，次の①〜⑪のうちから選べ。

$\boxed{20}$

① **ウ**：白色，**エ**：白色，**オ**：白色　　② **ウ**：白色，**エ**：黒色，**オ**：白色

③ **ウ**：黒色，**エ**：白色，**オ**：白色　　④ **ウ**：白色，**エ**：白色，**オ**：銀白色

⑤ **ウ**：白色，**エ**：黒色，**オ**：銀白色　　⑥ **ウ**：黒色，**エ**：黒色，**オ**：銀白色

⑦ **ウ**：黒色，**エ**：白色，**オ**：銀白色　　⑧ **ウ**：白色，**エ**：白色，**オ**：赤色

⑨ **ウ**：白色，**エ**：黒色，**オ**：赤色　　⑩ **ウ**：黒色，**エ**：黒色，**オ**：赤色

⑪ **ウ**：黒色，**エ**：白色，**オ**：赤色

第4問 以下の文を読み，次の問い(**問1～6**)に答えよ。

　化合物 A，B，および C はいずれも分子式 C_8H_{10} の芳香族化合物である。ベンゼン環上の水素原子を1個だけ，塩素原子で置換した分子を考えるとき，化合物 A と B の場合はそれぞれ構造異性体が3種類考えられる。一方，化合物 C の場合は，考えられる構造異性体は2種類である。

　過マンガン酸カリウム水溶液による酸化反応を行った後，希硫酸を用いて酸性にすると，化合物 A からは化合物 D，化合物 B からは化合物 E，化合物 C からは化合物 F が，それぞれ得られた。化合物 D と化合物 F の分子式はいずれも $C_8H_6O_4$ で，化合物 E の分子式は $C_7H_6O_2$ であった。なお，この一連の化学反応では，ベンゼン環上のアルキル基はすべてカルボキシ基に変換される。

問1 化合物 A は何か。最も適切な化合物名を，次の①～⑪のうちから選べ。

$$\boxed{21}$$

① エチルベンゼン 　② o-キシレン 　③ テレフタル酸

④ トルエン 　　　　⑤ m-キシレン 　⑥ メチルベンゼン

⑦ p-キシレン 　　　⑧ ピクリン酸 　　⑨ フタル酸

⑩ フマル酸 　　　　⑪ ベンゼン

問2 化合物 B は何か。最も適切な化合物名を，次の①～⑪のうちから選べ。

$$\boxed{22}$$

① エチルベンゼン 　② o-キシレン 　③ テレフタル酸

④ トルエン 　　　　⑤ m-キシレン 　⑥ メチルベンゼン

⑦ p-キシレン 　　　⑧ ピクリン酸 　　⑨ フタル酸

⑩ フマル酸 　　　　⑪ ベンゼン

問 3 加熱すると酸無水物に変化するものは，以下のうちどれか。最も適切なものを，次の①〜⑥のうちから選べ。

23

① 化合物 A   ② 化合物 B   ③ 化合物 C

④ 化合物 D   ⑤ 化合物 E   ⑥ 化合物 F

問 4 化合物 D，E，および F のすべてに共通する性質としてあてはまるものを，次の①〜⑪のうちからすべて選べ。

24

① 薄い酢酸水溶液に可溶である。

② 塩酸に可溶である。

③ 炭酸水素ナトリウム水溶液に可溶である。

④ 水酸化ナトリウム水溶液に可溶である。

⑤ 塩化鉄(Ⅲ)水溶液で青紫〜赤紫色に呈色する。

⑥ 2価の酸である。

⑦ 2価の塩基である。

⑧ ベンゼン環上の水素原子を1個だけ，カルボキシ基で置換した分子には，構造異性体が3種類考えられる。

⑨ クメン法によって合成される。

⑩ ポリエチレンテレフタラート(PET)の原料には用いられない。

⑪ 分子を構成する元素のうち，分子全体に占める質量の割合が最も大きいものは炭素で，60 % を超える。

問 5　酵素にタンパク質分解酵素(プロテアーゼ)を作用させると，酵素に含まれる官能基Gが主に分解される。以下にあげる高分子化合物がつくられる重合反応にともなって形成される官能基の構造が，官能基Gの構造と同じであるのは，次の①～⑪のうちのどれか，該当するものをすべて選べ。

25

① アクリル樹脂(アクリル繊維)　② シリコーン樹脂
③ ナイロン66 (6,6-ナイロン)　④ ビニロン
⑤ ブタジエンゴム　⑥ フェノール樹脂
⑦ ポリエチレンテレフタラート　⑧ ポリ酢酸ビニル
⑨ ポリ乳酸　⑩ ポリプロピレン
⑪ メラミン樹脂

問 6　油脂に脂質分解酵素(リパーゼ)を作用させると，油脂に含まれる官能基Hが主に分解される。以下にあげる高分子化合物がつくられる重合反応にともなって形成される官能基の構造が，官能基Hと同じ構造をもつのは，次の①～⑪のうちのどれか，該当するものをすべて選べ。

26

① アクリル樹脂(アクリル繊維)　② アラミド繊維
③ ナイロン66 (6,6-ナイロン)　④ 尿素樹脂(ユリア樹脂)
⑤ ブタジエンゴム　⑥ フェノール樹脂
⑦ ポリエチレンテレフタラート　⑧ ポリ酢酸ビニル
⑨ ポリ乳酸　⑩ ポリプロピレン
⑪ メラミン樹脂

生　物

問題　　　　　　　　30年度

第1問　以下の問い（**問1～7**）に答えよ。解答番号 $\boxed{1}$ ～ $\boxed{7}$

問1　下に示す細胞の構造物の中で、核酸が含まれているものはどれか。①～⑦の中から適当なものを**すべて**選び、解答番号1の解答欄にマークせよ。

$\boxed{1}$

① 核

② 葉緑体

③ 中心体

④ ゴルジ体

⑤ リボソーム

⑥ ミトコンドリア

⑦ 中間径フィラメント

問2　下に示す生物の中で、平成28年10月現在、「特定外来生物による生態系等に係る被害の防止に関する法律」（外来生物法）で特定外来生物に指定されているものはどれか。①～⑦の中から適当なものを**すべて**選び、解答番号2の解答欄にマークせよ。　$\boxed{2}$

① ト　キ

② ヒアリ

③ タガメ

④ ウシガエル

⑤ オオクチバス

⑥ オオキンケイギク

⑦ セイヨウタンポポ

問 3 下に示す代謝の反応式の中で，**誤っているもの**はどれか。①～⑦の中から最も適当なものを 1 つ選べ。 <u>3</u>

① 植物細胞の呼吸

$$C_6H_{12}O_6 + 6\,O_2 + 6\,H_2O \longrightarrow 6\,CO_2 + 12\,H_2O + エネルギー(最大 38 ATP)$$

② 動物細胞の解糖

$$C_6H_{12}O_6 \longrightarrow 2\,C_3H_6O_3 + エネルギー（2\,ATP）$$

③ 酵母菌のアルコール発酵

$$C_6H_{12}O_6 \longrightarrow 2\,C_2H_5OH + 2\,CO_2 + エネルギー（2\,ATP）$$

④ 乳酸菌の乳酸発酵

$$C_6H_{12}O_6 \longrightarrow 2\,C_3H_6O_3 + エネルギー（2\,ATP）$$

⑤ 植物細胞の光合成

$$6\,CO_2 + 12\,H_2O + 光エネルギー \longrightarrow 有機物(C_6H_{12}O_6) + 6\,O_2 + 6\,H_2O$$

⑥ シアノバクテリアの光合成

$$6\,CO_2 + 12\,H_2O + 光エネルギー \longrightarrow 有機物(C_6H_{12}O_6) + 6\,O_2 + 6\,H_2O$$

⑦ 硫黄細菌の化学合成

$$6\,CO_2 + 12\,H_2S \longrightarrow 有機物(C_6H_{12}O_6) + 12\,S + 6\,H_2O + 化学エネルギー$$

問 4 下に示すホルモンの中で，脳下垂体でつくられるものはどれか。①～⑦の中から適当なものを**すべて**選び，解答番号 4 の解答欄にマークせよ。 <u>4</u>

① グルカゴン
② チロキシン
③ バソプレシン
④ パラトルモン
⑤ 成長ホルモン
⑥ 鉱質コルチコイド
⑦ 甲状腺刺激ホルモン

問5　下に示す実験の目的と方法の中で，**適切でない**ものはどれか。①～⑦の中から適当なものを2つ選び，解答番号5の解答欄にマークせよ。　　5

① 染色体地図を作製するには，さまざまな形質について三点交雑法を繰り返し行う。

② よく動いて行動範囲の広い動物個体群の個体数を調べるには，標識再捕法が用いられる。

③ 脱水素酵素による酸化還元反応を調べるには，メチレンブルー水溶液を用いて色の変化を測定する。

④ 植物群集の生産構造を調べるには，一定面積で一定の厚さごとに葉身・葉柄・茎を合わせた質量を計量する層別刈取法が用いられる。

⑤ あるDNA断片の大きさを推定するには，塩基対数がわかっている複数のDNA断片と同時にアガロースゲル電気泳動を行う。

⑥ 寒天片に含まれる植物の水溶性成長促進物質を定量するには，ウェントの考案したアベナ屈曲試験法で，幼葉鞘の屈曲角を測定する。

⑦ タマネギの根端細胞の体細胞分裂を観察するには，採取した根端にそのまま酢酸オルセイン溶液を滴下し，押しつぶし法で標本を作製する。

問6　下に示す構造または現象の中で，アクチンフィラメントが関わっているものはどれか。①～⑦の中から適当なものを**すべて**選び，解答番号6の解答欄にマークせよ。　　6

① 接着結合

② 心筋の収縮

③ 原形質流動

④ 細胞質分裂

⑤ アメーバ運動

⑥ デスモソーム

⑦ 染色体の分離

問 7 下に示す動物の行動の中で，**生得的行動でないものはどれか。**①～⑦の中から適当なものを 3 つ選び，解答番号 7 の解答欄にマークせよ。 ⬜ 7 ⬜

① マガモのひなは，ふ化後のある時期に最初に見た一定の大きさの動く物体を追従するようになる。

② 産卵の準備が整ったコオロギの雌は，雄の発する翅の摩擦音を前脚の耳で受容し，雄の方へ移動する。

③ アメフラシは，水管に触るとえらを引っ込めるが，これを繰り返し行うと，やがてえらを引っ込めなくなる。

④ 縄張りをもつイトヨの雄は，卵でふくれた雌の腹部の形の情報を視覚器で受け取り，ジグザグダンスによって雌を誘う。

⑤ メンフクロウは，視覚がほとんど役に立たない暗闇の中でも，聴覚により獲物の居場所を正確に特定することができる。

⑥ えさ場を探し当てたはたらきアリは，コロニーに戻るときに道しるべとなる化学物質を地面に残しておき，なかまをえさ場へ誘導する。

⑦ チンパンジーは，手の届かないところにバナナがつるしてあると，最初はとび上がったりして取ろうとするが，やがて身近なものを使って足場を作ったりしてバナナを獲得する。

第2問 次の文章Ⅰ, Ⅱを読んで, 以下の問い(問1~8)に答えよ。解答番号 8 ~ 18

Ⅰ ヒトの循環系はポンプとしての心臓と血管系およびリンパ系からなっている。
    　　　　　　　　　　　　　　　　　　　　　　　　A)
心臓は, 肺循環に血液を送り出す右心系と体循環に血液を送り出す左心系からなる。心室の前には心房があり, 収縮により血液を心室に送り込む。心室には入口と出口に弁がある。心房と心室の間には房室弁が, 心室の出口には半月弁がある。これらの弁は圧差によって受動的に開閉し, 血液を一方向に流れるようにしている。

　心臓の活動は収縮と拡張を1周期とし, 周期ごとに興奮伝導と心筋の収縮, 弁
　　　　　　　　　　　　　　　　　　　　　　　　　　B)
の開閉が順序正しく行われる。心臓の左右で周期は同一である。1回の心臓の収縮で送り出される血液量(1回拍出量)と1分間あたりの収縮数(心拍数)の積を心拍出量と呼ぶ。心周期に伴う心室の活動は, 次の4つの段階に分けられる。

ア期：心室の収縮により心室内圧が上昇し, 弁が閉じる。このとき心室容量は不変である。

イ期：弁が開き血液が動脈に送り出される。

ウ期：弁が閉じ, 心室の弛緩により心室内圧が降下する。このとき心室容量は不変である。

エ期：心室内圧が心房内圧より下がると, 弁が開き血液が心室に流入する。

ある健康な人の安静時の心室の内圧と容量の変化をもとに作製した左心室の圧—容量曲線(太線)と心筋収縮期の心室容量と圧力の関係(最大心筋収縮曲線：細線)を図に示す。心筋の収縮力が増強すると, 最大心筋収縮曲線は左上方に移動する。

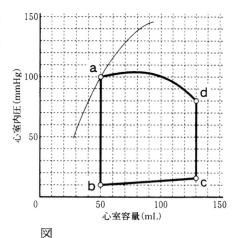

図

注) mmHgは水銀柱の高さで表した圧力の大きさで, 760 mmHgが1気圧となる。

問1 文中の下線部**A**）がヒトと同じ構成の動物はどれか。①〜⑥の中から適当なものを**すべて**選び，解答番号8の解答欄にマークせよ。 8

① エ　ビ　　　　　② サ　メ　　　　　③ カエル

④ ミミズ　　　　　⑤ バッタ　　　　　⑥ ハマグリ

問2 心周期の**ア**〜**エ**期の説明にあるそれぞれの弁はどれか。①〜⑥の中から正しい組み合わせとして最も適当なものを1つ選べ。 9

	ア期	イ期	ウ期	エ期
①	半月弁	半月弁	房室弁	房室弁
②	半月弁	房室弁	半月弁	房室弁
③	半月弁	房室弁	房室弁	半月弁
④	房室弁	半月弁	半月弁	房室弁
⑤	房室弁	半月弁	房室弁	半月弁
⑥	房室弁	房室弁	半月弁	半月弁

問3 文中の下線部**B**）は，ペースメーカーである洞房結節から始まり，次に**X**が興奮する。心周期の心室の活動の中で，**X**の興奮が関わっているものはどれか。①〜④の中から最も適当なものを1つ選べ。 10

① ア期　　　　　② イ期　　　　　③ ウ期　　　　　④ エ期

問4 心周期の**イ**期は，図のどの区間に相当するか。①〜⑧の中から最も適当なものを1つ選べ。 11

① a→b区間　② b→c区間　③ c→d区間　④ d→a区間

⑤ a→d区間　⑥ d→c区間　⑦ c→b区間　⑧ b→a区間

問 5 　図の心周期が 0.8 秒のとき，心拍出量は毎分何 L か。必要ならば小数点
　　以下第二位を四捨五入して，小数点以下第一位までの数値で答えよ。①～⑩
　　の中から最も適当なものをそれぞれ 1 つずつ選べ。ただし，同じ記号を繰り
　　返し使ってもよい。

　　　　　12 ． 13 　L

　　① 　1　　　　② 　2　　　　③ 　3　　　　④ 　4　　　　⑤ 　5
　　⑥ 　6　　　　⑦ 　7　　　　⑧ 　8　　　　⑨ 　9　　　　⑩ 　0

問 6 　一時的に体に起こった変化に対する心拍出量の変化として正しいものはど
　　れか。①～⑥の中から適当なものを 2 つ選び，解答番号 14 の解答欄にマー
　　クせよ。 　14

　　① 　動脈圧が高くなると，図の d 点が上方へ移動して 1 回拍出量が増加
　　　し，しばらくの間は心拍出量が増加する。

　　② 　心室の心筋収縮力が増強すると，図の a 点が左方へ移動して 1 回拍出
　　　量が減少し，しばらくの間は心拍出量が減少する。

　　③ 　バソプレシンが分泌されると，心房に戻ってくる血液量が増加して 1 回
　　　拍出量が増加し，しばらくの間は心拍出量が増加する。

　　④ 　アドレナリンが分泌されると，ペースメーカーが刺激されて心拍数が増
　　　加し，しばらくの間は心拍出量が増加する。

　　⑤ 　多量に出血すると，心房に戻ってくる血液量が減少して心拍数が減少
　　　し，しばらくの間は心拍出量が減少する。

　　⑥ 　血液中の二酸化炭素濃度が上昇すると，副交感神経が働いて心拍数が増
　　　加し，しばらくの間は心拍出量が増加する。

Ⅱ　ある健康な人の運動時の状態を下に示す。
- 肺で酸素化された動脈血中では，全ヘモグロビンに占める酸素ヘモグロビンの割合は 98 % であった。
- 末梢の組織で酸素を放出した静脈血中では，全ヘモグロビンに占める酸素ヘモグロビンの割合は 53 % であった。
- 血液 100 mL あたり 15 g のヘモグロビンが含まれていて，ヘモグロビン 1 g あたり 1.34 mL の酸素と結合した。
- 血液 100 mL あたり 0.175 mL の血しょう中に溶解している酸素を末梢の組織に供給した。
- 1 回拍出量は 100 mL であった。

問 7　この人は運動中に毎分 1.5 L の酸素を消費した。この人の運動時の心拍数はいくつか。必要ならば小数点以下第一位を四捨五入して，三桁の整数で答えよ。①～⑩の中から最も適当なものをそれぞれ 1 つずつ選べ。ただし，同じ記号を繰り返し使ってもよい。

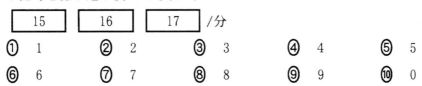

① 1　　② 2　　③ 3　　④ 4　　⑤ 5
⑥ 6　　⑦ 7　　⑧ 8　　⑨ 9　　⑩ 0

問 8　安静時と比べて，運動中に血流量が大きく増える臓器はどれか。①～⑧の中から適当なものを**すべて**選び，解答番号 18 の解答欄にマークせよ。

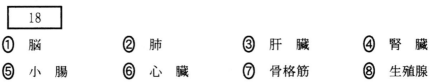

① 脳　　　② 肺　　　③ 肝 臓　　④ 腎 臓
⑤ 小 腸　⑥ 心 臓　⑦ 骨格筋　　⑧ 生殖腺

第3問

次の文章Ⅰ，Ⅱを読んで，以下の問い（**問1〜5**）に答えよ。解答番号 19 〜 24

Ⅰ　ヒトにとってコレステロールは，重要な働きをする必須の脂質である。一方で，血中コレステロール値が正常値よりもかなり高い状態（高コレステロール血症）の人は，冠動脈がつまって心臓発作を起こしやすくなる。

　細胞がコレステロールを獲得する方法は，新しくコレステロールを合成するか，あるいは血中から取り込むかのどちらかである。コレステロールは，低密度リポタンパク質（LDL）と呼ばれる脂質とタンパク質の複合体として血中を運搬される。LDLは細胞表面に存在するLDL受容体に結合し，エンドサイトーシスによって細胞内に取り込まれる。LDLが細胞内に取り込まれるためには，クラスリン被覆ピットと呼ばれる細胞膜の領域にLDL受容体が局在している必要がある。その後，LDLはリソソームに送られて分解され，細胞質中にコレステロールが遊離する。遊離したコレステロールは，細胞内でのコレステロールの生合成を調節するHMG-CoA還元酵素を阻害する。重度の高コレステロール血症の人は，血中のLDLを細胞内に取り込むことができず，また，これによってコレステロールの生合成が停止することなく継続するため，血中コレステロール値が上昇している。

　コレステロール代謝は，a）細胞表面の受容体とLDLの結合，b）LDLの細胞内への取り込み，c）コレステロールの生合成の調節の3段階に分けて調べることができる。1人の健康な人（NP）と2人の重度の家族性高コレステロール血症の患者（FHとJD）から皮膚の繊維芽細胞を得て，それぞれをNP細胞，FH細胞，JD細胞とした。各細胞を培養し，コレステロール代謝について3つの段階ごとに調べた結果を図に示す。a）の実験では，放射性標識したLDLをさまざまな濃度で培養液に加え，エンドサイトーシスが阻害される4℃で培養した。b）の実験では，標識したLDL存在下，37℃で培養した。a）とb）の実験では，培養後，結合したあるいは細胞内に取り込まれた放射活性を測定して，細胞の総タンパク質1mgあたりのLDL量を求めた。また，c）の実験では，未標識LDLをさまざまな濃度で培養液に加えて37℃で培養し，放射性標識した原料から1時間あたりに合成される放射活性をもつコレステロール量を測定した。

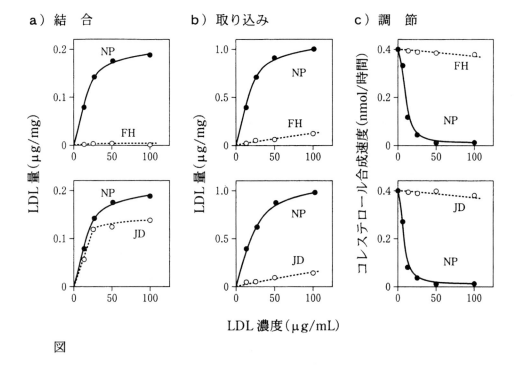

図

問 1 a) の実験結果から考えられることとして，**適切でない**ものはどれか。①～⑤の中から最も適当なものを1つ選べ。 19

① LDL の細胞表面への結合量を表す曲線の傾きは，LDL と LDL 受容体との親和性を表す。

② LDL の細胞表面への結合量を表す曲線の平坦域は，細胞表面の LDL と結合可能な LDL 受容体数を表す。

③ JD 細胞表面の LDL に対する親和性は，NP 細胞表面のそれと比べてほぼ同等である。

④ JD 細胞表面の LDL と結合可能な LDL 受容体数は，NP 細胞表面のそれと比べて少ない。

⑤ JD 細胞表面の LDL 受容体タンパク質の LDL との結合に関わる領域のアミノ酸配列は，NP 細胞表面のそれと異なっている。

問2 a)の実験結果は，FH 細胞の細胞表面には LDL がほとんど結合しなかっ
たことを示している。その理由として考えられるものはどれか。①～④の中
から適当なものを**すべて**選び，解答番号 20 の解答欄にマークせよ。

20

① LDL 受容体遺伝子の転写が起こらず，受容体タンパク質が合成されな
い。

② LDL 受容体は細胞表面に存在するが，受容体の細胞質内の領域に欠陥
がある。

③ LDL 受容体は細胞表面に存在するが，受容体の LDL 結合領域に欠陥が
ある。

④ LDL 受容体タンパク質の折りたたみに欠陥があり，受容体が細胞膜に
輸送されない。

問3 a，b)の実験結果から考えられることとして，**適切でない**ものはどれ
か。①～⑤の中から最も適当なものを１つ選べ。 21

① NP 細胞では，細胞表面に結合できる LDL 量の約５倍の LDL を取り込
むことができる。

② JD 細胞では，エンドサイトーシスによる LDL の細胞内への取り込みが
阻害されている。

③ LDL 受容体が細胞表面に存在していれば，LDL は細胞内に取り込まれ
る。

④ JD 細胞には，LDL との結合領域以外に欠陥のある LDL 受容体が存在
する。

⑤ NP 細胞に存在する LDL 受容体は，再利用されて繰り返し LDL を細胞
内に取り込むことができる。

問 4　すべての実験結果とコレステロール代謝の特徴をふまえた上で考えられることとして，**適切でないもの**はどれか。①～⑤の中から最も適当なものを 1 つ選べ。　22

① NP 細胞では，細胞外に LDL を加えるとコレステロールの生合成が抑制される。

② NP 細胞，FH 細胞と JD 細胞のいずれでも，HMG-CoA 還元酵素は機能している。

③ NP 細胞，FH 細胞と JD 細胞のいずれでも，細胞内に直接 LDL を注入すれば，コレステロールの生合成が抑制される。

④ NP 細胞，FH 細胞と JD 細胞のいずれでも，細胞外に遊離コレステロールを加えるとコレステロールの生合成が抑制される。

⑤ LDL からのコレステロールの遊離はリソソーム内で起こり，細胞質基質や体液中では起こらない。

Ⅱ 家族性高コレステロール血症を引き起こす対立遺伝子は3つ知られていて，いずれもLDL受容体を指令している。1つめはLDL受容体遺伝子R^{b0}で，LDLとの結合活性をまったくもたない受容体を指令している。2つめはR^{b-}で，LDLとの結合活性が減少する受容体を指令している。3つめは$R^{b+,i0}$で，LDLと正常に結合するが細胞内への取り込みができない受容体を指令している。正常の受容体遺伝子を＋とすると，2つの対立遺伝子がおよそ半分ずつの影響をおよぼすため，＋／＋以外の組み合わせでは高コレステロール血症が現れる。

重度の高コレステロール血症患者JDの両親は，ともに軽度の高コレステロール血症である。両親の皮膚の繊維芽細胞を用いて表現型を分析した結果から次のことがわかっている。母親の繊維芽細胞では，LDL結合量は健康な人の約50％，受容体はクラスリン被覆ピットに局在し，結合したLDLのすべてが細胞内に取り込まれる。父親の繊維芽細胞では，LDL結合量が健康な人とほとんど同じで，受容体はクラスリン被覆ピットに50％，それ以外の細胞膜領域に50％の割合で局在し，結合したLDLの半分が細胞内に取り込まれる。

問5 患者JDとその母親の遺伝子型として，最も可能性の高いものはどれか。
①〜⑨の中から最も適当なものをそれぞれ1つずつ選べ。

患者JD： 23 ，母親： 24

① ＋／R^{b0}

② ＋／R^{b-}

③ ＋／$R^{b+,i0}$

④ R^{b0}／R^{b0}

⑤ R^{b0}／R^{b-}

⑥ R^{b0}／$R^{b+,i0}$

⑦ R^{b-}／R^{b-}

⑧ R^{b-}／$R^{b+,i0}$

⑨ $R^{b+,i0}$／$R^{b+,i0}$

第4問 次の文章Ⅰ，Ⅱ，Ⅲを読んで，以下の問い（**問1～8**）に答えよ。解答番号 25 ～ 34

Ⅰ　遺伝情報は DNA の塩基配列にあり，遺伝子はタンパク質の合成を支配している。遺伝子が発現してタンパク質が合成される過程は，転写と翻訳の2つの段階に分けられる。表にアミノ酸の1文字表記を加えた遺伝暗号を示す。

表　mRNA の遺伝暗号表

						コドンの2番目の塩基					
		U		C		A		G			
コドンの1番目の塩基	U	UUU	フェニルアラニン(F)	UCU	セリン(S)	UAU	チロシン(Y)	UGU	システイン(C)	U	コドンの3番目の塩基
		UUC		UCC		UAC		UGC		C	
		UUA	ロイシン(L)	UCA		UAA	終止	UGA	終止	A	
		UUG		UCG		UAG		UGG	トリプトファン(W)	G	
	C	CUU	ロイシン(L)	CCU	プロリン(P)	CAU	ヒスチジン(H)	CGU	アルギニン(R)	U	
		CUC		CCC		CAC		CGC		C	
		CUA		CCA		CAA	グルタミン(Q)	CGA		A	
		CUG		CCG		CAG		CGG		G	
	A	AUU	イソロイシン(I)	ACU	トレオニン(T)	AAU	アスパラギン(N)	AGU	セリン(S)	U	
		AUC		ACC		AAC		AGC		C	
		AUA		ACA		AAA	リシン(K)	AGA	アルギニン(R)	A	
		AUG	メチオニン(M)(開始)	ACG		AAG		AGG		G	
	G	GUU	バリン(V)	GCU	アラニン(A)	GAU	アスパラギン酸(D)	GGU	グリシン(G)	U	
		GUC		GCC		GAC		GGC		C	
		GUA		GCA		GAA	グルタミン酸(E)	GGA		A	
		GUG		GCG		GAG		GGG		G	

問1　ヒトゲノムとその発現の特徴として正しいものはどれか。①～⑧の中から適当なものを**すべて**選び，解答番号 25 の解答欄にマークせよ。　25

① 大きさは約30億塩基対である。

② 環状 DNA が担っている。

③ RNA ポリメラーゼは直接プロモーターを認識して結合する。

④ スプライシングを経て mRNA が完成する。

⑤ 転写が始まるとすぐに翻訳が始まる。

⑥ 1つの mRNA に複数のリボソームが結合して翻訳が行われる。

⑦ tRNA と rRNA はそれぞれが独自の立体構造をつくる。

⑧ リボソームを構成するタンパク質がペプチド結合の形成を触媒する。

問 2　ある細菌の仮想的な遺伝子の鋳型鎖(鋳型となる DNA 鎖)の塩基配列を下に示す。この遺伝子から転写された mRNA が，最初に出現する開始コドンから翻訳されるとき，C 末端(遊離のカルボキシ基をもつ末端)のアミノ酸はどれか。①①〜②⑩の中から最も適当なものを 1 つ選び，2 つの記号の並び通り，解答欄にマークせよ。ただし，この遺伝子の発現では，下の配列すべてが転写され，翻訳後にペプチド鎖が切断されないものとする。

| 26 | 27 |

塩基数　　　　5　　　10　　　15　　　20　　　25　　　30
鋳型鎖　5'-ATGTTACCACCACTGAAGGCATGCCATCTT-3'

①①　アスパラギン　　　①②　アスパラギン酸　　①③　アラニン
①④　アルギニン　　　　①⑤　イソロイシン　　　①⑥　グリシン
①⑦　グルタミン　　　　①⑧　グルタミン酸　　　①⑨　システイン
①⑩　セリン　　　　　　②①　チロシン　　　　　②②　トリプトファン
②③　トレオニン　　　　②④　バリン　　　　　　②⑤　ヒスチジン
②⑥　フェニルアラニン　②⑦　プロリン　　　　　②⑧　メチオニン
②⑨　リシン　　　　　　②⑩　ロイシン

問 3　問 2 の塩基配列の 5'末端から 17 番目と 18 番目の間に塩基が挿入される突然変異が起こった。このとき，N 末端(遊離のアミノ基をもつ末端)のアミノ酸を 1 番目と数えると，7 番目のアミノ酸はどれか。①①〜③①の中から最も適当なものを 1 つ選び，2 つの記号の並び通り，解答欄にマークせよ。ただし，転写，翻訳は問 2 と同様に行われるものとする。　| 28 | 29 |

①①　アスパラギン　　　①②　アスパラギン酸　　①③　アラニン
①④　アルギニン　　　　①⑤　イソロイシン　　　①⑥　グリシン
①⑦　グルタミン　　　　①⑧　グルタミン酸　　　①⑨　システイン
①⑩　セリン　　　　　　②①　チロシン　　　　　②②　トリプトファン
②③　トレオニン　　　　②④　バリン　　　　　　②⑤　ヒスチジン
②⑥　フェニルアラニン　②⑦　プロリン　　　　　②⑧　メチオニン
②⑨　リシン　　　　　　②⑩　ロイシン
③①　対応するアミノ酸がないか翻訳されない

Ⅱ　遺伝子の本体であるDNAやタンパク質などの分子の比較から，進化の道筋を探ることができる。近縁の種間で，特定の遺伝子のDNAの塩基配列や特定のタンパク質のアミノ酸配列を調べると，種間で違いがみられる。これは，共通の祖先から分かれた後に，それぞれの種で突然変異が起こったことによるもので，塩基やアミノ酸の変化数は，2種が分かれてからの時間に比例して増える傾向がみられる。そのため塩基配列やアミノ酸配列の変化速度は，2種が進化の過程で枝分かれした年代を探るための目安となり得る。

　　分子データに化石データをあわせると，より正確に生物種間の系統関係を推定することができる。霊長類(サル目)と齧歯類(ネズミ目)は約7000万年前に分岐し，霊長類の中から類人猿が現れたのは約2200万年前と考えられている。また，現生の類人猿の中では，＿＿＿がヒトに最も近く，約700万年前に分岐したと推定されている。

問4　文中の下線部A)の特徴として，**適切でない**ものはどれか。①～⑦の中から適当なものを2つ選び，解答番号30の解答欄にマークせよ。　30

①　代謝などの重要な機能をもつ遺伝子は，種をこえてあまり変化していない。

②　中立な突然変異が生じた遺伝子は，自然選択によって集団全体に広がることがある。

③　生存に不利な突然変異が生じた遺伝子は，自然選択によって集団から排除されやすい。

④　タンパク質のはたらきに重要な部位のアミノ酸配列は，それ以外の部位と比較して変化が少ない。

⑤　アミノ酸に翻訳されないイントロンなどの塩基配列は，変化しても生物の表現型への影響が少なく，変化速度が大きい。

⑥　アミノ酸の種類を決めるmRNAのコドンの2番目にあたるDNA塩基の変化する速度は，1番目や3番目の塩基と比べて速い。

⑦　突然変異は，生存に有利なものは非常にまれであり，生存に不利なもの，または有利でも不利でもない中立か中立に近いものが大半を占める。

問 5 　文中の下線部 B）にあてはまる生物はどれか。①〜⑤の中から最も適当な
ものを 1 つ選べ。　　31

① 　ゴリラ

② 　アカゲザル

③ 　チンパンジー

④ 　クロテナガザル

⑤ 　オランウータン

Ⅲ 音声言語障害は、言語の明瞭な発音と文章の作成に障害が生じるヒトの疾患で、その原因遺伝子として *FOXP2* 遺伝子が知られている。ヒト、ゴリラ、オランウータン、チンパンジー、アカゲザルおよびハツカネズミのFOXP2タンパク質のアミノ酸配列を比較すると、4か所でアミノ酸配列が異なっていて、そのすべては4つの領域に限られていた。図1に、この4つの領域のアミノ酸配列を1文字表記で示す。また、図2に、これらの生物の系統関係を表す既知の系統樹に、枝長のみ *FOXP2* 遺伝子の塩基置換数を表すようにしたものを示す。ただし、霊長類の系統の枝長のみが塩基置換数を正確に表している。図2中の数値は、アミノ酸の変化をもたらした塩基置換数(灰色の線分)／変化をもたらさなかった塩基置換数(黒色の線分)を表している。

ア：MMQESATETI...SGLKSPKSSD...TSSTTSKASP...QSSVLNARRD...
イ：MMQESATETI...SGLKSPKSSD...TSSNTSKASP...QSSVLSARRD...
ウ：MMQESATETI...SGLKSPKSSD...TSSTTSKASP...QSSVLNARRD...
エ：MMQESVTETI...SGLKSPKSSD...TSSTTSKASP...QSSVLNARRD...
オ：MMQESATETI...SGLKSPKSSE...TSSTTSKASP...QSSVLNARRD...
カ：MMQESATETI...SGLKSPKSSD...TSSTTSKASP...QSSVLNARRD...

図1

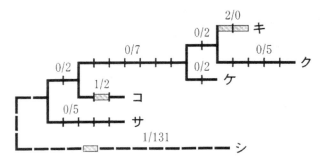

図2

問 6 ゴリラとチンパンジーとアカゲザルの FOXP2 タンパク質のアミノ酸配列は同一である。これらの生物とヒトの FOXP2 タンパク質のアミノ酸配列では，2個のアミノ酸が異なっている。図1のアミノ酸配列の中で，ヒトの配列はどれか。①〜⑥の中から最も適当なものを1つ選べ。 32

① ア　　② イ　　③ ウ　　④ エ　　⑤ オ　　⑥ カ

問 7 オランウータンは図2の系統樹の中で，どの枝に位置するか。①〜⑥の中から最も適当なものを1つ選べ。 33

① キ　　② ク　　③ ケ　　④ コ　　⑤ サ　　⑥ シ

問 8 FOXP2 タンパク質のアミノ酸配列の変化から考えられることとして，適切なものはどれか。①〜⑦の中から適当なものを3つ選び，解答番号 34 の解答欄にマークせよ。 34

① およそ100万年に1塩基の速度でアミノ酸置換を生じる突然変異が起こっている。

② ヒトの系統のみにみられる2個のアミノ酸の変化は，ヒトの音声言語の獲得に寄与した。

③ アミノ酸配列が同一のゴリラ，チンパンジー，アカゲザルでは，同一の音声コミュニケーションが行われている。

④ アミノ酸配列が変化したほとんどの FOXP2 対立遺伝子は，音声コミュニケーションを行う哺乳類で排除されてきた。

⑤ 直近の共通祖先から分岐した後のヒトの系統では，FOXP2 タンパク質のアミノ酸配列が急速に変化している。

⑥ ヒト型の FOXP2 タンパク質に起きたアミノ酸置換は，いずれもコドンの1番目の塩基が変化することで生じた。

⑦ 図1のアミノ酸配列オにみられるDからEへのアミノ酸の変化は，FOXP2 タンパク質の立体構造を大きく変えた。

英　語

解答

30年度

第1問

〔解答〕

1.③　2.⑤　3.④　4.④　5.②

〔出題者が求めたポイント〕

1.③のみ第2音節、他は第1音節。

2.⑤のみ第2音節、他は第1音節。

3.④のみ第1音節、他は第2音節。

4.④のみ第3音節、他は第2音節。

5.②のみ第3音節、他は第1音節。

第2問

〔解答〕

6.③　7.②　8.⑤　9.③　10.④

〔出題者が求めたポイント〕

a. can't help Ving「～せざるを得ない」。

b. 否定文なので、either が正解。

c. 前文全体を先行詞とする、コンマ + which。

d. what we have in common「我々が共有するもの」。

e. 過去の文なので過去形を用いる。No words were spoken「言葉は発せられなかった」。

〔問題文訳〕

a. 私は彼が時にとても頑固であることを知っているが、好きにならずにはいられない。

b.「彼の二つの絵画のうちどちらが好きでしたか？」「私はどちらも好きではなかった」。

c. 道路の一部が冠水しており、そのため我々の旅はより困難だった。

d. 我々は、我々の違いよりもむしろ、共有するものに焦点を当てるべきだ。

e. 父親は息子を抱きしめた。言葉は発せられなかったが、全てが語られた。

第3問

〔解答〕

11.⑤　12.①　13.④　14.③　15.②　16.④

17.③　18.④　19.⑥　20.④

〔出題者が求めたポイント〕

正解の英文

a. He wanted to give his daughter a piece of advice, but he left her (alone) so (as to give her time to think the matter) over.

b. Tom was afraid to meet her father, (who) he (knew was not pleased with) him.

c. I could not understand (what made Bill so upset with) my remark.

d. Beauty was like the summit of a mountain peak; when you had reached it there (was nothing to do but to come down) again.

e. Children of 9 and (under, unless attended) by an adult, (are not allowed) to ride this roller coaster.

第4問

〔解答〕

A. 21.⑭　22.⑰　23.⑱　24.⑩　25.⑫
　　26.④　27.⑧　28.⑨　29.⑪　30.⑮
　　31.⑯　32.⑥　33.③

B. 34.①　35.②　36.④　37.④　38.②

C. 39.②　40.②　41.①　42.④

D. 43.⑨　44.⑧　45.④

E. 46.④

〔出題者が求めたポイント〕

A. 空所補充問題は、全訳該当箇所の下線部参照。

B.

イ　a hassle「面倒」。a bother「面倒」。a loss「喪失」。a motive「動機」。a waste「浪費」。

ロ　prerequisite「必須の」。complicated「複雑な」。indispensable「不可欠の」。permanent「永続する」。trustworthy「信頼できる」。

ハ　persevered「屈せずやり通した」。perceived「知覚した」。perfected「完成させた」。performed「実行した」。persisted「やり通した」。

ニ　diversity「多様性」。contrast「対照」。heritage「遺産」。innovation「技術革新」。variety「多様性」。

ホ　appropriate「適切な」。beneficial「有益な」。right「適切な」。unsuitable「不適当な」。

C. 空所補充問題は、全訳該当箇所の下線部参照。

D.

ヌ　take over ～「～を引き継ぐ」。

ル　fall out「抜け落ちる」。

ヲ　suffer from ～「～に苦しむ」。

E. 選択肢訳

①　原子爆弾が広島を襲ったとき、語り手の祖父は学校で仕事をしていた。

②　三世代にわたって、語り手の家族は放射線被曝の影響に耐えてきた。

③　語り手は『広島の子供たち』をいくつかの言語に翻訳し、インターネット上で配布した。

④　インターネットを支配するために、個々のデータには個人の物語があることを、我々は覚えておかねばならない。→ 最終段落最終文に一致

〔全訳〕

　私は、慶應大学大学院を卒業後東京工業大学の助手に就任したが、慶應大学に多くのファイルを残していたので、それが必要なときはいつも慶應大学に戻らねばならなかった。面倒なので、慶應と東工大のコンピュータを接続するという考えを思いついた。

　しかし、2つのサイトだけを接続するというのはネットワークに似つかわしくなかったので、私は東京大学に [21]⑭参加するよう依頼した。

　1960年代、米国の大学や研究機関はコンピュータの実験的接続に成功しており、ネットワークを使用した情

報交換を開始していた。

1986 年、私は日本のネットワークを海外のコンピュータと接続することができた。

米国の大学のコンピュータから「こんにちは」というメッセージを受け取ったとき、私は本当に嬉しかった。私は、我々のコンピュータが最終的に22⑰世界中のコンピュータに接続されるかもしれないと感じた。

1995 年には一般市民がインターネットを使い始め、世界中に広まった。これは、人類史上初めてのサイバースペースの誕生だった。インターネットの初期、米国研究者の多くは、すべての人が英語を使ってコミュニケーションをとると信じていた。それゆえ、インターネットを使うには英語が必須だった。電子メールは英語または23⑱アルファベットを使って日本語で書かれなければならなかった。

私は、米国研究者に、日本語の漢字を入出力するための技術を開発するよう説得した。大変な仕事だったが、彼らはやりぬいた。日本語の問題だけではなかった。世界中の言語や文化の多様性が考慮されない限り、インターネットが24⑩全世界を網羅することはないだろう。

インターネットの成果のひとつは、人々に平等な機会を与えたことだ。それはまた、我々の考え方を変えた。これは特に日本に関して言えることだ。25⑫まったく異なる言語と文化を持つと考えられた、極東の小さな島国が、突然世界の他の国とつながり、その国民は取り巻く海を超えて活動を拡大することができたのだ。

我々は、インターネット上の情報を共有することで大きな力が発揮できることを学んだ。例えば、空にある暗雲に関する情報を収集することで、我々はいつどこで地域的な豪雨が発生するかを予測することができる。当初、この考えは反社会的であると考えられた。天気予報は、気象庁などの26④公共機関の仕事と考えられ、一般大衆による情報送信が可能になれば、世界中に[ヘ]②混沌と混乱をもたらすと考えられた。

インターネットの初期の頃、私は著名な学者から同じことを言われた。「もしあなたが風邪を引いて寝たきりになると、インターネットが止まる。だから政府がその運営を引き継ぐべきだ」と彼は語った。しかし、政府に仕事をさせるだけでなく、全員の強みを結集することによって、物事を創造することもできるのだ。インターネットは日本の景観を変え、この島国をグローバル化し、権力を27⑧政府から国民へと移した。

今日、インターネットの知性が、2045 年には人類の知性を上回るという理論に注目が集まっている。インターネットは世界中の情報と知識を結びつけている。ソフトウェアを使用して情報を分析し、[ト]②判断を下すことができる。年来のインターネットの進歩を考えれば、これは 2045 年頃に発生する可能性がある。

これは、インターネットが我々を使用すること──28⑨その逆ではなくて──を意味するのか？　そうなれば、ひどいことになるだろう。インターネットは人間のために作られた技術なのだから、我々 [チ]①人間はその主人でなければならない。

福島第一原子力発電所で危機が始まった後、私は放射線レベルを測定するボランティアのグループに参加し、インターネット上で放射線数値を発表した。私は、29⑪数値を明らかにすることと、その数字が人々にとって意味することを見出せる環境作りの手助けが重要だと感じたのだ。

私の行動は30⑮祖父の影響によるものだと言う人がいる。私は、米国による広島原子爆弾の二世生存者だ。私の母方の祖父は、自分の家で原子爆弾を経験した。当時、彼は地元の大学で講師をしていた。彼は、原子爆弾の爆発で壊れたガラス片のシャワーを浴び、重傷を負った。子供の頃一緒に入浴したとき、彼は、ガラス片がまだ[リ]④傷跡から出てくると語ったものだ。

東京に住んでいた私の母は、爆弾が落とされた直後に、祖父を探すために広島へ行き、31⑯二次放射線被曝を受けた。彼女は、髪が抜け落ちるなど、放射線のひどい影響を被ったことを私に語った。

私の祖父は、平和教育の素材として、生存者のエッセーを『広島の子供たち』という表題の本にまとめた。いくつかの大学の研究者とともに、この本をさまざまな言語に翻訳し、インターネット上で配布することも検討した。

しかし、これらのエッセーには、子供の名前、学年、家族の状況が含まれていた。それは個人情報の集積だった。それで私は、それをインターネットに上げるのが適切かどうか疑問に思った。当時、原爆を生き延びた子供たちは32⑥差別の恐れからその事実を隠していた。今日でも、彼らのうちのある者はまだ精神的にも肉体的にも苦しんでいる。私は彼らのことを心配し、最終的に計画を放棄した。

33③あらゆるデータと情報の背後には生身の人間がいる。そして、我々は彼らを尊重し、支援しなければならない。それがインターネットの主人であり続けるために、人類が満たさねばならない条件だと私は思っている。

第5問
〔解答〕
③　⑧　⑪　⑭　⑰　⑳
〔出題者が求めたポイント〕
選択肢訳
①　著者は、太陽と反対の方向へのヒマワリの動きを踊りと呼ぶ。
②　ヒマワリは方向を変えないように地面に固定されている。
③　夜の間、ヒマワリは顔をゆっくりと東に向けなおし、夜明けを待つ。→ 第1段落第4文に一致
④　若いヒマワリの中には、日の出の直前に素早く西から東へ移動するものがある。
⑤　ヒマワリが行う信じられないことのほとんどは、彼らの時間尺度が我々のものと同じであるにもかかわらず、人間によって見過ごされる。
⑥　植物は夜自己修復をするので、彼らはとてつもない

と Harmer は述べている。

⑦　ダーウィンは 10 年以上前に、ヒマワリが太陽の方向に反応することに注目していた。

⑧　研究者たちは、太陽追跡の動きがヒマワリの成長につれて目立たなくなることを発見した。→　第 4 段落第 2 文に一致

⑨　よく知られるように、成長したヒマワリは太陽を追いかけない。

⑩　ヒマワリの動きは 24 時間周期の時計によってのみ制御されていた。

⑪　夜が長いせいで、ヒマワリは夏より秋の方が西から東へ頭を動かすのに多くの時間がかかる。→　第 5 段落第 2、3 文に一致

⑫　研究者たちは、植物の動きを調べるために、茎の両側に鉛筆で等間隔の印を付けた。

⑬　研究者たちは、ヒマワリ頭の動きは根の成長と何らかの関係があることを発見した。

⑭　微速度撮影カメラは、日中に茎の東側がどのように長く伸び、植物の頭が西に向かうのかを明らかにした。→第 6 段落第 2 文に一致

⑮　固定された一定の頭上照明下で、ヒマワリはすぐに規則的な動きのパターンを失った。

⑯　ヒマワリは 30 時間の光周期への適合に何ら苦労せず、新しい動きのパターンを始めた。

⑰　科学者たちは、ヒマワリの動きを混乱させる 30 時間の光周期で、ヒマワリの体内時計に干渉した。→第 8 段落に一致

⑱　100 夜の間 Harmer と彼女のチームは、朝に東を向くようにヒマワリの鉢を回転させた。

⑲　実験下で欺かれた植物は、対照群のものの 10 分の 1 の長さだった。

⑳　朝に西を向くよう強いられたヒマワリは普通のヒマワリに比べて育ちにくい。→　第 11 段落第 3 文に一致

㉑　東向きのヒマワリは、西向き植物に比べて 2 倍の花粉媒介者を引き付ける。

㉒　花粉媒介者が東向きのヒマワリに引き付けられる理由は、その大きさのせいだ。

㉓　花粉媒介者は人工的な温かさゆえに東向きのヒマワリを好む。

㉔　Harmer は、ヒマワリから学ぶべきことは他にあまりないと結論づけている。

〔全訳〕
　ヒマワリは地面に根付いているかも知れないが、だからと言って、彼らが踊れないというわけではない。毎日、若いヒマワリは空を横切る太陽の経路をたどり、顔を東から西へと 180 度回転させる。そして、そのゆっくりとした優雅な動きは夜も続く。日没後この植物は、夜明けを待ちながらゆっくりと頭を東に向けて元の位置に戻る。

　24 時間周期を研究する生物学者、Stacey Harmer は、この植物の踊りの魅力的な微速度撮影ビデオを見た後、ヒマワリの動きを研究することに興味を持った。「夜、この植物全体が元に戻るのを見ることができました。そ

れは驚くべきことでした」と彼女は語った。「私は生徒にいつも、植物は信じられないようなことができると教えています。我々が気づかないのは、彼らの時間の尺度が我々のそれとは異なるからです」。

　若いヒマワリが太陽の後を追うという観察は新しいものではない ― ダーウィン自身が 100 年以上前にこの現象を報告した。しかし、今に至るまで、ヒマワリがどのように、そしてなぜ動くのかは誰も説明したことがなかった。『Science』誌に今月掲載された論文で、Harmer と彼女の協力者が、これらの疑問に対する答えを明らかにしている。

　チームの第一歩は、ヒマワリを畑に植え、不確定要素で時間を空費する前に、何が起るかを観察することだった。若い実生から成熟した黄色の大人に成長するにつれ、この植物の太陽追跡運動は徐々に目立たなくなり、ついには完全に停止することを、研究者たちは発見した。「本当によくある誤解は、成熟したヒマワリも太陽を追うということです。実は、彼らは追わないのです」と、Harmer は言った。「成熟したヒマワリはいつも顔を東に向けています」。

　グループはまた、この植物が自分たちの動きを調整できることも観察した。例えば、真夏の短い夜、若いヒマワリは頭を西から東に振り向けるのにちょうど 8 時間かかった。しかし、秋の夜長には、同じワザを行うのに 12 時間かかった。

　どのように動いていたのかを知るために、科学者たちはヒマワリ畑に入り、その茎の両側にマーカーペンで等間隔の印をつけた。微速度撮影カメラを使用することで、彼らは、昼間は茎の東側が長くなり、頭を西に向けることを観察することができた。夜は、その逆が真実だった ― 西側が伸び、顔を東に向けた。

　しかし、何がこの成長パターンを制御していたのか？太陽の動きか、何らかの体内時計なのか？　この疑問に答えるために、研究者は小型のヒマワリを屋外の畑から実験室内の制御された照明環境に移した。科学者たちの報告によれば、頭上に固定された一定の人工照明の下で栽培されても、数日間は野外で示したのと同じ頭の回転リズムを維持していた。

　別の研究室における実験で研究者は、ヒマワリを（24 時間の光周期の代わりに）30 時間の光周期にさらすことで、ヒマワリの体内時計に干渉した。これは植物を完全に混乱させ、暗くなる前に頭を最も西に向けさせた。夜間は不規則に動いた。

　これらの結果を総合すると、ヒマワリの動きが太陽に向かう単純な成長以外の何かによって制御されていることを示唆する。何らかの種類の 24 時間周期の時計もまた、この植物の曲折をコントロールしていた。

　次の疑問はもちろんその理由だった。太陽を追う能力はヒマワリの役に立っているのか？　また、成熟したヒマワリにとって東を向く決断にメリットはあるのか？

　別の一連の実験で答えが明らかになった。100 日間、毎晩 Harmer と彼女の協力者は、鉢植えのヒマワリ畑に入り、朝それが西を向くように回転させておいた。多

数の実験で、操作された植物は対照群と比較して10％
小さいことが見出された。「それは本当に大きな違いだ」
とHarmerは語った。

　このグループはまた、成熟したヒマワリが東に向く正
当な理由があると報告した。著者らは、東向きのヒマワ
リが、西向きに回転されたものと比較して、最大5倍の
花粉媒介者を引き付けると報告した。

　さらに別の実験が、このことは多分、東向きのヒマワ
リが西向きのヒマワリよりも朝の太陽によってより効果
的に温められているせいだということを示した。この結
論に達するために、Harmerは東向きのヒマワリと同じ
温度になるまで、熱源で西向きのヒマワリを温めた。

　花粉媒介者は、温められていないものよりも、人工的
に温められた西向きヒマワリによりやって来た。しかし
ながら、花粉媒介者は依然として、東向きのヒマワリを
好んだ。

　科学者はヒマワリの秘密の多くを明らかにしたが、
Harmerまだ学ぶべき多くのことがあると語った。

数　学

解答　30年度

1

〔解答〕

アイ	ウエ
−7	97

〔出題者が求めたポイント〕

ベクトルの1次独立の性質を適切に利用できるかがテーマになっている．つまり，平面において，

「任意のベクトル $\vec{p}$ は $\vec{0}$ でもなく，また平行でもない2つのベクトル $\vec{p_0}$，$\vec{p_1}$ の実数倍の和で表記できる」

である．

前半は，与式を変形して条件式を作っていけばいい．後半は上記の性質を使用して，内積を作ることで未知数を決定させて，$|\overrightarrow{OP}|$ を求めればよいが問題が生じる．条件文を読むと，「平面」と書かれており，内積の情報からは全てのベクトルが $\vec{0}$ ではないことはわかるが，各々のベクトルが「平行ではない」ことは読んだ瞬間に判断はできない．数学的には＜＊＞で，

$$\overrightarrow{OA_1}，\overrightarrow{OA_2} \text{ が1次独立である}$$

ことを確認するべきであるが，記述の答案ではないので，躊躇なくこのまま進めていくことになる．無事，答を求めて時間に余裕がある人は他の2ベクトルの組合せで確認してみるとよい．例えば，

$$\overrightarrow{OP} = k_3\overrightarrow{OB_1} + k_4\overrightarrow{OB_2}, \quad k_i \ (i=3,\ 4) \in R$$

ともかけるので同様にして計算すると，

$$k_3 = 6, \quad k_4 = -1$$

となり，やはり，$|\overrightarrow{OP}| = \sqrt{97}$ となるが，

$$\overrightarrow{OA_1}，\overrightarrow{OA_2}$$

の2ベクトルが1次独立であることの証明にはならない．それどころか，上記の以外の組み合せで設定すると，今度は，情報が不足する．記述の答案を作成し，どのようにすれば減点をされないかという練習をするには最適な教材であるといえる．

〔解答のプロセス〕

$$\overrightarrow{A_1A_2} \cdot \overrightarrow{PB_1} = (\overrightarrow{A_1O} + \overrightarrow{OA_2}) \cdot (\overrightarrow{PO} + \overrightarrow{OB_1})$$
$$= \overrightarrow{OA_1} \cdot \overrightarrow{OP} - \overrightarrow{OA_1} \cdot \overrightarrow{OB_1} - \overrightarrow{OA_2} \cdot \overrightarrow{OP} + \overrightarrow{OA_2} \cdot \overrightarrow{OB_1}$$
$$= 14 - 3 - 23 + 5$$
$$= -7$$

＜＊＞

$k_i \ (i=1,\ 2) \in R$ と定める．

$$\overrightarrow{OP} = k_1\overrightarrow{OA_1} + k_2\overrightarrow{OA_2}$$

とかける．

$$\overrightarrow{OP} \cdot \overrightarrow{OB_1} = k_1\overrightarrow{OA_1} \cdot \overrightarrow{OB_1} + k_2\overrightarrow{OA_2} \cdot \overrightarrow{OB_1}$$

および

$$\overrightarrow{OP} \cdot \overrightarrow{OB_2} = k_1\overrightarrow{OA_1} \cdot \overrightarrow{OB_2} + k_2\overrightarrow{OA_2} \cdot \overrightarrow{OB_2}$$

がいえる．条件から

$$22 = 3k_1 + 5k_2$$

および

$$35 = 4k_1 + 7k_2$$

これらを連立させると　　$k_1 = -21, \ k_2 = 17$

$$\overrightarrow{OP} = -21\overrightarrow{OA_1} + 17\overrightarrow{OA_2}$$

とかける．

$$\therefore \ |\overrightarrow{OP}|^2 = -21\overrightarrow{OA_1} \cdot \overrightarrow{OP} + 17\overrightarrow{OA_2} \cdot \overrightarrow{OP}$$
$$= -21 \cdot 14 + 17 \cdot 23 = 97$$

$|\overrightarrow{OP}| > 0$ より　$|\overrightarrow{OP}| = \sqrt{97}$

2

〔解答〕

(1)

アイ	ウエ	オ	カキク
25	75	0	108

(2)

ケコ	サ
−1	6

〔出題者が求めたポイント〕

(1)は5次方程式を扱っている．あまり経験がないとは思うが，極値の条件を読み取り，方針がブレなければ3次方程式の典型問題のパターンとほぼ変わらずとなる．後述するが極大値 M の範囲の上下限が等式でない点にこの問題の本質が現れている．

(2)対数微分法がテーマになっている．常に非凡な数学を追求する傾向にある出題者にとって，問題集などの焼き直しで合否が決まるのは不憫だと思ったのであろう．解答のように，二段階で対数微分を行う構造になっている．コツとしては，物理の問題の解法のように文字で計算していき最後に数値を代入というやり方は推奨しない．各々の計算が終わったら，その時点で数値代入をして，逐次コンパクトにまとめていけばよい．$\dfrac{dz}{dx}$ くらいまで計算が進むと，その複雑さと答えのマークの形とのギャップが激しくなるものの，$x=1$ を代入すると「0」になることで，不安が払拭できると思う．4分以内には完答しておくべき問題である．

〔解答のプロセス〕

(1) x^5 の係数が正であること，及び題意の条件から，

$$f(x) = x^2(x-5)^2(x-\gamma), \quad (0 < \gamma < 5) \qquad \cdots\cdots①$$

と確定する．一方で

$$f'(x) = 5x(x-5)(x-\alpha)(x-\beta)$$
$$(0 < \alpha < \gamma < \beta < 5) \qquad \cdots\cdots②$$

と設定でき，グラフの概形は，以下のとおり．

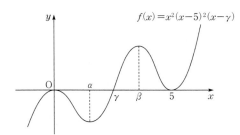

①は展開すると，
$f(x) = x^5 - (\gamma+10)x^4 + (10\gamma+25)x^3 - 25\gamma x^2$
よって，$b = 10\gamma + 25$
$\quad 0 < \gamma < 5$
$\quad 0 < 10\gamma < 50$
$\quad 25 < 10\gamma + 25 < 75$
$\quad \therefore\ 25 < b < 75$
$f'(x) = 5x^4 - 4(\gamma+10)x^3 + 3(10\gamma+25)x^2 - 50\gamma x$
②に対応させると，
$f'(x) = 5x(x-5)\left(x^2 - \left(\dfrac{4\gamma+15}{5}\right)x + 2\gamma\right)$

ここで，$g(x) = x^2 - \left(\dfrac{4\gamma+15}{5}\right)x + 2\gamma$ とすると
$\lim_{\gamma \to 0} g(x) = x(x-3)$
$\lim_{\gamma \to 5} g(x) = (x-2)(x-5)$

図のように，
$\quad 0 < \alpha < 2,\ 3 < \beta < 5$
の範囲でしか動かない．
よって，$(\beta, \gamma) = (3, 0),\ (\beta, \gamma) = (5, 5)$
に対応させるのならば，$f(x)$ の極大値 M は $f(\beta)$．
このとき，マークの型式から代入できる値は
$\quad\quad$ 自然数
と類推でき，
$\quad\quad f(5) < M < f(3)$
$\quad\quad \therefore\ 0 < M < 3^2(3-5)^2(3-0) = 108$

当然，本来の数学では，このような大雑把な解答は許容できるものではない．
もし，厳密に M の値が γ の増加と共に，リニアに減少をすることは解答に必要となる．
まず，β と γ の関係は $0 < \gamma < \beta < 5$ において
$\quad g(\beta) = \beta^2 - \left(\dfrac{4\gamma+15}{5}\right)\beta + 2\gamma = 0$
から，γ について解くと $\gamma = \dfrac{5\beta^2 - 15\beta}{4\beta - 10}$
β に対して，γ の単調増加性はいえる．
つまり，γ が増加すると β も増加する．
(実際に微分して確かめてもらいたい)
次に $M = f(\beta) = \beta^2(\beta-5)^2(\beta-\gamma)$ なので，
$x = \beta$ に対して微少量 $\Delta\beta$ の増加が生じたとき
$\quad f'(\beta+\Delta\beta) = (\beta+\Delta\beta)(\beta+\Delta\beta-5)$
$\quad\quad\quad\quad\quad\quad\quad \cdot (\beta+\Delta\beta-\alpha)(\beta+\Delta\beta-\beta)$
その符号は $+\cdot-\cdot+\cdot+$
$\quad \therefore\ f'(\beta+\Delta\beta) < 0$
つまり，$3 < \beta < 5$ において β の増加に伴い M は単調減

少する．
よって，β が減少すると M は単調増加するので M の上限は $\beta \longrightarrow 3$ で生じる．

(2) $f(x) = (ax)^{-\frac{(bx)^{cx}}{3}}$, $a = 8$, $b = e^{-1}$, $c = -\log 2$
であるから
$$f(x) = (8x)^{-\frac{(e^{-1}x)^{-x\log 2}}{3}}$$
である．
$$z = \frac{(e^{-1}x)^{-x\log 2}}{3} \quad\quad \cdots\cdots ①$$
とする．
$$y = \left(\frac{1}{8x}\right)^z \quad (>0)$$
に対して両辺対数をとり x で微分すると
$\quad \log y = -z \log 8x$
$\quad \dfrac{1}{y} \cdot \dfrac{dy}{dx} = -\dfrac{dz}{dx} \cdot \log 8x - z \cdot \dfrac{1}{x}$
$\quad \dfrac{dy}{dx} = y\left(-\dfrac{dz}{dx} \cdot \log 8x - z \cdot \dfrac{1}{x}\right)$
次に①において同様に対数をとり x で微分する．
$\quad \log z = \log \dfrac{(e^{-1}x)^{-x\log 2}}{3}$
$\quad\quad\quad = -x\log 2 \cdot \log(e^{-1}x) - \log 3$
$\quad \dfrac{1}{z} \cdot \dfrac{dz}{dx} = -\log 2 \cdot \log(e^{-1}x) - x\log 2 \cdot \dfrac{1}{x}$
$\quad \dfrac{dz}{dx} = z(-\log 2(-1 + \log x) - \log 2)$
$\quad\quad\quad = z(-\log 2 \cdot \log x)$
$z_{x=1} = \dfrac{(e^{-1})^{-\log 2}}{3} = \dfrac{2}{3}$, $\dfrac{dz}{dx}\bigg|_{x=1} = \dfrac{2}{3} \cdot 0 = 0$
$y_{x=1} = \left(\dfrac{1}{8}\right)^{z_{x=1}} = \left(\dfrac{1}{8}\right)^{\frac{2}{3}} = \dfrac{1}{4}$
$\therefore\ \dfrac{dy}{dx}\bigg|_{x=1} = y_{x=1}\left(-\dfrac{dz}{dx}\bigg|_{x=1} \cdot \log 8 - z_{x=1}\right)$
$\quad\quad\quad\quad = \dfrac{1}{4}\left(0 - \dfrac{2}{3}\right) = -\dfrac{1}{6}$

3

〔解答〕

(1)
アイ	ウエ	オカ	キク
-1	16	21	16

(2)
ケコサ	シス	セソ
-46	-1	17

(3)
タチ	ツテ
21	17

〔出題者が求めたポイント〕
今回の問題群の中で唯一といっていいほど，どう進めたらいいかという方針がはっきりとわかる．逆にこれを取れないと，というレベルである．周期が6というのも計算が

東京医科大学 30 年度 （72）

煩雑になる要因だが落ち着いて丁寧にやればさほど時間は取られない．本来，記述式であれば帰納法を用いて周期が6であることをきちんとした証明してからとなる．
あと，強いていえば，(2)のΣ計算，初項をミスをしないようにというところか．

〔解答のプロセス〕

n を増加させていくと，条件式は下図のように周期6の数列となる．

n	$\cos\dfrac{n^2}{3}\pi$	a_1	1
1	$\dfrac{1}{2}$	a_2	$\dfrac{1}{2}$
2	$-\dfrac{1}{2}$	a_3	$-\dfrac{1}{4}$
3	-1	a_4	$\dfrac{1}{4}$
4	$-\dfrac{1}{2}$	a_5	$-\dfrac{1}{8}$
5	$\dfrac{1}{2}$	a_6	$-\dfrac{1}{16}$
6	1	a_7	$-\dfrac{1}{16}$
7	$\dfrac{1}{2}$	a_8	$-\dfrac{1}{32}$
8	$-\dfrac{1}{2}$	a_9	$\dfrac{1}{64}$
9	-1	a_{10}	$-\dfrac{1}{64}$
10	$-\dfrac{1}{2}$	a_{11}	$\dfrac{1}{128}$
11	$\dfrac{1}{2}$	a_{12}	$\dfrac{1}{256}$
12	1		

(1) $a_6 = \dfrac{-1}{16}$,

$$\sum_{n=1}^{6} a_n = 1 + \dfrac{1}{2} - \dfrac{1}{4} + \dfrac{1}{4} - \dfrac{1}{8} - \dfrac{1}{16} = \dfrac{21}{16}$$

(2) $a_{70} = \dfrac{-1}{16} a_{64} = \left(\dfrac{-1}{16}\right)^2 a_{58} = \cdots$

$$= \left(\dfrac{-1}{16}\right)^{11} a_4 = \left(\dfrac{-1}{16}\right)^{11} \cdot \dfrac{1}{4} = -\dfrac{1}{2}^{44+2}$$

$$\log_2 |a_{70}| = \log_2 2^{-46} = -46$$

$$\sum_{k=1}^{\infty} a_{6k+1} = \lim_{n\to\infty} \sum_{k=1}^{n} a_{6k+1}$$

$$= \lim_{n\to\infty} (a_7 + a_{13} + a_{19} + \cdots + a_{6n+1})$$

$$= \lim_{n\to\infty} \left(\dfrac{-1}{16} + \left(\dfrac{-1}{16}\right)^2 + \cdots + \left(\dfrac{-1}{16}\right)^n\right)$$

$$= \lim_{n\to\infty} \dfrac{\dfrac{-1}{16}\left(1 - \left(\dfrac{-1}{16}\right)^n\right)}{1 - \left(\dfrac{-1}{16}\right)}$$

$$= \dfrac{-1}{17}$$

(3) $\displaystyle\sum_{n=1}^{\infty} a_n = \lim_{n\to\infty} \sum_{k=0}^{n} (a_{6k+1} + a_{6k+2} + a_{6k+3} + a_{6k+4}$
$$+ a_{6k+5} + a_{6k+6})$$

$$= \lim_{n\to\infty} \left(\dfrac{1\left(1 - \left(\dfrac{-1}{16}\right)^n\right)}{1 - \left(\dfrac{-1}{16}\right)} + \dfrac{\dfrac{1}{2}\left(1 - \left(\dfrac{-1}{16}\right)^n\right)}{1 - \left(\dfrac{-1}{16}\right)} \right.$$

$$+ \dfrac{-\dfrac{1}{4}\left(1 - \left(\dfrac{-1}{16}\right)^n\right)}{1 - \left(\dfrac{-1}{16}\right)} + \dfrac{\dfrac{1}{4}\left(1 - \left(\dfrac{-1}{16}\right)^n\right)}{1 - \left(\dfrac{-1}{16}\right)}$$

$$\left. + \dfrac{-\dfrac{1}{8}\left(1 - \left(\dfrac{-1}{16}\right)^n\right)}{1 - \left(\dfrac{-1}{16}\right)} + \dfrac{-\dfrac{1}{16}\left(1 - \left(\dfrac{-1}{16}\right)^n\right)}{1 - \left(\dfrac{-1}{16}\right)} \right)$$

$$= \dfrac{16}{17} \cdot \left(1 + \dfrac{1}{2} - \dfrac{1}{4} + \dfrac{1}{4} - \dfrac{1}{8} - \dfrac{1}{16}\right)$$

$$= \dfrac{21}{17}$$

4

〔解答〕

(1)

ア	イ
5	2

(2)

ウ	エ	オ
3	2	4

(3)

カキ	クケ
5 6	1 5

〔出題者が求めたポイント〕

はじめの2問がクセのある計算問題であり，ようやく見慣れた3次関数が出てきて安堵したのも束の間，(2)でフリーズしてしまう人も多かったハズだ．先に(3)を片付けてから残り時間を勘案して処理していくといい．(2)については，実際に逆関数を求めていくのは，時間からかんがえて不可能に近い．(1)でグラフの概形を解らせたのがせめてものヒントになっている．記述の答案では，厳密性に欠けるが一連の問題のコンセプトから，許容されるであろう．

〔解答のプロセス〕

(1) $f(x) = \dfrac{1}{8}x^3 + \dfrac{1}{2}x \ (x \geq 0)$

$$f'(x) = \dfrac{3}{8}x^2 + \dfrac{1}{2}$$

$y = 2$ との交点は，

$$2 = \dfrac{1}{8}x^3 + \dfrac{1}{2}x$$

$$x^3 + 4x - 16 = 0$$

$$(x-2)(x^2 + 2x + 8) = 0$$

$$x^2 + 2x + 8 = (x+1)^2 - 1 + 8 > 0$$

だから，交点は $x = 2$ のみ．

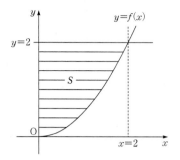

上図に対して，
$$S = 4 - \int_0^2 f(x)dx$$
$$= 4 - \left[\frac{1}{32}x^4 + \frac{1}{4}x^2\right]_0^2$$
$$= 4 - \frac{3}{2} = \frac{5}{2}$$

(2) $0 \leq x \leq 2$ において，$y = f(x)$ は単調増加なので，各々のグラフの概形は下図のようになる

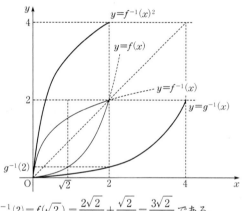

$g^{-1}(2) = f(\sqrt{2}) = \frac{2\sqrt{2}}{8} + \frac{\sqrt{2}}{2} = \frac{3\sqrt{2}}{4}$ である．

(3)
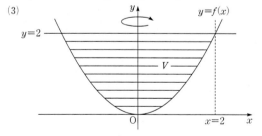

$V = \pi \int_0^2 x^2 dy = \pi \int_0^2 x^2 \frac{dy}{dx} dx$
$= \pi \int_0^2 x^2 \left(\frac{3}{8}x^2 + \frac{1}{2}\right) dx$
$= \pi \left[\frac{3}{40}x^5 + \frac{1}{6}x^3\right]_0^2$
$= \pi \left(\frac{12}{5} + \frac{4}{3}\right) = \frac{56}{15}\pi$

5

〔解答〕

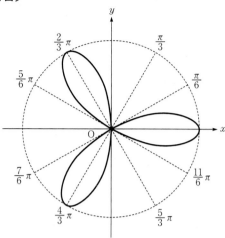

ただし，補助線，数値等は曲線を記入後消去すること

〔出題者が求めたポイント〕

極座標で処理することに気付くかがカギである．誘導もないのに無理．明らかに捨て問だろうという意見も出るかもしれない．その一方で，
「過去10年間程度に出題された医学部向けの難問は目を通して当然」というのが作成者の受験生に対するスタンスであろう．
本問は「正葉曲線 ($r = \sin 3\theta$) のグラフ」の描画をせよの類似問題だが，直近では2011年千葉大医学部で出題済である．ただしこちらは，限定された範囲での最大値を求めるに留まっておりハードルは高くない．この時の問題を学校や予備校などで紹介されていれば，3分もかからないで解答に至る．ただ，露骨に同じ問題にするのは避けて，x と y を交換してあるところが出題者の性格を体現しているのではないだろうか．解答としては座標軸，目盛等の状態により，詳細な解法が必要になってくるが，その点においては解答時間を勘案して，最低限の情報で描けばいい．
近年，東大では，数学を学習することの目的と本質に反して学校の授業時間的都合とか，受験での出題率の低さなど統計的見地から，形骸化している現状の高校数学の内容との乖離に警鐘を鳴らすという名目で，高校数学の範囲を逸脱することなく，教科書に載っている些細な内容だが，そこに書かれている事象の源流が理解できていないと解答できないような問題の出題が時折り見受けられてきた．今回もそのようなタイプである．将来数学者になるには，どのような視点で物事を考えていけばいいのかという指針をメッセージとして盛り込んだのであろうと推測する．つまり，数学受験をするものは学部学科を問わず

「常に疑問に対して探究心を持て」
ということだ．解答を目で追っただけで，
「完全に理解した←わかってない」
とならないようにしてもらいたい．必ずペンと紙を使い

実際に描写など施策することで本質がわかってくるようになる．

尚，今回の解答を作成するにあたり肝心の解答用紙の提供が大学側からの正式になされなかった．途中経過すら必要無いのであるから，これが何を意味するかは，来年の受験者の想像に委ねることとする．

〔解答のプロセス〕

$(x^2+y^2)^2 = x^3 - 3xy^2$

$x = r\cos\theta, \ y = r\sin\theta \ (r > 0, \ 0 \leq \theta < 2\pi)$

とすると

$$r^4 = x(x^2 - 3y^2)$$
$$= r\cos\theta(r^2\cos^2\theta - 3r^2\sin^2\theta)$$
$$= r^3(\cos^3\theta - 3(1-\cos^2\theta)\cos\theta)$$
$$= r^3(4\cos^3\theta - 3\cos\theta)$$

$r > 0$ より

$\therefore \ r = \cos 3\theta$

ここで，$0 \leq \theta \leq \dfrac{\pi}{6}$ についてかんがえると

下図のようになる．

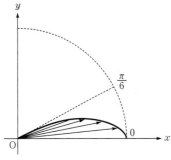

これを，元に θ を増加させていくと本問の解答を得る．

物　理

解答　30年度

第1問
〔解答〕
問1 ⑤　問2 ⑤　問3 ⑦　問4 ④

〔出題者が求めたポイント〕
運動量保存則，反発係数，力学的エネルギー保存則

〔解答のプロセス〕
問1）力学的エネルギー保存則より
$$\frac{1}{2}mv_0^2 = mgL(1-\cos 60°)$$
（v_0：衝突直前のAの速さ）
$$= \frac{1}{2}mgL$$
∴ $v_0 = \sqrt{gL}$ ……①
$= \sqrt{9.807 \times 0.200}$ （$g=9.807$, $l=0.200$）
$= 1.400$ 〔⑤〕

問2）

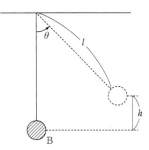

反発係数に注目して
$$e = -\frac{-v_B}{v_0} = 0.600$$ （v_B：衝突直後のBの速度）
$v_B = 0.600 v_0$ ……②

衝突直後より，Bに力学的エネルギー保存則を用いて，
$$\frac{1}{2}mv_B^2 = mgh$$
$$h = \frac{1}{2}\frac{v_B^2}{g}$$
$$= \frac{1}{2}\frac{\left(\frac{3}{5}v_0\right)^2}{g}$$ （②より）
$$= \frac{9v_0^2}{50g}$$
$$= \frac{9gL}{50g}$$ （①より）
$$= \frac{9}{50}L$$ ……③

したがって
$$\cos\theta = \frac{l-h}{l}$$
$$= 1 - \frac{h}{l}$$
$$= 1 - \frac{9}{50}\frac{L}{l}$$ （③より）
$$= 1 - \frac{9}{50}\frac{0.200}{0.123}$$ （$L=0.200$, $l=0.123$）
$$= 0.7073$$
∴ $\theta \fallingdotseq 45°$ 〔⑤〕

問3）運動量保存則より
$Mv_0 = mv_B$
$= m\frac{3}{5}v_0$ （②より）
∴ $m = \frac{5}{3}M$ ……④
$= \frac{5}{3} \times 1.00$ （$M=1.00$）
$= 1.666$
$\fallingdotseq 1.67$ 〔kg〕 〔⑦〕

問4）失われた運動エネルギーを ΔE として
$$\Delta E = \frac{1}{2}Mv_0^2 - \frac{1}{2}mv_B^2$$
$$= \frac{1}{2}Mv_0^2 - \frac{1}{2}\cdot\frac{5}{3}M\left(\frac{3}{5}v_0\right)^2$$ （②,④より）
$$= \frac{1}{2}Mv_0^2\left(1 - \frac{3}{5}\right)$$
$$= \frac{1}{5}Mv_0^2$$
$$= \frac{1}{5} \times 1.00 \times (1.400)^2$$
$$= 0.392 \text{ 〔J〕} \text{ 〔④〕}$$

第2問
〔解答〕
問1 ⑧　問2 ⑩　問3 ⑦　問4 ⑥

〔出題者が求めたポイント〕
ソレノイド，コイルのリアクタンス，変動する磁場内でのコイルに発生する誘導起電力

〔解答のプロセス〕
問1）

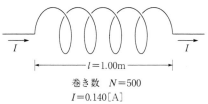

巻き数 $N=500$
$I=0.140$ 〔A〕

$B = \mu_0 H$
$$= \mu_0 \frac{N}{l}I$$
$$= 1.257 \times 10^{-6} \times \frac{500}{1.00} \times 0.140$$
$$= 8.799 \times 10^{-5}$$
$$\fallingdotseq 8.8 \times 10^{-5} \text{ 〔Wb/m}^2\text{〕} \text{ 〔⑧〕}$$

問2） ファラデーの法則より
$$V = -N\frac{\Delta\phi}{\Delta t}$$
$$= -N\frac{\Delta(BS)}{\Delta t}$$
$$= -N\frac{\Delta\left(\mu_0\frac{N}{l}IS\right)}{\Delta t}$$
$$= -\frac{\mu_0 N^2 S}{l}\frac{\Delta I}{\Delta t}$$
$$V = -L\frac{\Delta I}{\Delta t} \quad (L: 自己インダクタンス)$$
より
$$L = \frac{\mu_0 N^2 S}{l}$$
$$= \frac{1.257 \times 10^{-6} \times (500)^2 \times \pi \times (0.100)^2}{1.00}$$
$$(S = (0.100)^2\pi)$$
$$= 98.674 \times 10^{-4}$$
$$= 9.9 \times 10^{-3} [H] \quad 〔⑩〕$$

問3） 周波数 $f = 5.00 \times 10^3 [Hz]$
コイルのリアクタンス $X_L = 2\pi fL [\Omega]$
∴ $V_e = i_e X_L$
$= i_e \cdot 2\pi fL$
$= 0.100 \times 2 \times 3.14 \times 5.00 \times 10^3$
$\times 9.867 \times 10^{-3}$
$= 30.982$
$\fallingdotseq 3.1 \times 10^1 [V] \quad 〔⑦〕$

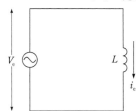

問4） 円形コイルに発生する誘導起電力は，ファラデーの法則より
$$V = -\frac{d\phi}{dt}$$
$$= -\frac{d}{dt}(B \cdot \pi r^2 \sin\theta)$$
└─ 磁束が貫く円形コイルの面積

また，$B = \mu_0 \frac{N}{l} i$
$= \mu_0 N 0.100\sqrt{2}\sin(2\pi ft)$
$\begin{pmatrix} l = 1.00 \\ i = 0.100\sqrt{2}\sin(2\pi ft) \end{pmatrix}$

よって
$$V = -\frac{d}{dt}\{0.100\sqrt{2}\,\mu_0 N\sin(2\pi ft)\} \cdot \pi r^2 \sin\theta$$
$$= -0.100\sqrt{2} \cdot 2\pi f \cdot \mu_0 N\cos(2\pi ft) \cdot \pi r^2 \sin\theta$$

実効値 V_e は
$$V_e = 0.100 \cdot 2\pi f\mu_0 N \cdot \pi r^2 \sin\theta$$

これが $11.0 \times 10^{-3} [V]$ と等しいので，
$$\sin\theta = \frac{11.0 \times 10^{-3}}{0.100 \times 2\pi f\mu_0 N \cdot \pi r^2}$$

各数値を代入して
$$\sin\theta =$$
$$\frac{11.0 \times 10^{-3}}{0.100 \times 2 \times 3.14 \times 5.00 \times 10^3 \times 1.257 \times 10^{-6} \times 500 \times 3.14 \times (0.050)^2}$$
$$= 0.71004$$
∴ $\theta \fallingdotseq 45°$ 〔⑥〕

第3問
〔解答〕
問1 ⑦　問2 ⑩　問3 ②　問4 ①

〔出題者が求めたポイント〕
屈折の法則

〔解答のプロセス〕
「空気に対する屈折率 ≒ 絶対屈折率」としてよい
すなわち，空気の屈折率を1とします．

問1） 屈折の法則
$$1 \cdot \sin 60° = n_1 \sin 41° \quad (n_1: 液体の屈折率)$$
$$\cdots\cdots ①$$
$$n_1 = \frac{\sin 60°}{\sin 41°} = \frac{\frac{\sqrt{3}}{2}}{0.6561}$$
$$= 1.319$$
$$\fallingdotseq 1.32 \quad 〔⑦〕$$

問2） 屈折の法則
$$n_1 \sin 41° = n_2 \sin 33° \quad (n_2: ガラスの屈折率)$$
$$\cdots\cdots ②$$
$$n_2 \sin 33° = 1 \cdot \sin\phi \quad \cdots\cdots ③$$

①，②，③より
$$\phi = 60°$$

よって，③より
$$n_2 = \frac{\sin 60°}{\sin 33°} = \frac{\frac{\sqrt{3}}{2}}{0.5446}$$
$$= 1.590 \quad 〔⑩〕$$

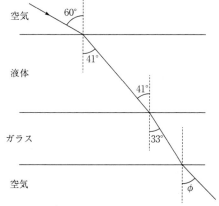

問3） $\lambda_液 = \dfrac{\lambda}{n_1}$

$$= \frac{520}{1.319}$$
$$= 394.2$$
$$\fallingdotseq 394 \,[\text{nm}] \quad 〔②〕$$

問 4)　$\lambda_{ガラス} = \dfrac{\lambda}{n_2}$
$$= \frac{520}{1.590}$$
$$= 327 \,[\text{nm}] \quad 〔①〕$$

第 4 問
〔解答〕
問 1　④　問 2　⑧　問 3　⑩　問 4　⑨
〔出題者が求めたポイント〕
熱力学第一法則，モル比熱
〔解答のプロセス〕
問 1)　$W = \dfrac{1}{2}(p + 3p)(2v - v)$
$$= 2pv \quad 〔④〕$$

問 2)　$\begin{cases} \Delta U = \dfrac{3}{2} nR\Delta T \\ \Delta(PV) = nR\Delta T \quad \cdots\cdots ① \end{cases}$
$$\Delta U = \frac{3}{2} \Delta(PV)$$
$$= \frac{3}{2}(3p \cdot 2v - pv)$$
$$= \frac{15}{2} pv \quad 〔⑧〕$$

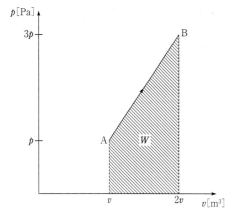

問 3)　熱力学第一法則
$$Q = \Delta U + W$$
$$= \frac{15}{2} pv + 2pv$$
$$= \frac{19}{2} pv \quad 〔⑩〕$$

問 4)　$Q = nC\Delta T$　（n：物質量，C：モル比熱）
よって
$$\frac{19}{2} pv = \frac{\Delta(PV)}{R} C \quad （①より）$$

$$= \frac{5pv}{R} C$$
$$\therefore \; C = \frac{19}{10} R$$
$$= 1.9R \quad 〔⑨〕$$

第 5 問
〔解答〕
問 1　⑩　問 2　④　問 3　②　問 4　⑤
〔出題者が求めたポイント〕
半減期
〔解答のプロセス〕
問 1)　トリウム原子核の数 N_T
$$N_T = \frac{m}{M} \times N_A$$
　　　　（m：質量，M：分子量，N_A：アボガドロ数）
$$= \frac{1.000 \times 10^3}{232} \times 6.022 \times 10^{23}$$
$$= 0.025956 \times 10^{26}$$
$$= 2.60 \times 10^{24} \,[個] \quad 〔⑩〕$$

問 2)　ウラン 235，ウラン 238，それぞれの原子核の数を N_{235}，N_{238} とする
$$N_{235} = \frac{1}{140} N_{238} \quad \cdots\cdots ①$$
よって，
$$\frac{235 N_{235}}{N_A} + \frac{238 N_{238}}{N_A} = 1.000 \times 10^3 \,[\text{g}] \quad \cdots\cdots ②$$
①，②で N_{238} を消去して
$$N_{235} = 1.794 \times 10^{22}$$
$$\fallingdotseq 1.79 \times 10^{22} \,[個] \quad 〔④〕$$

問 3)　$N_{235}(t) = N_{235} \left(\dfrac{1}{2}\right)^{\frac{t}{T}}$　（T：半減期）
$$= 1.794 \times 10^{22} \left(\frac{1}{2}\right)^{\frac{10.5}{7}}$$
$$= 1.794 \times 10^{22} \left(\frac{1}{2}\right)^{\frac{3}{2}}$$
$$= 1.794 \times 10^{22} \times \frac{1}{2\sqrt{2}}$$
$$= 1.794 \times 10^{22} \frac{\sqrt{2}}{4}$$
$$= 1.794 \times 10^{22} \times \frac{1.414}{4}$$
$$= 0.63417 \times 10^{22}$$
$$\fallingdotseq 6.34 \times 10^{21} \,[個] \quad 〔②〕$$

問 4)　超新星爆発から太陽系形成まで t 億年かかるとすると
$$\begin{cases} N_{235} = N_0 \left(\dfrac{1}{2}\right)^{\frac{46+t}{7}} \quad \cdots\cdots ③ \\ N_{238} = N_0 \left(\dfrac{1}{2}\right)^{\frac{46+t}{45}} \quad \cdots\cdots ④ \\ N_{235} = \dfrac{1}{140} N_{238} \end{cases}$$

よって,

$\dfrac{③}{④}$ と①より

$$\dfrac{1}{140} = \left(\dfrac{1}{2}\right)^{(46+t)\left(\frac{1}{7}-\frac{1}{45}\right)}$$

$$= \left(\dfrac{1}{2}\right)^{(46+t)\frac{38}{7\cdot 45}}$$

$$2^{\frac{38(46+t)}{7\cdot 45}} = 140$$

$$\Leftrightarrow \dfrac{38(46+t)}{7\cdot 45}\log_{10}2 = \log_{10}(4\cdot 35)$$

$$= 2\log_{10}2 + \log_{10}5 + \log_{10}7$$

$$\Leftrightarrow \dfrac{38(46+t)}{7\cdot 45} = 2 + \dfrac{0.6990 + 0.8451}{0.3010}$$

$$= 2 + 5.1299$$

$$= 7.1299$$

$$\fallingdotseq 7.130$$

$$t + 46 = 7.130 \times \dfrac{7\cdot 45}{38}$$

$$= 59.103$$

$$t = 59.103 - 46$$

$$= 13.103$$

$$\fallingdotseq 13 \,[億年] \quad 〔⑤〕$$

化 学

解 答　　30年度

第1問
〔解答〕
問1 ⑥　問2 ①　問3 ⑤　問4 ⑥　問5 ④

〔出題者が求めたポイント〕
無機総合，有機総合(正誤問題)

〔解答のプロセス〕
問1　① 誤　$C_6H_{12}O_6 \cdot H_2O$ 1 mol には $C_6H_{12}O_6$ が1 mol 含まれる。水に溶かして1.0 L としたので，濃度は1.0 mol/L。
② 誤　I_2 は無極性分子なので，水にほとんど溶けない。
③ 誤　黒鉛 C の炭素原子は価電子4個のうち，1個が結合に使われておらず，自由電子のような振るまいをする。しかし，黒鉛は金属結晶ではなく共有結合の結晶なので，余った価電子を自由電子とは呼ばない。
④ 誤　金属は原子が規則的な配列をした結晶である。アモルファス(非晶質)は合金などでみられる構造である。
⑤ 誤　不動態とは，金属表面に緻密な酸化被膜が生じ，金属内部が保護された状態のことである。

問2　① 正　圧力 P，容積 V 一定であれば，絶対温度 T も一定となる。分子の平均運動エネルギーは絶対温度に比例するので，一定となる。

参考　$\dfrac{1}{2}m\overline{v}^2 = \dfrac{3}{2}kT$

（平均運動エネルギー）（k…ボルツマン定数　T…絶対温度）

② 誤　六方最密充填と面心立方格子の密度は等しくなるものとするので，チタンが面心立方格子をとったとして考える。

クロム Cr … 体心なので $d_{Cr} = \dfrac{2M_{Cr}}{a^3 N_A}$

（a：単位格子1辺の長さ　N_A：アボガドロ定数　M_{Cr}：クロムの原子量）

また，$4r = \sqrt{3}\,a$ ……①

チタン Ti … 面心なので $d_{Ti} = \dfrac{4M_{Ti}}{a'^3 N_A}$

（a'：単位格子1辺の長さ　M_{Ti}：チタンの原子量）

また，$4r = \sqrt{2}\,a'$ ……②

$\dfrac{d_{Cr}}{d_{Ti}} = \dfrac{2M_{Cr}}{a^3 N_A} \times \dfrac{a'^3 N_A}{4M_{Ti}}$

$= \dfrac{M_{Cr}}{2M_{Ti}} \left(\dfrac{a'}{a}\right)^3$

ここでクロムとチタンの原子半径は等しいことから，①，②より $\sqrt{3}\,a = \sqrt{2}\,a'$　$\dfrac{a'}{a} = \dfrac{\sqrt{3}}{\sqrt{2}}$

これを代入して，

$\dfrac{d_{Cr}}{d_{Ti}} = \dfrac{M_{Cr}}{2M_{Ti}} \times \left(\dfrac{\sqrt{3}}{\sqrt{2}}\right)^3$

$= \dfrac{3\sqrt{3}\,M_{Cr}}{4\sqrt{2}\,M_{Ti}}$

$\sqrt{2} = 1.41$，$\sqrt{3} = 1.73$，$M_{Ti} = 47.9$，$M_{Cr} = 52.0$ を代入すると

$\dfrac{d_{Cr}}{d_{Ti}} \fallingdotseq 0.99$　$d_{Cr} < d_{Ti}$

参考　クロムの密度　7.19 g/cm³
　　　チタンの密度　4.54 g/cm³

③ 誤　多くの物質は液体から固体に変化するとき，体積は減る。
④ 誤　同体積，同温度の場合，物質量が大きいほど，圧力は高い。

$^{36}Ar \cdots \dfrac{1}{36}$ mol　$^{40}Ar \cdots \dfrac{1}{40}$ mol

より物質量が大きい ^{36}Ar の方が圧力は高い。
⑤ 誤　上面，下面のそれぞれから，3個ずつ原子が接するので，配位数は12個となる。

問3　① 誤　イオン結合，共有結合，金属結合の原子どうしの結合をまとめて化学結合という。
② 誤　CO_2 は分子結晶だが，SiO_2 は共有結合の結晶。
③ 誤　運動エネルギーの大きい分子ほど昇華しやすい。
④ 誤　固体中でも分子は熱運動しており，振動している。
⑤ 正　固体が融解し液体になるときの体積変化に比べ，固体が昇華し気体になるときの体積変化の方がはるかに大きい。

問4　① 誤　ダイヤモンドは分子結晶ではなく共有結合の結晶。
② 誤　昇華熱は固体が吸収する熱量。
③ 誤　気体の密度は分子量に比例する。
　$M_{O_3} = 48.0$　$M_{Cl_2} = 71.0$
④ 誤　フェノール性ヒドロキシ基を有するので，$FeCl_3$ aq を加えると赤紫に呈色する。
⑤ 誤

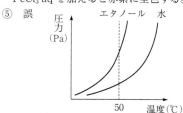

エタノールの沸点が水より低いことからも，50℃において，エタノールの蒸気圧が高いことがわかる。よって，エタノールの方が速く蒸発する。

問5　① 誤　沸点は，蒸気圧と大気圧が等しくなる温度のことで，1気圧においてエタノール78℃，水

100℃と与えられているため，120℃，全圧1気圧下ではいずれもすべて気体として存在する。

20℃において，エタノール，水ともに一部凝縮していると考えられるので，このときの容器内の物質の体積が100 mLで等しいことから，両容器に含まれていたN_2はほぼ同じ物質量と考える。(厳密な計算は，エタノール，水の液体の体積，20℃における各気体の蒸気圧が必要だが，無視できるとする。)
120℃ではすべて気体になっているので，

エタノール… $\dfrac{1}{46.06}$ mol

水　　　… $\dfrac{1}{18.02}$ mol

より，物質量が大きい水を入れた容器の方が体積は大きい。

② 誤 凝固は発熱反応。

③ 誤 $2Al + 2NaOH + 6H_2O$
$$\longrightarrow \underset{\text{無色の水溶液}}{2Na[Al(OH)_4]} + 3H_2$$
$$[Al(OH)_4]^- + HCl \longrightarrow \underset{\text{白色沈殿}}{Al(OH)_3\downarrow} + H_2O + Cl^-$$

さらに塩酸を加える。
$$Al(OH)_3 + 3HCl \longrightarrow AlCl_3 + 3H_2O$$
再び水素は発生しない。

④ 正 温度，物質量一定なので，ボイルの法則より，
$$\underset{P}{1.0\times10^5} \times \underset{V}{(2.0\times2.0\times2.0)} = \underset{P'}{P'} \times \underset{V'}{(1.0\times1.0\times1.0)}$$
$$P' = 8.0\times10^5\,(Pa)$$

参考 気体分子運動論より，衝突回数はいずれの方向にも2倍となり，力の大きさも2倍となる。
また，衝突する面積が $\dfrac{1.0\,m}{2.0\,m} \times \dfrac{1.0\,m}{2.0\,m} = \dfrac{1}{4}$ となるので，
圧力 $= \dfrac{\text{力の大きさ}}{\text{断面積}}$ より，圧力は8倍となる。

⑤ 誤 体心立方格子の密度 $d = \dfrac{2M}{a^3 N_A}$ より，
$$N_A = \dfrac{2M}{a^3 d}$$
$$= \dfrac{2\times23.0}{(5.85\times10^{-8})^3\times0.970}$$
$$\fallingdotseq 2.37\times10^{23}\,(/mol)$$

参考 実際のナトリウムの格子定数 a は $a = 4.3\times10^{-8}$ cm である。

第2問

〔解答〕
問1 ⑩　問2 ⑦　問3 ⑧　問4 ⑩
問5 ⑦　問6 ③　問7 ⑦　問8 ④

〔出題者が求めたポイント〕
酸・塩基，中和滴定(逆滴定，二段滴定)

〔解答のプロセス〕

問1 $BaCO_3 \underset{\text{強熱}}{\longrightarrow} BaO + CO_2$

$CaCO_3 \underset{\text{強熱}}{\longrightarrow} CaO + CO_2$

問2 問1式の係数比より，生成するBaOは，
$$\underset{\substack{BaCO_3\\(mol)}}{\dfrac{32.1}{197}} \times \underset{\substack{BaO\\(mol)}}{1} \times \underset{(g)}{153} = 24.93 \fallingdotseq 24.9\,(g)$$

問3 質量は保存されるので，
$$\underset{BaO(g)}{24.93} + \underset{水(g)}{200} = 224.93 \fallingdotseq 224.9\,(g)$$

問4 イで起こる反応は，
$$BaO + H_2O \longrightarrow Ba(OH)_2$$
生じる$Ba(OH)_2$は$\dfrac{32.1}{197}$ molで，このうち水100.00 gあたり5.60 g溶解する。
上記の反応で消費された水は
$$\underset{H_2O(mol)}{\dfrac{32.1}{197}} \times 1 \times \underset{(g)}{18.02} = 2.936 \fallingdotseq 2.94\,(g)$$
よって，残った水は，
$$200.0 - 2.94 = 197.06\,(g)$$
この水に溶けている$Ba(OH)_2$は
$$\dfrac{5.60\,(g)}{水\,100.00\,(g)} \times 水\,197.06 \fallingdotseq 11.04\,(g)$$
以上より，上澄み液の質量は，
$$\underset{水}{197.07} + \underset{\substack{とけた\\Ba(OH)_2}}{11.04} = 208.11 \fallingdotseq 208.1\,(g)$$

問5 イの反応で消費された水は$\dfrac{32.1}{197}$ molなので，発生する熱により，水197.06 g(上澄み液中の水)がΔt (K)上昇したとおくと，
$$Q = c\times m\times\Delta t\ \text{より，}$$
$$\dfrac{32.1}{197}\,mol\times 105\,kJ/mol\times10^3$$
$$= 4.20\,J/(g\cdot K)\times197.06\,g\times\Delta t\,K$$
$$\Delta t = 20.67 \fallingdotseq 20.7\,(K)$$
よって，純水は，
$$25.0 + 20.7 = 45.7\,(℃)\text{になる。}$$

問6 NaOHaq を x mol/Lとおくと，
$$\underset{OH^-(mol)}{x\times\dfrac{10.00}{1000}\times1} = \underset{H^+(mol)}{1.045\times10^{-1}\times\dfrac{9.56}{1000}\times1}$$
$$x \fallingdotseq 9.99\times10^{-2}\,(mol/L)$$

問7 エの懸濁液中の上澄み液は208.1 gなので，得られるろ液も同じ質量。このうち，150.0 gを移したので含まれる$Ba(OH)_2$は，
$$\dfrac{11.04}{171.02}\times\dfrac{150.0}{208.1}\,(mol)$$
CO_2 $\dfrac{448\times10^{-3}}{22.4} = 2.0\times10^{-2}\,(mol)$ を加えた後，残っ

た $Ba(OH)_2$（ろ液 $5.00\,g$ 分）を塩酸で滴定する。

$$\overbrace{\hspace{5.5cm}}^{\text{150.0 g 中の Ba(OH)}_2\text{ からの OH}^-}$$
$$\underbrace{\hspace{2.8cm}}_{\substack{\text{CO}_2\ 2.0\times10^{-2}\,\text{mol} \\ \text{からの H}^+}}\quad \underbrace{\hspace{2.8cm}}_{\text{150.0 g 中に残った OH}^-\,\text{mol}}$$

残ったろ液（$150.0\,g$）のうち，一部（$5.00\,g$）しか中和していないことに注意。

必要な塩酸を $v\,mL$ とおくと，

$$\left(\underbrace{\frac{11.04}{171.02}\times\frac{150.0}{208.1}}_{\substack{\text{ろ液 150.0 g に} \\ \text{残った Ba(OH)}_2\text{(mol)}}}-2.0\times10^{-2}\right)\times\underbrace{\frac{5.00}{150.0}}_{\text{一部}}\times2$$

$$=1.045\times10^{-1}\times\frac{v}{1000}\times1$$

$$\therefore v=16.92\fallingdotseq16.9\,(mL)$$

問8 $2NaOH+CO_2\longrightarrow Na_2CO_3+H_2O$ …（＊）

CO_2 と反応後，残った $NaOH$ と生じた Na_2CO_3 を塩酸で滴定する。

指示薬にメチルオレンジを使っていることに注意すると起こる反応は，

$$NaOH+HCl\longrightarrow NaCl+H_2O \quad\cdots\cdots①$$
$$Na_2CO_3+2HCl\longrightarrow 2NaCl+H_2O+CO_2 \quad\cdots\cdots②$$

よって，（＊）式で反応した $NaOH$ が Na_2CO_3 になり，HCl によって，完全に中和されるので（②式より），はじめ $500.0\,mL$ に含まれていた $NaOH$ のうち，$10.0\,mL$ 分と過不足なく反応する HCl が，滴定に必要な HCl となる。

カの実験は，ウの実験で使用した $NaOHaq$ と同濃度かつ滴定する体積も同体積（$10.0\,mL$）なので，中和に必要な塩酸の体積もウと同様 $9.56\,mL$ となる。

補足　数値を使って求める場合

$500.0\,mL$ 中に含まれている $NaOH$ の物質量

$$9.99\times10^{-2}\times\frac{500.0}{1000}=9.99\times\frac{1}{2}\times10^{-2}\,(mol)$$

$CO_2\ \dfrac{448\times10^{-3}}{22.4}=2.0\times10^{-2}\,(mol)$ を吹き込むことで，（＊）の反応が起こるので，

残った $NaOH\cdots9.99\times\dfrac{1}{2}\times10^{-2}-2.0\times10^{-2}\times2\,(mol)$

生じた $Na_2CO_3\cdots2.0\times10^{-2}\,(mol)$

$500.0\,mL$ のうち，$10.0\,mL$ を滴定しているので，①，②式より，中和に必要な HCl の物質量は次のように表せる。

$$\underbrace{\left(9.99\times\frac{1}{2}\times10^{-2}-2.0\times10^{-2}\times2\right)\times\frac{10.0}{500.0}\times1}_{①\text{式の分}}$$

$$\underbrace{+2.0\times10^{-2}\times\frac{10.0}{500.0}\times2}_{②\text{式の分}}$$

$$=9.99\times10^{-2}\times\frac{10}{1000}\,(mol)$$

よって必要な $HClaq$ を $v'\,mL$ とおくと，

$$9.99\times10^{-2}\times\frac{10}{1000}=1.045\times10^{-1}\times\frac{v'}{1000}$$

問6の立式と見比べて，

$$v'=9.56\,(mL)$$

第3問

〔解答〕

問1 ⑤　問2 ⑨　問3 ⑤　問4 ⑤　問5 ⑤　問6 ④
問7 ⑪

〔出題者が求めたポイント〕

電気分解，無機総合（陽イオンの分析，沈殿）

〔解答のプロセス〕

問1　$Cu+4HNO_3\longrightarrow Cu(NO_3)_2+2NO_2\uparrow+2H_2O$

係数比より，必要な HNO_3 の物質量は，

$$\underbrace{\frac{5.00}{63.5}}_{\text{Cu(mol)}}\times4=\underbrace{3.149\times10^{-1}\fallingdotseq3.15\times10^{-1}}_{\text{HNO}_3\text{(mol)}}\,(mol)$$

問2　$AgNO_3$ aq $\cdots50.0\,mL$（Ag^+ $5.00\,g$ 含む）
　　　$Cu(NO_3)_2$ aq $\cdots50.0\,mL$（Cu^{2+} $5.00\,g$ 含む）
　　　$Mg(NO_3)_2$ aq $\cdots50.0\,mL$（Mg^{2+} $5.00\,g$ 含む）

各水溶液に $H_2S\ \dfrac{224.0\times10^{-3}}{22.4}=1.0\times10^{-2}\,(mol)$

を吹きこむと，

$$2Ag^++S^{2-}\longrightarrow Ag_2S\downarrow$$
$$1.0\times10^{-2}\times248.1=2.481\,(g)\cdots Ag_2S$$
$$Cu^{2+}+S^{2-}\longrightarrow CuS\downarrow$$
$$1.0\times10^{-2}\times95.6=0.956\,(g)\cdots CuS$$

Mg^{2+} は硫化物の沈殿は生成しない。

よって，$2.481+0.956=3.437\fallingdotseq3.44\,(g)$

問3　ウで得られた各水溶液は，

　　　$AgNO_3$ aq $\cdots50.0\,mL$
　　　残った Ag^+ $5.00-1.0\times10^{-2}\times2\times108=2.84\,(g)$
　　　$Cu(NO_3)_2$ aq $\cdots50.0\,mL$
　　　残った Cu^{2+} $5.00-1.0\times10^{-2}\times1\times63.5=4.365\,(g)$
　　　$Mg(NO_3)_2$ aq $\cdots50.0\,mL$
　　　Mg^{2+} $5.00\,g$

各水溶液を $40.00\,mL$ ずつ取り出し混合するので，計 $120.00\,mL$ の溶液となる。

ここに塩酸を加えると，起こる反応は，

$Ag^++Cl^-\longrightarrow AgCl$　（Cu^{2+}，Mg^{2+} は沈殿しない）

生じた $AgCl$ は，

$$1.00\times\frac{8}{1000}\times143.5=1.148\fallingdotseq1.15\,(g)$$

問4　エのろ液中に含まれる Mg^{2+} は

$$5.00\,(g)\times\frac{40.00\,mL}{50.00\,mL}=4.00\,(g)$$

よって，$\dfrac{4.00}{24.3}\div\dfrac{120+8.00}{1000}=1.286\fallingdotseq1.29\,(mol/L)$

問5　溶液中に残った Ag^+ と Cu^{2+} が還元され陰極に単体が析出する。

エの実験で残った Ag^+ は，

$$2.84\times\frac{40.0\,mL}{50.0\,mL}-1.00\times\frac{8.00}{1000}\times108=1.408\,(g)$$

またエの実験でろ液 $128.0\,mL$ 中に含まれる Cu^{2+} は，

$$4.365 \times \frac{40.0 \text{ mL}}{50.0 \text{ mL}} = 3.492 \text{(g)}$$

ろ液 128.0 mL 中, 100.00 mL 取り出していることに注意する。

$$Ag^+ + e^- \longrightarrow Ag$$
$$Cu^{2+} + 2e^- \longrightarrow Cu$$

上記2つの反応が完了したときが, 陰極の質量は最大値に到達する。

このとき流れた電子の物質量は,

$$\frac{1.408}{108} \times \frac{100.0}{128.0} \times 1 + \frac{3.492}{63.5} \times \frac{100.0}{128.0} \times 2$$
$$= 0.0961 \text{(mol)}$$

よって, 電気分解にかかった時間を t(秒)とおくと,

$$e^- = \frac{I \times t}{F} \text{ より,}$$

$$0.0961 = \frac{2.00 \times t}{9.64 \times 10^4} \quad t = 4.63 \times 10^3 \text{(秒)}$$

問6 銀 Ag の析出にかかる時間 t'(秒)は,

$$\frac{1.408}{108} \times \frac{100.0}{128.0} \times 1 = \frac{2.00 \times t'}{9.64 \times 10^4}$$
$$t' = 490.9 \fallingdotseq 491 \text{(秒)}$$

銅 Cu の析出にかかる時間は,
$$3.60 \times 10^3 - 491 = 3109 \text{(秒)}$$

よって, 析出した銅 Cu を x g とおくと,

$$\frac{x}{63.5} \times 2 = \frac{2 \times 3109}{9.64 \times 10^4}$$
$$x = 2.047 \fallingdotseq 2.05 \text{(g)}$$

以上より, 銀と銅の質量の合計は,
$$1.408 \times \frac{100.0}{128.0} + 2.05 = 3.15 \text{(g)}$$

問7 ウで生成する沈殿は
　　Ag_2S(黒色), CuS(黒色)

エで生成する沈殿は
　　$AgCl$(白色)

また, オの電気分解を開始してから 600 秒後は, 問6の解説より, 銅 Cu の析出がはじまっていることがわかるので, 新たに析出している金属の単体は銅(赤色)である。

第4問

〔解答〕
問1 ⑤　問2 ①　問3 ⑥　問4 ③, ④, ⑩　問5 ③
問6 ⑦, ⑨

〔出題者が求めたポイント〕
芳香族化合物(構造決定), 高分子化合物

〔解答のプロセス〕
問1, 2 分子式 C_8H_{10} で表させる芳香族化合物は,

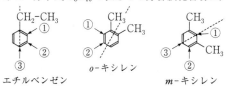

エチルベンゼン　　o-キシレン　　　m-キシレン

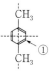

p-キシレン

ベンゼン環上の水素原子を1個塩素原子で置換すると, 上記のように,

エチルベンゼン, m-キシレン　……①〜③
o-キシレン　　　　　　　　　……①, ②
p-キシレン　　　　　　　　　……①

番号の数だけ異性体が存在する。
よって, 化合物Cは o-キシレンである。
また化合物A, Bは, エチルベンゼン, m-キシレンのいずれかである。
また, 各化合物を $KMnO_4$ aq で酸化すると,

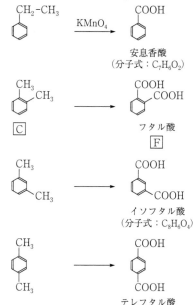

生じた化合物の分子式より,
化合物Aは m-キシレン, 化合物Bはエチルベンゼンである。

問3
　[図: フタル酸 → 無水フタル酸 + H_2O (加熱)]
　　F　　　　　　　　　無水フタル酸

問4
D…イソフタル酸, E…安息香酸, F…フタル酸
いずれもカルボキシ基を有する。
① 希薄な場合, 溶解しない。
② 強酸溶液には溶解しない。
③ ナトリウム塩となり溶ける。
　　$R\text{-}COOH + NaHCO_3 \longrightarrow R\text{-}COONa + H_2O + CO_2$
④ ナトリウム塩となり溶ける。

$$R\text{-}COOH + NaOH \longrightarrow R\text{-}COONa + H_2O$$

⑤ フェノール類の性質。

⑥ 安息香酸は1価。

⑦ いずれも酸。

⑧ 置換した化合物の種類は，下の↑の数だけ存在する。

D(3種)　　E(3種)　　F(2種)

⑨ クメン法によって合成されるのはフェノール。

⑩ ポリエチレンテレフタラートの原料は，エチレングリコールとテレフタル酸。

⑪ D，F…分子式 $C_8H_6O_4$ より炭素含有量は，

$$\frac{12.0 \times 8}{12.0 \times 8 + 1.01 \times 6 + 16.0 \times 4} \times 100 \fallingdotseq 57.8 (\%)$$

E…分子式 $C_7H_6O_2$ より炭素含有量は，

$$\frac{12.0 \times 7}{12.0 \times 7 + 1.01 \times 6 + 16.0 \times 2} \times 100 \fallingdotseq 68.8 (\%)$$

問5　プロテアーゼにより分解される官能基Gはペプチド結合(アミド結合) $-\overset{\text{O}}{\underset{}{\text{C}}}-\overset{\text{H}}{\underset{}{\text{N}}}-$ である。

⑪

問6　リパーゼにより分解される官能基Hはエステル結合 $-\overset{}{\underset{\text{O}}{\text{C}}}-\text{O}-$ である。

「重合反応にともなって形成される」ことに注意。
一部問5の解説参照。

⑧ 酢酸ビニルは単量体にエステル結合をもっている。重合にともなって形成される構造は単結合であるので，該当しない。

生　物

解　答
30年度

第1問
小問集
〔解答〕

問1　1-①②⑤⑥　　問2　2-②④⑤⑥
問3　3-⑦　　問4　4-⑤⑦　　問5　5-④⑦
問6　6-①②③④⑤　　問7　7-①③⑦

〔出題者が求めたポイント〕

　細胞の構造，特定外来生物，呼吸や光合成の化学反応式，ホルモン，さまざまな実験方法，アクチンの役割，動物の行動に関する基礎知識を問う設問。

問1　核酸にはDNAとRNAがある。両者を含む構造体には核，葉緑体，ミトコンドリアがあり，後者のみを含む構造体にはリボソームがある。

問2　トキは野生絶滅(EW)，タガメは絶滅危惧Ⅱ類(VU)に指定される在来種。セイヨウタンポポは要注意外来生物である。

問3　化学合成とは化学エネルギーを利用してCO_2から有機物を合成する反応である。硫黄細菌の化学合成では，硫化水素や硫黄を酸化して化学エネルギーを得る。⑦の反応式は光合成細菌の一種である紅色硫黄細菌の光合成の反応式を変形させたもの。

問4　脳下垂体から分泌されるホルモンのうち，成長ホルモンや甲状腺刺激ホルモンなど前葉から分泌されるホルモンは前葉で作られて分泌されるが，バソプレシンのように後葉から分泌されるホルモンは視床下部から後葉まで伸びた神経分泌細胞の神経終末から分泌される。

問5　④層別刈取法では，一定の高さごとに同化器官と非同化器官を分けて質量計算をする。⑦押しつぶし法では，うすい塩酸で解離して柔らかくした根端を染色して押しつぶす。解離しないと固くて押しつぶせないし，よく染まらない。

問6　細胞接着のうち，①接着結合と接着斑でアクチンフィラメントが関わる。⑥デスモソームは中間径フィラメントと関係する。⑦染色体の分離は微小管が関わる。

問7　習得的行動を選ぶ。習得的行動は大きく学習と知能行動に分けられる。①は「刷込み(インプリンティング)」，③は「慣れ(馴化)」とよぶ学習行動。⑦は知能行動である。

第2問
心臓
〔解答〕

Ⅰ
問1　8-②③④　　問2　9-④　　問3　10-①
問4　11-④　　問5　12-⑥　　13-⑩
問6　14-③④

Ⅱ
問7　15-①　16-⑥　17-⑩　　問8　18-①②⑥⑦

〔出題者が求めたポイント〕

　心室内圧と心室容量の関係のグラフを中心に，心臓の拍動や酸素の運搬，血流量に関する知識や判断力を要求する設問である。

Ⅰ
問1　ヒトと同じ閉鎖血管系の生物を選ぶ。

問2　各区間と各期：弁との関係は次のようになる。
　「a→b区間(ウ期：全弁閉)，b→c区間(エ期：房室弁開)，c→d区間(ア期：全弁閉)，d→a区間(イ期：半月弁開)」心室が収縮時に閉じる弁は房室弁，心室内圧が心房内圧より低いと開く弁も房室弁である。

問3　X(房室結節)の興奮は特殊な筋繊維を伝わって左右の心室に達し，心室を収縮させる。

問4　問2解説参照

問5　心周期が0.8秒ならば，「1分間の心拍数＝60÷0.8＝75回」。グラフより「1収縮あたりの拍出量＝130－50＝80 mL」なので，「1分間の心拍出量＝75×80＝6000＝6.0 L/分」である。

問6　左心室の圧－容量曲線の形は一定ではなく，からだの状態によって変化する。
　①この場合は同時に図のa点が細線上を右上に移動し，心拍出量が減少する。②この場合は心拍出量が増加する。③バソプレシンの分泌は集合管での水の再吸収促進の結果，血液量の増加をもたらし，血圧を上昇させる。④アドレナリンは心拍数と心拍出量を増加させる。⑤大量出血では心臓へ戻る血液が減少し，心拍数は増加する。⑥副交感神経ではなく交感神経が働く。

Ⅱ
問7　問題文中の条件から，血液100 mLあたりのヘモグロビン(15 g)が結合する酸素量は「15×1.34＝20.1 mL」と計算できる。通常見られる問題の設定では，これが血液100 mL中に含まれる全ヘモグロビンに結合する最大の酸素量を表すが，ここではその表現がないので，「ある健康な人の運動時」の状態と考える。すると，全ヘモグロビンのうち98%のヘモグロビンが酸素ヘモグロビンとなった状態で，血液100 mLあたり20.1 mLの酸素がヘモグロビンと結びついていることになる。このとき，血液100 mL中のヘモグロビンが肺胞から組織に運ぶ酸素量は「20.1×(98－53)/98≒9.229 mL」となる。さらに血しょうが運ぶ酸素量を加えると血液100 mLが運ぶ酸素量は「9.229＋0.175＝9.404 mL」である。したがって1回拍出量100 mLの心臓が1分間に酸素1.5 L(1500 mL)を運ぶのに必要な心拍数は，「1500/9.404＝159.5…」となる。

問8　活動時には，脳，肺，心臓，骨格筋の血流量が増大し，安静時には消化器系，肝臓，腎臓，生殖腺への血流量が増大する。

東京医科大学　30 年度　（85）

第3問

受容体，遺伝

〔解答〕

Ⅰ

問1　19-⑤　　　問2　20-③　　　問3　21-③

問4　22-④

Ⅱ

問5　23-⑥　24-①

〔出題者が求めたポイント〕

　家族性高コレステロール血症を題材に，受容体の結合とエンドサイトーシスに関する知識を確認すると共に，グラフや遺伝に関する論理的思考力を要求している。

問1　図の「a)結合」の曲線の傾きは，LDL 濃度に対する結合した LDL 量の割合であり，「結合しやすさ」すなわち「親和性」を表すこととなる。上下のグラフを見比べると，傾きに関しては NP 細胞と JD 細胞はほぼ同等であり，FH 細胞は結合力がかなり低いことがわかる。よって，①③は正しい。また，下のグラフから，JD 細胞は NP 細胞に比べて低濃度で結合する LDL 量が最大値に達している。結合する LDL 量の最大値は，細胞表面に存在する，LDL と結合可能な LDL 受容体数と考えることができる。よって，②④は正しい。⑤はこの実験だけでははっきりとはわからないが，少なくとも LDL との結合に影響するアミノ酸配列の違いはない。

問2　図の「a)結合」の上のグラフと，「b)取り込み」の上のグラフから，FH 細胞は LDL との結合力が極めて低いが，取り込みは案外できていることがわかる。つまり，FH 細胞では LDL 受容体は細胞表面に存在し，LDL との結合力が極めて低いものの LDL と結合すれば取り込む機能はあることがわかる。したがって③が適当である。①や④は細胞表面に受容体がないことから一切結合できないと考えられるので不適当。②は細胞表面に受容体があるのに LDL と結合しない理由を説明できないので不適当である。

問3　「a)結合」の下のグラフと，「b)取り込み」の下のグラフより，受容体と LDL が結合してもあまり取り込めないことがわかるので，③は不適当である。

問4　グラフで示されるように，FH 細胞と JD 細胞はコレステロールをあまり取り込めないためにコレステロールの生合成が抑制されていない。

Ⅱ

問5　母親は受容体に LDL が 50% 結合できないことから，＋/R^{b0}。父親は受容体がクラスリン被覆ピット以外に 50% 局在することから＋/$R^{b+.io}$。子は重度の高コレステロール血症患者 JD なので，$R^{b0}/R^{b+.io}$ である。

第4問

ヒトゲノム，転写・翻訳，進化

〔解答〕

Ⅰ

問1　25-①④⑥⑦　　　問2　26-②　27-②

問3　28-②　29-④

Ⅱ

問4　30-②⑥　　　問5　③

Ⅲ

問6　32-②　　　問7　33-④　　　問8　34-②④⑤

〔出題者が求めたポイント〕

　ヒトゲノム，5′3′末端や NC 末端を意識した転写・翻訳，フレームシフトとアミノ酸の置換，タンパク質と進化を題材にしている。知識に加え，論理的思考力も要求される。

Ⅰ

問1　②③⑤は原核生物に見られ，ヒトには見られない。また，⑧はタンパク質ではなく，rRNA がペプチド結合形成の触媒として働いている。

問2　DNA 鋳型鎖から転写される mRNA は図のようになる。mRNA を 5′末端から（右から左へ）翻訳する。開始コドンと終止コドンを□で囲んだ。アミノ酸は mRNA の 5′末端側が N 末端，3′側が C 末端になる。終止コドンはアミノ酸を指定しないので，右から読んで終止コドンの手前の UGG（トリプトファン）が C 末端のアミノ酸である。

　DNA　5′-ATG TTA CCA CCA CTG AAG GCA
　　　　　TGC CAT CTT-3′

　mRNA 3′-UAC AAU GGU GGU GAC UUC CGU
　　　　　ACG GUA GUU-5′

問3　DNA5′末端から 17 番目と 18 番目の間に塩基●を挿入したものと，転写された mRNA を図示した。塩基●の挿入でフレームシフトが起こる。AUG はメチオニンを指定するのでこれを 1 番目として 7 番目は GUG（バリン）である。

　DNA　5′-A TGT TAC CAC CAC TGA A●G GCA
　　　　　TGC CAT CTT-3′

　mRNA 3′-U ACA AUG GUG GUG ACU U●C CGU
　　　　　ACG GUA GUU-5′

Ⅱ

問4　②中立な突然変異が生じた遺伝子は，自然選択を受けない。⑥3 番目の塩基が変化しても指定するアミノ酸が替わらないことが多いので，変化する速度は 3 番目の塩基が速い。

Ⅲ

　図1のア・ウ・カのアミノ酸配列はまったく同じである。ア・ウ・カと比較すると，イは2カ所，エとオはそれぞれ1カ所でアミノ酸が異なる。図2のク・ケ・サは図1のア・ウ・カのいずれかであり，図2でアミノ酸の1カ所異なるコとシが，図1のエまたはオのものである。Ⅱの問題文より，シ（ハツカネズミ）とサル目との分岐が 7000 万年前，サ（アカゲザル）と類人猿

が分岐したのが220万年前である。類人猿の中では700万年前に分岐したヒトとチンパンジーが最も近く，ヒトとオランウータンが最も遠い。ヒトの言語発音の特殊性と*FOXP2*遺伝子を考慮すると，キ(ヒト)，ク(チンパンジー)，ケ(ゴリラ)，コ(オランウータン)である。

問8　①根拠がない。③それぞれの動物で独自の音声コミュニケーションを持つ。⑥図1イでは，T(トレオニン)　→　N(アスパラギン)とN　→　S(セリン)のアミノ酸置換があるが，コドン表を見るとコドンの2番目の塩基の変化である。⑦アミノ酸を性質で大別すると，親水性アミノ酸，疎水性アミノ酸，酸性アミノ酸，塩基性アミノ酸があり，水素結合，イオン結合，疎水結合など結合方法も様々である。特にシステインはS-S結合というしっかりとした結合で立体構造に大きな影響力を持つ。ところで，D(アスパラギン酸)もE(グルタミン酸)はどちらも酸性アミノ酸なので性質が似ており，立体構造の変化は小さい。

平成29年度

平成29年度

問 題 と 解 答

英　語

問題

29年度

第1問　次の 1 ～ 5 の各群の単語①～⑤のうちから，最も強いアクセント（第一強勢）の位置が，他の4つの場合と異なるものを1つずつ選びなさい。

1

① ca-reer
② gui-tar
③ is-sue
④ pa-rade
⑤ rou-tine

2

① In-ter-net
② man-ag-er
③ pen-al-ty
④ phy-si-cian
⑤ rev-e-nue

3

① ben-e-fit
② del-i-cate
③ em-pha-sis
④ mar-a-thon
⑤ per-cent-age

4

① con-se-quence
② ex-pen-sive
③ in-fa-mous
④ jour-nal-ist
⑤ rec-og-nize

5

① ar-tic-u-late
② ex-per-i-ment
③ mo-not-o-nous
④ per-se-ver-ance
⑤ ri-dic-u-lous

第2問 次のa～eの各英文の空欄 6 ～ 10 に入れるのに最も適当なものを，それぞれ下の①～⑤のうちから1つずつ選びなさい。

a. I 6 a very interesting conversation with Barbara when my brother interrupted me.

① had ② have had ③ was having

④ would have ⑤ would be having

b. John is a good lawyer and has a lot of 7 .

① consumers ② guests ③ patients

④ clients ⑤ customers

c. So you're back again at last. We 8 you for such a long time.

① aren't seeing ② didn't see ③ haven't seen

④ have to see ⑤ will not see

d. Greg should have been driving more carefully, for then he 9 his third ticket this year.

① would be getting ② would get

③ would not get ④ would have gotten

⑤ would not have gotten

e. It 10 have been Saburo you saw at the party. He has been in America since January.

① couldn't ② mightn't ③ mustn't

④ shouldn't ⑤ won't

東京医科大学 29 年度 （3）

第 3 問 次の a 〜 e の各英文の空欄を，それぞれ下の①〜⑥の語または語句で埋め
て最適な英文にするとき， ⎡ 11 ⎤ 〜 ⎡ 20 ⎤ に入る語または語句を示しなさ
い。

a．It was a small room evidently designed to be used as a study, but equally
＿＿ ⎡ 11 ⎤ ＿＿ ＿＿ ⎡ 12 ⎤ for ＿＿．

① as ② a very long time ③ evidently
④ not ⑤ such ⑥ used

b．I'm hardly likely to win the tennis championship, but I ＿＿ ⎡ 13 ⎤
＿＿ ＿＿ ⎡ 14 ⎤ ＿＿．

① as ② give ③ it
④ might ⑤ a try ⑥ well

c．He was too old to work any longer, but his children ＿＿ ⎡ 15 ⎤ ＿＿
that he ＿＿ ⎡ 16 ⎤ ＿＿ of anything he wanted.

① it ② never ③ saw
④ short ⑤ to ⑥ went

d．Margaret thought it ＿＿ ⎡ 17 ⎤ ＿＿ ＿＿ ⎡ 18 ⎤ ＿＿ than
her age.

① look ② no ③ to
④ trying ⑤ use ⑥ younger

e．He was just like a slave. He only had to ＿＿ ⎡ 19 ⎤ ＿＿ ＿＿
⎡ 20 ⎤ ＿＿ do.

① what ② was ③ to
④ made ⑤ he ⑥ do

第4問 次の英文を読み，下記の問いに答えなさい。

注：Mass：ミサ，聖祭 ／ cadavers：（解剖用の）死体
gross anatomy：肉眼的解剖学 ／ autopsies：検死 ／ radius：半径
cremate：火葬にする ／ a game changer：覚醒させる出来事・物事

Nancy Linn attended a memorial service for her husband, Arnold, last week. It was organized by people who never met him or knew his name and yet were connected to him in the most intimate way.

For months, medical and nursing students at Georgetown University had explored his body and those of 64 other donors in the anatomy lab. They searched for nerves, touched muscles, laid bare major organs. They learned about disease and about 　21　 .

Now classes were over and the school was holding its yearly anatomical donor Mass, to say thank you. In a classroom auditorium, about 135 family members watched as a procession of 160 white-coated students walked down the aisles on 　22　 . Each placed a glass-held candle on stage with a gentle clink, creating a seemingly endless chain of light.

Linn's eyes reddened as she listened to the readings, hymns and remarks by students, a priest and the dean for medical education. The donors, they said, were the students' first patients, and students were 　23　 .

"They knew nothing about us, and yet they dedicated their final act on this Earth to share their most intimate possession with us in the hope that 　24　 ," said Mark Norton, 27, class president of the first-year medical students.

As the Mass drew to a close, the Rev. Salvador Jordan asked family members to step forward. Leaning on her cane, Linn, 75, joined about 20 other people in the front of the room. Three students presented them each 　25　 .

Her decision to donate her husband's body had not been difficult — the couple had agreed to be organ donors. But seeing and hearing from the medical students was comforting. "I feel so much more at ease. . .," she said. "I think Arnold would be very [ヘ]."

Each year, 19,000 medical students in the United States dissect cadavers as [26]. It is one of the most sensitive rites of becoming a doctor because it is often the students' first [ト] with death.

Many medical schools hold some type of memorial service at the end of the school year [27]. At the George Washington University medical school, family members spoke, and students sang and performed original dance. The service ended with a reading of the donors' first names and a release of butterflies.

"Gross anatomy is a very <u>challenging</u> course in many ways," said Christina
　　　　　　　　　　　　　イ
Puchalski, director of the university's Institute for Spirituality and Health and one of the speakers. On the science side, students must memorize the location and function of hundreds of anatomical structures. But they also need to <u>acknowledge</u> their emotions.
ロ

A challenge in medical education, she said, is to help students achieve competence without losing <u>compassion</u>. "Gross anatomy is the first place where
　　　　　　　　　　　　　　　　ハ
students start to experience that tension," she said.

At Georgetown, the formal Mass has been in [チ] for at least 25 years but has grown so large that it is now held in a classroom auditorium instead of [28]. The Mass is the finale to a year that began in late fall.

Medical schools don't pay for body donations. Georgetown's medical school gets about 225 requests a year from people who want to donate. Some restrictions apply — no autopsies, no major surgeries, no bodies weighing more than 200 pounds. Also [リ] are those outside a 50-mile radius from Georgetown, unless [29]. Bodies are typically used 18 to 24 months after donation.

All remains are cremated. About half the families request the ashes. If the families choose, they can receive the ashes of their loved ones ⬚30⬚ . The others are buried at Mount Olive Cemetery in Northeast Washington in a section reserved for Georgetown's anatomical donors.

Donors include blue-collar workers and "people of note," said Mark Zavoyna, operations manager for the donor program. Some people choose to donate because their disease was cured and they want ⬚31⬚ . "They know this is a game changer for students," he said.

Arnold Linn was a carpenter. He was 76 when he died of pancreatic cancer in 2009. "It's just such a waste ⬚32⬚ ," she told several medical students at a reception after the Mass. The family had asked the hospice about body donations. From the list they received, Georgetown was the first place they called.

Impressed by Georgetown's respect for donors and their families, she told the students that she and her youngest son David, 40, had also turned in paperwork that day to become donors. "Hopefully, we're not over here too soon," she said.

After the service, Linn and David drove to the cemetry to see ⬚33⬚ . Section 79 is at the back of the sprawling cemetery, near a wooden fence. An upright granite slab sits in the middle of a grassy patch. In capital letters, it reads: "In Memoriam Those who gave of themselves that others might benefit."

It wasn't the big ornate tombstone that Linn had imagined. But it was very nice, just the same. She stood for several minutes, looking at the spot, between two big pine trees by the back fence. She wanted to remember the landmarks so ⬚34⬚ , after Georgetown buries her husband's ashes in June.

(*The Japan News*, November 22, 2014, 一部改変)

A．上の英文の 21 ～ 34 に入る最も適当な語句を下の①から⑲の中から1つずつ選びなさい。

① after the donor Mass

② before they are admitted to university

③ complexities of the human body

④ the donors' final caretakers

⑤ either side of them

⑥ the family can pay for transportation

⑦ in addition to the reported conditions

⑧ the medical school's small chapel

⑨ part of their introduction to medicine

⑩ she could find her way back

⑪ that controls the primary muscle used in breathing

⑫ students don't know the names of their donors

⑬ they point out that a daily visit is necessary

⑭ to give back to medical science

⑮ to honor donors

⑯ to put him in the ground

⑰ we could learn from them

⑱ where the ashes would be buried

⑲ with a creamy white rose

B．本文中の下線部イ～ホの語に意味が最も近いものを，それぞれ①～④の中から1つずつ選びなさい。

イ　35
① costly
② difficult
③ remarkable
④ useful

ロ　36
① absorb
② accept
③ adapt
④ analyze

ハ　37
① sanity
② sensibility
③ sensitivity
④ sympathy

ニ　38
① important people
② intellectuals
③ literary people
④ musicians

ホ　39
① considering
② nevertheless
③ on the whole
④ without exception

C. 上の英文の [ヘ]～[リ] に入る，最も適当な語を，それぞれ下の①～④
の中から1つずつ選びなさい。

[ヘ] ┌─ 40 ─┐

① embarrassed   ② embarrassing

③ pleased   ④ pleasing

[ト] ┌─ 41 ─┐

① contract   ② dcparture

③ encounter   ④ reference

[チ] ┌─ 42 ─┐

① form   ② place

③ scene   ④ view

[リ] ┌─ 43 ─┐

① failed   ② excluded

③ neglected   ④ resigned

D. 上の英文の内容と合っていると思われる文章をa～cの①～④からそれぞれ1つずつ選びなさい。

a. 44

① Georgetown University annually organizes an anatomical donor Mass during the first quarter.

② Georgetown University is not the only university that holds an anatomical donor Mass every year.

③ Georgetown University's anatomical donor Mass used to be held on a much larger scale.

④ This formal mass has been going on for about half a century at Georgetown.

b. 45

① Nancy Linn, age 75, has trouble walking.

② Nancy Linn is an organ donor, but her husband, Arnold, was not.

③ Neither Nancy nor her son David signed up to become donors.

④ Once she had registered as a donor, Nancy Linn hoped to join her husband in the near future.

c. 46

① Those who live within a 50-mile radius are not allowed to donate their bodies.

② All remains are burnt and then buried in a section at Mount Olive Cemetery reserved for Georgetown's donors.

③ Since Nancy Linn was so impressed by Georgetown University's donor program, she made some monetary contributions to the university.

④ Nancy wanted to remember the site of her husband's grave in order to come back to it in the future.

第5問 次の文章の内容と合っていると思われるものを，下に示した①〜㉔のなか
から6つ選びなさい。ただし，解答の順序は問いませんが，同一番号を重複使用し
た解答は無効とします。 47 〜 52

注：North Sea：北海
　　Edinburgh：エディンバラ，スコットランド南東部の都市
　　the Little Ice Age：小氷期　／　the Enlightenment：(18世紀の)啓蒙運動
　　the Industrial Revolution：産業革命

　　In late August 1589, a dozen of the best ships in the Danish fleet set across
a stormy North Sea to carry a 14-year-old princess bride to her new husband,
King James VI of Scotland, and new home. Anna of Denmark boarded the ship
of Danish Admiral Peter Munch to travel to her Scottish kingdom.

　　They met typical storms several times on the way, but as they neared
Scotland, an extraordinary gale flew at them from the coast. Twice they came
within sight of the Scottish cliffs, and twice a multitude of rain and winds pushed
them back, ultimately all the way to Norway. Munch found the conditions fierce,
even for the North Sea. So much so, he thought, "there must be more in the
matter than the common perversity of winds and weather." Munch blamed
witches for conjuring the storms.

　　King James tried to reach his bride and set out on his rescue mission.
However, his ships, too, were tossed in freak storms. Once united, he and Anna
had to wait out icy conditions for half a year before they could attempt a return
journey, on which they faced more "unnatural weather." By the time they arrived
in Edinburgh in May 1590, James was as convinced as Munch that witches had
created the worst weather ever to keep his queen from ascending her throne.

　　King James personally took part in the investigation, interrogations and trials
of those believed to have worked with Satan to conjure the storms. As a result,
many innocent people — most of them poor, elderly women — were arrested as

witches and, after confessing to conjuring the storms that had prevented the union of James and Anna, were burned at the stake. One of them, Agnes Sampson, was a renowned midwife and healer.

Many assume that witch hunts were caused by religious and socio-political confusion. German historian Wolfgang Behringer argues that they were born of climate confusion too. He has traced the rise of witchcraft prosecutions in the 14th century to the rise of the Little Ice Age, with criminal proceedings reaching their peak during the worst years of the climate extremes, in the decades before and after 1600.

Europe's witch hunts and trials did not disappear entirely until the 18th-century Enlightenment, which also gave rise to the notion of evidence — in both the courts and the pursuit of science.

Today, scientific evidence makes clear that Earth's current warming cannot be explained by a decrease in solar activity or other natural causes thought to have brought about the Little Ice Age. The general consensus is that human activities since the Industrial Revolution are responsible for rising global temperature because they added CO_2 and other heat-trapping gases to the atmosphere. Climate models predict that when the temperature rises, extreme weather events will increase in number. Meteorological research has found that certain tropical cyclones, along with droughts and heat waves, are substantially more likely to happen in a warming world.

Yet many American leaders reject these predictions. Those who deny them include not only several of the presidential candidates, but governors of coastal Gulf states and many others in Congress and state capitols.

Our irrational ancestors blamed innocent people for the crisis. Our irrational contemporaries pretend that people are blameless (and they insist that the scientific research on climate change is futile). The two are equally dangerous.

While we no longer burn people at the stake for extraordinary weather, we still harm the most vulnerable by denying scientific evidence with the intent to stop the understanding of global warming. A new World Bank report predicts that climate change will push more than 100 million people in the developing regions of the world back into poverty over the next 15 years. The poor will suffer the most from natural disasters and from the health impacts caused by climate change, such as famine, floods, and Dengue Fever.

What we have that King James lacked is the science to help us understand our changing climate and take action to protect all life. If we fail to act on what we know, our descendants will one day look back at us with the same head-shaking disbelief we express for King James and his imaginary witches.

(*The Japan News*, February 8, 2016, 一部改変)

$\boxed{47} \sim \boxed{52}$

① Anna of Denmark was to marry the King of Scotland and left her country on board the ship sent by her future husband.

② As the North Sea was usually very calm, it was all the more unusual that the Danish fleet came across violent storms on their way to Scotland.

③ The Danish fleet carrying the princess nearly reached the coast of Scotland twice only to be pushed back by wind and rain to Denmark.

④ Admiral Munch felt that this failure to reach Scotland was not only due to the fierce weather but also to witchcraft.

⑤ It took six months before King James and his bride were able to set off on the return journey to Scotland.

⑥ It took Anna more than a year to finally arrive in Scotland since she left her home country.

⑦ King James was convinced that it had been Satan who prevented his union with Anna and ordered for an investigation and interrogations in which he did not take part.

⑧ Agnes Sampson was one of the few women who survived the persecutions by King James's trials.

⑨ The German historian, Wolfgang Behringer insists that in addition to religious and socio-political unrest, climate confusion had also been the cause for witch hunts.

⑩ King James seemed to believe in material evidence more than confession when he gave judgement at the trials.

⑪ Behringer says that the number of witchcraft prosecutions increased with the climate extremes that occurred in the last decade of the 16th century.

⑫ Behringer points out that witchcraft in 15th century Europe had been the foundation of modern-day science.

⑬ The 18th century saw a rise in the notion of evidence, although witch hunts were still raging.

⑭ Enlightenment or the Age of Reason emphasized the notion of evidence in law and in science.

⑮ Today, scientific evidence clearly shows that the Earth's global warming is caused by a decrease in solar activity and other natural causes that had triggered the Little Ice Age.

⑯ By accepting scientific evidence, we are able to understand the cause of global warming.

⑰ We cannot say that the rise in temperature has anything to do with the frequency of natural disasters.

⑱ In America many political leaders believe that CO_2 and other heat-trapping gases were the main cause of the Little Ice Age.

⑲ In the past, our ancestors blamed innocent people for the unnatural weather. Today, we know there is nobody who is responsible for global warming.

⑳ Over the next decade, more than 100 million people will be pushed out of poverty by climate change.

㉑ The World Bank predicts that climate change will affect the people on the North Sea islands the most.

㉒ Natural disasters caused by climate change tend to do more harm to the poor than to the rich.

㉓ We lack the science that King James had in order to help us understand the changing climate.

㉔ If we do not make full use of our scientific knowledge to stop global warming, our offspring will look back at us with pride.

数　学

問題

29年度

1

(1) 座標平面上の3点 $O(0, 0)$, $A\left(\dfrac{7}{3}, 0\right)$, $B(1, 1)$ を頂点とする三角形 OAB と2点 O, B を両端とする曲線 $C : y = x^2$ $(0 \leqq x \leqq 1)$ を考える。三角形 OAB の $\angle OAB$ の2等分線と曲線 C との交点 P の x 座標を p とすれば

$$p = \frac{\boxed{アイ} + \sqrt{\boxed{ウエ}}}{\boxed{オ}}$$

である。

(2) a, b を定数とし、関数 $f(x) = x^4 + 5x^3 + ax^2 - bx + 9$ を考える。関数 $f(x)$ はすべての実数 x に対して $f(x) \geqq 0$ であり、ある異なる2つの実数 α, β に対して $f(\alpha) = f(\beta) = 0$ であるとき、

$$\alpha + \beta = \frac{\boxed{カキ}}{\boxed{ク}}, \quad \alpha\beta = \boxed{ケコ}, \quad a = \frac{\boxed{サ}}{\boxed{シ}}, \quad b = \boxed{スセ}$$

である。

2

(1) 平面上の2つのベクトル $\vec{a}=(3,4)$, $\vec{b}=(1,2)$に対して，関数$f(t)$を

$$f(t)=\frac{1}{t}\left(\frac{1}{|\vec{a}-t\vec{b}|}-\frac{1}{|\vec{a}+t\vec{b}|}\right)\quad (t は 0 と異なる実数)$$

と定める。このとき

$$\lim_{t\to 0}f(t)=\frac{\boxed{\text{アイ}}}{\boxed{\text{ウエオ}}}$$

である。

(2) 関数

$$f(x)=\int_1^x\frac{x+4t}{\sqrt{3x^4+t^4}}\,dt\quad (x>0)$$

の$x=2$における微分係数は$f'(2)=\dfrac{\boxed{\text{カ}}}{\boxed{\text{キ}}}$である。

3

O を原点とする座標平面において，放物線 $C: y = 6 - \dfrac{9}{2}x^2$ を考える。正の数 t に対して，C 上の点 $P_t\left(t,\, 6 - \dfrac{9}{2}t^2\right)$ における C の接線が x 軸，y 軸と交わる点をそれぞれ A_t，B_t とする。3 点 O，A_t，B_t を頂点とする三角形 OA_tB_t の面積を $S(t)$ とすれば

$$S(t) = \cfrac{\boxed{\text{ア}}}{\boxed{\text{イ}}}\, t^3 + \boxed{\text{ウ}}\, t + \cfrac{\boxed{\text{エ}}}{t}$$

であり，$t > 0$ の範囲で $S(t)$ のとり得る最小値を m とすれば $m = \cfrac{\boxed{\text{オカ}}}{\boxed{\text{キ}}}$ である。

4

a を正の定数とし，座標平面上の 2 つの曲線

$$C_1 : y = \sqrt{x + a} \ (x \geqq 0), \quad C_2 : y = \frac{8}{x + 1} \ (x \geqq 0)$$

を考える。

(1) 2 つの曲線 C_1，C_2 が共有点をもつような a の範囲は

$$0 < a \leqq \boxed{\text{アイ}}$$

である。

(2) $a = 1$ のとき，2 つの曲線 C_1，C_2 の共有点を P(p, q) とすれば

$$p = \boxed{\text{ウ}}, \quad q = \boxed{\text{エ}}$$

である。

(3) $a = 1$ のとき，2 つの曲線 C_1，C_2 および y 軸で囲まれた図形の面積を S とすれば

$$S = \boxed{\text{オカ}} \log 2 - \frac{\boxed{\text{キク}}}{\boxed{\text{ケ}}}$$

である。ただし，対数は自然対数とする。

5

座標平面上で，不等式

$$|x| + |y| + |x + y| \leqq 2$$

の表す領域を図示せよ。

5 の解答は，数学解答用紙Ｂに記入せよ。

物 理

問題

29年度

解答にあたっての諸注意
1. 各設問の後に，解答番号，解答形式，単位が記されているので，その解答様式にしたがって解答すること。
2. 計算に用いる数値は，解答の有効数字の桁数より1桁多くしたものとすること。
3. 各問題を解くために必要な定数を記した定数表や数表を物理の問題の最後に添付した。

第1問 次の文章を読み，下の問(問1～2)に答えよ。

薄くて均一な厚さの円板がある。図1のように，円板の中心を支点として支えると円板は水平となりつり合った。この円板の中心からの距離が a の位置に3つのおもりを固定してつり合いをとった。図2のように，おもりの位置は円板上に xy 座標を設定して表すことにする。おもり1は質量 $2.00\,\mathrm{kg}$ で x 軸上に固定した。おもり2は質量 $1.50\,\mathrm{kg}$ で y 軸上に固定した。おもり3を図2に示す座標系の第3象限の，ある位置に固定したところ，円板は水平となりつり合った。図2に示すように，おもり3の位置と原点とを結ぶ線と，x 軸の負の部分とがなす角を θ とする。

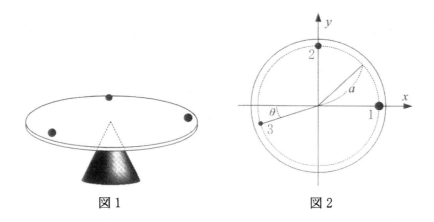

図1　　　　　　図2

問 1 　角度 θ はいくらか。最も適当なものを，次の①～⑩のうちから一つ選べ。

　　　| 1 | °

① 26.6　　② 36.9　　③ 40.8　　④ 45.0　　⑤ 49.2

⑥ 53.1　　⑦ 60.0　　⑧ 71.3　　⑨ 77.5　　⑩ 82.5

問 2 　おもり 3 の質量はいくらか。最も適当なものを，次の①～⑩のうちから一つ選べ。　| 2 | kg

① 1.25　　② 1.50　　③ 1.75　　④ 2.00　　⑤ 2.25

⑥ 2.50　　⑦ 2.75　　⑧ 3.00　　⑨ 3.25　　⑩ 3.50

第2問 次の文章を読み，下の問(**問1～2**)に答えよ。

図3のように水平面と角度30°をなすなめらかな斜面がある。この斜面と水平面の交線をx軸とするxy直交座標をこの斜面上にとり，x軸上に原点Oをとる。y軸上の水平面からの高さがhの位置から，x軸と平行に，速さv_0で物体を打ち出したところ，物体は斜面上を滑り落ちた。ここで，重力加速度をgとする。

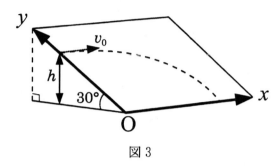

図3

問1 物体が水平面に達するまでの時間を数式で表せ。最も適当なものを，次の①～⑩のうちから一つ選べ。　3

① $\sqrt{\dfrac{h}{16g}}$　② $\sqrt{\dfrac{h}{8g}}$　③ $\sqrt{\dfrac{h}{4g}}$　④ $\sqrt{\dfrac{h}{2g}}$　⑤ $\sqrt{\dfrac{h}{g}}$

⑥ $\sqrt{\dfrac{2h}{g}}$　⑦ $\sqrt{\dfrac{4h}{g}}$　⑧ $\sqrt{\dfrac{8h}{g}}$　⑨ $\sqrt{\dfrac{16h}{g}}$　⑩ $\sqrt{\dfrac{3h}{2g}}$

問2 物体が水平面に達したときのx座標を数式で表せ。最も適当なものを，次の①～⑩のうちから一つ選べ。　4

① $v_0\sqrt{\dfrac{3h}{2g}}$　② $v_0\sqrt{\dfrac{16h}{g}}$　③ $v_0\sqrt{\dfrac{8h}{g}}$　④ $v_0\sqrt{\dfrac{4h}{g}}$

⑤ $v_0\sqrt{\dfrac{2h}{g}}$　⑥ $v_0\sqrt{\dfrac{h}{g}}$　⑦ $v_0\sqrt{\dfrac{h}{2g}}$　⑧ $v_0\sqrt{\dfrac{h}{4g}}$

⑨ $v_0\sqrt{\dfrac{h}{8g}}$　⑩ $v_0\sqrt{\dfrac{h}{16g}}$

第3問　次の文章を読み，下の問（**問1～2**）に答えよ。

　熱気球は，上部に設置された袋にバスケットをぶら下げ，袋の中の空気をガスバーナーで暖めて空気中に浮かぶ。袋の容積が $1.10 \times 10^3 \, m^3$ である熱気球について考える。袋やバスケットやガスバーナーなど，熱気球全体の質量は $150 \, kg$ である。バスケットに着衣の状態で質量 $70.0 \, kg$ の人を2人乗せる。その他，熱気球の運用のために，質量 $10.0 \, kg$ のおもりを9個バスケットにぶら下げる。ここで，袋の外側の空気の温度は $27 \, ℃$ とする。また，袋は一部分，外気とつながっており，袋の内，外の圧力はともに 1.00 気圧であるとする。また，袋の中の空気の温度は均一であるとし，水蒸気については考慮しなくてよい。

問1　袋の中の空気の温度を $127 \, ℃$ にしたとき，おもりをいくつ切り離せばこの熱気球は浮かび始めるのか。その最小個数はいくつか。最も適当なものを，次の①～⑩のうちから一つ選べ。　[　5　] 個

　① 0　　　　② 1　　　　③ 2　　　　④ 3　　　　⑤ 4
　⑥ 5　　　　⑦ 6　　　　⑧ 7　　　　⑨ 8　　　　⑩ 9

問2　おもりをすべて切り離した場合，この熱気球を浮かび上がらせるには，袋の中の空気の温度を何度にしなければならないか。最も低い温度はいくらか。最も適当なものを，次の①～⑩のうちから一つ選べ。　[　6　] ℃

　① 30　　　② 40　　　③ 50　　　④ 60　　　⑤ 70
　⑥ 80　　　⑦ 90　　　⑧ 100　　⑨ 110　　⑩ 120

第4問 次の文章を読み，下の問(**問1〜2**)に答えよ。

質量 $m = 1.00 \times 10^{-4}$ kg の2つの小球が，長さ $L = 15.0$ cm の電気を通さない軽い糸で，天井の同じ位置からつり下げられている。2つの小球に，等しい正の電気量 q [C] の電荷を与えたところ，図4のように，2本の糸が90°の角度をなして静止した。

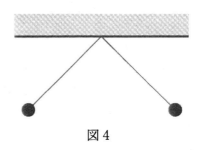

図4

問1 電気量 q はいくらか。最も適当なものを，次の①〜⑩のうちから一つ選べ。 7 C

① 2.1×10^{-9} ② 3.8×10^{-9} ③ 5.2×10^{-9} ④ 7.0×10^{-9}
⑤ 9.1×10^{-9} ⑥ 2.1×10^{-8} ⑦ 3.8×10^{-8} ⑧ 5.2×10^{-8}
⑨ 7.0×10^{-8} ⑩ 9.2×10^{-8}

問2 糸の張力 T はいくらか。最も適当なものを，次の①〜⑩のうちから一つ選べ。 8 N

① 1.38×10^{-2} ② 9.8×10^{-3} ③ 6.9×10^{-3} ④ 4.9×10^{-3}
⑤ 2.5×10^{-3} ⑥ 1.38×10^{-3} ⑦ 9.8×10^{-4} ⑧ 6.9×10^{-4}
⑨ 4.9×10^{-4} ⑩ 2.5×10^{-4}

第5問 次の文章を読み，下の問(問1～2)に答えよ。

極板の面積 S，極板間の距離 d，電気容量 C_0 の平行平板コンデンサーと電圧 V の電池とスイッチを用いて図5のような回路をつくった。スイッチを閉じ，十分時間がたった後，図6のように，コンデンサーの極板間に面積 S，厚さ $\frac{2}{3}d$，比誘電率 3.0 の誘電体の板を平行に挿入した。

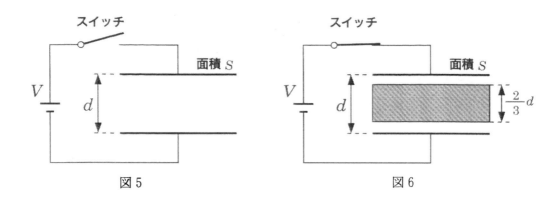

図5　　　　　　　　　　図6

問1 誘電体の板を挿入した後，コンデンサーの電気容量は C_0 の何倍になったか。最も適当なものを，次の①～⑩のうちから一つ選べ。　9　倍

① 1.4　② 1.6　③ 1.8　④ 2.0　⑤ 2.2
⑥ 2.4　⑦ 2.6　⑧ 2.8　⑨ 3.0　⑩ 3.2

問2 スイッチを開いて電池をコンデンサーから切り離した後，誘電体の板をコンデンサーから引き抜いた。コンデンサーに蓄えられたエネルギーは，誘電体の板を入れる直前の何倍になったか。最も適当なものを，次の①～⑩のうちから一つ選べ。　10　倍

① 1.4　② 1.6　③ 1.8　④ 2.0　⑤ 2.2
⑥ 2.4　⑦ 2.6　⑧ 2.8　⑨ 3.0　⑩ 3.2

第6問 次の文章を読み，下の問（**問1 ～ 3**）に答えよ。

　　ピストンで容積を変化させることのできるシリンダー内に閉じ込められた 1.00 mol の単原子分子の理想気体について考える。最初，シリンダー内の気体の温度は 300 K，圧力は 1.00×10^5 Pa であった。次に，ピストンを固定し，シリンダー内の気体に熱を加えたところ，シリンダー内の圧力は最初の状態の 2 倍になった。その後ピストンを急激に動かし，シリンダー内の気体の体積を大きくしたところ，シリンダー内の気体の圧力は p_2，体積は V_2 となり，温度は 300 K になった。その後，ゆっくりとピストンを動かしシリンダー内の気体の体積を最初の状態まで戻したところ温度，圧力ともに最初の状態と同じになった。ただし，単原子分子の理想気体の比熱比 γ を $\dfrac{5}{3}$ とする。

問1 最初の状態のシリンダー内の気体の体積はいくらか。最も適当なものを，次の①～⑩のうちから一つ選べ。　$\boxed{11} \times 10^{-2}\,\mathrm{m}^3$

① 1.12　② 1.25　③ 2.24　④ 2.49　⑤ 3.00
⑥ 3.25　⑦ 4.48　⑧ 4.99　⑨ 6.22　⑩ 7.30

問2 体積 V_2 はいくらか。最も適当なものを，次の①～⑩のうちから一つ選べ。
$\boxed{12} \times 10^{-2}\,\mathrm{m}^3$

① 2.24　② 2.85　③ 3.77　④ 4.69　⑤ 5.36
⑥ 6.02　⑦ 7.05　⑧ 8.24　⑨ 9.73　⑩ 10.22

問3 圧力 p_2 はいくらか。最も適当なものを，次の①～⑩のうちから一つ選べ。
$\boxed{13} \times 10^4\,\mathrm{Pa}$

① 1.00　② 1.82　③ 2.74　④ 3.56　⑤ 4.18
⑥ 5.30　⑦ 6.42　⑧ 7.24　⑨ 8.96　⑩ 10.00

第 7 問 次の文章を読み，下の問 (**問 1 ～ 2**) に答えよ。

図7のように，球面半径 R [m] の平凸レンズを平面ガラスの上にのせ，上から平面に垂直に波長 5.00×10^{-7} m の単色光を当てた。このとき反射光を上から観測すると，レンズとガラス板との接点 A を中心とする同心円状の明暗の縞模様が見えた。ここで，中心部分の暗い円とその外側の明環とをそれぞれ 1 番目とする。

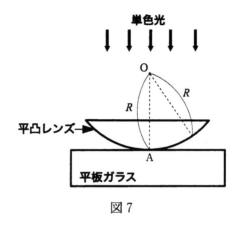

図 7

問 1 内側から数えて 5 番目の暗環の半径が 4.00×10^{-3} m であった。このレンズの球面の半径 R はいくらか。最も適当なものを，次の ① ～ ⑩ のうちから一つ選べ。 14 m

① 0.50 ② 1.00 ③ 2.0 ④ 3.0 ⑤ 4.0
⑥ 5.0 ⑦ 6.0 ⑧ 7.0 ⑨ 8.0 ⑩ 9.0

問2 平凸レンズと平板ガラスの間を液体で満たしたところ，内側から数えて5番目の暗環の半径が 3.65×10^{-3} m となった。この液体の，空気に対する屈折率はいくらか。最も適当なものを，次の①～⑩のうちから一つ選べ。

15

① 1.05   ② 1.10   ③ 1.15   ④ 1.20   ⑤ 1.25

⑥ 1.30   ⑦ 1.35   ⑧ 1.40   ⑨ 1.45   ⑩ 1.50

東京医科大学 29年度 (30)

第8問 次の文章を読み，下の問(問1～3)に答えよ。

ウラン235の原子核に中性子が衝突し，次式で表される核分裂反応が起こった。

$$^{235}_{92}U + ^{1}_{0}n \longrightarrow ^{141}_{56}Ba + ^{92}_{36}Kr + 3^{1}_{0}n \qquad (1)$$

ただし，$^{235}_{92}U$，$^{141}_{56}Ba$，$^{92}_{36}Kr$，$^{1}_{0}n$ の質量をそれぞれ，235.0439 u，140.9139 u，91.8973 u，1.0087 u とする。

問1 (1)式で表される核分裂反応で発生するエネルギーは，$^{235}_{92}U$ の原子核1個あたりいくらか。最も適当なものを，次の①～⑩のうちから一つ選べ。

$\boxed{16} \times 10^{-11}$ J

① 1.39　② 1.56　③ 1.89　④ 2.57　⑤ 3.22

⑥ 3.85　⑦ 4.99　⑧ 6.02　⑨ 7.85　⑩ 9.02

問2 問1の結果を MeV で表すといくらか。最も適当なものを，次の①～⑩のうちから一つ選べ。 $\boxed{17}$ MeV

① 564　② 503　③ 423　④ 376　⑤ 312

⑥ 260　⑦ 201　⑧ 161　⑨ 118　⑩ 98

問3 100 g のウラン235が(1)式で表される核反応で核分裂を起こした。発生するエネルギーはいくらか。最も適当なものを，次の①～⑩のうちから一つ選べ。

$\boxed{18}$ J

① 8.25×10^{12}　② 7.12×10^{12}　③ 5.23×10^{12}　④ 4.56×10^{12}

⑤ 3.43×10^{12}　⑥ 2.08×10^{12}　⑦ 1.24×10^{11}　⑧ 8.22×10^{11}

⑨ 6.75×10^{11}　⑩ 4.93×10^{11}

東京医科大学 29年度 (31)

物理定数表

名　称	記　号	数　値	単　位
標準重力加速度	g	9.80665	m/s^2
万有引力定数	G	6.673×10^{-11}	$N \cdot m^2/kg^2$
絶対零度		-273.15	℃
熱の仕事当量	J	4.186	J/cal
気体定数	R	8.314	$J/(mol \cdot K)$
標準大気圧(1気圧)	1 atm	1.01325×10^5	Pa
定積モル比熱	$C_V = 3R/2$	12.5	$J/(mol \cdot K)$
定圧モル比熱	$C_P = 5R/2$	20.8	$J/(mol \cdot K)$
乾燥空気中の音の速さ(0℃)	V	331.5	m/s
乾燥空気の密度(0℃)	ρ	1.293	kg/m^3
真空中の光の速さ	c	2.99792458×10^8	m/s
真空中のクーロンの法則の定数	k_0	8.988×10^9	$N \cdot m^2/C^2$
真空の誘電率	ε_0	8.854×10^{-12}	F/m
真空の透磁率	μ_0	1.257×10^{-6}	N/A^2 または H/m
電子の質量	m_e	9.109×10^{-31}	kg
電気素量	e	1.602×10^{-19}	C
電子の比電荷	e/m_e	1.759×10^{11}	C/kg
陽子の質量	m_p	1.673×10^{-27}	kg
中性子の質量	m_n	1.675×10^{-27}	kg
アボガドロ定数	N_A	6.022×10^{23}	mol^{-1}
プランク定数	h	6.626×10^{-34}	J・s
統一原子質量単位	1 u	1.661×10^{-27}	kg

三角関数表

角		正弦	余弦	正接	角		正弦	余弦	正接
度	ラジアン				度	ラジアン			
[°]	[rad]	sin	cos	tan	[°]	[rad]	sin	cos	tan
0	0.0000	0.0000	1.0000	0.0000	45	0.7854	0.7071	0.7071	1.0000
1	0.0175	0.0175	0.9998	0.0175	46	0.8029	0.7193	0.6947	1.0355
2	0.0349	0.0349	0.9994	0.0349	47	0.8203	0.7314	0.6820	1.0724
3	0.0524	0.0523	0.9986	0.0524	48	0.8378	0.7431	0.6691	1.1106
4	0.0698	0.0698	0.9976	0.0699	49	0.8552	0.7547	0.6561	1.1504
5	0.0873	0.0872	0.9962	0.0875	50	0.8727	0.7660	0.6428	1.1918
6	0.1047	0.1045	0.9945	0.1051	51	0.8901	0.7771	0.6293	1.2349
7	0.1222	0.1219	0.9925	0.1228	52	0.9076	0.7880	0.6157	1.2799
8	0.1396	0.1392	0.9903	0.1405	53	0.9250	0.7986	0.6018	1.3270
9	0.1571	0.1564	0.9877	0.1584	54	0.9425	0.8090	0.5878	1.3764
10	0.1745	0.1736	0.9848	0.1763	55	0.9599	0.8192	0.5736	1.4281
11	0.1920	0.1908	0.9816	0.1944	56	0.9774	0.8290	0.5592	1.4826
12	0.2094	0.2079	0.9781	0.2126	57	0.9948	0.8387	0.5446	1.5399
13	0.2269	0.2250	0.9744	0.2309	58	1.0123	0.8480	0.5299	1.6003
14	0.2443	0.2419	0.9703	0.2493	59	1.0297	0.8572	0.5150	1.6643
15	0.2618	0.2588	0.9659	0.2679	60	1.0472	0.8660	0.5000	1.7321
16	0.2793	0.2756	0.9613	0.2867	61	1.0647	0.8746	0.4848	1.8040
17	0.2967	0.2924	0.9563	0.3057	62	1.0821	0.8829	0.4695	1.8807
18	0.3142	0.3090	0.9511	0.3249	63	1.0996	0.8910	0.4540	1.9626
19	0.3316	0.3256	0.9455	0.3443	64	1.1170	0.8988	0.4384	2.0503
20	0.3491	0.3420	0.9397	0.3640	65	1.1345	0.9063	0.4226	2.1445
21	0.3665	0.3584	0.9336	0.3839	66	1.1519	0.9135	0.4067	2.2460
22	0.3840	0.3746	0.9272	0.4040	67	1.1694	0.9205	0.3907	2.3559
23	0.4014	0.3907	0.9205	0.4245	68	1.1868	0.9272	0.3746	2.4751
24	0.4189	0.4067	0.9135	0.4452	69	1.2043	0.9336	0.3584	2.6051
25	0.4363	0.4226	0.9063	0.4663	70	1.2217	0.9397	0.3420	2.7475
26	0.4538	0.4384	0.8988	0.4877	71	1.2392	0.9455	0.3256	2.9042
27	0.4712	0.4540	0.8910	0.5095	72	1.2566	0.9511	0.3090	3.0777
28	0.4887	0.4695	0.8829	0.5317	73	1.2741	0.9563	0.2924	3.2709
29	0.5061	0.4848	0.8746	0.5543	74	1.2915	0.9613	0.2756	3.4874
30	0.5236	0.5000	0.8660	0.5774	75	1.3090	0.9659	0.2588	3.7321
31	0.5411	0.5150	0.8572	0.6009	76	1.3265	0.9703	0.2419	4.0108
32	0.5585	0.5299	0.8480	0.6249	77	1.3439	0.9744	0.2250	4.3315
33	0.5760	0.5446	0.8387	0.6494	78	1.3614	0.9781	0.2079	4.7046
34	0.5934	0.5592	0.8290	0.6745	79	1.3788	0.9816	0.1908	5.1446
35	0.6109	0.5736	0.8192	0.7002	80	1.3963	0.9848	0.1736	5.6713
36	0.6283	0.5878	0.8090	0.7265	81	1.4137	0.9877	0.1564	6.3138
37	0.6458	0.6018	0.7986	0.7536	82	1.4312	0.9903	0.1392	7.1154
38	0.6632	0.6157	0.7880	0.7813	83	1.4486	0.9925	0.1219	8.1443
39	0.6807	0.6293	0.7771	0.8098	84	1.4661	0.9945	0.1045	9.5144
40	0.6981	0.6428	0.7660	0.8391	85	1.4835	0.9962	0.0872	11.4301
41	0.7156	0.6561	0.7547	0.8693	86	1.5010	0.9976	0.0698	14.3007
42	0.7330	0.6691	0.7431	0.9004	87	1.5184	0.9986	0.0523	19.0811
43	0.7505	0.6820	0.7314	0.9325	88	1.5359	0.9994	0.0349	28.6363
44	0.7679	0.6947	0.7193	0.9657	89	1.5533	0.9998	0.0175	57.2900
45	0.7854	0.7071	0.7071	1.0000	90	1.5708	1.0000	0.0000	

化 学

問題

29年度

（注意）　問題文中に指定がない場合，解答にあたって必要ならば，次の数値を用いよ。

原子量：$H = 1.0$, $C = 12$, $N = 14$, $O = 16$, $Na = 23$, $S = 32$,
　　　　$Cl = 35.5$, $K = 39$, $Ca = 40$, $Cr = 52$, $Mn = 55$, $I = 127$

標準状態における気体 1 mol の体積：22.4 L

0 ℃の絶対温度：$T = 273.0$ K

気体定数：$R = 8.31 \times 10^3$ Pa·L/(K·mol)

第1問　次の問 1 ～ 5 の各群の①～⑤の中には，正しい文が一つあるか，一つもないかのいずれかである。正しい文がある場合はその文の記号（①～⑤）を選べ。なお，①～⑤の全てに誤りが含まれる場合は⑥を選べ。

問 1 ☐ 1 ☐

①　ある溶液の濃度を質量モル濃度とモル濃度の二通りで表すとき，質量モル濃度で表す方が，数値は常に大きくなる。

②　塩化ナトリウム NaCl 1モルの質量は58.5 g なので，質量モル濃度 1.00 mol/kg の塩化ナトリウム水溶液を得るには，水941.5 g に塩化ナトリウムを58.5 g 溶解させれば良い。

③　質量モル濃度 4.00 mol/kg の塩化ナトリウム水溶液の濃度を質量パーセント濃度で表すと，23.4 % である。

④　質量モル濃度 2.00 mol/L の塩化ナトリウム水溶液 1.00 L と 3.00 mol/L の塩化カリウム水溶液 1.00 L とを混合し，これを水で薄めて 5.00 L とした水溶液中の塩化物イオンのモル濃度は，1.00 mol/L である。

⑤　塩化ナトリウム 58.5 g にはイオンが 1 モル含まれている。

⑥　（①～⑤の全てに誤りが含まれている。）

問 2 [2]

① 体心立方格子と六方最密充填は，同じ大きさの球を最も密に詰め込んだ構造で，最密構造ともいわれる。

② 水酸化カリウムの固体を湿った空気中に放置すると，水蒸気を吸収し，吸収した水に溶ける。この現象を風解という。

③ 塩化ナトリウムの飽和水溶液にアンモニアを吸収させた後，二酸化炭素を吹き込むと，炭酸ナトリウムが析出する。

④ 石灰水に二酸化炭素を通じると，白色沈殿が生成する。しかし，さらに二酸化炭素を通じ続けると，やがて沈殿は溶解する。

⑤ 亜鉛をめっきした鋼板をトタンという。亜鉛は鉄より酸化されにくいため，トタンは亜鉛めっきしない鋼板に比べ，さびにくい。

⑥ (①～⑤の全てに誤りが含まれている。)

問 3 [3]

① 過マンガン酸カリウム $KMnO_4$，クロム酸ナトリウム Na_2CrO_4，ヨウ素酸ナトリウム $NaIO_3$ のいずれかを酸化剤として硫化物イオン S^{2-} 1 mol を単体の硫黄 1 mol に酸化する反応において，マンガンはマンガン(Ⅱ)イオン，クロムはクロム(Ⅲ)イオン，ヨウ素はヨウ化物イオンにそれぞれ還元され，他の元素は還元されないものとする。このとき，この反応を過不足なく完結させるために理論的に必要な質量が最も小さい酸化剤は過マンガン酸カリウムで，最も大きいのはヨウ素酸ナトリウムである。

② 硫酸銅(Ⅱ)水溶液に鉄板を浸すと，鉄板の表面に単体の銅が析出するが，硫酸亜鉛(Ⅱ)水溶液に鉄板を浸しても，鉄板の表面には単体の亜鉛は析出しない。

③ 塩化ナトリウムの飽和水溶液を電気分解すると，陽極では塩化物イオンが酸化されて単体の塩素が発生し，陰極ではナトリウムイオンが還元され，単体のナトリウムが析出する。

④ 温度が高いほど平衡定数の値が大きくなる反応は，発熱反応である。

⑤ 分子式 C_6H_{10} で表される有機化合物は，C＝C 結合を二つもつか，または三重結合を一つもつかのいずれかである。

⑥ (①～⑤の全てに誤りが含まれている。)

問 4 　4

① 　塩化バリウムは，水に溶けず酸とも反応しない安定な物質で，X線造影剤などに使われる。

② 　単体の亜鉛は水酸化ナトリウム水溶液に溶ける。このとき，単体の水素が発生する。

③ 　硫化水素には還元力がある。鉛（Ⅱ）イオンを含む水溶液に硫化水素を通じると，酸化還元反応が起こり，黒色沈殿が生じる。

④ 　塩化カリウム水溶液に単体のヨウ素を加えると，酸化還元反応が起こり，単体の塩素が生成する。

⑤ 　一酸化窒素 NO を水と反応させると，硝酸 HNO_3 と二酸化窒素 NO_2 とが 2：1 の物質量比で生成する。

⑥ 　（①～⑤の全てに誤りが含まれている。）

問 5 　5

① 　プロペン（プロピレン）をオゾン分解して得られる生成物に，単体のヨウ素と水酸化ナトリウム水溶液を加えて反応させると，ヨードホルムの黄色沈殿が生成する。

② 　フマル酸を加熱すると，水分子が1個とれて，無水マレイン酸となる。

③ 　油脂 100g をけん化するのに必要な水酸化カリウムの質量（単位：g）の数値をけん化価という。けん化価は，油脂の分子量の目安となる。

④ 　アルキルベンゼンスルホン酸ナトリウムは泡立ちの良い合成洗剤の主成分として用いられるが，カルシウムイオンやマグネシウムイオンを多く含む硬水中では水に溶けにくい塩を形成するために，泡立ちが悪くなる。

⑤ 　ベンゼンの水素1個をヒドロキシ基で置換すると，単体の臭素による置換反応がベンゼンに比べて起こりやすくなり，ベンゼン環の炭素に結合した水素を全て臭素に置き換えることができる。

⑥ 　（①～⑤の全てに誤りが含まれている。）

第2問 イオンに関する以下の文を読み，次の問い(**問1～4**)に答えよ。

　クロム酸カリウム K_2CrO_4，クロム酸バリウム $BaCrO_4$ およびクロム酸ナトリウム Na_2CrO_4 はいずれも黄色の固体で，これらを水やアンモニア水に溶かして得られる水溶液も黄色である。一方，硫酸カリウム K_2SO_4，硫酸ナトリウム Na_2SO_4 および塩化バリウム $BaCl_2$ はいずれも白色の固体で，水溶液はいずれも無色である。このことから，上記の物質に含まれるイオンのうち，クロム酸イオンが黄色で，その他のイオンは全て無色であることがわかる。

　過マンガン酸カリウム $KMnO_4$ は深紫色の固体で，その水溶液は紫色である。一方，硫酸銅(Ⅱ)五水和物 $CuSO_4 \cdot 5H_2O$ は青色の固体で，その水溶液は淡青色である。また，クロム酸銅 $CuCrO_4$ は黄土色の固体で，その水溶液は緑色である。

　ところで，単体のヨウ素 I_2 をヨウ化カリウム KI 水溶液に溶解させると，下式の反応により，褐色の三ヨウ化物イオン I_3^- を含む水溶液が得られる。

$$I_2 + I^- \rightleftharpoons I_3^-$$

　図1のように，0.01 mol/L の水酸化ナトリウム水溶液でぬれた細長いろ紙の中央に，フェノールフタレイン粉末を少量のせ，ろ紙の両側から電圧を加えると，ピンク色の物質が陽極側へ移動する。このことから，ピンク色の物質がイオンであることがわかる。

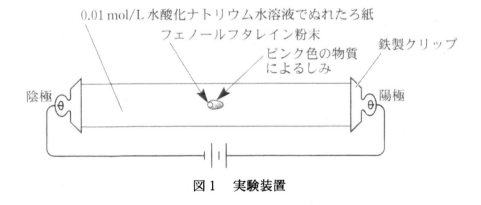

図1　実験装置

では，次の**ア～エ**の実験を行うと，結果はどうなるだろうか。

なお，この実験は，適当な電解質水溶液でぬらしたろ紙の両側から加えた電圧により，水溶液に溶け出した試料に含まれるイオンが陽極および陰極のどちら側へ移動するかを調べる実験であり，この実験では物質に電気エネルギーを加えることによって起こる酸化還元反応は無視する。

ア 図１の装置で，水酸化ナトリウム水溶液の代わりに薄い硫酸ナトリウム水溶液でぬれたろ紙を用い，ろ紙の中央に過マンガン酸カリウムの小さい結晶をのせ，ろ紙の両側から電圧を加える。

イ アの実験で，過マンガン酸カリウムの代わりに三ヨウ化物イオンを含む褐色の水溶液を少量，ろ紙の中央にしみ込ませ，ろ紙の両側から電圧を加える。

ウ アの実験で，過マンガン酸カリウムの代わりにクロム酸銅を用いる。

エ ウの実験を，硫酸ナトリウム水溶液の代わりにアンモニア水でぬれたろ紙を用いて行う。

問 1 実験アの結果を示す文として最も適切なものを，次の①～⑪のうちから選べ。

$$\boxed{\ \ 6\ \ }$$

① 紫色の物質が陽極側へ移動する。

② 淡青色の物質が陽極側へ移動する。

③ 黄色い物質が陽極側へ移動する。

④ 紫色の物質が陰極側へ移動する。

⑤ 淡青色の物質が陰極側へ移動する。

⑥ 黄色い物質が陰極側へ移動する。

⑦ 褐色の物質が陰極側へ移動する。

⑧ 紫色の物質が均等に広がる（電極の影響を受けずに徐々に拡散する）。

⑨ 淡青色の物質が均等に広がる（電極の影響を受けずに徐々に拡散する）。

⑩ 黄色い物質が均等に広がる（電極の影響を受けずに徐々に拡散する）。

⑪ 褐色の物質が均等に広がる（電極の影響を受けずに徐々に拡散する）。

問 2 実験イの結果を示す文として最も適切なものを，次の①〜⑪のうちから選べ。

⬜ 7

① 淡青色の物質が陽極側へ移動する。

② 深青色の物質が陽極側へ移動する。

③ 褐色の物質が陽極側へ移動する。

④ 淡青色の物質が陰極側へ移動する。

⑤ 深青色の物質が陰極側へ移動する。

⑥ 褐色の物質が陰極側へ移動する。

⑦ 緑色の物質が陰極側へ移動する。

⑧ 紫色の物質が均等に広がる（電極の影響を受けずに徐々に拡散する）。

⑨ 淡青色の物質が均等に広がる（電極の影響を受けずに徐々に拡散する）。

⑩ 深青色の物質が均等に広がる（電極の影響を受けずに徐々に拡散する）。

⑪ 褐色の物質が均等に広がる（電極の影響を受けずに徐々に拡散する）。

問 3 実験ウの結果を示す文として最も適切なものを，次の①〜⑪のうちから選べ。

⬜ 8

① 淡青色の物質が陽極側へ移動し，黄色い物質が陰極側へ移動する。

② 深青色の物質が陽極側へ移動し，黄色い物質が陰極側へ移動する。

③ 淡青色の物質が陽極側へ移動し，紫色の物質が陰極側へ移動する。

④ 深青色の物質が陽極側へ移動し，紫色の物質が陰極側へ移動する。

⑤ 黄色い物質が陽極側へ移動し，淡青色の物質が陰極側へ移動する。

⑥ 黄色い物質が陽極側へ移動し，深青色の物質が陰極側へ移動する。

⑦ 紫色の物質が陽極側へ移動し，淡青色の物質が陰極側へ移動する。

⑧ 紫色の物質が陽極側へ移動し，深青色の物質が陰極側へ移動する。

⑨ 淡青色の物質が均等に広がる（電極の影響を受けずに徐々に拡散する）。

⑩ 深青色の物質が均等に広がる（電極の影響を受けずに徐々に拡散する）。

⑪ 緑色の物質が均等に広がる（電極の影響を受けずに徐々に拡散する）。

問 4 実験エの結果を示す文として最も適切なものを，次の①〜⑪のうちから選べ。

9

① 淡青色の物質が陽極側へ移動し，黄色い物質が陰極側へ移動する。

② 深青色の物質が陽極側へ移動し，黄色い物質が陰極側へ移動する。

③ 淡青色の物質が陽極側へ移動し，紫色の物質が陰極側へ移動する。

④ 深青色の物質が陽極側へ移動し，紫色の物質が陰極側へ移動する。

⑤ 黄色い物質が陽極側へ移動し，淡青色の物質が陰極側へ移動する。

⑥ 黄色い物質が陽極側へ移動し，深青色の物質が陰極側へ移動する。

⑦ 紫色の物質が陽極側へ移動し，淡青色の物質が陰極側へ移動する。

⑧ 紫色の物質が陽極側へ移動し，深青色の物質が陰極側へ移動する。

⑨ 黄色い物質が均等に広がる(電極の影響を受けずに徐々に拡散する)。

⑩ 深青色の物質が均等に広がる(電極の影響を受けずに徐々に拡散する)。

⑪ 緑色の物質が均等に広がる(電極の影響を受けずに徐々に拡散する)。

第3問 四酸化二窒素 N_2O_4 と二酸化窒素 NO_2 に関する以下の文を読み，問い（問1～5）に答えよ。

容積を調節できる密閉容器に純粋な N_2O_4 を 46.0 g 入れて 57.0 ℃ に保ったところ，N_2O_4 の 50 % が解離して NO_2 となり，下式で示される平衡状態に達した。この時，容器内の全圧は 1.03×10^5 Pa であった。

なお，容器内には気体以外の物質は存在しないものとする。

$$N_2O_4(気) \rightleftharpoons 2NO_2(気)$$

問1 上述の平衡状態における二酸化窒素の物質量は何 mol か。最も適切な数値を，次の①～⑪のうちから選べ。

　　　　　10　mol

① 2.0×10^{-1}　② 2.5×10^{-1}　③ 5.0×10^{-1}　④ 1.0
⑤ 2.0　⑥ 2.5　⑦ 4.6　⑧ 5.0
⑨ 11.5　⑩ 23.0　⑪ 46.0

問2 この反応の圧平衡定数は何 Pa か。最も適切な数値を，次の①～⑪のうちから選べ。

　　　　　11　Pa

① 7.50×10^{-6}　② 1.00×10^{-5}　③ 1.37×10^{-5}　④ 7.50×10^{-1}
⑤ 1.00　⑥ 1.37　⑦ 7.50　⑧ 13.7
⑨ 7.50×10^4　⑩ 1.00×10^5　⑪ 1.37×10^5

問 3　温度を変化させずに密閉容器の容積を変化させたところ，平衡に達した時の気体の物質量は，合計 8.00×10^{-1} mol となった。このときの N_2O_4 の物質量は何 mol か。最も適切な数値を，次の ①～⑪ のうちから選べ。

　　　　　　　　　　 12 　 mol

① 1.0×10^{-2}　② 2.0×10^{-2}　③ 4.0×10^{-2}　④ 5.0×10^{-2}
⑤ 8.0×10^{-2}　⑥ 2.0×10^{-1}　⑦ 4.0×10^{-1}　⑧ 5.0×10^{-1}
⑨ 8.0×10^{-1}　⑩ 1.6　⑪ 3.2

問 4　問 3 のときの密閉容器の容積は何 L か。最も適切な数値を，次の ①～⑪ のうちから選べ。

　　　　　　　　　　 13 　 L

① 2.24×10^{-1}　② 1.00　③ 2.24　④ 8.99
⑤ 14.8　⑥ 20.0　⑦ 22.4　⑧ 27.0
⑨ 30.0　⑩ 36.0　⑪ 44.8

問 5　問 3 のときの気体の平均分子量はいくらか。最も適切な数値を，次の ①～⑪ のうちから選べ。

　　　　　　　　　　 14

① 14.0　② 22.5　③ 30.0　④ 37.5　⑤ 46.0
⑥ 52.5　⑦ 57.5　⑧ 60.0　⑨ 80.5　⑩ 92.0
⑪ 161.0

第4問 高温にすることが可能な棚Aのある密閉容器に活栓をはさんで注射器を接続した，図2の実験装置を用い，以下の**ア〜ウ**の各実験をそれぞれ行った。これらの実験に関する問い（**問1〜7**）に答えよ。ただし，固体と液体の体積および密閉容器と注射器との接続部分の容積は，無視できるほど小さいものとする。また，気体は全て，液体には全く溶解せず，実験装置内から漏れることもなく，理想気体として振る舞うものとする。なお，体積や圧力を測定するときには，水蒸気圧は0になっているものとする。

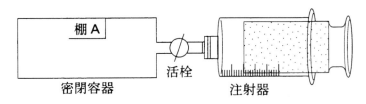

図2 実験装置

ア 水酸化カリウム KOH 粉末を 5.68 g 入れた密閉容器が 27.0 ℃，1.01×10^5 Pa の窒素 N_2 4.000 L で満たされている。また，注射器には，同温同圧の二酸化炭素 CO_2 と窒素からなる混合気体が 0.784 L 入っている。活栓を開き，容器内の気体が均一となるように注射器を操作し，完全に反応させると，元の温度と圧力で注射器の目盛りが 304 mL 減少したところで体積変化が停止した。

イ 棚A上に塩化ナトリウム NaCl を載せた密閉容器の底に，濃硫酸を 100 mL 入れた。活栓は開いており，実験装置内は 27.0 ℃，1.01×10^5 Pa の窒素 4.00 L で満たされている。この実験装置を傾けると，塩化ナトリウムが 5.85 g，濃硫酸の中に落下し，反応した。実験装置を加熱し，反応を完結させた後，放冷したところ，実験装置内の温度と圧力は，塩化ナトリウムを落下させる前と等しくなった。

ウ 棚A上にグルコース $C_6H_{12}O_6$ を 2.82 g 載せた密閉容器の底に，水酸化カリウム粉末を 78.9 g 入れた。活栓は開いており，実験装置内は 27.0 ℃，1.01×10^5 Pa の酸素 7.89 L で満たされている。棚Aを高温に保ち，グルコースを全て完全燃焼させた。実験装置内では，反応し得る物質が全て反応し終えた時，気体は1種類だけとなり，その温度と圧力は 57.0 ℃，1.01×10^5 Pa であった。

問 1　実験**ア**において，体積変化が停止した時，密閉容器内の固体と液体の質量は合計何 g か。最も適切な数値を，次の①～⑪のうちから選べ。ただし，この実験における生成物は固体または液体のみであり，気体は全く生成しなかったものとする。

｜ 15 ｜ g

① 0.54　　② 0.86　　③ 4.82　　④ 5.68　　⑤ 6.22

⑥ 6.54　　⑦ 7.22　　⑧ 11.10　　⑨ 11.65　　⑩ 13.24

⑪ 21.08

問 2　問 1 の時点における実験装置内の気体の物質量は何 mol か。最も適切な数値を，次の①～⑪から選べ。

｜ 16 ｜ mol

① 1.23×10^{-2}　　② 1.36×10^{-2}　　③ 1.95×10^{-2}　　④ 2.14×10^{-2}

⑤ 3.18×10^{-2}　　⑥ 3.50×10^{-2}　　⑦ 1.82×10^{-1}　　⑧ 2.00×10^{-1}

⑨ 2.14×10^{-1}　　⑩ 2.00　　⑪ 2.14

問 3　実験**イ**において，発生する気体は何か。最も適切なものを，次の①～⑪のうちから選べ。

｜ 17 ｜

① アンモニア　　② 塩化水素　　③ 塩　素　　④ 酸　素

⑤ 水　素　　⑥ 窒　素　　⑦ 二酸化硫黄　　⑧ 二酸化炭素

⑨ 二酸化窒素　　⑩ 硫化水素　　⑪ 硫酸水素ナトリウム

問 4　実験**イ**において，実験の前後における気体の体積の差は何 L か。最も適切な値を，次の①～⑪から選べ。

｜ 18 ｜ L

① 0.00　　② 1.12　　③ 1.23　　④ 2.24　　⑤ 2.47

⑥ 2.88　　⑦ 3.12　　⑧ 4.00　　⑨ 5.12　　⑩ 5.23

⑪ 6.47

東京医科大学 29年度 (44)

問5 実験イにおいて，反応終了後の実験装置内の気体の質量は合計何 g か。最
も適切な数値を，次の①～⑪のうちから選べ。

$$\boxed{19}\ \text{g}$$

① 2.27 ② 3.55 ③ 3.65 ④ 4.54 ⑤ 6.82

⑥ 6.92 ⑦ 7.10 ⑧ 8.09 ⑨ 8.19 ⑩ 9.37

⑪ 11.64

問6 実験ウの反応終了時における，実験装置内の気体は何か。最も適切なもの
を，次の①～⑪のうちから選べ。

$$\boxed{20}$$

① アンモニア ② 塩化水素 ③ 塩 素 ④ 酸 素

⑤ 水 素 ⑥ 窒 素 ⑦ 二酸化硫黄 ⑧ 二酸化炭素

⑨ 水 ⑩ 硫化水素 ⑪ 硫酸水素ナトリウム

問7 実験ウにおいて，反応終了時の実験装置内の気体の体積は，反応開始前と比
べてどのように変化したか。最も適切なものを，次の①～⑪から選べ。

$$\boxed{21}$$

① 2.82 L 減少した ② 2.11 L 減少した ③ 1.75 L 減少した

④ 1.67 L 減少した ⑤ 0.32 L 減少した ⑥ 0.29 L 減少した

⑦ 変化しなかった ⑧ 0.10 L 増加した ⑨ 0.29 L 増加した

⑩ 1.75 L 増加した ⑪ 4.93 L 増加した

東京医科大学　29年度　(45)

第5問　次の6種類の有機化合物の性質に関する説明と有機化合物の分離実験およびその結果を述べた文を読み，問い(**問1～10**)に答えよ。

アニリン C_6H_7N, 安息香酸 $C_7H_6O_2$, グルコース $C_6H_{12}O_6$, m-クレゾール C_7H_8O, ニトロベンゼン $C_6H_5NO_2$ およびベンゼンスルホン酸カリウム $C_6H_5KO_3S$ の6種類の有機化合物の性質(以下の実験を行う温度における各物質の純粋なときの状態と密度および水とジエチルエーテル(以下エーテルと略記する)に対する溶け易さ)を下表に示す。

表　6種類の有機化合物の性質

有機化合物名	純物質の状態	密　度 (g/cm^3)	水に対する溶け易さ	エーテルに対する溶け易さ
アニリン	液　体	1.0	難溶性	よく溶ける
安息香酸	固　体	1.3	難溶性	よく溶ける
グルコース	固　体	1.5	よく溶ける	難溶性
m-クレゾール	液　体	1.0	難溶性	よく溶ける
ニトロベンゼン	液　体	1.2	難溶性	よく溶ける
ベンゼンスルホン酸カリウム	固　体	1.1	よく溶ける	難溶性

実　験

図3に示す流れに従って，a～gの順に分離実験を進めた。

a　上記6種類の有機化合物をそれぞれ，よく溶ける方の溶媒に完全に溶解させ，質量パーセント濃度の等しい溶液を6種類調製した。

b　aで調製した6種類の溶液のうち，水溶液同士，エーテル溶液同士を，別々の容器内でそれぞれ同体積ずつ均一に混合し，混合水溶液と混合エーテル溶液を調製した。また，空の清浄な試験管ア～サを用意した。

c　bで調製した2種類の混合溶液のうち，溶質の種類が少ない方(混合溶液Ⅰ)を試験管アに適量入れた。試験管イには他方の混合溶液(混合溶液Ⅱ)を適量入れた。

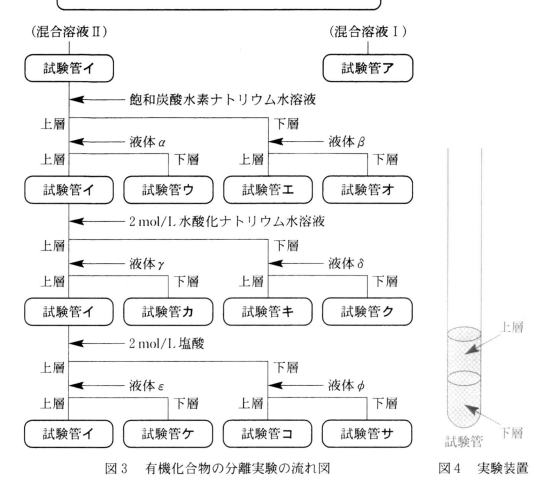

図3　有機化合物の分離実験の流れ図　　図4　実験装置

d　試験管イ内の混合溶液Ⅱに，同じ体積の飽和炭酸水素ナトリウム水溶液を加えると，気体が発生した。気体の発生が停止するまで試験管イをよく振り混ぜた後，静置すると，試験管イの中の液体は，図4のように2層に分離した。

e　dで得られた試験管イの混合溶液から下層を全て吸い出し，試験管エに移した。次に，試験管イの溶液に，この溶液とは混ざり合わない液体αを加え，よく振り混ぜた後，静置すると，試験管イの中の液体は再び図4のように2層に分離した。試験管イの中には上層だけが残るように，下層を全て吸い出し，試験管ウに移した。下線部いの操作を「試験管イの溶液の液体αによる洗浄」と呼ぶことにする。次に，同様に，試験管エの溶液の液体βによる洗浄を行い，吸い出した下層の溶液を試験管オに移した。試験管イの溶液に含まれる溶質は試験管オの中からは検出されず，試験管オの溶液に含まれる溶質は試験管イの中からは検出されなかった。

f　eで得られた試験管イの溶液に対し，図3に示された次の段階の実験を，飽和炭酸水素ナトリウム水溶液の代わりに2 mol/L 水酸化ナトリウム水溶液を用いてdおよびeの要領で行った。試験管クの溶液に含まれる溶質は試験管イの中からは検出されず，試験管イの溶液に含まれる溶質は試験管クの中からは検出されなかった。

g　fで得られた試験管イの溶液に対し，図3に示された次の段階の実験を，飽和炭酸水素ナトリウム水溶液の代わりに2 mol/L 塩酸を用いてdおよびeの要領で行った。試験管サの溶液に含まれる溶質は試験管イの中からは検出されず，試験管イの溶液に含まれる溶質は試験管サの中からは検出されなかった。なお，試験管ウ，エ，カ，キ，ケ，およびコの各溶液にはいずれも，溶質はわずかしか含まれていなかった。

※　手順a～gのいずれにおいても，溶質が析出することはなかったものとする。

問 1 この実験で溶質として使用した有機化合物を分子量の大きいものから順に並べると，次の①〜⑧のうちのどの順になるか。最も適切なものを選び，解答欄22にマークせよ。

22

① グルコース＞*m*-クレゾール＞アニリン＞安息香酸＞
ベンゼンスルホン酸カリウム＞ニトロベンゼン

② アニリン＞安息香酸＞グルコース＞*m*-クレゾール＞ニトロベンゼン＞
ベンゼンスルホン酸カリウム

③ アニリン＞安息香酸＞*m*-クレゾール＞グルコース＞ニトロベンゼン＞
ベンゼンスルホン酸カリウム

④ ベンゼンスルホン酸カリウム＞グルコース＞ニトロベンゼン＞
安息香酸＞*m*-クレゾール＞アニリン

⑤ ベンゼンスルホン酸カリウム＞グルコース＞安息香酸＞*m*-クレゾール＞
アニリン＞ニトロベンゼン

⑥ ベンゼンスルホン酸カリウム＞安息香酸＞ニトロベンゼン＞グルコース＞
m-クレゾール＞アニリン

⑦ グルコース＞ベンゼンスルホン酸カリウム＞ニトロベンゼン＞
安息香酸＞*m*-クレゾール＞アニリン

⑧ グルコース＞ベンゼンスルホン酸カリウム＞安息香酸＞
ニトロベンゼン＞*m*-クレゾール＞アニリン

問 2 最初に調製した 6 種類の溶液のうち，沸点上昇度が最も大きくなるのは，どの溶質を溶かした溶液か。次の①〜⑥のうちから選べ。ただし，水のモル沸点上昇は 5.15×10^{-1} K・kg/mol，エーテルのそれは 1.82 K・kg/mol，また，水の密度は 1.00 g/cm^3，エーテルのそれは 7.13×10^{-1} g/cm^3 とする。

<u>23</u>

① アニリン

② 安息香酸

③ グルコース

④ m-クレゾール

⑤ ニトロベンゼン

⑥ ベンゼンスルホン酸カリウム

問 3 試験管**ア**内に含まれる物質を次の①〜⑧のうちから<u>全て</u>選び，解答欄 24 にもれなくマークせよ。

<u>24</u>

① アニリン

② 安息香酸

③ エーテル

④ グルコース

⑤ m-クレゾール

⑥ ニトロベンゼン

⑦ ベンゼンスルホン酸カリウム

⑧ 水

問 4 下線部**あ**の気体とは何か。最も適切なものを，次の①〜⑪のうちから選べ。

<u>25</u>

① アンモニア　② 一酸化炭素　③ 塩化水素　④ 塩　素

⑤ 酸　素　⑥ 水　素　⑦ 窒　素　⑧ 二酸化硫黄

⑨ 二酸化炭素　⑩ 二酸化窒素　⑪ 硫化水素

問5 液体 α, β, γ, δ, ε および ϕ の組み合わせとして最も適切なものを，次の ①〜⑩のうちから選べ。

26

① α：水，β：エーテル，γ：エーテル，δ：エーテル，ε：エーテル，
ϕ：エーテル

② α：水，β：飽和炭酸水素ナトリウム水溶液，γ：エーテル，
δ：2 mol/L 水酸化ナトリウム水溶液，ε：エーテル，
ϕ：2 mol/L 塩酸

③ α：エーテル，β：飽和炭酸水素ナトリウム水溶液，γ：エーテル，
δ：2 mol/L 水酸化ナトリウム水溶液，ε：エーテル，
ϕ：2 mol/L 塩酸

④ α：飽和炭酸水素ナトリウム水溶液，β：水，
γ：2 mol/L 水酸化ナトリウム水溶液，δ：水，ε：2 mol/L 塩酸，
ϕ：水

⑤ α：飽和炭酸水素ナトリウム水溶液，β：エーテル，
γ：2 mol/L 水酸化ナトリウム水溶液，δ：エーテル，
ε：2 mol/L 塩酸，ϕ：エーテル

⑥ α：エーテル，β：水，γ：エーテル，δ：水，ε：エーテル，ϕ：水

⑦ α：エーテル，β：エーテル，γ：エーテル，δ：エーテル，
ε：エーテル，ϕ：エーテル

⑧ α：エーテル，β：2 mol/L 塩酸，γ：エーテル，
δ：2 mol/L 塩酸，ε：エーテル，
ϕ：2 mol/L 水酸化ナトリウム水溶液

⑨ α：2 mol/L 塩酸，β：エーテル，γ：2 mol/L 塩酸，
δ：エーテル，ε：2 mol/L 水酸化ナトリウム水溶液，ϕ：エーテル

⑩ α：水，β：水，γ：水，δ：水，ε：水，ϕ：水

東京医科大学 29年度 (51)

問6 次の①～⑨のうち，試験管**オ**に取り出した溶液内に含まれる溶質を全て選び，解答欄27にもれなくマークせよ。

27

① アニリン　　　　② アニリン塩酸塩　　　③ 安息香酸ナトリウム

④ 塩化水素　　　　⑤ グルコース　　　　　⑥ m-クレゾール

⑦ 炭酸水素ナトリウム　⑧ ニトロベンゼン

⑨ ベンゼンスルホン酸カリウム

問7 試験管**オ**に取り出した溶液に，水層が酸性となるように2 mol/L塩酸を加えたときの観察として最も適切なものを，次の①～⑦のうちから選べ。

28

① 気体が発生し，よく振り混ぜた後静置すると，固体が沈殿した。

② 気体が発生し，よく振り混ぜた後静置すると，油状の液体が現れた。

③ 気体が発生し，よく振り混ぜた後静置すると，無色の溶液になった。

④ 気体は発生せず，よく振り混ぜた後静置すると，固体が沈殿した。

⑤ 気体は発生せず，よく振り混ぜた後静置すると，油状の液体が現れた。

⑥ 気体は発生せず，青色の溶液に変化した。

⑦ 気体は発生せず，無色の溶液になった。

問8 試験管**ク**内の溶液が酸性となるように2 mol/L塩酸を加えると得られる有機化合物は何か。最も適切なものを，次の①～⑪のうちから選べ。

29

① アニリン　　　　　　　② アニリン塩酸塩

③ 安息香酸　　　　　　　④ 安息香酸塩酸塩

⑤ 安息香酸ナトリウム　　⑥ グルコース

⑦ グルコース塩酸塩　　　⑧ m-クレゾール

⑨ m-クレゾール塩酸塩　　⑩ ニトロベンゼン

⑪ ベンゼンスルホン酸カリウム

問 9　gの実験終了時に試験管イ内に含まれる溶質に単体のスズと濃塩酸を反応させると得られる有機化合物を，溶質として最も多く含む試験管はどれか。最も適切なものを，次の①～⑪のうちから選べ。

30

① 試験管ア　　② 試験管ウ　　③ 試験管エ　　④ 試験管オ

⑤ 試験管カ　　⑥ 試験管キ　　⑦ 試験管ク　　⑧ 試験管ケ

⑨ 試験管コ　　⑩ 試験管サ　　⑪ どの試験管にも含まれない

問10　試験管サの溶液に，水層が塩基性となるように 2 mol/L 水酸化ナトリウム水溶液を加え，よく振り混ぜ，その後静置したときの観察として最も適切なものを，次の①～⑦のうちから選べ。

31

① 気体が発生し，よく振り混ぜた後静置すると，固体が沈殿した。

② 気体が発生し，よく振り混ぜた後静置すると，油状の液体が現れた。

③ 気体が発生し，よく振り混ぜた後静置すると，無色の溶液になった。

④ 気体は発生せず，よく振り混ぜた後静置すると，固体が沈殿した。

⑤ 気体は発生せず，よく振り混ぜた後静置すると，油状の液体が現れた。

⑥ 気体は発生せず，青色の溶液に変化した。

⑦ 気体は発生せず，無色の溶液になった。

生　物

問題　　　　　29年度

第1問　次の問い(**問1～問5**)に答えよ。解答番号 [　1　] ～ [　5　]

問1　ヒトの体内環境の維持に関する記述として正しいものはどれか。①～⑥の中から適当なものを2つ選び，解答番号1の解答欄にマークせよ。[　1　]

① 自律神経系は交感神経と副交感神経からなり，その末端からはそれぞれアセチルコリンとノルアドレナリンが分泌され拮抗的に内臓の働きを調節する。

② 交感神経はすべて脊髄から出て内臓諸器官に分布しているが，副交感神経は中脳，延髄および脊髄の最下部から出ている。

③ タンパク質でできたホルモンは，標的細胞の細胞内に進入して特定の受容体と結合し，さまざまな反応を経て特定の遺伝子を活性化する。

④ 甲状腺からのチロキシンの分泌は，血液中のチロキシン濃度を甲状腺自体が感知することにより調節される。

⑤ 脳下垂体後葉から分泌されるバソプレシンは，間脳視床下部の神経分泌細胞でつくられ，そこから後葉にまで伸びた樹状突起の末端から分泌される。

⑥ 体温の低下は視床下部と皮膚で感知され，交感神経によって皮膚の血管が刺激されて収縮し，副腎髄質からはアドレナリンが分泌される。

問2　ヒトの循環系に関する記述として正しいものはどれか。①～⑥の中から適当なものを2つ選び，解答番号2の解答欄にマークせよ。[　2　]

① 毛細血管は一層の内皮細胞からなる。

② 静脈は筋肉層が発達した丈夫な構造をしている。

③ 動脈は血管内と組織側との間で体液の移動が可能になっている。

④ リンパ管中の弁はリンパ液の逆流を防いでいる。

⑤ 安静時の血液のおよそ 25 % は心臓にある。

⑥ 肺動脈を流れる血液は酸素に富んでいる。

問3　植物ホルモンに関する記述として**誤っているもの**はどれか。①〜⑥の中から適当なものを2つ選び，解答番号3の解答欄にマークせよ。　3

①　植物が何かに接触した状態が続いたりすると，エチレン合成が増大し，茎の伸長成長が抑制されて，肥大成長が促進される。

②　気孔の開閉では，アブシシン酸の作用によって孔辺細胞の水が排出されると，孔辺細胞の膨圧が低下して，気孔は閉じる。

③　種なしブドウをつくる際には，単為結実を促進する作用があるジベレリンが用いられる。

④　頂芽優勢にはオーキシンとサイトカイニンが関与していて，側芽にサイトカイニンを与えると，頂芽があっても側芽は成長を始める。

⑤　オーキシンの極性移動は，オーキシンを細胞外へ輸送する細胞膜上のタンパク質が細胞の頂端部（先端部）側に局在することによって起こる。

⑥　暗所におかれたマカラスムギの幼葉鞘は，オーキシンが重力の向きと反対側へ移動して成長を抑制するため，負の重力屈性を示す。

問4　ニッチ（生態的地位）に関する記述として**誤っているもの**はどれか。①〜⑥の中から適当なものを2つ選び，解答番号4の解答欄にマークせよ。　4

①　異なる大陸に生息している形態や生活様式が似た生物は，適応放散の結果としてニッチが異なることが多い。

②　ニッチの分割があると，利用する資源がそれぞれ異なる多くの種の共存が可能になる。

③　基本ニッチと実現ニッチの比較によって，種間競争の有無やその程度を知ることができる。

④　ニッチをめぐる競争の結果，形質置換が起こった場合にはニッチが変化する。

⑤　中規模撹乱が起こるような場所では，ニッチの似た生物の種数が減少する傾向にある。

⑥　種間競争に強い生物種を食べる捕食者の存在は，ニッチの似た生物の種数を増加させることがある。

問5 ある湖沼におけるオオクチバス移入前後の魚種とその漁獲量の変化に関する2つの図を示す。オオクチバスの生態を考慮すると、この2つの図の解釈として適切なものはどれか。①～⑥の中から適当なものを2つ選び、解答番号5の解答欄にマークせよ。 5

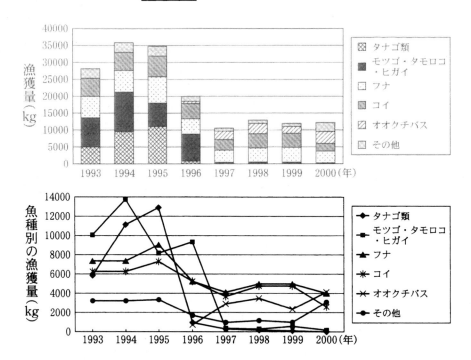

① 1996年に初めてオオクチバスが漁獲されていることから、オオクチバスはこの年に移入された。
② オオクチバスの漁獲量の増加に伴って1997年以降の全漁獲量がそれ以前の約10分の1に減少している。
③ オオクチバスの漁獲量が増加してから、コイやフナと比べてタナゴ類とモツゴ・タモロコ・ヒガイの漁獲量の減少が著しい。
④ 2000年のタナゴ類の漁獲量は0であり、この年にタナゴ類が絶滅したことを示している。
⑤ コイやフナの成魚は大きくオオクチバスに捕食されにくいが、稚魚は補食されるためコイやフナの漁獲量が減少していると考えられる。
⑥ 1997年以降の全漁獲量の減少の原因は、オオクチバスの食害に限定できると考えられる。

第2問 次の文章を読んで以下の問い(**問1～問7**)に答えよ。解答番号 6 ～ 14

　<u>血液中のグルコースは特異的な輸送タンパク質により細胞内に取り込まれ</u>，解糖
A)
系，クエン酸回路，電子伝達系で代謝され，その過程でATPが生成される。解糖
系は， ア に存在する10種類の酵素が段階的に関わる代謝経路で，1分子
のグルコースを2分子の イ に分解する。この過程の前半は ウ 分子
のATPを消費する投資段階であり，後半は エ 分子のATPが生じる回収段
階となっている。比較的短時間の激しい運動では，解糖とクレアチンリン酸が筋細
胞にATPを供給する。

　骨格筋での解糖系の調節には，
3段階目の反応を触媒するホスホ
フルクトキナーゼ(PFK)が重要な
働きをしている。PFKは<u>4つの
ポリペプチド鎖からなる酵素</u>で，
B)
ATPの一番外側のリン酸基のフ
ルクトース6-リン酸(F6P)への
転移を触媒し，フルクトース1,
6-ビスリン酸が生成される。PFK
活性とF6P濃度との関係を調べ
ると，ATP濃度が十分低いとき
にはPFK活性は高く，ATP濃度
が十分高いときにはPFK活性は
阻害される(図)。しかし，ここに
AMP(ATPの外側の2つのリン
酸基が外れた物質)を加えるとPFK活性は上昇する(図)。

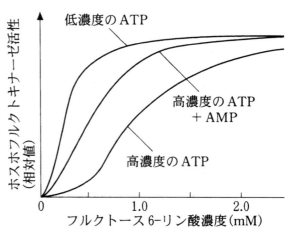

図　ホスホフルクトキナーゼの活性の変化

注) 正常の筋細胞内のATP濃度は，この図で
示す低濃度にはならない。また，筋細胞内の
ATPが10％減少しても，この図の高濃度よ
りも高い濃度が維持される。

　筋細胞内では，ATPの濃度はADPよりも，またADPの濃度はAMPよりもは
るかに高く，ATP，ADP，AMPを合わせた総貯蔵量は短時間では変化しない。し
たがって，激しい運動を行ったときでも，安静時に比べ，筋細胞内のATP濃度は
10％しか減らない。<u>筋収縮でATPが消費されてADPが増加すると</u>，アデニル酸
C)
キナーゼ(AK)が次の反応を触媒し，ADPからATPが生成される。

$$2\,ADP \rightleftharpoons ATP + AMP$$

例えば，筋収縮でATP濃度が 5.0 mM から 4.5 mM へと低下すると，ADP濃度は変わらず，AMP濃度は 0.1 mM から オ ． カ mM へと大きく変化する。

問 1 下線部 A) でのグルコースの輸送タンパク質の分類とその輸送形態の組み合わせとして正しいものはどれか。①～⑥の中から最も適当なものを 1 つ選べ。 6

	分 類	輸送形態		分 類	輸送形態
①	担体（輸送体）	能動輸送	②	担体（輸送体）	受動輸送
③	ポンプ	能動輸送	④	ポンプ	受動輸送
⑤	チャネル	能動輸送	⑥	チャネル	受動輸送

問 2 ア と イ にあてはまる語の組み合わせとして正しいものはどれか。①～⑨の中から最も適当なものを 1 つ選べ。 7

	ア	イ
①	ミトコンドリア内膜	乳 酸
②	ミトコンドリア内膜	ピルビン酸
③	ミトコンドリア内膜	アセチル CoA
④	ミトコンドリアマトリックス	乳 酸
⑤	ミトコンドリアマトリックス	ピルビン酸
⑥	ミトコンドリアマトリックス	アセチル CoA
⑦	細胞質基質	乳 酸
⑧	細胞質基質	ピルビン酸
⑨	細胞質基質	アセチル CoA

問 3 ウ と エ にあてはまる数値はどれか。①～⑨の中から最も適当なものをそれぞれ 1 つ選べ。なお，同じ記号を繰り返し使ってもよい。

ウ： 8 ，エ： 9

① 1	② 2	③ 3	④ 4	⑤ 5
⑥ 6	⑦ 7	⑧ 8	⑨ 9	

問 4 下線部B）に関して，このようなタンパク質の構造はどれか。①〜④の中から最も適当なものを1つ選べ。 □ 10

① 一次構造　　② 二次構造　　③ 三次構造　　④ 四次構造

問 5 下線部C）でATPを加水分解するのはどれか。①〜⑤の中から最も適当なものを1つ選べ。 □ 11

① キネシン　　　　② ダイニン　　　　③ アクチン

④ ミオシン　　　　⑤ トロポニン

問 6 □ オ と □ カ にあてはまる数値はどれか。①〜⑩の中から最も適当なものをそれぞれ1つ選べ。なお，同じ記号を繰り返し使ってもよい。

　　　 オ： □ 12 ，カ： □ 13

① 1　　　　② 2　　　　③ 3　　　　④ 4　　　　⑤ 5

⑥ 6　　　　⑦ 7　　　　⑧ 8　　　　⑨ 9　　　　⑩ 0

問 7 PFK活性の調節についての考察として適切なものはどれか。①〜⑥の中から適当なものを2つ選び，解答番号14の解答欄にマークせよ。 □ 14

① 高濃度のATPはPFKの活性を阻害するため，安静にしているときの筋細胞内のすべてのPFKは不活性な状態である。

② PFKは，解糖系の代謝産物であるATPによって活性が図のように阻害されるため，ATPの結合部位を活性部位のほかにももっている。

③ AMPは，高濃度のATPが存在しているときでもPFKの反応速度を上昇させるため，補酵素として働いている。

④ AMPは，高濃度のATP存在下でPFKの反応速度曲線を図のように変化させるため，F6Pと競争的にPFKに結合する。

⑤ AMP濃度の変化率は，ATP濃度の変化率よりもAKの働きで増幅されるため，ATP減少より強力なPFK活性化シグナルとして機能している。

⑥ クレアチンリン酸からのATPの供給は，PFK活性を阻害すると考えられるため，筋細胞内での主要なフィードバック調節の経路として働いている。

東京医科大学　29 年度　(59)

第 3 問　次の文章 I，II を読んで以下の問い(**問 1 ～ 問 8**)に答えよ。解答番号 ☐15☐ ～ ☐23☐

I　遺伝情報を担う物質である DNA はヌクレオチドが構成単位であり，塩基どうしが水素結合してできた二重らせん構造をもつ。細胞分裂の際，母細胞の DNA
   A)
からまったく同一の DNA が複製され，娘細胞に分配される。

　　PCR 法(ポリメラーゼ連鎖反応法)は複製の仕組みを利用して，特定の DNA 断片を増幅させる方法である。この方法を使ってゲノム DNA 中の特定の遺伝子を迅速かつ直接にクローニングすることが可能になった。

　問 1　DNA のヌクレオチドを構成する物質に**含まれない**ものはどれか。①～⑧の中から適当なものを**すべて**選び，解答番号 15 の解答欄にマークせよ。

　　　☐15☐
　　① リン酸
　　② チミン
　　③ グアニン
　　④ シトシン
　　⑤ ウラシル
　　⑥ アデニン
　　⑦ リボース
　　⑧ デオキシリボース

問 2 下線部**A**）に関連して，DNA の複製が起こる細胞周期の段階とその複製様式，岡崎フラグメントとよばれる DNA 断片が生じる新生鎖の名称の組み合わせとして正しいものはどれか。①〜⑧の中から最も適当なものを 1 つ選べ。　16

	細胞周期	複製様式	新生鎖の名称
①	M 期	分散的複製	リーディング鎖
②	M 期	分散的複製	ラギング鎖
③	M 期	半保存的複製	リーディング鎖
④	M 期	半保存的複製	ラギング鎖
⑤	S 期	分散的複製	リーディング鎖
⑥	S 期	分散的複製	ラギング鎖
⑦	S 期	半保存的複製	リーディング鎖
⑧	S 期	半保存的複製	ラギング鎖

問 3 DNA ポリメラーゼの特徴として正しいものはどれか。①〜⑥の中から適当なものを 2 つ選び，解答番号 17 の解答欄にマークせよ。　17

① 複製の開始時には，プロモーターと呼ばれる塩基配列を目印にして DNA に結合する。

② 複製開始部位での DNA 合成の開始には，相補的な短い RNA を必要とする。

③ 2 つのリン酸基をもったヌクレオチドの外側のリン酸基が外れる際のエネルギーを利用して，伸長中の新生鎖の 3' 末端にヌクレオチドを連結する。

④ 線状 DNA をもつ真核生物の複製では，末端部分まで完全に DNA 鎖を合成することができる。

⑤ 複製中に鋳型鎖の塩基と相補的でない塩基をもつヌクレオチドを誤って連結することがあるが，その頻度は 10 億（10^9）ヌクレオチドに 1 回程度である。

⑥ PCR 法で使われる DNA ポリメラーゼは，95 ℃ という高温でも活性を失わない。

問 4 図1に示す2つの塩基配列にはさまれた DNA を PCR 法で増幅するとき に必要な対となるプライマーはどれか。①〜⑧の中から適当なものを2つ選 び，解答番号18の解答欄にマークせよ。 18

5'-GACCTGTGGAAGC ─────────── CATACGGGATTGA-3'
3'-CTGGACACCTTCG ─────────── GTATGCCCTAACT-5'

図1　増幅させる DNA

① 5'-GACCTGTGGAAGC-3'　　　② 5'-CATACGGGATTGA-3'

③ 5'-GCTTCCACAGGTC-3'　　　④ 5'-CTGGACACCTTCG-3'

⑤ 5'-GTATGCCCTAACT-3'　　　⑥ 5'-CGAAGGTGTCCAG-3'

⑦ 5'-TGTTAGGGCATAC-3'　　　⑧ 5'-TCAATCCCGTATG-3'

問 5 ゲノム DNA を鋳型とした PCR を行った。30回のサイクルの終わりに は，検出できる DNA 断片はプライマーによってはさまれた長さのものだけ だった。この長さの二本鎖 DNA 断片が最初に生じるのは何サイクル目か。 2桁の整数で答えよ。①〜⑩の中から最も適当なものをそれぞれ1つ選べ。 ただし，答えが1桁のときは，十の位に0をいれよ。なお，同じ記号を繰り 返し使ってもよい。 19 　 20

① 1　　② 2　　③ 3　　④ 4　　⑤ 5

⑥ 6　　⑦ 7　　⑧ 8　　⑨ 9　　⑩ 0

Ⅱ　真核生物の転写を調節する領域を含むある DNA 断片（調節 DNA）と転写の調 節タンパク質（調節因子）X との結合強度を調べるため，調節因子 X の全長を含 む cDNA 断片と5'末端側の一部を欠いた cDNA 断片を発現ベクターに組み込ん だ。なお，多くの調節因子は二量体化して働き，それによって調節 DNA との結 合強度が大きくなる。

＜方法＞

i．調節因子XのmRNAをもとに逆転写酵素を用いて図2に示す長さの異なるcDNA断片(a)〜(d)を得た。

ii．各cDNA断片(a)〜(d)をコムギ胚芽抽出液中でタンパク質合成が可能な発現ベクターであるプラスミドに読み枠を合わせて組み込んだ。それぞれを組換えDNA(a)〜(d)とする。

iii．各組換えDNAを使って翻訳産物を得た。実験1〜7で用いた転写産物を得るのに使用した組換えDNAを"＋"で，使用しなかったものを"−"で示した(図3)。ただし，実験6では組換えDNA(c)と(d)をそれぞれ別の試験管内で，また，実験7では組換えDNA(c)と(d)を同じ試験管内で反応させて翻訳産物を得た。なお，各実験におけるタンパク質合成の効率に差は無かった。

iv．実験1〜7の翻訳産物を放射性物質で標識した調節DNAと混合した。

v．翻訳産物と調節DNAの混合物を電気泳動し，放射活性の強さを検出した。調節DNAに翻訳産物であるタンパク質が結合すると，そのタンパク質の大きさに応じた電気泳動での移動距離(移動度)が小さくなる。

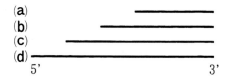

図2　調節因子Xの全長または一部をコードするcDNAの構造

注）3'末端側はcDNA断片(a)〜(d)で共通している。

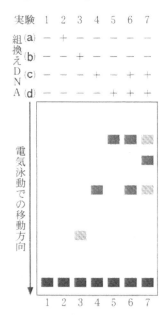

図3　各cDNA断片にコードされたタンパク質と調節DNAとの結合

結果を図3に示す。最も移動距離が大きく放射活性の強いバンドは翻訳産物であるタンパク質と結合しなかった調節DNAである。実験7にある実験6にはないバンドの移動度は，実験4と5にあるバンドのちょうど中間である。なお，バンドの色の濃さは放射活性の強さと比例する。

問 6　下線部 B）の特徴として**誤っているもの**はどれか。①～⑤の中から最も適当なものを 1 つ選べ。　　21

① 　小さな環状 DNA である。

② 　ゲノムとは独立して増殖する。

③ 　抗生物質耐性などの目印となる遺伝子をもつ。

④ 　数種の制限酵素で切断される部位が 1 ヵ所ずつ密に並んでいる。

⑤ 　動物細胞のゲノムに組換え DNA を導入するときに多く使われる。

問 7　図 3 が示す結果として適切なものはどれか。①～⑤の中から最も適当なものを 1 つ選べ。　　22

① 　組換え DNA ⒜からは翻訳産物が得られなかった。

② 　組換え DNA ⒝の翻訳産物は他の翻訳産物と比べて 調節 DNA に結合できる最も小さいタンパク質である。

③ 　組換え DNA ⒝の翻訳産物は⒞のそれよりも多くの調節 DNA と結合する。

④ 　組換え DNA ⒞の翻訳産物は⒟のそれよりも小さく，結合する調節 DNA も少ない。

⑤ 　組換え DNA ⒞と⒟を同時に反応させると，それぞれの翻訳産物に加えて，それらがつながった 1 本のポリペプチド鎖からなる翻訳産物も合成される。

問 8　調節 DNA と調節因子 X の結合についての考察として**不適切なもの**はどれか。①～⑤の中から適当なものを 2 つ選び，解答番号 23 の解答欄にマークせよ。　　23

① 　調節 DNA と調節因子 X との結合に必須の領域は，cDNA 断片⒝にあって⒜にはない部分がコードするタンパク質領域にある。

② 　調節 DNA と調節因子 X との結合強度は，cDNA 断片⒞にあって⒝にはない部分がコードするタンパク質領域があると大きくなる。

③ 　調節 DNA と調節因子 X との強い結合には，cDNA 断片⒟にあって⒞にはない部分がコードするタンパク質領域が必要である。

④ 　調節 DNA と調節因子 X との結合には，各 cDNA 断片に共通する 3' 末端側が必要である。

⑤ 　調節因子 X は cDNA 断片⒞にあって⒝にはない部分がコードするタンパク質領域で結合し，二量体を形成することで，調節 DNA と強く結合すると考えられる。

第4問 次の文章を読んで以下の問い(**問1～問7**)に答えよ。解答番号 24 ～ 31

　　ヒトの網膜には，薄暗い場所でよく働き，色の区別には関与しない桿体細胞とお
　　　　　　　　　　A)　　　　　　　　　　B)
もに明るい場所で働き，色の区別に関与する錐体細胞がある。さらに，錐体細胞は，それぞれ特定の波長を最もよく吸収する視物質をもった青錐体細胞，緑錐体細胞，赤錐体細胞に分類される。ヒトは，3種類の錐体細胞を使って色を知覚するので三色型色覚(表現型：$B^+G^+R^+$)をもつ。それぞれの視物質は光の吸収に働く分子とタンパク質からなっている。緑色と赤色の視物質タンパク質の遺伝子(それぞれを緑遺伝子，赤遺伝子とする)は同一染色体上に並んでいて，それぞれのタンパク質のアミノ酸配列は96％相同であり，また，遺伝子に隣接する領域の塩基配列の相同性も高い。青色の視物質タンパク質の遺伝子(青遺伝子)は別の染色体にあり，緑遺伝子，赤遺伝子との相同性は高くない。

　　ヒトの色覚異常の1つに先天赤緑色覚異常がある。赤遺伝子または緑遺伝子が変
C)
異していずれか一方の波長を吸収する視物質タンパク質がつくられなくなると，対応する錐体細胞の機能が失われて二色型色覚($B^+G^+R^-$，$B^+G^-R^+$)となる。また，赤遺伝子または緑遺伝子が変異して本来とは異なる波長を吸収する視物質タンパク質がつくられると，3種類の錐体細胞をもつが，そのうちの1つの働きが異常になり，異常三色型色覚(B^+G^+R'，$B^+G'R^+$)となる。三色型色覚の人には赤遺伝子は1個，緑遺伝子は1～3個存在している(図1(**a**)～(**c**))。先天赤緑色覚異常の男性の赤遺伝子と緑遺伝子を解析した結果，図1(**d**)～(**g**)の4つのパターンが見つかった。

問1　下線部**A**)は発生過程のどの構造に由来するか。①～⑧の中から最も適当なものを1つ選べ。　24

① 表　皮　　　② 側　板　　　③ 腎　節　　　④ 体　節
⑤ 脊　索　　　⑥ 神経管　　　⑦ 神経冠細胞　⑧ 内胚葉

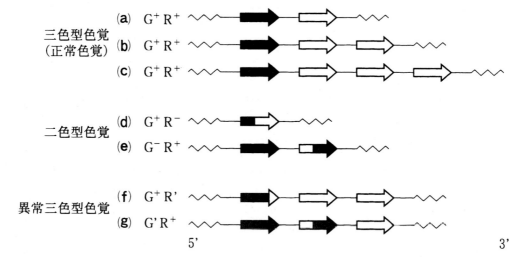

図1 各色覚をもつ人にみられた赤視物質タンパク質と緑視物質タンパク質の遺伝子の構造と染色体上の配置

注) ■は赤遺伝子，□は緑遺伝子の遺伝子の領域で，矢印の方向は転写の方向を示す。──は遺伝子に隣接する相同性の高い領域を，～～は相同性の高くない染色体の領域を示す。なお，各色覚をもつ人の青遺伝子に変異はなく，この図には示していない。

問2 下線部B)に関連した記述として**誤っているもの**はどれか。①〜⑤の中から最も適当なものを1つ選べ。 25

① 盲斑とよばれる部分には分布しない。
② 連絡神経細胞と色素細胞の間に位置する。
③ 黄斑とよばれる部分に特に多く分布する。
④ 暗順応では錐体細胞に遅れて感度が上昇する。
⑤ レチナールとオプシンからなるロドプシンを視物質としてもつ。

問 3　図 1 の色覚異常をもった人の遺伝子の構造と染色体上の配置は，正常な染色体の乗換えではなく，塩基配列の相同な領域がずれて乗換えが起こる不等交差によって生じたと考えられる。図 1 中の(d)と(g)が同時に生じる不等交差は，G^+R^+ の表現型を示す(a)〜(c)のどの染色体間で，最低何回起こったと考えられるか。①〜⑨の中から最も適当なものを 1 つ選べ。　26

①　(a)と(a)の間で 1 回　　②　(a)と(a)の間で 2 回　　③　(a)と(b)の間で 2 回

④　(a)と(c)の間で 1 回　　⑤　(b)と(b)の間で 1 回　　⑥　(b)と(b)の間で 2 回

⑦　(b)と(c)の間で 1 回　　⑧　(b)と(c)の間で 2 回　　⑨　(c)と(c)の間で 2 回

問 4　図 1 に示した緑遺伝子，赤遺伝子，およびこれらの 2 つの遺伝子間の組換えによって生じた雑種遺伝子の構造と発現に関する考察として**不適切なもの**はどれか。①〜⑥の中から最も適当なものを 1 つ選べ。　27

①　(d)では緑錐体細胞が視物質をもっていないと考えられるため，正常な緑錐体細胞が失われている。

②　(d)では雑種遺伝子から合成されたタンパク質は緑視物質タンパク質として機能していると考えられるので，3' 末端側およそ半分に含まれる領域が特定の波長の光を吸収するのに重要なタンパク質領域をコードしている。

③　(e)では緑錐体細胞の視物質が赤色を吸収するようになっていると考えられるため，緑錐体細胞が興奮する正常な光の波長を認識できない。

④　(f)の雑種遺伝子は赤錐体細胞で発現し，赤視物質タンパク質のほとんどの領域を含んでいるため，赤錐体細胞が興奮する正常な光の波長を認識できる。

⑤　(g)の雑種遺伝子は，緑遺伝子の転写調節領域の制御を受けていると考えられるので，緑錐体細胞で発現している。

⑥　(g)では雑種遺伝子と緑遺伝子のそれぞれにコードされた視物質タンパク質が緑錐体細胞で同時に発現していると考えられるため，緑錐体細胞が興奮する正常な光の波長が変化している。

問5 下線部C)に関してある家系を調査したところ，図2の結果が得られた。この原因となった遺伝子は，下のどれに該当すると考えられるか。①〜⑤の中から最も可能性の高いものを1つ選べ。 28

① 常染色体上にある優性遺伝子
② 常染色体上にある劣性遺伝子
③ X染色体上にある優性遺伝子
④ X染色体上にある劣性遺伝子
⑤ Y染色体上にある遺伝子

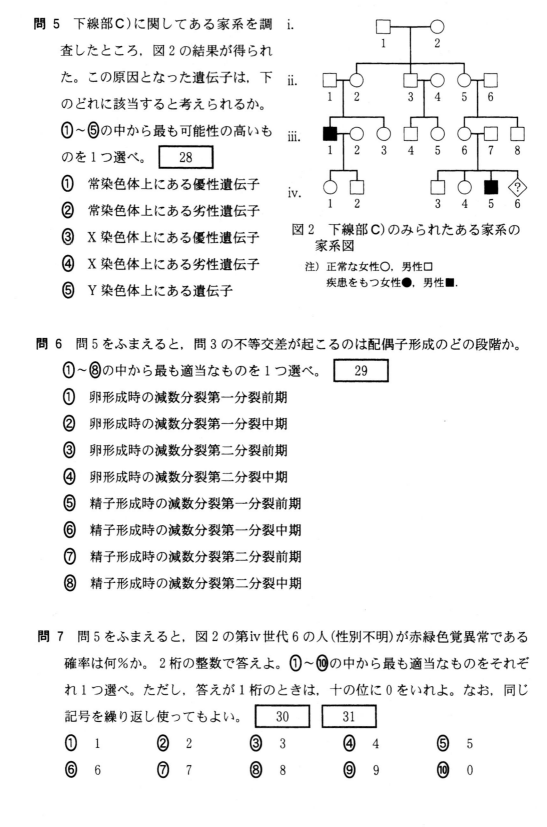

図2 下線部C)のみられたある家系の家系図
注) 正常な女性○，男性□
疾患をもつ女性●，男性■．

問6 問5をふまえると，問3の不等交差が起こるのは配偶子形成のどの段階か。①〜⑧の中から最も適当なものを1つ選べ。 29

① 卵形成時の減数分裂第一分裂前期
② 卵形成時の減数分裂第一分裂中期
③ 卵形成時の減数分裂第二分裂前期
④ 卵形成時の減数分裂第二分裂中期
⑤ 精子形成時の減数分裂第一分裂前期
⑥ 精子形成時の減数分裂第一分裂中期
⑦ 精子形成時の減数分裂第二分裂前期
⑧ 精子形成時の減数分裂第二分裂中期

問7 問5をふまえると，図2の第iv世代6の人（性別不明）が赤緑色覚異常である確率は何％か。2桁の整数で答えよ。①〜⑩の中から最も適当なものをそれぞれ1つ選べ。ただし，答えが1桁のときは，十の位に0をいれよ。なお，同じ記号を繰り返し使ってもよい。 30 31

① 1 ② 2 ③ 3 ④ 4 ⑤ 5
⑥ 6 ⑦ 7 ⑧ 8 ⑨ 9 ⑩ 0

東京医科大学 29年度 (68)

英 語

解答

29年度

第1問
〔解答〕

1.③ 2.④ 3.⑤ 4.② 5.④

〔出題者が求めたポイント〕

アクセント

1.③のみ第1音節、他は第2音節
2.④のみ第2音節、他は第1音節
3.⑤のみ第2音節、他は第1音節
4.②のみ第2音節、他は第1音節
5.④のみ第3音節、他は第2音節

第2問
〔解答〕

6.③ 7.④ 8.③ 9.⑤ 10.①

〔出題者が求めたポイント〕

時制、助動詞、単語

a. S1 was V1 ing〔was about to V1 / was going to V1〕when S2 + V2 の過去形
「S1 が V1 しようとすると、S2 が V2 した」

b. 弁護士の客は client

c. We haven't seen you for such a long time.「長らくお会いしていませんね；お久しぶりですね」で決まり文句。

d. もっと慎重に運転していたら、今年3度目の違反切符を切られ「ることなんかなかったのに」

e. サブローは1月からアメリカにいるんだから、あなたがパーティーで見「たはずがない」

第3問
〔解答〕

11.④ 12.⑤ 13.① 14.③ 15.⑤
16.⑥ 17.⑤ 18.① 19.① 20.④

〔出題者が求めたポイント〕

整序問題(語句)

a. (It was a small room evidently designed to be used as a study, but equally) evidently not used as such (for) a long time.

b. (I'm hardly likely to win the tennis championship, but I) might as well give it a try.

c. (He was too old to work any longer, but his children) saw to it (that he) never went short (of anything he wanted.)

d. (Margaret thought it) no use trying to look younger (than her age.)

e. (He was just like a slave. He only had to) do what he was made to (do.)

第4問
〔解答〕

A. 21.③ 22.⑤ 23.④ 24.⑰ 25.⑲

26.⑨ 27.⑮ 28.⑧ 29.⑥ 30.①
31.⑭ 32.⑯ 33.⑱ 34.⑩

B. イ.② ロ.⑤ ハ.④ ニ.① ホ.②
C. ヘ.③ ト.③ チ.② リ.②
D. a.② b.① c.④

〔出題者が求めたポイント〕

空所補充、単語、内容把握

空所補充問題・語彙問題は、全訳該当箇所の下線部参照。

D. a. 第9段落第1文
　 b. 第6段落第2文
　 c. 最終段落最終文

〔全訳〕

　Nancy Linn は先週、夫 Arnold の告別式に出席した。その主催者は、彼に一度も会ったことがなく、彼の名前も知らないが、彼と最も親密につながっている人々である。

　数か月にわたって、ジョージタウン大学の医学生・看護学生たちが解剖学研究室で彼と他のドナー64名の遺体を研究していた。彼らは神経を探し、筋肉に触り、主要臓器をむき出しにして、病気について、そして、㉑③人体の複雑さについて学習した。

　授業が終わり、学校は年次の解剖ドナーのミサを執り行っている。ドナーにお礼を言うためである。講堂では家族およそ135人が見守る中、白衣を着た学生160人の行列が通路の㉒⑤両側を歩いて行った。全員がグラスに入ったキャンドルをチリンと静かに音を立てて壇上に置き、果てしなく見える光のチェーンを作った。

　(Nancy) Linn は学生や牧師、医学部長による朗読、賛美歌、お言葉を聞きながら、目を泣き腫らした。彼らはこう言った。ドナーの方々は学生の最初の患者であり、学生は㉓④ドナーの方々の最後の介護者だった、と。

　「ドナーの方々は我々のことを何一つ知らないのに、この世での最後を我々に捧げ、彼らの最も親密な所有物を我々に分かち合って下さいました。㉔⑰我々が彼らから学べると願ってのことです」と Mark Norton(医学部1年生代表、27歳)は述べた。

　ミサが終わりに差し掛かると、Salvador Jordan 師が家族の方々に前に出るように求めた。(Nancy) Linn(75歳)は杖にもたれながら、部屋の前で他のおよそ20名に加わった。学生3人が全員に㉕⑲乳白色の薔薇を贈呈した。

　夫の遺体をドナー提供しようと決めることは難しくはなかった。夫婦ともに臓器提供者になることに同意していたのだから。しかし、医学生たちを目にし、彼らの声を聞くことは、慰めとなった。「本当にとても落ち着きました」と彼女は言う。「Arnold もとても[ヘ]③喜んでいると思います」

　毎年、アメリカでは医学生19,000人が解剖用の死体を㉖⑨医学入門の一環として解剖している。これは、医師になる上で最も慎重に扱うべき儀式の1つだ。なぜ

ならば、これは往々にして、学生たちの最初の死との[ト]③遭遇だからだ。

医学部の多くは、学年度末に何らかの告別式を執り行い、27⑮ドナーたちを讃えている。ジョージ・ワシントン大学医学部では、家族の方々が話をし、学生たちが歌い、オリジナルのダンスを披露して、最後には、ドナーの方々のファーストネームを読み上げ、多数の蝶を放った。

「肉眼的解剖学は多くの意味で非常に イ 難しい授業です」と言うのは、告別式で話をした人の1人でもあるChristina Puchalski(大学付属 霊性・健康研究所所長)だ。科学の側では、学生たちは数百もある解剖学構造の位置と機能を暗記しなくてはならないが、同時に彼らは自分の感情を ロ 受け入れる必要もある。

彼女によると、医学教育で難しいことの1つは、学生たちが ハ 共感を失わずに、能力を獲得する支援をすることだ。「肉眼的解剖学は、学生たちがその緊張を経験し始める最初の場所なのです」と彼女は言う。

ジョージタウン大学では、公式のミサが少なくとも25年間は[チ]②設置されているが、規模があまりにも大きくなったので、28⑧医学部の小さなチャペルではなく、講堂で現在は開催されている。ミサは晩秋に始まった1年のフィナーレである。

医学部は献体に代金を支払わない。ジョージタウン大学医学部は、献体希望者から毎年およそ225件の申請を受けている。いくつかの制約がある。検死や大手術を受けていないこと。90 kg 以上の遺体も不可。さらに、ジョージタウン大学から半径90 km 以上の場合も[リ]②除外する。例外は、29⑥家族が輸送費を払える場合のみ。遺体は通常、献体の1年半～2年後に使用される。

遺体はすべて火葬される。家族の約半数は遺灰を希望している。家族が希望した場合には、故人の遺灰を受け取れるが、30①ドナーのミサ後である。残りは、ジョージタウン大学の解剖用ドナーのために確保された区域にあるワシントン州北東部の Mount Olive 共同墓地に埋葬される。

ドナーの中には、肉体労働者もいれば、「ニ 名士」もいる、と Mark Zavoyna(ドナープログラム運営マネージャー)は述べる。ドナー希望の理由には、病気を治してもらったので、31⑭医学にお返しをしたい、というのがある。「これが学生たちを覚醒させる出来事だと彼らは知っています」と彼は言う。

大工の Arnold Linn は、2009年に膵臓がんで亡くなった(享年76歳)。「32⑯彼を地面に埋めるのはただの無駄です」と Nancy はミサの受付で医学生何人かに話した。家族はホスピスに検体のことを聞いていた。受け取ったリストの中で、ジョージタウン大学に家族は最初に連絡した。

ジョージタウン大学のドナーや家族への敬意に感銘を受け、Nancy は自分と長男の David(40歳)も今日、ドナーになる書類を出しましたよ、と学生たちに伝えた。「できれば、あまりすぐにはここに来たくないですけどね」と彼女は言った。

告別式後、Nancy と David は車で共同墓地に行き、33⑱どこに遺灰が埋葬されるのかを確認した。セクション79は無秩序に広がった共同墓地の裏手、木でできた柵の近くにあった。まっすぐに立った御影石の厚板が草で覆われた小区画の土地の真ん中にあり、大文字でこう書かれていた。「他の者たちのために自らを惜しみなく捧げた者たちを追悼す」

それは(Nancy) Linn が想像していたような巨大で派手な墓碑ではなかったが、ホ それにもかかわらず、とても素晴らしかった。彼女はそこに数分立ちつくして、垣根のそばの2本の大きな松の木にはさまれた墓碑を眺めた。この場所を覚えておきたかったのだ。6月にジョージタウン大学が夫の遺灰を埋めた後に、34⑩元の場所にたどり着けるように。

※ 問題文33手前の cemetry は cemetery の誤植。

第5問
〔解答〕
④・⑤・⑨・⑭・⑯・㉒(順不同)
〔出題者が求めたポイント〕
内容把握
不正解選択肢の不一致箇所は以下の通り。
① sent by her future husband
② was usually very calm,
③ to Denmark
⑥ It took Anna more than a year
⑦ in which he did not take part
⑧ who survived the persecutions
⑩ believe in material evidence more than confession
⑪ in the last decade of the 16th century
⑫ witchcraft in 15th century Europe had been the foundation of modern-day science.
⑬ although witch hunts were still raging
⑮ is caused by
⑰ We cannot say
⑱ many political leaders believe
⑲ Today, we know there is nobody who is responsible for global warming.
⑳ will be pushed out of poverty
㉑ will affect the people on the North Sea islands the most
㉓ We lack the science
㉔ with pride

〔全訳〕
1589年8月末、デンマーク艦隊で最も優秀な船が十数艘、嵐の北海を渡っていた。その目的は14歳の王妃になる花嫁(=アンナ女王)を新郎のジェームズ六世(スコットランド)王のもとに、そして新居にお連れするためだった。デンマークのアンナ女王はデンマーク最高司令官ピーター・ミュンヒの船に乗り、自らが治めているスコットランド王国へ移動していた。

途中でよくある嵐に何度か出会ったが、スコットランドに近づいた時、異常な強風が岸から彼らに向けて吹い

てきた。スコットランドの断崖が見えるところまで2回来て、大量の雨風に2回押し戻され、最終的には、はるばるノルウェーまで押し戻された。ミュンヒは、北海だとしてもこの天候は悪すぎると思った。ということは、と彼は思った。「風や天候が普通にへそを曲げたというだけでは済まないに違いない」。そしてミュンヒは、魔女が嵐を呼び出したと考えたのだ。

ジェームズ王は花嫁のもとに行こうと、救出作戦を開始したが、彼の船団も荒れ狂う嵐の中で進めなかった。ジェームズ王とアンナ女王は、出会えてから半年、冷え切った天候が終わるのを待たねばならず、その後ようやく帰路の旅についたが、そこでさらに「不自然な天候」に遭遇した。1590年5月にエディンバラ（スコットランド南東部の都市）に到着する頃までには、ジェームズ王もミュンヒ同様に、魔女が史上最悪の天候を生み出して、女王の即位を邪魔したのだ、と確信していた。

ジェームズ王は自ら、悪魔と組んで嵐を呼び起こしたと考えられる者たちの捜査、尋問、裁判に参加した。その結果、多くの無実の人々 ― その大半は貧しい高齢の女性 ― が魔女としてとらえられ、嵐を呼び起こして、ジェームズ王とアンナ女王が出会うのを邪魔したと告白させられた後に、火あぶりの刑に処された。その1人である Agnes Sampson は高名な産婆であり医者だった。

多くの人の考えでは、魔女狩りの原因は宗教的および社会・政治的混乱である。そして、ドイツの歴史家 Wolfgang Behringer によれば、魔女狩りの原因は気候的混乱にもある。彼は14世紀の魔女狩りの発生の原因を小氷期の開始に求めている。（魔女狩りの）刑事訴訟手続は、異常気象が最悪だった1600年前後の10年間に最高値に達しているのだ。

ヨーロッパの魔女狩りと裁判が完全に消滅したのは18世紀の啓蒙活動の時代であり、この時代にエビデンスという概念も生まれている。法廷でも学問でも、である。

今日、科学的エビデンス（＝科学的データ）が明らかにしているように、現在の地球温暖化は、小氷期をもたらしたと考えられている太陽活動の減少や他の多くの自然的原因では説明できない。全体的な合意によれば、産業革命以降の人的活動によって、地球の気温が上昇したのである。なぜならば、人的活動が二酸化炭素やその他の温暖化ガスを大気に増やしたからである。気候モデルの予測によれば、気温が上昇する時、異常気象の発生件数も増える。気象学の研究によれば、ある種の熱帯低気圧、および旱魃、猛暑が温暖化する世界ではかなり高い確率で発生する。

しかし、アメリカの多くの指導者たちはこうした予測を退けている。予測を認めていないのは、アメリカ大統領候補の数名だけでなく、湾岸諸州（フロリダ、アラバマ、ミシシッピ、ルイジアナ、テキサスの5州）の知事、さらには、その他多くの国会議員、州議員である。

我々の非理性的な先祖たちは、無実な人々が危機の原因だとした。我々の非理性的な同時代人たちは、人々が原因ではないと偽り、気候変動に関する科学的研究は不毛だと言い張っている。この2つは同じくらい危険である。

我々は異常気象のせいで人々を火あぶりにすることはもうないが、地球温暖化への理解を防ごうとして科学的データを否定することで、最も弱い人々をいまだに痛めつけている。世界銀行の新たな報告書の予測では、今後15年で気候変動は世界の発展途上地域の1億人以上を再び貧困に押し戻すことになる。貧しい人々が、自然災害や、気候変動による健康上の影響を最も被ることになる（飢饉、洪水、デング熱、など）。

我々が持っていて、ジェームズ王が持っていなかったものは、気候変動を理解し、あらゆる生命を守る措置をとるのに役立つ科学である。我々が知識に基づいて行動しなければ、我々の子孫たちは、いつか我々のことを振り返って、ジェームズ王や彼が想像した魔女たちに対して我々が示すのと同じ、あり得ないといった信じがたさを感じることだろう。

東京医科大学　29年度　(71)

数　学

解答

29年度

1

〔解答〕

(1)
ア	イ	ウ	エ	オ
−	1	2	9	6

(2)
カ	キ	ク	ケ	コ	サ	シ	ス	セ
−	5	2	−	3	1	4	1	5

〔出題者が求めたポイント〕

(1) 平面図形

∠OAB の 2 等分線と OB との交点を Q とすると，

OQ : QB＝OA : BA

O$(x_0,\ y_0)$, B$(x_1,\ y_1)$ で OQ : QB＝$m : n$ のとき，

Q$\left(\dfrac{nx_0 + mx_1}{m+n},\ \dfrac{ny_0 + my_1}{m+n}\right)$

A$(x_1,\ y_1)$ Q$(x_2,\ y_2)$ の 2 点を通る直線 l は，

$l : y = \dfrac{y_2 - y_1}{x_2 - x_1}(x - x_1) + y_1$

直線 l と曲線 C とを連立方程式で求める。

(2) 高次方程式

常に $f(x) \geqq 0$ なので，$x = \alpha,\ \beta$ で x 軸に接している。

従って，$f(x) = (x - \alpha)^2(x - \beta)^2$

これを展開し，与式の $f(x)$ とで未定係数法により α，β，a，b を求める。

〔解答のプロセス〕

(1)　AB $= \sqrt{\left(\dfrac{7}{3} - 1\right)^2 + (0 - 1)^2} = \sqrt{\dfrac{25}{9}} = \dfrac{5}{3}$

∠OAB の 2 等分線と OB との交点を Q とする。

OQ : QB $= \dfrac{7}{3} : \dfrac{5}{3} = 7 : 5$

Q$\left(\dfrac{5 \cdot 0 + 7 \cdot 1}{12},\ \dfrac{5 \cdot 0 + 7 \cdot 1}{12}\right)$　∴　Q$\left(\dfrac{7}{12},\ \dfrac{7}{12}\right)$

直線 AQ は，

$y = \dfrac{\dfrac{7}{12} - 0}{\dfrac{7}{12} - \dfrac{7}{3}}\left(x - \dfrac{7}{3}\right) + 0$

$= -\dfrac{1}{3}x + \dfrac{7}{9}$

$y = x^2$ との交点 $(x > 0)$ は，

$x^2 = -\dfrac{1}{3}x + \dfrac{7}{9}$　より　$9x^2 + 3x - 7 = 0$

$x > 0$ より，$x = \dfrac{-3 + \sqrt{261}}{18} = \dfrac{-1 + \sqrt{29}}{6}$

(2)　$f(x) = (x - \alpha)^2(x - \beta)^2$　で表わせる。

$f(x) = (x^2 - 2\alpha x + \alpha^2)(x^2 - 2\beta x + \beta^2)$

$= x^4 - 2(\alpha + \beta)x^3 + (\alpha^2 + \beta^2 + 4\alpha\beta)x^2$
$\qquad\qquad - 2\alpha\beta(\alpha + \beta)x + \alpha^2\beta^2$

よって，$-2(\alpha + \beta) = 5$，$a = \alpha^2 + \beta^2 + 4\alpha\beta$

$b = 2\alpha\beta(\alpha + \beta)$，$\alpha^2\beta^2 = 9$

$-2(\alpha + \beta) = 5$　より　$\alpha + \beta = -\dfrac{5}{2}$

$\beta = -\alpha - \dfrac{5}{2}$

$\alpha^2\beta^2 = 9$　より　$\alpha\beta = \pm 3$

$\alpha\beta = 3$ のとき，$\alpha\left(-\alpha - \dfrac{5}{2}\right) = 3$　より

$\alpha^2 + \dfrac{5}{2}\alpha + 3 = 0$　で $D = \left(\dfrac{5}{2}\right)^2 - 4 \cdot 1 \cdot 3 = -\dfrac{23}{4}$

$D < 0$　より　α は実数でない。(不適)

$\alpha\beta = -3$ のとき，$\alpha\left(-\alpha - \dfrac{5}{2}\right) = -3$　より

$\alpha^2 + \dfrac{5}{2}\alpha - 3 = 0$　で $D = \left(\dfrac{5}{2}\right)^2 + 4 \cdot 1 \cdot 3 = \dfrac{73}{4} > 0$

従って，$\alpha\beta = -3$

$a = \alpha^2 + \beta^2 + 4\alpha\beta = (\alpha + \beta)^2 + 2\alpha\beta$

$= \left(-\dfrac{5}{2}\right)^2 + 2 \cdot (-3) = \dfrac{1}{4}$

$b = 2\alpha\beta(\alpha + \beta) = 2\left(-\dfrac{5}{2}\right)(-3) = 15$

2

〔解答〕

(1)
ア	イ	ウ	エ	オ
2	2	1	2	5

(2)
カ	キ
3	7

〔出題者が求めたポイント〕

(1) 極限値

$\displaystyle\lim_{x \to 0} \dfrac{\sqrt{n+x} - \sqrt{n-x}}{a}$ のとき，分母，分子に，

$\sqrt{n+x} + \sqrt{n-x}$ をかける。

(2) 微分積分

$f(x) = \displaystyle\int_a^x g(t)dt$ のとき，$f'(x) = g(x)$

ただし，この問題では，$g(t)$ に x が含まれているため，必ずしも

$f'(x) = g(x)$ とはならないが，出題者の意図を踏まえて $f'(x) = g(x)$ として記述する。

〔解答のプロセス〕

(1)　$\vec{a} - t\vec{b} = (3 - t,\ 4 - 2t)$

$\vec{a} + t\vec{b} = (3 + t,\ 4 + 2t)$

$|\vec{a} - t\vec{b}| = \sqrt{(3 - t)^2 + (4 - 2t)^2}$

$= \sqrt{5t^2 - 22t + 25}$

$|\vec{a} + t\vec{b}| = \sqrt{5t^2 + 22t + 25}$

ここで，$5t^2 + 25 = s$ とおく

$f(t) = \dfrac{1}{t}\left(\dfrac{1}{\sqrt{s - 22t}} - \dfrac{1}{\sqrt{s + 22t}}\right)$

東京医科大学 29年度 （72）

$$= \frac{1}{t}\left(\frac{\sqrt{s+22t}-\sqrt{s-22t}}{\sqrt{s-22t}\sqrt{s+22t}}\right)$$

$$= \frac{1}{t}\cdot\frac{(\sqrt{s+22t}-\sqrt{s-22t})(\sqrt{s+22t}+\sqrt{s-22t})}{\sqrt{s-22t}\sqrt{s+22t}(\sqrt{s+22t}+\sqrt{s-22t})}$$

$$= \frac{44}{\sqrt{s-22t}\sqrt{s+22t}(\sqrt{s+22t}+\sqrt{s-22t})}$$

$$\lim_{t\to 0}\sqrt{s-22t}=\lim_{t\to 0}\sqrt{5t^2-22t+25}=\sqrt{25}=5$$

$$\lim_{t\to 0}\sqrt{s+22t}=\lim_{t\to 0}\sqrt{5t^2+22t+25}=\sqrt{25}=5$$

$$\lim_{t\to 0}f(t)=\frac{44}{5\cdot 5(5+5)}=\frac{44}{250}=\frac{22}{125}$$

(2) $f(x)=\displaystyle\int_1^x \frac{x+4}{t^2\sqrt{3\left(\frac{x}{t}\right)^4+1}}\,dt$

$u=\dfrac{x}{t}$ とおくと，$\dfrac{du}{dt}=-\dfrac{x}{t^2}=-\dfrac{1}{t}\times u$

よって，$dt=-\dfrac{t}{u}\,du$

また，

$$\begin{array}{c|ccc} t & 1 & \longrightarrow & x \\ \hline u & x & \longrightarrow & 1 \end{array}$$

$$f(x)=\int_x^1 \frac{u+4}{t\sqrt{3u^4+1}}\times\left(-\frac{t}{u}\right)du$$

$$=\int_1^x \frac{u+4}{u\sqrt{3u^4+1}}\,du$$

両辺を x で微分すると

$$f'(x)=\frac{x+4}{x\sqrt{3x^4+1}}$$

$$f'(2)=\frac{2+4}{2\sqrt{48+1}}=\frac{3}{7}$$

3

〔解答〕

ア	イ	ウ	エ	オ	カ	キ
9	8	3	2	1	6	3

〔出題者が求めたポイント〕

微分法

$y=f(x)$ の上の $(t,\ f(t))$ における接線の方程式は，
$y=f'(t)(x-t)+f(t)$
$S(t)$ を t で微分し，増減表をつくる。

〔解答のプロセス〕

$$y'=-9x$$

接線の方程式は，

$$y=-9t(x-t)+6-\frac{9}{2}t^2$$

$$=-9tx+6+\frac{9}{2}t^2$$

$-9tx+6+\dfrac{9}{2}t^2=0$　より　$x=\dfrac{1}{2}t+\dfrac{2}{3t}$

$A_t\left(\dfrac{1}{2}t+\dfrac{2}{3t},\ 0\right)$，$B_t\left(0,\ 6+\dfrac{9}{2}t^2\right)$

$$S(t)=\frac{1}{2}\left(\frac{1}{2}t+\frac{2}{3t}\right)\left(\frac{9}{2}t^2+6\right)$$

$$=\frac{1}{2}\left(\frac{9}{4}t^3+3t+3t+\frac{4}{t}\right)$$

$$=\frac{9}{8}t^3+3t+\frac{2}{t}$$

$$S'(t)=\frac{27}{8}t^2+3-\frac{2}{t^2}=\frac{1}{8t^2}(27t^4+24t^2-16)$$

$$=\frac{1}{8t^2}(3t^2+4)(9t^2-4)$$

$$=\frac{1}{8t^2}(3t^2+4)(3t+2)(3t-2)$$

$S'(t)=0$ のとき，$t>0$ より $t=\dfrac{2}{3}$

t	0		$\dfrac{2}{3}$	
$S'(t)$		$-$	0	$+$
$S(t)$		↘		↗

$t=\dfrac{2}{3}$ のとき，$S(t)$ は最小となり最小値は，

$$S\left(\frac{2}{3}\right)=\frac{9}{8}\left(\frac{2}{3}\right)^3+3\left(\frac{2}{3}\right)+2\left(\frac{3}{2}\right)=\frac{16}{3}$$

4

〔解答〕

(1)
ア	イ
6	4

(2)
ウ	エ
3	2

(3)
オ	カ	キ	ク	ケ
1	6	1	4	3

〔出題者が求めたポイント〕

積分法

$C_1：y=f(x)$，$C_2：y=g(x)$ とする。

(1) $x\geqq 0$ で，C_1 は増加関数，C_2 は減少関数だから
$$f(0)\leqq g(0)$$

(2) $f(x)=g(x)$　より　p を求める。

(3) $\displaystyle\int_0^p \{g(x)-f(x)\}dx$

〔解答のプロセス〕

(1) $x=0$ のとき，$C_1：y=\sqrt{a}$，$C_2：y=8$

$\sqrt{a}\leqq 8$　より　$0<a\leqq 64$

(2) $\sqrt{x+1}=\dfrac{8}{x+1}$　より　$(x+1)^{\frac{3}{2}}=2^3$

$\sqrt{x+1}=2$　よって　$x+1=4$

従って，$p=3$，$q=\sqrt{3+1}=2$

(3) $\displaystyle\int_0^3\left(\frac{8}{x+1}-\sqrt{x+1}\right)dx$

$$=\left[8\log|x+1|-\frac{2}{3}(x+1)^{\frac{3}{2}}\right]_0^3$$

$$=\left(8\log 4-\frac{2}{3}\cdot 4^{\frac{3}{2}}\right)-\left(8\log 1-\frac{2}{3}\cdot 1^{\frac{3}{2}}\right)$$

$$= 16\log 2 - \frac{16}{3} - 0 + \frac{2}{3} = 16\log 2 - \frac{14}{3}$$

5

〔解答〕
解答のプロセス参照

〔出題者が求めたポイント〕
平面図形・領域
$x \geq 0$, $x < 0$ と $y \geq 0$, $y < 0$ と $x+y \geq 0$, $x+y < 0$ の8つの部分に分けて絶対値をはずして不等式を解く。
領域を図示する。

〔解答のプロセス〕

① $x \geq 0$, $y \geq 0$, $y \geq -x(x+y \geq 0)$ のとき,
　$x+y+x+y \leq 2$ より $y \leq -x+1$

② $x \geq 0$, $y \geq 0$, $y < -x(x+y < 0)$ のとき,
　このような点 (x, y) はない。

③ $x \geq 0$, $y < 0$, $y \geq -x(x+y \geq 0)$ のとき,
　$x-y+x+y \leq 2$ より $0 \leq x \leq 1$

④ $x \geq 0$, $y < 0$, $y < -x(x+y < 0)$ のとき,
　$x-y-x-y \leq 2$ より $-1 \leq y < 0$

⑤ $x < 0$, $y \geq 0$, $y \geq -x(x+y \geq 0)$ のとき,
　$-x+y+x+y \leq 2$ より $0 \leq y \leq 1$

⑥ $x < 0$, $y \geq 0$, $y < -x(x+y < 0)$ のとき,
　$-x+y-x-y \leq 2$ より $-1 \leq x < 0$

⑦ $x < 0$, $y < 0$, $y \geq -x(x+y \geq 0)$ のとき,
　このような点 (x, y) はない。

⑧ $x < 0$, $y < 0$, $y < -x(x+y < 0)$ のとき,
　$-x-y-x-y \leq 2$ より $y \geq -x-1$

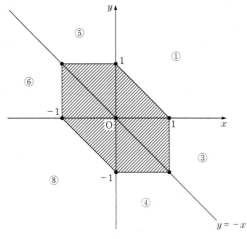

斜線の部分で，境界部分の実線上も含む。

東京医科大学　29年度　（74）

物　理

解答

29年度

第1問

〔解答〕

問1 ① ②　　問2 ② ⑥

〔出題者が求めたポイント〕

3物体の重心

〔解答のプロセス〕

問1　おもり3の質量を m [kg] とおく。3つのおもりの重心は原点にあるから，重心の x 座標 x_G について

$$x_G = \frac{2.00 \times a + 1.50 \times 0 - m \times a\cos\theta}{2.00 + 1.50 + m} = 0$$

$$\therefore\quad m\cos\theta = 2.00 \quad \cdots\cdots①$$

重心の y 座標 y_G について

$$y_G = \frac{2.00 \times 0 + 1.50 \times a - m \times a\sin\theta}{2.00 + 1.50 + m} = 0$$

$$\therefore\quad m\sin\theta = 1.50 \quad \cdots\cdots②$$

①，②式より

$$\tan\theta = \frac{3}{4} = 0.75$$

よって，三角関数表より

$$\theta \fallingdotseq 37° \quad \cdots(答)$$

問2　$\tan\theta = \dfrac{3}{4}$ のとき　$\cos\theta = \dfrac{4}{5}$

よって，①式より

$$m = \frac{2.00}{\cos\theta} = 2.50 \text{ [kg]} \quad \cdots(答)$$

第2問

〔解答〕

問1 ③ ⑧　　問2 ④ ③

〔出題者が求めたポイント〕

斜面上の物体の運動

〔解答のプロセス〕

問1　物体の質量を m，y 方向の加速度を a とすると，運動方程式は

$$ma = -mg\sin30°$$

$$\therefore\quad a = -\frac{1}{2}g$$

一方，物体が打ち出された点の y 座標 y_0 は

$$y_0 = \frac{h}{\sin30°} = 2h$$

であるから，水平面に達するまでの時間 t_0 は $y = 0$ となる時刻として

$$y = 2h - \frac{1}{2} \cdot \frac{1}{2}gt_0{}^2 = 0$$

$$\therefore\quad t_0 = \sqrt{\frac{8h}{g}} \quad \cdots(答)$$

問2　x 方向には速度 v_0 の等速運動を行うから

$$x = v_0 t_0 = v_0\sqrt{\frac{8h}{g}} \quad \cdots(答)$$

第3問

〔解答〕

問1 ⑤ ⑦　　問2 ⑥ ⑩

〔出題者が求めたポイント〕

熱気球

〔解答のプロセス〕

問1　$T_0 = 273$ [K]（$= 0℃$），$T_1 = 300$ [K]（$= 27℃$），$T_2 = 400$ [K]（$= 127℃$）における空気の密度をそれぞれ $\rho_0 = 1.293$ [kg/m³]，ρ_1 [kg/m³]，ρ_2 [kg/m³] とおくと，同じ気圧の下では $\rho T = (一定)$ より

$$\rho_0 T_0 = \rho_1 T_1 = \rho_2 T_2$$

$$\therefore\quad \rho_1 = \frac{\rho_0 T_0}{T_1}, \quad \rho_2 = \frac{\rho_0 T_0}{T_2}$$

また，n 個のおもりを切り離したときの熱気球と人の質量の合計 M [kg] は

$$M = 290 + 10(9 - n)$$

熱気球が浮き上がるための条件は，気球本体および気球内部の空気にかかる重力の合計を浮力が上回ることだから，体積を $V = 1.10 \times 10^3$ [m³] とすると

$$\rho_1 Vg > \rho_2 Vg + Mg$$

$$\therefore\quad \frac{\rho_0 T_0 V}{T_1} > \frac{\rho_0 T_0 V}{T_2} + 290 + 10(9 - n)$$

$$\therefore\quad 10n > 380 - \rho_0 T_0 V\left(\frac{1}{T_1} - \frac{1}{T_2}\right)$$

数値を代入して整理すると

$$n > 5.64\cdots$$

したがって，切り離す最小個数は6個。　…（答）

問2　おもりをすべて切り離して浮かび上がる最低の温度を T_3 [K]，このときの空気の密度を ρ_3 [kg/m³] とおくと，力のつりあいより

$$\rho_1 Vg = \rho_3 Vg + 290g$$

また，$\rho_0 T_0 = \rho_3 T_3$ より

$$\rho_3 = \frac{\rho_0 T_0}{T_3}$$

$$\therefore\quad \frac{\rho_0 T_0 V}{T_1} - 290 = \frac{\rho_0 T_0 V}{T_3}$$

$$\therefore\quad T_3 = \frac{\rho_0 T_0 V T_1}{\rho_0 T_0 V - 290 T_1} = 386.6\cdots \text{[K]}$$

よって，$T_3 = 113.6\cdots \fallingdotseq 114$（℃）

よって，最も低い温度は120℃　…（答）

第4問

〔解答〕

問1 ⑦ ⑨　　問2 ⑧ ⑥

〔出題者が求めたポイント〕

力のつりあい，静電気力

〔解答のプロセス〕

問1　小球に働く静電気力を F [N] とすると

$$F = k_0 \frac{q^2}{(\sqrt{2}L)^2}$$

とかける。一方，糸の張力の大きさを $T\,[\mathrm{N}]$ とおくと電荷に働く力のつりあいより

水平方向：$F - T\sin 45° = 0$ ……①

鉛直方向：$T\cos 45° - mg = 0$ ……②

①，②式より　$F = mg$ であるから

$$k_0 \frac{q^2}{2L^2} = mg$$

$$\therefore \quad q = L\sqrt{\frac{2mg}{k_0}} = 0.15 \times \sqrt{\frac{2 \times 1.00 \times 10^{-4} \times 9.8}{9.0 \times 10^9}}$$

$$= 7.0 \times 10^{-8}\,[\mathrm{C}] \quad \cdots(答)$$

問2　②式より

$$T = \sqrt{2}\,mg = 1.41 \times 1.00 \times 10^{-4} \times 9.8$$

$$\fallingdotseq 1.38 \times 10^{-3}\,[\mathrm{N}] \quad \cdots(答)$$

第5問

〔解答〕

問1 ⑨　③　　問2 ⑩　⑩

〔出題者が求めたポイント〕

コンデンサー，誘電体の挿入

〔解答のプロセス〕

問1　真空部分の合計の電気容量を C_1，誘電体部分の電気容量を C_2 とすると

$$C_1 = \frac{\varepsilon_0 S}{\frac{1}{3}d} = 3C_0, \quad C_2 = \frac{3\varepsilon_0 S}{\frac{2}{3}d} = \frac{9}{2}C_0$$

よって合成容量 C は

$$C = \frac{C_1 C_2}{C_1 + C_2} = \frac{9}{5}C_0 = 1.8C_0 \quad \cdots(答)$$

問2　誘電体を挿入する直前の静電エネルギー U_0 は

$$U_0 = \frac{1}{2}C_0 V^2$$

誘電体を挿入したときにコンデンサーに蓄えられる電気量 Q は

$$Q = CV = \frac{9}{5}C_0 V$$

スイッチを開いた後は電気量 Q が不変であるから，誘電体を引き抜いた後の静電エネルギー U は

$$U = \frac{Q^2}{2C_0} = \frac{81}{50}C_0 V^2$$

よって

$$\frac{U}{U_0} = \frac{81}{25} = 3.24 \fallingdotseq 3.2\,[倍] \quad \cdots(答)$$

第6問

〔解答〕

問1 ⑪　④　　問2 ⑫　⑦　　問3 ⑬　④

〔出題者が求めたポイント〕

気体の状態変化

〔解答のプロセス〕

問1　はじめの状態での圧力を p_1，体積を V_1，温度を T_1 とおくと，状態方程式より

$$p_1 V_1 = RT_1$$

$$\therefore \quad V_1 = \frac{RT_1}{p_1} = \frac{8.31 \times 300}{1.00 \times 10^5}$$

$$= 2.493 \times 10^{-2}$$

$$\fallingdotseq 2.49 \times 10^{-2}\,[\mathrm{m}^3] \quad \cdots(答)$$

問2　ピストンを固定して圧力を2倍にしたときの温度を T_2 とおくと，ボイル・シャルルの法則より

$$\frac{p_1 V_1}{T_1} = \frac{2p_1 V_1}{T_2} \quad \therefore \quad T_2 = 2T_1 = 600\,[\mathrm{K}]$$

次に，断熱変化では $TV^{\gamma-1} = (一定)$ の関係が成り立ち，状態変化の前後で温度が T_2 から T_1 に変化したから

$$T_2 V_1^{\frac{2}{3}} = T_1 V_2^{\frac{2}{3}}$$

$$\therefore \quad V_2 = 2^{\frac{3}{2}}V_1 = 2\sqrt{2} \times 2.493 \times 10^{-2}$$

$$= 7.050\cdots \times 10^{-2}$$

$$\fallingdotseq 7.05 \times 10^{-2}\,[\mathrm{m}^3]$$

問3　状態方程式より

$$p_2 = \frac{RT_1}{V_2} = \frac{RT_1}{2^{\frac{3}{2}}V_1} = \frac{p_1}{2\sqrt{2}} = \frac{\sqrt{2}}{4}p_1$$

$$\therefore \quad p_2 = \frac{1.414}{4} \times 1.00 \times 10^5$$

$$\fallingdotseq 3.5 \times 10^4\,[\mathrm{Pa}] \quad \cdots(答)$$

第7問

〔解答〕

問1 ⑭　⑨　　問2 ⑮　④

〔出題者が求めたポイント〕

ニュートンリング

〔解答のプロセス〕

問1　中心から距離 r の位置での経路差 ΔL は

$$\Delta L \fallingdotseq \frac{r^2}{R}$$

と近似できる。平面ガラスの上面で反射した光は位相が π ずれるから，波長を λ として，m 番目の暗環の半径 r_m が満たす条件式は

$$\frac{r_m^2}{R} = (m-1)\lambda \quad (m = 1,\ 2,\ 3,\ \cdots)$$

$r_5 = 4.00 \times 10^{-3}\,[\mathrm{m}]$ より

$$R = \frac{r_5^2}{4\lambda} = \frac{(4.00 \times 10^{-3})^2}{4 \times 5.00 \times 10^{-7}} = 8.0\,[\mathrm{m}] \quad \cdots(答)$$

問2　屈折率 n の液体中では波長が $\dfrac{1}{n}$ 倍となる。

このとき，5番目の暗環の半径 $r_5'\,[\mathrm{m}]$ は

$$\frac{r_5'^2}{R} = 4\frac{\lambda}{n}$$

を満たすから

$$r_5'^2 = \frac{4R\lambda}{n} = \frac{r_5{}^2}{n}$$

$$\therefore \quad n = \left(\frac{r_5}{r_5'}\right)^2 = \left(\frac{4.00 \times 10^{-3}}{3.65 \times 10^{-3}}\right)^2 \fallingdotseq 1.20 \quad \cdots(\text{答})$$

第8問
〔解答〕

問1 16 ⑤   問2 17 ⑦   問3 18 ①

〔出題者が求めたポイント〕

核分裂のエネルギー

〔解答のプロセス〕

問1 核分裂反応前後での質量の減少分 Δm は

$$\Delta m = 235.0439 + 1.0087$$
$$\qquad - (140.9139 + 91.8973 + 3 \times 1.0087)$$
$$\quad = 0.2153 \,[\text{u}]$$

[kg]の単位に直すと

$$\Delta m = 0.2153 \times 1.661 \times 10^{-27}$$
$$\qquad = 3.576 \times 10^{-28} \,[\text{kg}]$$

よって，1個の核分裂反応で発生するエネルギー E_1 は

$$E_1 = \Delta m c^2 = 3.576 \times 10^{-28} \times (3.00 \times 10^8)^2$$
$$\qquad\qquad \fallingdotseq 3.22 \times 10^{-11} \,[\text{J}] \quad \cdots(\text{答})$$

問2 $1\,\text{eV} = 1.60 \times 10^{-19}\,\text{J}$ より

$$E_1 = \frac{3.22 \times 10^{-11}}{1.60 \times 10^{-19}} = 2.0125 \times 10^8 \,[\text{eV}]$$

したがって

$$E_1 \fallingdotseq 201 \,[\text{MeV}] \quad \cdots(\text{答})$$

問3 100 g のウラン 235 中の原子核の個数を N とすると，ウラン 1 mol が 235 g であるから

$$N = \frac{100}{235} \times N_A$$

したがって，発生するエネルギー $E\,[\text{J}]$ は

$$E = NE_1 = \frac{100 \times 6.02 \times 10^{23}}{235} \times 3.22 \times 10^{-11}$$
$$\qquad\qquad \fallingdotseq 8.25 \times 10^{12} \,[\text{J}] \quad \cdots(\text{答})$$

化 学

解 答

29年度

第1問

〔解答〕

問1 ① ④　問2 ② ④　問3 ③ ②　問4 ④ ②

問5 ⑤ ①

〔出題者が求めたポイント〕

多岐にわたる問題

〔解答のプロセス〕

問1

①

① （誤）　温度が変化するとモル濃度は変化する。したがって，質量モル濃度の方が常にモル濃度より大きくなるとは限らない。

② （誤）　水941.5 gに塩化ナトリウムを58.5 g（1.00 mol）溶解させたときの質量モル濃度は

$$\frac{1.00}{941.5 \times 10^{-3}} = 1.062\cdots(\text{mol/kg})\text{であり，1.00 mol/kg}$$

にはならない。

③ （誤）　4.00 mol/kg の塩化ナトリウム水溶液の濃度を質量パーセント濃度で表すと，

$$\frac{\text{溶質の質量(g)}}{\text{溶液の質量(g)}} \times 100$$

$$= \frac{\text{溶質の質量(g)}}{\text{溶質の質量(g) + 溶媒の質量(g)}} \times 100$$

$$= \frac{4.00 \times 58.5}{4.00 \times 58.5 + 1000} \times 100 = 18.96\cdots(\%)$$

であり，23.4%にならない。

④ （正）　2.00 mol/L の塩化ナトリウム水溶液 1.00 L 中の塩化物イオンの物質量は 2.00 mol であり，また，3.00 mol/L の塩化カリウム水溶液 1.00 L 中の塩化物イオンの物質量は 3.00 mol である。これらの混合溶液中の塩化物イオンの物質量は 5.00 mol であるので，水で薄めた 5.00 L とした中の塩化物イオンのモル濃度は 1.00 mol/L である。

⑤ （誤）　塩化ナトリウム NaCl は Na^+ と Cl^- どうしで形成されているので，塩化ナトリウム 58.5 g（1 モル）にはイオンが 2 モル含まれている。

問2

②

① （誤）　体心立方格子は最密構造ではない。最密構造は面心立方格子と六方最密構造である。

② （誤）　潮解の現象である。風解は結晶水をもつ結晶が空気中で徐々に水分子を失い粉末になる現象である。

③ （誤）　塩化ナトリウムの飽和水溶液にアンモニアと二酸化炭素を吹き込むことにより，溶解度の違いを利用し炭酸水素ナトリウムと塩化アンモニウムが分離される。炭酸水素ナトリウム $NaHCO_3$ は溶解度が比較的小さいため沈殿が生じる。

④ （正）　石灰水に二酸化炭素を通すと，白色沈殿が

生成する。

$$CO_2 + Ca(OH)_2 \longrightarrow CaCO_3 + H_2O$$

石灰水に二酸化炭素を通した水溶液にさらに，二酸化炭素を通すと，やがて沈殿は溶解する。

$$CaCO_3 + H_2O + CO_2 \longrightarrow Ca(HCO_3)_2$$

⑤ （誤）　イオン化傾向が鉄より亜鉛の方が大きいので，亜鉛は鉄より酸化されやすい。

問3

③

① （誤）

過マンガン酸カリウム $KMnO_4$ と硫化物イオン S^{2-} の反応

$$MnO_4^- + 8H^+ + 5e^- \longrightarrow Mn^{2+} + 4H_2O \quad \cdots\cdots(\text{i})$$
$$S^{2-} \longrightarrow S + 2e^- \quad \cdots\cdots(\text{ii})$$

(i)式×2＋(ii)×5から，e^- を消すと物質量の比 $KMnO_4 : S^{2-} = 2 : 5$ で反応するので，S^{2-} 1 mol を過不足なく反応させるために必要な過マンガン酸カリウム $KMnO_4$（158）の質量は

$$\frac{2}{5} \times 158 = 63.2 \text{ g}$$

クロム酸ナトリウム Na_2CrO_4 と硫化物イオン S^{2-} の反応

$$CrO_4^{2-} + 8H^+ + 3e^- \longrightarrow Cr^{3+} + 4H_2O \quad \cdots\cdots(\text{iii})$$
$$S^{2-} \longrightarrow S + 2e^- \quad \cdots\cdots(\text{iv})$$

(iii)式×2＋(iv)×3から，e^- を消すと物質量の比 $Na_2CrO_4 : S^{2-} = 2 : 3$ で反応するので，S^{2-} 1 mol を過不足なく反応させるために必要なクロム酸ナトリウム Na_2CrO_4（162）の質量は

$$\frac{2}{3} \times 162 = 108 \text{ g}$$

ヨウ素酸ナトリウム $NaIO_3$ と硫化物イオン S^{2-} の反応

$$IO_3^- + 6H^+ + 6e^- \longrightarrow I^- + 3H_2O \quad \cdots\cdots(\text{v})$$
$$S^{2-} \longrightarrow S + 2e^- \quad \cdots\cdots(\text{vi})$$

(v)式＋(vi)×3から，e^- を消すと物質量の比 $NaIO_3 : S^{2-} = 1 : 3$ で反応するので，S^{2-} 1 mol を過不足なく反応させるために必要なヨウ素酸ナトリウム $NaIO_3$（198）の質量は

$$\frac{1}{3} \times 198 = 66 \text{ g}$$

以上より，質量が最も小さい酸化剤は過マンガン酸カリウムで，最も大きいのはクロム酸ナトリウムである。

② （正）　硫化銅（Ⅱ）水溶液に鉄板を浸すと，イオン化傾向が大きい Fe が陽イオンになり，イオン化傾向の小さい Cu が単体として析出する。また，硫酸亜鉛（Ⅱ）水溶液に鉄板を浸すと，イオン化傾向が鉄より亜鉛の方が大きいので，亜鉛は鉄より酸化されやすく析出しない。

③ （誤）　NaCl の飽和水溶液を電気分解するとき，

陽極，陰極で起こる反応は次のようになる。

陽極 $2Cl^- \longrightarrow 2e^- + Cl_2$

陰極 $2H_2O + 2e^- \longrightarrow H_2 + 2OH^-$

また，NaCl の融解塩電解では陽極，陰極で起こる反応は次のようになる。

陽極 $2Cl^- \longrightarrow 2e^- + Cl_2$

陰極 $Na^+ + e^- \longrightarrow Na$

④ （誤） 平衡状態にある物質において，温度が高いほど平衡定数の値が大きくなる反応は吸熱反応であり，正反応が起こりやすくなる。また，発熱反応では温度が高いほど平衡定数の値が小さくなり，逆反応が起こりやすくなる。

⑤ （誤） C_6H_{10} は，飽和炭化水素 C_6H_{14} よりも H が 4 個少ないので不飽和度は 2 である。

不飽和度の値は π 結合または環構造の数を示すので，C_6H_{10} で考えられる結合(二重結合，三重結合)と環構造の組み合わせは次の 4 つである。(i) C=C 結合を 2 つもつ。(ii)三重結合を 1 つもつ。(iii) C=C 結合と環構造を 1 つずつもつ。(iv)環構造を 2 つもつ。

問 4

4

① （誤） 塩化バリウムではなく硫酸バリウムなら正しい記述である。

② （正） 亜鉛に水酸化ナトリウム水溶液を加えると水素が発生する。

$Zn + 2NaOH + 2H_2O \longrightarrow Na_2[Zn(OH)_4] + H_2$

③ （誤） 鉛(Ⅱ)イオンを含む水溶液に硫化水素を通すと，黒色沈殿が生じる。

$Pb^{2+} + S^{2-} \longrightarrow PbS$　この反応は酸化数が変化していないので酸化還元反応ではない。

④ （誤） 酸化力の強さは $Cl_2 > I_2$ より，塩化カリウム水溶液にヨウ素を加えても反応が起きない。

⑤ （誤） 一酸化窒素 NO は水と反応しない。

問 5

5

① （正） プロペン(プロピレン) $CH_2=CHCH_3 \xrightarrow{O_3}$ $HCHO + CH_3CHO$ となり，生成したアセトアルデヒドがヨードホルム反応を示す。

② （誤） フマル酸ではなくマレイン酸であれば正しい記述である。

③ （誤） 油脂 1 g をけん化するのに必要な水酸化カリウムの質量(単位：mg)の数値をけん化価という。けん化価は，油脂の分子量の目安となり，けん化価が小さいと分子量が大きく，けん化価が大きいと分子量が小さいことがわかる。

④ （誤） 合成洗剤(アルキルベンゼンスルホン酸ナトリウム)は硬水(カルシウムイオンやマグネシウムイオンを含む水)中でも洗浄作用，起泡作用がある。

⑤ （誤） フェノールはベンゼンよりも反応性大きく，置換反応が起こりやすい。フェノールに単体の臭素を反応させると，ベンゼン環の 3 個の水素原子が臭素に置き換わり，2,4,6-トリブロモフェノールの白色沈殿を生成する。

第2問

〔解答〕

問 1 6 ① 　問 2 7 ③ 　問 3 8 ⑤ 　問 4 9 ⑥

〔出題者が求めたポイント〕

イオンに関する電気泳動

〔解答のプロセス〕

問 1

6

実験ア：過マンガン酸カリウム $KMnO_4$ は次のように電離が生じ $KMnO_4 \longrightarrow K^+ + MnO_4^-$ となり，電圧を加えると，陰イオンの MnO_4^-(紫色)が陽極側へ移動する。

問 2

7

実験イ：三ヨウ化物イオン I_3^-(褐色)は陰イオンなので電圧を加えると，陽極へ移動する。

問 3

8

実験ウ：クロム酸銅 $CuCrO_4$ は次のように電離が生じ $CuCrO_4 \longrightarrow Cu^{2+} + CrO_4^{2-}$ となり，電圧を加えると，陰イオンの CrO_4^{2-}(黄色)が陽極側へ移動し，陽イオンの Cu^{2+}(淡青色)が陰極側へ移動する。

問 4

9

実験エ：クロム酸銅 $CuCrO_4$ は次のように電離が生じ $CuCrO_4 \longrightarrow Cu^{2+} + CrO_4^{2-}$ となり，続けて Cu^{2+} がアンモニアと反応し，テトラアンミン銅(Ⅱ)イオン $[Cu(NH_3)_4]^{2+}$ の深青色の錯イオンとなる($Cu^{2+} + 4NH_3 \longrightarrow [Cu(NH_3)_4]^{2+}$)。電圧を加えると，陰イオンの CrO_4^{2-}(黄色)が陽極側へ移動し，陽イオンの $[Cu(NH_3)_4]^{2+}$(深青色)が陰極側へ移動する。

第3問

〔解答〕

問 1 10 ③ 　問 2 11 ① 　問 3 12 ⑥ 　問 4 13 ⑩

問 5 14 ⑦

〔出題者が求めたポイント〕

混合気体

〔解答のプロセス〕

問 1

10

$N_2O_4(=92)$ の物質量は $\dfrac{46.0}{92} = 0.50$ mol である。また，

N_2O_4 の解離度は 50% なので，

$$N_2O_4 \rightleftharpoons 2NO_2$$

	N_2O_4	$2NO_2$	
平衡前	0.50	0	(mol)
反応量	-0.5×0.50	0.50	(mol)
平衡後	0.25	0.50	(mol)

よって，平衡状態における二酸化窒素の物質量は 0.50 (5.0×10^{-1}) mol

東京医科大学 29 年度 （79）

問2

11

平衡時における圧力を P，四酸化二窒素と二酸化窒素のそれぞれの分圧を $P_{N_2O_4}$ と P_{NO_2} とすると，

圧平衡定数 K_P は，$K_P = \dfrac{P_{NO_2}^2}{P_{N_2O_4}}$ である。また，分圧＝全圧×モル分率となるので，

$$K_P = \frac{P^2 \times \dfrac{(n_{NO_2})^2}{n^2}}{P \times \dfrac{n_{N_2O_4}}{n}} = \frac{P \times (n_{NO_2})^2}{n \times n_{N_2O_4}}$$

$$= \frac{1.03 \times 10^5 \times (0.50)^2}{0.75 \times 0.25} = 1.373\cdots \times 10^5$$

$$\fallingdotseq 1.37 \times 10^5 \,(\text{Pa})$$

問3

12

N_2O_4 が x(mol) 反応すると NO_2 が $2x$(mol) 生成する。平衡状態で N_2O_4 は $(0.50-x)$(mol)，NO_2 は $2x$(mol)，合計は $(0.50+x)$(mol) である。

$$N_2O_4 \rightleftharpoons 2NO_2$$

	N_2O_4		$2NO_2$	
平衡前	0.50		0	(mol)
反応量	$-x$		$2x$	(mol)
平衡後	$0.50-x$		$2x$	(mol)

平衡状態における気体の物質量の合計は $(0.50+x)$(mol) なので，$0.50+x = 8.00 \times 10^{-1}$　$x = 0.30$ mol
よって，N_2O_4 の物質量は
$0.50 - 0.30 = 0.20(2.0 \times 10^{-1})$(mol) である。

問4

13

密閉容器の容積を V(L) とおくと，

$$K_P = \frac{P_{NO_2}^2}{P_{N_2O_4}} = \frac{\left(\dfrac{n_{NO_2}RT}{V}\right)^2}{\dfrac{n_{N_2O_4}RT}{V}} = \frac{(n_{NO_2})^2 \times RT}{n_{N_2O_4} \times V}$$

$$= \frac{(0.60)^2 \times 8.31 \times 10^3 \times 330}{0.20 \times V}$$

温度一定ならば K_P は変わらないから，

$$1.37 \times 10^5 = \frac{(0.60)^2 \times 8.31 \times 10^3 \times 330}{0.20 \times V}$$

$$V = 36.03\cdots \fallingdotseq 36.0 \,(\text{L})$$

問5

14

平衡状態で N_2O_4 は 0.200 mol，NO_2 は 0.600 mol，合計は 0.800 mol である。また，気体の平均分子量は，成分気体の分子量にモル分率をかけて足しあわせることで求まるので，
平均分子量 ＝（N_2O_4 の分子量）×（N_2O_4 のモル分率）＋（NO_2 の分子量）×（NO_2 のモル分率）より，

$$92 \times \frac{0.200}{0.800} + 46 \times \frac{0.600}{0.800} = 57.5$$

第4問

〔解答〕

問1 15 ⑤　問2 16 ⑦　問3 17 ②　問4 18 ⑤
問5 19 ⑨　問6 20 ④　問7 21 ③

〔出題者が求めたポイント〕

混合気体

〔解答のプロセス〕

問1

15

水酸化カリウム KOH と二酸化炭素 CO_2 が反応し次のようになる。

$$2KOH + CO_2 \longrightarrow K_2CO_3 + H_2O$$

CO_2 の体積が 304 mL 減少したことがわかるので，反応した CO_2 の質量は

$$0.304 \times \frac{273}{300} \times \frac{1}{22.4} \times 44 = 0.5434 \fallingdotseq 0.54 \,\text{g}$$

よって，容器内の固体と液体の質量は質量保存の法則より，$5.68 + 0.54 = 6.22$ g

問2

16

二酸化炭素は全て反応したので実験装置内の気体は窒素 N_2 のみでその体積は $4.000 + 0.784 - 0.304 = 4.48$ L であり，また，その物質量は

$$4.48 \times \frac{273}{300} \times \frac{1}{22.4} = 0.182 \,\text{mol}$$

問3

17

塩化ナトリウム NaCl（＝58.5）に濃硫酸を加えて加熱すると，塩化水素が発生する。

$$NaCl + H_2SO_4 \longrightarrow NaHSO_4 + HCl$$

問4

18

反応式より，発生した塩化水素 HCl の物質量は，NaCl の物質量と等しいから，

$$\frac{5.85}{58.5} = 0.10 \,(\text{mol}) \text{ とわかり，その体積は}$$

$$0.10 \times 22.4 \times \frac{300}{273} \fallingdotseq 2.46 \,\text{L}$$

よって，実験の前後における気体の体積の差は⑤ 2.47 L が正解である。

問5

19

（窒素 N_2 の質量）$= 4.00 \times \dfrac{273}{300} \times \dfrac{1}{22.4} \times 28 = 4.55$ g，

（塩化水素 HCl の質量）$= 0.10 \times 36.5 = 3.65$ g
気体の質量の合計は（窒素 N_2 の質量）＋（塩化水素 HCl の質量）より，$4.55 + 3.65 = 8.2$ g
よって，最も適切な数値は⑨ 8.19 g が正解である。

問6

20

グルコース $C_6H_{12}O_6$（＝180）の物質量は

東京医科大学　29 年度　（80）

$\dfrac{2.82}{180}=0.0156$ mol，酸素の物質量は $7.89\times\dfrac{273}{300}\times\dfrac{1}{22.4}$

$=0.320$ mol，KOH$(=56)$の物質量は $\dfrac{78.9}{56}=1.408$ mol

グルコースを完全燃焼させると，次のようになる。

$$C_6H_{12}O_6\ +\ 6O_2\ \longrightarrow\ 6CO_2\ +\ 6H_2O$$

初め　0.0156　0.320　　0　　　－　（mol）
反応後　0　　0.2264　0.0936　　－　（mol）

また，発生した二酸化炭素 CO_2 は水酸化カリウム KOH と反応し次のようになる。

$$2KOH\ +\ CO_2\ \longrightarrow\ K_2CO_3\ +\ H_2O$$

初め　1.408　0.0936　　－　　　－　（mol）
反応後　1.2208　0　　　－　　　－　（mol）

よって，反応終了時に残っている気体は酸素である。

問7

21

57.0℃，1.01×10^5 Pa の酸素 0.2264 mol の体積は，

$0.2264\times22.4\times\dfrac{330}{273}\fallingdotseq6.13$ L なので，反応開始前と比べて気体の体積は $7.89-6.13=1.76$ L 減少した。よって，最も適切な数値は③ 1.75 L 減少したが正解である。

第5問

〔解答〕

問1 22 ④　問2 23 ①　問3 24 ④⑦⑧　問4 25 ⑨
問5 26 ⑤　問6 27 ③⑦　問7 28 ①　問8 29 ⑧
問9 30 ⑩　問10 31 ⑤

〔出題者が求めたポイント〕

有機化合物の分離

〔解答のプロセス〕

問1

22

分子量の大きい順に並べると，ベンゼンスルホン酸カリウム $C_6H_5SO_3K(196)>$グルコース $C_6H_{12}O_6(180)>$ニトロベンゼン $C_6H_5NO_2(123)>$安息香酸 C_6H_5COOH $(122)>m$-クレゾール $C_7H_8O(108)>$アニリン $C_6H_5NH_2$ (93) となる。④が正解である。

問2

23

沸点上昇度 $\varDelta t$ は質量モル濃度 m に比例する。
$(\varDelta t=K_b m)$ モル沸点上昇とよばれる比例定数 K_b 〔K・kg/mol〕は溶媒の種類によって決まる。質量パーセント濃度が同じでも質量モル濃度は違ってくる。同じ質量の溶質が溶けていても，分子量が小さければ質量モル濃度は大きくなる。また，電解質水溶液の沸点上昇は，粒子の総物質量に比例する。つまり，$\varDelta t$ の大小は K_b，溶質の分子量，粒子の総物質量で決まる。①～⑥のそれぞれの溶質の質量と溶媒の質量を w (g)，W(kg)とおき，$\varDelta t$ の式を書くと次のようになる。

① アニリン(93)

$$\varDelta t=1.82\times\dfrac{\frac{w}{93}}{W}\fallingdotseq0.0197\times\dfrac{w}{W}\ (℃)$$

② 安息香酸(122)

$$\varDelta t=1.82\times\dfrac{\frac{w}{122}}{W}\fallingdotseq0.0149\times\dfrac{w}{W}\ (℃)$$

③ グルコース(180)

$$\varDelta t=5.15\times10^{-1}\times\dfrac{\frac{w}{180}}{W}\fallingdotseq0.00286\times\dfrac{w}{W}\ (℃)$$

④ m-クレゾール(108)

$$\varDelta t=1.82\times\dfrac{\frac{w}{108}}{W}\fallingdotseq0.0168\times\dfrac{w}{W}\ (℃)$$

⑤ ニトロベンゼン(123)

$$\varDelta t=1.82\times\dfrac{\frac{w}{123}}{W}\fallingdotseq0.0147\times\dfrac{w}{W}\ (℃)$$

⑥ ベンゼンスルホン酸カリウム(196)

$$\varDelta t=5.15\times10^{-1}\times\dfrac{\frac{w}{196}}{W}\times2\fallingdotseq0.00526\times\dfrac{w}{W}\ (℃)$$

よって，$\varDelta t$ が最も大きいのは①である。

問3

24

混合溶液Ⅰは溶質の種類が少ない方なので混合水溶液のほうである。よって，試験管ア内に含まれる物質は④グルコース，⑦ベンゼンスルホン酸カリウム，⑧水である。

問4

25

$NaHCO_3$ 水溶液は，炭酸よりも強い酸である安息香酸と反応して二酸化炭素が発生する。

$$C_6H_5COOH+NaHCO_3$$
$$\longrightarrow C_6H_5COONa+H_2O+CO_2$$

問5

26

α：液体 α は試験管イの溶液(エーテル)と混ざり合わない飽和炭酸水素ナトリウム水溶液が適切である。これは微量の安息香酸を除くためである。

β：液体 β は水溶液と混ざり合わないエーテルが適切である。

γ：液体 γ は試験管イの溶液(エーテル)と混ざり合わない水酸化ナトリウム水溶液が適切である。これは微量の m-クレゾールを除くためである。

δ：液体 δ は水溶液と混ざり合わないエーテルが適切である。

ε：液体 ε は試験管イの溶液(エーテル)と混ざり合わない塩酸が適切である。これは微量のアニリンを除くためである。

φ：液体 φ は水溶液と混ざり合わないエーテルが適切である。

問6

27

試験管オの溶液(水溶液)には安息香酸ナトリウムと炭

酸水素ナトリウムが含まれている。

問7

28

試験管オの溶液（水溶液）に塩酸を加えると次の反応が
起こる。

$$\begin{cases} NaHCO_3 + HCl \longrightarrow H_2O + CO_2 + NaCl \\ C_6H_5COONa + HCl \longrightarrow C_6H_5COOH + NaCl \end{cases}$$

二酸化炭素が発生し，また，安息香酸が遊離されて白
色固体が生成する。

問8

29

試験管クの溶液（水溶液）には m-クレゾールのナトリ
ウム塩と水酸化ナトリウムが含まれているので，塩酸
を加えると m-クレゾールが遊離される。

問9

30

実験終了時の試験管イ内に含まれている溶質は中性の
ニトロベンゼンである。ニトロベンゼンにスズと濃塩
酸を反応させるとアニリン塩が生成する。アニリン塩
酸塩は図3より，試験管サの溶液に含まれていること
がわかる。

問10

31

試験管サの溶液（水溶液）にはアニリン塩酸塩と塩酸が
含まれているので，水酸化ナトリウム水溶液を加える
とアニリン（無色油状の物質）が遊離される。また，こ
の反応では気体は発生しない。

生　物

解答　29年度

第1問
〔解答〕
問1　① 　②と⑥
問2　② 　①と④
問3　③ 　⑤と⑥
問4　④ 　①と⑤
問5　⑤ 　③と⑤

〔出題者が求めたポイント〕
出題分野：〔小問集合〕
問1　自律神経系，内分泌系とホルモンに関する問題。①交感神経の末端からはノルアドレナリン，副交感神経の末端からはアセチルコリンが分泌される。③標的細胞内に進入し特定の受容体と結合するのは糖質コルチコイドなどのステロイドホルモンやチロキシンなどである。タンパク質でできたホルモンは細胞膜に存在する膜受容体と結合する。④血液中のチロキシン濃度は，視床下部，脳下垂体前葉で感知されている。⑤脳下垂体後葉まで伸びているのは樹状突起ではなく，軸索。
問2　循環系に関する問題。②静脈は動脈と比較して筋肉層は薄い。③血管内と組織側との間で体液の移動が可能なのは毛細血管である。⑤例えば体重70 kgの人は血液量は5～6 Lである。このうち25％というと1.25～1.5 Lということになる。ふつう心臓の大きさはその人の握りこぶし程度であり，1 Lもの容積はない。⑥肺静脈を流れる血液は酸素に富んでいる。
問3　植物ホルモンに関する問題。⑤オーキシンの極性移動は，オーキシンを細胞外へ輸送する細胞膜上のタンパク質が細胞の下端部に局在することによって起こる。⑥正の重力屈性を示す。
問4　生態的地位に関する問題。①ニッチが似ていることが多い。⑤種数は増加する傾向にある。
問5　個体群動態に関する問題である。① 1996年以前であると考えられるが，必ずしも1996年に移入されたとはいえない。②漁獲量全体は1997年以降減少しているが，約3分の1から約2分の1程度である。④単年度の漁獲量が0であっても，絶滅したとは断定できない。⑥オオクチバスの食害が大きく影響しているのは確からしいが，他に原因がないかどうかは，図からはわからない。

第2問
〔解答〕
問1　⑥ 　②
問2　⑦ 　⑧
問3　ウ：⑧ 　②，エ：⑨ 　④
問4　⑩ 　④
問5　⑪ 　④
問6　オ：⑫ 　⑩，カ：⑬ 　⑥

問7　⑭ 　②と⑤

〔出題者が求めたポイント〕
出題分野：〔呼吸，タンパク質の構造，筋収縮〕
問1　この場合にはたらくグルコース輸送体は濃度勾配に従って高濃度側から低濃度側へ受動輸送を行う。
問2　呼吸の最初の段階である解糖系は，細胞質基質で行われる。10種類の酵素によってグルコース1分子が段階的に分解され2分子のピルビン酸を生じる。
問3　解糖系では2分子のATPを消費し，4分子のATPを得る。差し引き2分子のATPを得る。
問4　ポリペプチド鎖のアミノ酸の配列順序を一次構造，一次構造が水素構造等によってαヘリックスと呼ばれるらせん状，βシートと呼ばれるシート状の形をとったものを二次構造という。二次構造をとったポリペプチド鎖がさらにS-S結合などによって大きな立体構造をつくったものが三次構造。三次構造をつくるポリペプチド鎖がサブユニットとなり，複数のサブユニットから作られるのが四次構造。PFKは4つのポリペプチド鎖からなるので四次構造である。
問5　①②キネシンもダイニンも，ATPを加水分解しながら微小管上を移動する。筋収縮には関係しない。③④アクチンはミオシンと共に筋収縮を担うが，ATPを加水分解する活性をもつのはミオシンである。⑤トロポニンは，筋収縮の際，Ca^{2+}と結合することで，ミオシンがアクチンと結合できるようにする。
問6　ADP濃度に変化がないことから，アデニル酸キナーゼの働きにより，2分子のADPにつきATPとAMPがそれぞれ1分子ずつ生成したと考える。ATP濃度が5.0 mMから4.5 mMへ0.5 mM低下したとき，x mMのATPが分解されていたと考えると，それにより生じたADPからは$1/2x$ mMのATPと$1/2x$ mMのAMPが生じたことになる。ATP濃度に注目すると，$5.0 - x + 1/2x = 4.5$より，$x = 1.0$ (mM)。よって生じたAMPは0.5 mMとなるので，最終的なAMP濃度は$0.1 + 0.5 = 0.6$ (mM)となる。
問7　①図の注にもあるように，絶えずATPを高濃度に保つよう調節されており，すべてのPFKが不活性というわけではない。② PFKは代謝産物によって活性が調節されるいわゆるアロステリック酵素であり，活性部位以外にATPの結合部位をもつと考えられる。③ AMPは，補酵素として反応に不可欠であるのではなく，アロステリック因子として，PFKの働きの促進を促す。④競争的，というよりは協調的といえる。⑥クレアチンリン酸からのATP供給は，一時的なものであり，主要な経路とはいえない。

東京医科大学　29年度　（83）

第3問

〔解答〕

Ⅰ

問1　15　⑤と⑦
問2　16　⑧
問3　17　②と⑥
問4　18　①と⑧
問5　19　⑩，20　③

Ⅱ

問6　21　⑤
問7　22　②
問8　23　③と④

〔出題者が求めたポイント〕

出題分野：〔DNAの複製，バイオテクノロジー〕

Ⅰ

問1　⑤⑦いずれもRNAのヌクレオチドに含まれる。

問2　体細胞分裂では，細胞周期の間期のS期にDNAの複製が行われる。岡崎フラグメントは，DNA合成が常に5′末端から3′末端へ向かってのみ伸長するために生じ，岡崎フラグメントが連結されラギング鎖が伸長していく。

問3　①プロモーターを目印にしてDNAに結合するのはRNAポリメラーゼである。②DNAポリメラーゼは既存の配列を伸長する。そのためDNA合成開始には，相補的な短いRNA，すなわちプライマーが必要となる。③ヌクレオシド三リン酸は3つのリン酸基をもっており，DNAの新生鎖に連結される際にピロリン酸が外れ，ピロリン酸はさらにリン酸2分子に分解され，伸長のエネルギーを供給する。④真核生物の線状DNAの末端はテロメアとよばれ，複製開始の際に必要なプライマー配列が分解されるとそのまま1本鎖で残される。したがって分裂のたびに末端が短くなっていく。⑤DNAポリメラーゼのエラーは 10^{-5} ほどの確率で生じる。しかしDNAポリメラーゼがもつ校正機能により，校正後の確率は $10^{-9} \sim 10^{-10}$ 程度まで低下する。⑥PCR法は，概ね95℃（2本鎖の分離）→60℃（プライマーの結合）→72℃（新生鎖の伸長）というサイクルで行われる。用いられるDNAポリメラーゼは，好熱菌由来で耐熱性をもつ。

問4　DNAポリメラーゼは，鋳型となるDNA鎖の3′末端に結合した相補的なプライマーにより5′末端から3′末端へ伸長していく。

問5　PCR法の1サイクル終了後では，プライマーから伸長した鎖は，一番最初の鋳型DNAの，反対側のプライマーに対応する配列部分を超えて伸長されている。2サイクル終了後に，両プライマーにはさまれた長さの1本鎖が生じてくる。2本鎖の両方が両プライマーにはさまれた長さとなるのは，3サイクル終了後である。

Ⅱ

問6　⑤プラスミドは，大腸菌などの原核生物への遺伝子導入に用いられる。

問7　①翻訳産物は得られたが，調節DNAに結合しなかった。③図3の実験3と4を比較すると，組換えDNA(c)の翻訳産物の方が(b)よりも濃い放射活性を示しているので，多くの調節DNAと結合するといえる。④図3の実験4と5を比較すると放射活性はいずれも濃いので，結合する調節DNAは同程度の量といえる。⑤実験7の結果は(c)と(d)の中間的な大きさのタンパク質が生じたことを示しており，(c)と(d)がつながった巨大なポリペプチド鎖からなる翻訳産物の合成はされていない。

問8　③実験4と5の結果を比較すると，バンドの位置に違いが見られることから，結合したタンパク質の大きさは変化しているが，放射活性の強さに違いが見られないので，結合の強さには変化がないと考えられる。④3′末端側を除いた実験はしていないため，調節DNAと調節因子Xとの結合に，3′末端側が必要であるかどうかはわからない。

第4問

〔解答〕

問1　24　⑥
問2　25　③
問3　26　①
問4　27　①
問5　28　④
問6　29　①
問7　30　②，31　⑤

〔出題者が求めたポイント〕

出題分野：〔発生，視覚器の働き，遺伝〕

問1　神経管から分化した眼胞が眼杯となり，眼杯から網膜が分化する。

問2　③錐体細胞の特徴である。

問3　(d)と(g)は合わせて4個分の遺伝子領域をもつ。(a)と(a)以外の組み合わせでは，より多くの遺伝子領域を生じてしまう。一方の G^+ の途中ともう一方の R^+ の途中で不等交差が起こると，1回の乗換えで，(d)と(g)が同時に生じることになる。

問4　(d)は G^+ なので，もっていないのは赤錐体細胞の視物質で，正常な赤錐体細胞が失われている。

問5　①常染色体上にある優性遺伝子であれば，ヘテロ接合体でも発現するはずで，図2にみられる疾患を持つ男性の両親のいずれかにも，疾患がみられるはずだが，そのようにはなっていない。②常染色体上の劣性遺伝子であれば，劣性ホモになり疾患が発現する確率は男女間で違いがない可能性が高いが，図では男性のみが疾患をもっている。③X染色体上の優性遺伝子であれば，ヘテロ接合体でも発現するはずで，図2にみられる疾患を持つ男性の母親にも，疾患がみられるはずだが，そのようにはなっていない。④正答が②である可能性も捨てきれないが，可能性の高さで考えれば④が正答となるだろう。⑤Y染色体上にある遺伝子に疾患の原因があるとすれば，図2のⅳの2の男性

が疾患をもつはずだが，そのようにはなっていない。

問6　X染色体の不等交差であるから，①〜④に絞られる。相同染色体が対合し，乗換えを起こすのは，減数分裂第一分裂前期である。

問7　第iv世代の6の人の父親は第iii世代の7の人で症状がないので遺伝子型はX^AYと考えられる。第iv世代の6の人の母親は第iii世代の6の人で症状はないが原因遺伝子をもっていると考えられ遺伝子型はX^AX^aと考えられる。第iv世代の6の人が赤緑色覚異常になるのは，父親からYを，母親からX^aをもらうときなので，$(1/2)×(1/2)=1/4=25\%$。

平成28年度

問 題 と 解 答

東京医科大学　28年度　(1)

英　語

問題　28年度

第1問　次の [1] ～ [5] の各群の単語①～⑤のうちから，下線部の発音が冒頭に示された単語の下線部と同じであるものを1つずつ選びなさい。

1
<u>o</u>we
① c<u>o</u>st　　② cr<u>ou</u>ch　　③ fl<u>ou</u>r
④ gh<u>o</u>st　　⑤ <u>ou</u>ght

2
<u>g</u>igantic
① ama<u>z</u>ing　　② distin<u>gu</u>ish　　③ e<u>x</u>amine
④ in<u>j</u>ured　　⑤ po<u>ss</u>ess

3
w<u>or</u>ship
① br<u>oa</u>dcast　　② c<u>or</u>poration　　③ p<u>ur</u>ple
④ s<u>ou</u>rce　　⑤ w<u>ar</u>ning

4
i<u>ss</u>ue
① da<u>zz</u>ling　　② defi<u>c</u>iency　　③ e<u>cc</u>entric
④ fa<u>sc</u>inate　　⑤ per<u>s</u>uade

5
<u>th</u>eme
① au<u>th</u>ority　　② brea<u>th</u>e　　③ clo<u>th</u>es
④ smoo<u>th</u>　　⑤ <u>th</u>ough

第2問 次のa～eの各英文の空欄 6 ～ 10 に入れるのに最も適当なものを，それぞれ下の①～⑤のうちから1つずつ選びなさい。

a. Kumiko knows that her father will not allow her to go to Europe with her friends, but she is determined to 6 .

① give herself up　　② look through him　　③ put him up
④ show herself off　　⑤ talk him into it

b. When Carole came home, she found her husband 7 on the floor, unconscious.

① layed　　　　② laying　　　　③ lie
④ lied　　　　⑤ lying

c. Jim said he wasn't in the office that day, but he was seen by many people 8 the office.

① enter　　　　　② in entering　　　③ to enter
④ when to enter　　⑤ when he enter

d. I'm sorry, but you'll have to pay a fine. You 9 those books back to the library last week.

① had better bring　　　　② had better not bring
③ ought to bring　　　　　④ ought to be bringing
⑤ ought to have brought

e. James liked his classes in high school, but he enjoyed his art class 10 .

① all over　　　② at the most　　③ highly likely
④ in particular　　⑤ on the whole

第3問 次のa～eの各英文の空欄を，それぞれ下の①～⑥の語または語句で埋めて最適な英文にするとき， 11 ～ 20 に入る語または語句を示しなさい。

a. The Prime Minister told the press that the government would _____ 11 for _____ _____ 12 _____.

① find jobs   ② help   ③ those

④ want to   ⑤ who   ⑥ work

b. The old man was 13 _____ _____ 14 _____ when it came _____.

① able   ② the better   ③ his wife

④ of   ⑤ to arguments   ⑥ to get

c. Some people can make _____ 15 _____ _____ 16 _____ can in a lifetime.

① in three years   ② money   ③ more

④ most   ⑤ people   ⑥ than

d. In this city, buildings that _____ 17 _____ _____ 18 _____ the earthquake.

① constructed   ② materials   ③ more substantial

④ of   ⑤ survived   ⑥ were

e. Some universities have their students _____ 19 _____ _____ 20 _____ and talk with current students.

① from   ② graduated   ③ the high schools

④ they   ⑤ to meet   ⑥ visit

第4問 次の英文を読み，下記の問いに答えなさい。

注：gerotranscendence：老年的超越 ／ respondents：回答者

Aging — no one can avoid it. A recent survey of people aged over 100 has found that people beyond 85 can increase their sense of happiness by accepting aging and fulfilling their inner contentment, even as the body's functions decline and [21]. Called "gerotranscendence," this approach is drawing increasing attention.

"I want to live naturally. Nature is the way. I would remember and then forget things, over and over again, and now I seem to forget things [22]. I don't want to get older, but it's all part of nature."

So said Jiroemon Kimura of Tango, Kyoto Prefecture, at the time the world's oldest man, emphasizing the importance of a "natural attitude" as [23]. Kimura died in June last year at the age of 116.

"Thank you. I continue to breathe thanks to everyone's support." Even in advanced age, Kimura always had a good sense of humor and didn't forget to express his gratitude to [24]. When he was in high spirits, he would entertain listeners with his skills in English, saying, "Thank you very much!"

Nobuyoshi Hirose of Keio University, who conducted the survey of more than 800 people over age 100, said: "Many of the [二] maintain a feeling of gratitude, are always positive and accept the process of aging as natural. Mr. Kimura was the epitome of that idea."

This phenomenon — in which the aged are freed from a strictly rational, self-centered viewpoint, and feel connected with nature and come to accept aging — was named "gerotranscendence" by Swedish sociologist Lars Tornstam, who said it leads to feelings of well-being for the elderly.

A survey was conducted by the Tokyo Metropolitan Institute of Gerontology to gauge degrees of gerotranscendence through 27 questions, asking whether participants agreed with statements such as "I feel grateful to others," "I don't mind being alone," "My life has been meaningful," and "I'm not troubled over small things anymore." There were 2,200 participants in the survey, [25] .

The older the respondents, [26] , the survey found. Also, women were found to have higher levels of gerotranscendence, irrespective of physical health.

Those who agreed with statements like "I can focus on the positive aspects of being alone," "I'm not vain," and "I don't try too hard" were able to maintain higher levels of happiness despite [27] .

"The personalities of the respondents partially influenced the survey results," Masui said. "But perhaps 'gerotranscendence' is a psychological process that all elderly people experience, and it may serve as preparation for accepting the reality of aging."

Until now, mainstream thinking mainly in the United States and Europe has been that maintaining one's health and continuing to make social [ホ] would lead to happiness in old age.

However, Masui said, "Isn't the happiness of a healthy person in their 60s or 70s different from [28] in their 80s and 90s?"

"With the increasing number of elderly people [29] , it's important not to impress on parents in their 90s that they have to be 'active' all their life and make them try too hard. It's also important to give them time to think deeply and collect their thoughts," Masui said.

The surveys by Hirose and Masui described a number of episodes that hint at gerotranscendence.

A 105-year-old woman in Tokyo required nursing care, but she identified her own role and value in society, saying she would become a companion to her daughter. A 113-year-old woman in Hiroshima said: "Aging is a natural thing. I see no point in [30] than when I was younger."

A 108-year-old woman in Okayama said, "Children have their own ways of thinking about what happiness is, just as parents have what makes them happy."

And a 111-year-old woman from Tokyo said, "Even if something might worry me or be [　ヘ　], I pay no attention to it."

(*The Japan News*, November 22, 2014) 〔一部改変〕

A．本文中の 21 ～ 30 に入る最も適当な語句を下の①～⑱の中から
1つずつ選びなさい。

① all in their 70s to 90s

② asked for help at night

③ even more

④ the faster it transformed to an aged society

⑤ the higher the level of gerotranscendence

⑥ in addition to the reported conditions

⑦ pointing out that a daily visit was necessary

⑧ promoting commercial activity

⑨ the secret to long life

⑩ social connections fade

⑪ taking care of other elderly people

⑫ that of a person

⑬ those around him

⑭ those who were standing up and sitting down repeatedly

⑮ weakened body functions

⑯ whether it matters or not

⑰ wondering whether I am happier

⑱ yet to come

B．本文中の下線部イ～ハの語に意味が最も近いものを，それぞれ①～④の中から
　１つずつ選びなさい。

　　イ　　31

　　　① compassion　　　　　　　② excitement

　　　③ happiness　　　　　　　　④ loneliness

　　ロ　　32

　　　① too anxious　　　　　　　② too desperate

　　　③ too proud　　　　　　　　④ too timid

　　ハ　　33

　　　① characters　　　　　　　② moods

　　　③ prejudices　　　　　　　④ tempers

C．本文中の[　ニ　]～[　ヘ　]に入る，最も適当な語を，それぞれ下の①～④の
　中から１つずつ選びなさい。

　　[　ニ　]　34

　　　① consumers　　　　　　　② monitors

　　　③ observers　　　　　　　④ subjects

　　[　ホ　]　35

　　　① advancement　　　　　　② contributions

　　　③ demand　　　　　　　　④ offer

　　[　ヘ　]　36

　　　① by my head　　　　　　② cross my heart

　　　③ on my mind　　　　　　④ to my sense

D. 本文の内容と合っていないと思われる文章を下の①～⑥から3つ選びなさい。

37

① Despite the decline in their physical functions, the aged can feel a sense of contentment with the strengthening of their social connections.

② Jiroemon Kimura emphasized that a "natural attitude" was vital for longevity.

③ Jiroemon Kimura was the perfect example of this phenomenon called "gerotranscendence."

④ The term "gerotranscendence" was coined by a Swedish sociologist who was amazed to see how well Japanese old people deal with aging.

⑤ "Gerotranscendence" is a physical process that all elderly people experience.

⑥ In the Western World, it has been thought to be desirable for the elderly to stay healthy and do some good for society.

第5問 次の文章の内容と合っていると思われるものを，下に示した①〜㉜のなかから8つ選びなさい。ただし，解答の順序は問いませんが，同一番号を重複使用した解答は無効とします。　　38 〜 45

注：Center for Biological Diversity：生物多様性センター

United States Fish and Wildlife Service：合衆国魚類野生生物局

Endangered Species Act：絶滅危惧種保護法

poaching：密猟　／　habitat：生息地

International Union for Conservation of Nature：国際自然保護連合

CITES：絶滅のおそれのある野生動植物の種の国際取引に関する条約（略称ワシントン条約）

More than two million years ago, mammoths and Asian elephants took different evolutionary paths — and around the same time, according to DNA research, so did their lumbering relatives in Africa. African elephants have long been thought of as a single species, but a critical mass of genetic studies now proves there are two.

You can tell the species — "forest" elephants and "savanna" elephants — are different just by looking at them carefully, but until 2010 there was no consensus on genetic evidence. Forest elephants are much smaller, weighing half what savanna elephants weigh, and evolved in Central and West Africa's rain forests; they have rounder ears than their cousins and straighter tusks. Savanna elephants, whose ears are more triangular and whose tusks are thick and curved, roam throughout the open, bushy terrain of other parts of the vast continent, from East Africa down to the south, where they're most abundant. The two species are about as distinct from each other, in genetic terms, as lions are from tigers.

Over the past decade a strong scientific consensus on the elephants' biology has emerged. So, in June, the Center for Biological Diversity, where I work, filed a petition with the United States Fish and Wildlife Service to reclassify African elephants as two separate species and protect them both as "endangered" under the federal Endangered Species Act.

It may seem odd that the United States gives any legal status at all to animals in other countries, but the truth is that American protection of "foreign" animals or plants under the powerful Endangered Species Act can bring actual benefits to those species, including preventing the animals' parts from being sold in the United States and providing funds for research and public education.

The question of one versus two species of African elephants is about life or death for these majestic, extraordinary creatures. Without elephants, Africa's landscape would be unrecognizable, yet these animals have fallen by the hundreds of thousands as a result of two enormous waves of poaching in this century — one in the 1970s and 1980s, the other, beginning around 2009, now underway. If the center's petition is granted, it could be a lifeline.

Here's how. Right now, the two elephant species are treated as one and protected under the Endangered Species Act only as "threatened" — a less protective status than "endangered." What "endangered" means for elephants, or any other animals or plants, is simple: There aren't many left, so the species is at risk of going extinct. Acknowledging the scientific fact that these are two different animals reveals the truly low numbers of each one. Instead of looking at about half a million individuals remaining in a species, we're likely looking at a maximum of 100,000 (and possibly as few as 50,000) forest elephants surviving in the world and an estimated 400,000 savanna elephants. It's important to understand, though, that the actual figures could be much lower, since elephants are notoriously hard to count.

Populations of both species are in free fall due to the brutal killing and butchering, for their tusks, of tens of thousands of elephants every year. The Central African forest elephants decreased by 62 percent in less than a decade, because of a fatal mixture of illegal hunting, habitat loss and civil war, and are the more urgently at risk of the two. Savanna elephant populations have also significantly declined throughout their range, with particular devastation in Tanzania, where 109,000 elephants — one of the strongest populations of the species — dropped to about 43,000 in just five years, between 2009 and 2014.

If the United States recognizes and protects the two species, the International Union for Conservation of Nature and CITES, the treaty that regulates global trade in endangered wildlife, may follow suit, bringing new and urgently needed help to the highest-risk elephant populations.

An endangered listing would also tighten restrictions on the import, export and sale of ivory products to, from and in the United States. After China, the United States is the world's second-largest market for ivory, with the legal trade in old ivory being used as a cover for illegal trade in new ivory. Last month, a senior Chinese wildlife official promised to end the ivory trade if the United States does, too.

That means American action on reclassifying African elephants now could lead to a transformation of the way the planet's two largest economies — which also happen to be its two largest ivory consumers — are handling the crisis of the animals' slaughter.

We should act now, before it's too late.

(*International New York Times* [distributed with *The Japan Times*], July 27, 2015)

〔一部改変〕

| 38 | ~ | 45 |

① According to DNA research, mammoths and Asian elephants evolved differently unlike the African elephants.

② African elephants had long been regarded as a close relative to Asian elephants before recent genetic studies said it was not the case.

③ After ample genetic research, researchers today regard African elephants as two different specimens.

④ The difference between the two species of African elephants could be observed but until 2010 there was no conclusive genetic evidence.

⑤ Forest elephants mainly live, as their name suggests, in rain forests in Central and East Africa.

⑥ Savanna elephants are about twice as heavy as forest elephants, and have thick and straighter tusks.

⑦ Forest elephants and savanna elephants inhabit different parts of Africa; moreover the former live in a much wider area than the latter.

⑧ In genetic terms the two species of African elephants are more akin to lions than to tigers.

⑨ The Center for Biological Diversity along with the United States Fish and Wildlife Service petitioned to reclassify African elephants as two independent species.

⑩ The Center for Biological Diversity officially requested the United States Fish and Wildlife Service to regroup African elephants as two separate species in order to save them from extinction.

⑪ It seems quite natural that the United States provides legal status on foreign animals and plants.

⑫ Even if the United States decides to protect African elephants under its law, it could not have much effect as those elephants inhabit foreign countries which have their own jurisdictions.

⑬ The Endangered Species Act encouraged animal parts to be sold in the United States.

⑭ The Endangered Species Act is very powerful and will be able to do many things to help protect African elephants, one of which is to raise awareness of the crisis that the African elephants face.

⑮ To reclassify the African elephant species is, in a way, a matter of life or death for these creatures.

⑯ The numbers of African elephants have fallen drastically due to poaching as well as to climate change.

⑰ The elephants have undergone extensive poaching twice within the last 100 years; once during the 1970s and 1980s, and again, from 2009, which is now fairly controlled.

⑱ "Endangered" means that the species is abundant and is at a high risk of extinction.

⑲ Under the Endangered Species Act, when animals or plants are labeled "threatened", it means they are very scarce and in a more dangerous state than "endangered."

⑳ By reclassifying the elephants, we are also made to realize the low numbers for each species.

㉑ There are more savanna elephants than forest elephants in Africa and the sum total is about one million.

㉒ The estimated minimum number for savanna elephants is 100,000 and for forest elephants 400,000.

㉓ Nobody knows exactly how many elephants live in Africa except a rough estimate, because each country has its own way of counting elephants.

㉔ Of the two species, the Central African forest elephants have decreased by 62 percent in less than five years.

㉕ The author cites Tanzania as a country where savanna elephants have been more or less preserved.

㉖ According to the author, if the United States makes a move to protect the two species of African elephants it would encourage other international conservation groups to tackle the problem.

㉗ If the United States protects the two species of African elephants, the International Union for Conservation of Nature and CITES will not do likewise.

㉘ The endangered status would reduce restrictions on the illegal ivory trade.

㉙ China is the world's largest market for ivory, but a senior official said that they are ready to stop it if the United States does the same.

㉚ China used to be the world's biggest market for ivory, but not now.

㉛ A senior Chinese wildlife official said that they would put an end to the ivory trade if the United States acknowledges the two species of African elephant.

㉜ The author warns that the American reclassification of African elephants might stimulate the ivory market and cause the animals' slaughter.

数　学

問題　　　　　　　　　　　　28年度

1

(1) 任意の正の数 t に対して，座標平面上の3点 $P_t(3-t, 6+2t)$，$O(0,0)$，$A(3,6)$ を頂点とする三角形 P_tOA を考える。$\angle P_tOA = \theta_t$ とすれば，

$$\lim_{t \to \infty} \cos \theta_t = \frac{\boxed{\text{ア}}}{\boxed{\text{イ}}}$$

である。

(2) a を正の定数とする。x についての2次方程式 $x^2 + ax + 4a = 0$ の1つの解が他の解の4倍であるとき，

$$a = \boxed{\text{ウエ}}$$

である。

2

(1) 平面上の2つのベクトル $\vec{a}$, $\vec{b}$ が条件

$$|\vec{a}| = |\vec{b}| = 1 \quad かつ \quad |\vec{a} - \vec{b}|^2 = \frac{25}{44}$$

をみたすとする。ベクトル $\vec{c}$ が正の数 t を用いて

$$\vec{c} = \vec{a} + t(\vec{b} - \vec{a})$$

と表され，かつ $|\vec{c}| = \sqrt{5}$ であるならば

$$t = \frac{\boxed{アイ}}{\boxed{ウ}}$$

である。

(2) 座標平面上の放物線 $C_1 : y = \dfrac{4}{5}x^2$ と円 $C_2 : x^2 + (y-a)^2 = a^2$ （a は正の定数）が3つの共有点をもつような a の値の範囲は

$$a > \frac{\boxed{エ}}{\boxed{オ}}$$

である。

$\boxed{3}$

a を実数の定数とし，関数

$$f(x) = |\,2x^3 - x^2 - ax - 36\,|$$

を考える。関数 $f(x)$ は $x = p$ で微分可能で，かつ $f(p) = 0$ であるとする。このとき

$$p = \boxed{\text{アイ}}\ ,\ a = \boxed{\text{ウエ}}$$

であり，かつ関数 $f(x)$ は $x = \dfrac{\boxed{\text{オ}}}{\boxed{\text{カ}}}$ では微分可能でない。

4

座標平面上の曲線 $C: y = \dfrac{1}{1-x+x^2}$ と x 軸，y 軸，および直線 $x=1$ で囲まれた図形を F とする．

(1) 図形 F の面積を S とすれば

$$S = \dfrac{\boxed{ア}\sqrt{\boxed{イ}}}{\boxed{ウ}}\pi$$

である．

(2) 図形 F を x 軸のまわりに1回転してできる立体の体積を V とすれば

$$V = \dfrac{\boxed{エ}\sqrt{\boxed{オ}}}{\boxed{カキ}}\pi^2 + \dfrac{\boxed{ク}}{\boxed{ケ}}\pi$$

である．

物 理　　問 題　　28年度

解答にあたっての諸注意

1. 各設問の後に，解答番号，解答形式，単位が記されているので，その解答様式にしたがって解答すること。
2. 計算に用いる数値は，解答の有効数字の桁数より1桁多くしたものとすること。
3. 各問題を解くために必要な定数を記した定数表を物理の問題の最後に添付した。

第1問

一様な太さの金属棒を図1に示すような形状に整形した。重心の y 座標はいくらか。ただし金属棒は L と比べて十分に細いものとする。最も適当なものを，次の①〜⑩のうちから一つ選べ。　1

① $\dfrac{2}{9}L$　　② $\dfrac{1}{4}L$　　③ $\dfrac{3}{11}L$　　④ $\dfrac{2}{7}L$　　⑤ $\dfrac{1}{3}L$

⑥ $\dfrac{4}{11}L$　　⑦ $\dfrac{2}{5}L$　　⑧ $\dfrac{3}{7}L$　　⑨ $\dfrac{4}{9}L$　　⑩ $\dfrac{5}{11}L$

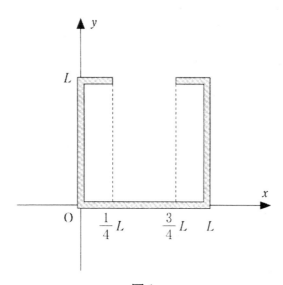

図1

第2問 次の文章を読み，下の問（問1〜2）に答えよ。

　なめらかで水平な直線上を，右向きに速さ $5.0\,\text{m/s}$ で進む質量 m 〔kg〕の物体A
と，左向きに速さ $3.0\,\text{kg}$ の物体Bが正面衝突した。衝突
後，物体Aは右向きに $2.0\,\text{m/s}$ の速さで進み，物体Bも右向きに $4.0\,\text{m/s}$ の速さ
で進んだ。

問1 両物体間の反発係数（はね返り係数）はいくらか。最も適当なものを，次の
①〜⑩のうちから一つ選べ。 $\boxed{2}$

①	0.15	②	0.20	③	0.25	④	0.30	⑤	0.35
⑥	0.40	⑦	0.45	⑧	0.50	⑨	0.55	⑩	0.60

問2 物体Aの質量はいくらか。最も適当なものを，次の①〜⑩のうちから一つ
選べ。 $\boxed{3}$ kg

①	0.10	②	0.20	③	0.30	④	0.40	⑤	0.50
⑥	0.60	⑦	0.70	⑧	0.80	⑨	0.90	⑩	1.00

第3問 次の文章を読み，下の問(**問1～2**)に答えよ。

傾斜角 θ の斜面の上に物体Pを静かに置いたところ，斜面上を滑り始めた。物体Pと斜面との間の動摩擦係数を μ'，重力加速度の大きさを g とする。

問1 物体Pが，滑り始めてから距離 ℓ だけ滑るのにかかった時間はいくらか。最も適当なものを，次の ①～⑩ のうちから一つ選べ。 $\boxed{4}$

① $\sqrt{\dfrac{2\ell}{g(\sin\theta - \mu'\cos\theta)}}$ 　　　② $\sqrt{\dfrac{2\ell}{g(\sin\theta + \mu'\cos\theta)}}$

③ $\sqrt{\dfrac{2\ell}{g(\cos\theta - \mu'\sin\theta)}}$ 　　　④ $\sqrt{\dfrac{2\ell}{g(\cos\theta + \mu'\sin\theta)}}$

⑤ $\sqrt{\dfrac{2\ell}{g(\mu'\sin\theta - \cos\theta)}}$ 　　　⑥ $\sqrt{\dfrac{2\ell}{g\mu'(\sin\theta - \cos\theta)}}$

⑦ $\sqrt{\dfrac{2\ell}{g\mu'(\cos\theta - \sin\theta)}}$ 　　　⑧ $\sqrt{\dfrac{2\ell}{g\mu'(\cos\theta + \sin\theta)}}$

⑨ $\sqrt{\dfrac{2\ell}{g\mu'\sin\theta}}$ 　　　⑩ $\sqrt{\dfrac{2\ell}{g\mu'}}$

問2 物体Pが距離 ℓ だけ滑った時の速さはいくらか。最も適当なものを，次の ①～⑩ のうちから一つ選べ。 $\boxed{5}$

① $\sqrt{2g\mu'\ell}$ 　　　② $\sqrt{2g\mu'\ell\sin\theta}$

③ $\sqrt{2g\mu'\ell(\cos\theta + \sin\theta)}$ 　　　④ $\sqrt{2g\mu'\ell(\cos\theta - \sin\theta)}$

⑤ $\sqrt{2g\mu'\ell(\sin\theta - \cos\theta)}$ 　　　⑥ $\sqrt{2g\ell(\mu'\sin\theta - \cos\theta)}$

⑦ $\sqrt{2g\ell(\cos\theta + \mu'\sin\theta)}$ 　　　⑧ $\sqrt{2g\ell(\cos\theta - \mu'\sin\theta)}$

⑨ $\sqrt{2g\ell(\sin\theta + \mu'\cos\theta)}$ 　　　⑩ $\sqrt{2g\ell(\sin\theta - \mu'\cos\theta)}$

第4問 次の文章を読み，下の問(**問1～2**)に答えよ。

図2のように，xy平面上の2点A，Bに$+2.5 \times 10^{-6}$Cの点電荷を置いた。OA，OB間の距離はともに0.30 mである。y軸上，原点Oから0.40 m離れた点をCとする。

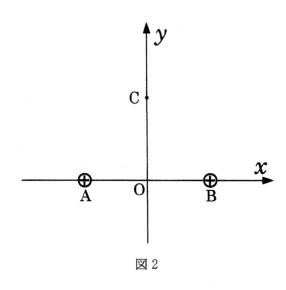

図2

問1 点Cでの電界の強さEはいくらか。最も適当なものを，次の①～⑩のうちから一つ選べ。 6 N/C

① 1.44×10^4 ② 1.80×10^4 ③ 3.6×10^4 ④ 7.2×10^4
⑤ 9.0×10^4 ⑥ 1.44×10^5 ⑦ 1.80×10^5 ⑧ 3.6×10^5
⑨ 7.2×10^5 ⑩ 9.0×10^5

問 2 点 C での電位 V はいくらか。ただし無限遠を基準とする。最も適当なものを，次の①～⑩のうちから一つ選べ。 　7　 V

① 1.44×10^4 　② 1.80×10^4 　③ 3.6×10^4 　④ 7.2×10^4

⑤ 9.0×10^4 　⑥ 1.44×10^5 　⑦ 1.80×10^5 　⑧ 3.6×10^5

⑨ 7.2×10^5 　⑩ 9.0×10^5

第5問 次の文章を読み，下の問(問1～2)に答えよ。

　磁束密度 B[T]の鉛直下向きの一様な磁界中に，水平と θ の傾きの角をなす滑らかな2本の導体棒 L_1，L_2 が間隔 ℓ[m]で図3の様に固定されている。導体棒 L_1，L_2 には起電力 E[V]の電池と電気抵抗 R の抵抗R，スイッチSがつないである。

　スイッチSをa側につなぎ，質量 m[kg]の導体棒Mを平行導線 L_1，L_2 に沿って水平を保って自由に動けるようにして静かに置いたところ，棒は静止したまま動かなかった。

　次に，スイッチSをb側につなぎ変えたところ，Mは下方に滑り始めた。しばらくして一定の電流が流れ，Mの速さは一定の値 v_0 になった。ここで，導体棒 L_1，L_2 と，導体棒Mとの間の摩擦は無視できるものとする。また，抵抗R以外の導線部分や導体棒の電気抵抗，電池の内部抵抗はゼロと見なすことができるものとする。重力加速度の大きさを g[m/s²]とする。

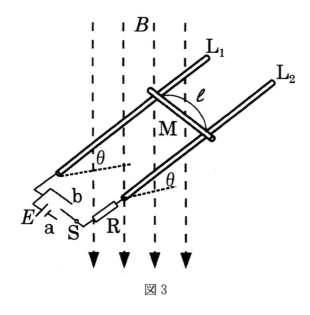

図3

問 1　電池の起電力 E はいくらか。最も適当なものを，次の①～⑩のうちから一つ選べ。　☐ 8 ☐ V

①　$\dfrac{mgR}{B\ell}$　　②　$\dfrac{mgR\sin^2\theta}{B\ell}$　　③　$\dfrac{mgR}{B\ell\cos^2\theta}$　　④　$\dfrac{mgR\sin^2\theta}{B\ell\cos\theta}$

⑤　$\dfrac{mgR\sin^2\theta}{B\ell\cos^2\theta}$　　⑥　$\dfrac{mgR\sin\theta}{B\ell\cos^2\theta}$　　⑦　$\dfrac{mgR\sin\theta}{B\ell\cos\theta}$　　⑧　$\dfrac{mgR}{B\ell\cos\theta}$

⑨　$\dfrac{mgR\sin\theta}{B\ell}$　　⑩　$\dfrac{mgR\sin^2\theta}{B\ell\cos^3\theta}$

問 2　$B = 1.00\,\mathrm{T}$，$\ell = 0.70\,\mathrm{m}$，$\theta = 30°$，$R = 1.00\,\Omega$，$m = 0.030\,\mathrm{kg}$ であるとき，v_0 はいくらか。最も適当なものを，次の①～⑩のうちから一つ選べ。　☐ 9 ☐ m/s

①　0.100　　②　0.20　　③　0.30　　④　0.40　　⑤　0.50

⑥　0.60　　⑦　0.70　　⑧　0.80　　⑨　0.90　　⑩　1.00

第6問 次の文章を読み，下の問(**問1～3**)に答えよ。

図4のように，抵抗R，コイルL，コンデンサーCを直列に接続し，交流電源につないだ。交流電源の電圧の実効値を1.80Vに保って周波数を変化させていったところ，周波数が1.20×10^5Hzのときに，回路に流れる電流の実効値は1.20×10^{-1}Aとなり，最大になった。ここで，コイルの自己インダクタンスは100μHとする。また，コイルや交流電源の内部抵抗は無視できるものとする。

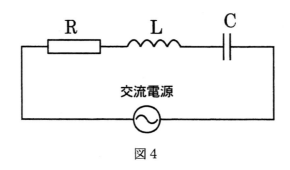

図4

問1 コンデンサーの電気容量はいくらか。最も適当なものを，次の①～⑩のうちから一つ選べ。 ☐10☐ F

① 1.44×10^{-7} ② 1.76×10^{-7} ③ 2.1×10^{-7} ④ 4.2×10^{-7}
⑤ 8.4×10^{-7} ⑥ 1.44×10^{-8} ⑦ 1.76×10^{-8} ⑧ 2.1×10^{-8}
⑨ 4.2×10^{-8} ⑩ 8.4×10^{-8}

問2 抵抗Rの電気抵抗の値はいくらか。最も適当なものを，次の①～⑩のうちから一つ選べ。 ☐11☐ Ω

① 1.00 ② 1.20 ③ 1.50 ④ 1.80 ⑤ 2.0
⑥ 10.0 ⑦ 12.0 ⑧ 15.0 ⑨ 18.0 ⑩ 20.0

問 3 周波数が $1.20 \times 10^5\,\mathrm{Hz}$ のときの L の両端の電圧の実効値はいくらか。最も適当なものを，次の①～⑩のうちから一つ選べ。 ⬜ 12 ⬜ V

①　10.8　　②　9.0　　③　7.2　　④　5.4　　⑤　3.6

⑥　1.80　　⑦　0.90　　⑧　0.45　　⑨　0.22　　⑩　0.108

第7問 次の文章を読み，下の問(問1～3)に答えよ。

　1.00 mol の単原子分子の理想気体の状態を，図5のようにA→B→C→Aと変化させた。状態BからCへの変化は等温変化であり，この間に気体がした仕事は 8.2×10^3 J であった。A の温度を 300 K とする。

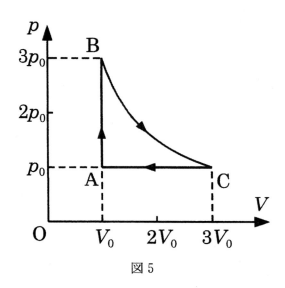

図5

問1　A→Bの過程で気体が得る熱量はいくらか。最も適当なものを，次の①～⑩のうちから一つ選べ。　13　J

① 5.0×10^4 　② 2.5×10^4 　③ 1.50×10^4 　④ 1.25×10^4
⑤ 1.00×10^4 　⑥ 7.5×10^3 　⑦ 5.0×10^3 　⑧ 2.5×10^3
⑨ 1.25×10^3 　⑩ 1.00×10^3

問 2　B→Cの過程で気体が得る熱量はいくらか。最も適当なものを，次の①〜
⑩のうちから一つ選べ。　　14　　J

① 　4.2×10^3　　　② 　5.2×10^3　　　③ 　6.2×10^3　　　④ 　8.2×10^3

⑤ 　9.2×10^3　　　⑥ 　1.00×10^4　　　⑦ 　2.1×10^4　　　⑧ 　4.2×10^4

⑨ 　5.2×10^4　　　⑩ 　6.2×10^4

問 3　A→B→C→Aの1サイクルにおける熱効率はいくらか。最も適当なもの
を，次の①〜⑩のうちから一つ選べ。　　15　　%

① 　12　　　　② 　14　　　　③ 　16　　　　④ 　18　　　　⑤ 　20

⑥ 　22　　　　⑦ 　24　　　　⑧ 　26　　　　⑨ 　28　　　　⑩ 　30

第 8 問 次の文章を読み，下の問(**問 1 ～ 3**)に答えよ。

図 6 のように，間隔 d が 8.0×10^{-5} m のスリット S_1, S_2 に平行にスクリーンを置いた。スリットの左から波長 560 nm の単色光を S_1, S_2 に垂直に入射させたところ明線と暗線からなる干渉縞がスクリーン上に現れた。点 O は，S_1S_2 の中点 M を通りスクリーン面に垂直な直線とスクリーンの交点である。スリットとスクリーンの間隔 L を 1.20 m とする。空気の屈折率は 1.00 とする。

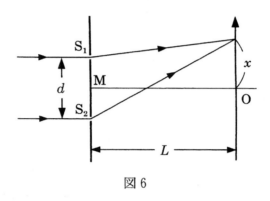

図 6

問 1 スクリーン上に現れた隣り合った暗線の間隔はいくらか。最も適当なものを，次の ①～⑩ のうちから一つ選べ。　16　m

① 2.8×10^{-3}　② 3.5×10^{-3}　③ 5.0×10^{-3}　④ 5.6×10^{-3}
⑤ 7.0×10^{-3}　⑥ 8.4×10^{-3}　⑦ 1.01×10^{-2}　⑧ 1.40×10^{-2}
⑨ 1.44×10^{-2}　⑩ 1.80×10^{-2}

問 2　スリットS_1の光源の入り口に屈折率1.30の透明な薄膜を置いたところスクリーンの中央Oに暗線が生じた。薄膜の厚さとして考えられるもののうち最も薄いものはどれか。最も適当なものを，次の①〜⑩のうちから一つ選べ。

　　　　　　| 17 |　m

① 1.44×10^{-7}　　② 1.80×10^{-7}　　③ 2.8×10^{-7}　　④ 3.5×10^{-7}

⑤ 5.6×10^{-7}　　⑥ 7.0×10^{-7}　　⑦ 8.4×10^{-7}　　⑧ 9.3×10^{-7}

⑨ 1.44×10^{-6}　　⑩ 1.80×10^{-6}

問 3　スリットとスクリーンの間の空間を屈折率1.20の液体で満たすと，隣り合った暗線の間隔はいくらになるか。最も適当なものを，次の①〜⑩のうちから一つ選べ。| 18 |　m

① 2.8×10^{-3}　　② 3.5×10^{-3}　　③ 5.0×10^{-3}　　④ 5.6×10^{-3}

⑤ 7.0×10^{-3}　　⑥ 8.4×10^{-3}　　⑦ 1.01×10^{-2}　　⑧ 1.40×10^{-2}

⑨ 1.44×10^{-2}　　⑩ 1.80×10^{-2}

東京医科大学 28年度 (33)

第9問 次の文章を読み，下の問（**問1～3**）に答えよ。

水素原子のエネルギー準位 E_n は，
$$E_n = -13.6 \frac{1}{n^2} \text{(eV)}$$
で表すことができる。ただし，ここで n は1以上の整数で量子数である。

n が1の場合を基底状態，2以上の場合を励起状態という。ここで，励起状態からより小さな n の状態に移るときに水素原子はそのエネルギー差に相当するエネルギーの光子を放出する。n が1の状態に遷移する時に放出される光子の系列をライマン系列，n が2の状態に遷移する場合をバルマー系列，n が3の状態に遷移する場合をパッシェン系列という。

問1 ライマン系列のうち最も波長の短い光子の波長はいくらか。最も適当なものを，次の①～⑩のうちから一つ選べ。　19　nm

①　122　　②　103　　③　97.5　　④　95.2　　⑤　91.4

⑥　72.2　　⑦　65.8　　⑧　48.8　　⑨　43.5　　⑩　40.6

問2 バルマー系列のうち最も波長の長い光子の波長はいくらか。最も適当なものを，次の①～⑩のうちから一つ選べ。　20　nm

①　914　　②　726　　③　658　　④　523　　⑤　488

⑥　435　　⑦　406　　⑧　366　　⑨　229　　⑩　188

問3 パッシェン系列のうち最も波長の長い光子の波長はいくらか。最も適当なものを，次の①～⑩のうちから一つ選べ。　21　nm

①　2670　　②　2230　　③　2060　　④　1880　　⑤　1290

⑥　1030　　⑦　975　　⑧　952　　⑨　914　　⑩　776

物理定数表

名　称	記　号	数　値	単　位
標準重力加速度	g	9.80665	m/s^2
万有引力定数	G	6.673×10^{-11}	$N \cdot m^2/kg^2$
絶対零度		-273.15	℃
熱の仕事当量	J	4.186	J/cal
気体定数	R	8.314	$J/(mol \cdot K)$
1気圧	1 atm	1.01325×10^5	Pa
定積モル比熱	$C_V = 3R/2$	12.5	$J/(mol \cdot K)$
定圧モル比熱	$C_P = 5R/2$	20.8	$J/(mol \cdot K)$
乾燥空気中の音の速さ（0℃）	V	331.5	m/s
真空中の光の速さ	c	2.99792458×10^8	m/s
真空中のクーロンの法則の定数	k_0	8.988×10^9	$N \cdot m^2/C^2$
真空の誘電率	ε_0	8.854×10^{-12}	F/m
真空の透磁率	μ_0	1.257×10^{-6}	N/A^2 または H/m
電子の質量	m_e	9.109×10^{-31}	kg
電気素量	e	1.602×10^{-19}	C
電子の比電荷	e/m_e	1.759×10^{11}	C/kg
陽子の質量	m_p	1.673×10^{-27}	kg
中性子の質量	m_n	1.675×10^{-27}	kg
アボガドロ数	N_A	6.022×10^{23}	mol^{-1}
プランク定数	h	6.626×10^{-34}	J・s
1原子質量単位	1 u	1.66×10^{-27}	kg

化　学

問題

28年度

（注意）　問題文中に指定がない場合，解答にあたって必要ならば，次の数値を用いよ。

原子量：$H = 1.0$，$C = 12$，$N = 14$，$O = 16$，$Na = 23$，$S = 32$，
$Cl = 35.5$，$K = 39$，$Cs = 133$

標準状態における気体 1 mol の体積：22.4 L

0℃の絶対温度：$T = 273$ K

気体定数：$R = 8.30 \times 10^3$ Pa・L/（K・mol）

1 atm $= 1.01 \times 10^5$ Pa

第1問　次の問1～5の各群には，①～⑤の中に正しい文が一つあるか，一つもないかのいずれかである。正しい文がある場合はその文の記号（①～⑤）を，①～⑤の全てに誤りが含まれる場合は⑥を選べ。

問 1　　　　1

① アンモニア水を塩酸で滴定するとき，メチルオレンジを pH 指示薬とすると精度よく中和点を知ることができるが，フェノールフタレインを pH 指示薬とした場合は中和点を正確に知ることはできない。

② ハロゲンの単体は，いずれも陰イオンになりやすい。酸化還元反応によって単体から陰イオンになる反応においては，原子番号の大きなものほど高い反応性を示す。

③ 周期表の 2 族に属する元素の単体は，同じ周期のアルカリ金属の単体よりも融点が高く，単位質量あたりの体積が大きい。

④ 原子の相対質量の値は，「^{12}C の質量の値を 12（端数なし）とし，これを基準として算出する」と決められている。この決まりに従うと，^1H の相対質量は，約 1.008 となる。この決まりを，「^1H の質量を 1（端数なし）とし，これを基準として算出する」と変更して炭素の原子量を計算すると，計算結果は元の決まりに基づく計算結果に比べて大きな値となる。

⑤ 希硫酸に亜鉛の単体を加えると，硫酸に含まれる水素の作用により，亜鉛は還元される。

⑥ （①～⑤の全てに誤りが含まれている。）

問 2 　 2

① 　濃度 0.200 mol/L の酸水溶液 1.00 L と，濃度 0.100 mol/L の塩基水溶液 2.00 L を混合して均一溶液とし，pH を測定するとき，弱酸と強塩基あるいは強酸と弱塩基の組み合わせでは，常に 7.0 とは異なる値となる。一方，強酸と強塩基，および弱酸と弱塩基の組み合わせであれば常に 7.0 となる。

② 　酢酸水溶液のモル濃度を c(mol/L) とし，この水溶液中の酢酸の電離度を α とすると，電離定数 Ka は下式で表される。

$$Ka = \frac{[\text{CH}_3\text{COO}^-][\text{H}^+]}{[\text{CH}_3\text{COOH}]} = \frac{c\alpha \times c\alpha}{c(1-\alpha)} = \frac{c\alpha^2}{1-\alpha}$$

濃度が低く，電離度が 1 に近い場合は，上式は次のように表すことができる。

$$\alpha = \left(\frac{Ka}{c}\right)^{\frac{1}{2}}$$

ここで，$[\text{H}^+] = c\alpha$ なので，次式が成り立つ。

$$[\text{H}^+] = (cKa)^{\frac{1}{2}}$$

③ 　塩化ナトリウムの飽和水溶液から水を少量蒸発させ，塩化ナトリウムをわずかに析出させた後，温度を保ち撹拌しながら，この混合物に塩化水素を吹き込むと，析出した塩化ナトリウムを再び溶解させることができる。

④ 　容積を変化させることが可能な密閉容器が 2 個ある。一方には四酸化二窒素と二酸化窒素の物質量比 2：1 の混合物が，他方には酸素と窒素の物質量比 2：1 の混合物が入っているとする。いま，混合気体は全て標準状態で，体積が等しいとする。各混合気体の温度を変化させずに十分にゆっくりと圧力をかけ，それぞれ体積を 2 分の 1 まで小さくしたとき，窒素と酸素の混合気体の方が，圧力が高くなる。

⑤ 　酢酸 1 mol とエタノール 1 mol および硫酸 0.05 mol の混合物を加熱し，十分に反応させる実験において，反応開始前の混合物を A とし，反応終了後の混合物を B とする。各混合物 1 mL をそれぞれ純水 10 mL に加え，手早く撹拌することにより，混合物 A からは混合物 C が得られ，混合物 B からは混合物 D が得られたとする。このとき，混合物 C に比べ，混合物 D の方が，水溶液中の水素イオン濃度が高い。

⑥ 　(①～⑤の全てに誤りが含まれている。)

問 3 　　3

① 　同じ質量の塩化カリウムと硫酸セシウムを用意し，それぞれ同じ体積の純水に完全に溶解させ，得られる二つの希薄水溶液の沸点を比較すると，硫酸セシウム水溶液の方が高い沸点を示す。

② 　陽イオンと陰イオンの数の比が1：1であるイオン結晶のうち，NaCl と ZnS とは互いに異なる結晶構造をとる。この違いは，結晶を構成するイオンの価数の違いによる。

③ 　2気圧のアンモニアを封入した密閉容器に水を注入し，よく振り混ぜると，密閉容器内の液体の質量は，注入した水の質量より大きくなる。

④ 　標準状態で同一体積のアンモニアと空気の質量を比較すると，アンモニアの方が大きい。

⑤ 　分子式 $C_6H_{12}O$ で表される有機化合物は，C＝C結合を一つもつか，または環式化合物である。

⑥ 　(①～⑤の全てに誤りが含まれている。)

問 4 　　4

① 　油脂のうち，常温で固体のものを脂肪といい，液体のものを脂肪油という。この違いは分子の形によるもので，それはC≡C結合の数に依存する。

② 　電解質水溶液の電気分解では，水溶液中の陰イオンや水分子が電極に電子を与える反応が陰極で起こる。

③ 　リノール酸やリノレン酸などを多く含む植物性油脂の中には，空気中に長時間放置すると徐々に酸素と反応して固化するものがある。このような油脂を硬化油という。硬化油はセッケンやマーガリンの原料に使われる。

④ 　二酸化硫黄は単体の硫黄を酸素の存在下で燃焼させると得られる酸性酸化物であり，水に溶解させると硫酸となって電離し，酸性を示す。

⑤ 　中和滴定の中和点において，生成した塩が加水分解すると，pH＝7にならない場合がある。

⑥ 　(①～⑤の全てに誤りが含まれている。)

問 5 | 5 |

① スクロース(ショ糖)は二糖であるが，同じく二糖であるマルトースやラクトースとは異なり，グリコシド結合をもたないため，水溶液をフェーリング液に加えておだやかに加熱しても，赤色沈殿は生じない。

② リシンは側鎖にアミノ基をもつので塩基性アミノ酸である。したがって，これを pH 6.0 の緩衝液に溶解させると，リシンは溶液中で陽イオンとなるため，電気泳動を行うと，アラニンに比べ，大きく陽極側へ移動する。

③ セルロースはグルコース分子が直鎖状に繰り返し縮合した構造をもつ高分子で，ヨウ素デンプン反応を示さない。一方，デンプンも，グルコース分子が繰り返し縮合した高分子で，セルロースと同じ分子式で表されるが，枝分かれ構造を持つため，ヨウ素デンプン反応を示す。

④ 生物の体内で起こる化学反応を加速するタンパク質を酵素という。酵素は，生体内では長期間にわたり触媒としての機能を維持するが，試験管やフラスコの中など，生体外で化学反応の触媒に用いようとしても，ただちにタンパク質の変性が起こるため，うまく利用できない。

⑤ 2-プロパノールの燃焼熱 Q[kJ/mol]は，次の熱化学方程式で示される。

$$2\,C_3H_8O(液) + 9\,O_2 = 6\,CO_2 + 8\,H_2O(液) + Q\,kJ \tag{1}$$

ここで，反応物の 2-プロパノールの生成熱を 320 kJ/mol，生成物の二酸化炭素と水の生成熱をそれぞれ 394 kJ/mol，286 kJ/mol とすると，それぞれを各成分元素の単体からつくる反応は，(2)～(4)の熱化学方程式で表される。

$$6\,C(黒鉛) + 8\,H_2 + O_2 = 2\,C_3H_8O(液) + 320\,kJ \tag{2}$$

$$C(黒鉛) + O_2 = CO_2 + 394\,kJ \tag{3}$$

$$2\,H_2 + O_2 = 2\,H_2O(液) + 286\,kJ \tag{4}$$

(3)式×6 ＋ (4)式×4 － (2)式から，(1)式が得られ，2-プロパノールの燃焼熱 Q は，次のようになる。

$$Q = 394 \times 6 + 286 \times 4 - 320 = 3188\,(kJ)$$

従って，2-プロパノールの燃焼熱は 3.19×10^3 kJ/mol である。

⑥ (①～⑤の全てに誤りが含まれている。)

第2問　シュウ酸二水和物 $H_2C_2O_4 \cdot 2H_2O$ を 2.52 g はかりとり，純水に溶かして 1.00 L としたシュウ酸水溶液を標準溶液とし，フェノールフタレインを指示薬とする中和滴定について，次の問い（問 1 ～ 4）に答えよ。

問 1　標準溶液中のシュウ酸の濃度は何 mol/L か，最も適切な数値を，次の①～⑩のうちから選べ。

$$\boxed{6}\ \text{mol/L}$$

① 1.00×10^{-2}　　② 2.00×10^{-2}　　③ 2.80×10^{-2}

④ 4.00×10^{-2}　　⑤ 5.60×10^{-2}　　⑥ 2.00×10^{-1}

⑦ 2.80×10^{-1}　　⑧ 4.00×10^{-1}　　⑨ 5.60×10^{-1}

⑩ 1.00

問 2　ホールピペットを用いて標準溶液を 10.0 mL 正確にはかりとり，濃度未知の水酸化ナトリウム水溶液で滴定したところ，中和には水酸化ナトリウム水溶液が 9.75 mL 必要だった。この水酸化ナトリウム水溶液の濃度は何 mol/L か，最も適切な数値を，次の①～⑩のうちから選べ。

$$\boxed{7}\ \text{mol/L}$$

① 9.75×10^{-3}　　② 1.03×10^{-2}　　③ 1.95×10^{-2}

④ 2.00×10^{-2}　　⑤ 2.05×10^{-2}　　⑥ 2.87×10^{-2}

⑦ 3.90×10^{-2}　　⑧ 4.00×10^{-2}　　⑨ 4.10×10^{-2}

⑩ 5.74×10^{-2}

問 3 問 2 の実験で使用した水酸化ナトリウム水溶液を用い，濃度未知の希硫酸を滴定する。ホールピペットを用いてこの硫酸試料を 10.0 mL 正確にはかりとり，100 mL メスフラスコに入れ，純水で希釈し，100.0 mL とした。次に，この希釈溶液を，ホールピペットで 10.0 mL 正確にはかりとり，コニカルビーカーに移した。フェノールフタレインを加えたのち，問 2 の水酸化ナトリウム水溶液で滴定したところ，10.25 mL 必要であった。濃度未知の希硫酸の濃度は何 mol/L か，最も適切な数値を，次の①〜⑩のうちから選べ。

$$\boxed{8} \ \text{mol/L}$$

①　2.00×10^{-1}　　　　②　2.10×10^{-1}　　　　③　4.00×10^{-1}

④　4.20×10^{-1}　　　　⑤　5.88×10^{-1}　　　　⑥　2.10

⑦　2.94　　　　　　　　⑧　4.20　　　　　　　　⑨　5.60

⑩　5.88

問 4 濃度未知の希硫酸を 10.0 mL 中和するために 2.00×10^{-1} mol/L 水酸化ナトリウム水溶液が 10.25 mL 必要であったとすると，この中和反応に伴って発生する反応熱はいくらか。最も適切な数値を，次の①〜⑪のうちから選べ。ただし，1.00×10^{-1} mol/L 水酸化ナトリウム水溶液 10.0 mL で 1.00×10^{-1} mol/L 塩酸 10.0 mL を中和するときの反応熱を 5.60×10^{-2} kJ とする。

$$\boxed{9} \ \text{kJ}$$

①　2.35×10^{-2}　　　②　4.10×10^{-2}　　　③　4.48×10^{-2}

④　5.46×10^{-2}　　　⑤　5.60×10^{-2}　　　⑥　5.74×10^{-2}

⑦　5.88×10^{-2}　　　⑧　8.96×10^{-2}　　　⑨　1.09×10^{-1}

⑩　1.15×10^{-1}　　　⑪　5.88×10^{-1}

東京医科大学　28 年度　(41)

第 3 問　次の①～⑪の化学反応について，問い(**問** 1 ～ 8)に答えよ。なお，特に指定のない限り，いずれの反応も適切な条件下で十分に進行し，硫酸以外の反応物は残らないものとする。また，25 ℃，1 atm で気体となる物質は，反応が完結した時点で全て気化し，反応後の混合物には含まれないものとする。

① 濃硫酸をフッ化カルシウムと反応させた。

② 濃硫酸をベンゼンと反応させた。

③ 濃硫酸を 170 ℃ に加熱し，その中にエタノールを滴下し，反応させた。

④ 濃硫酸をスクロース(ショ糖)と反応させた。

⑤ 濃硫酸をギ酸と反応させた。

⑥ 希硫酸を鉄の単体と反応させた。

⑦ 濃硫酸を塩化ナトリウムと反応させた。

⑧ 希硫酸に炭酸水素ナトリウム水溶液を加えた。

⑨ 濃硫酸を銀の単体と反応させた。

⑩ 希硫酸を硫化鉄(Ⅱ)と反応させた。

⑪ 希硫酸に亜硫酸ナトリウム水溶液を加えた。

問 1　⑤～⑪のうち，酸化還元反応が起こるものを二つ選び，解答番号 10 の解答欄にマークせよ。

$$\boxed{10}$$

問 2　③～⑦のうち，脱水反応が起こるものを三つ選び，解答番号 11 の解答欄にマークせよ。

$$\boxed{11}$$

問 3　①～⑩のうち，反応物には含まれない単体が生成するものを二つ選び，解答番号 12 の解答欄にマークせよ。

$$\boxed{12}$$

問 4 ①～⑧のうち，ナトリウムフェノキシドの水溶液に通じると，フェノールを
生成させる気体が発生する反応を三つ選び，解答番号 13 の解答欄にマークせ
よ。

13

問 5 ②～⑪のうち，最も適切な捕集法が下方置換である気体が生成するものを五
つ選び，解答番号 14 の解答欄にマークせよ。

14

問 6 ①～⑪のうち，最も適切な捕集法が水上置換である気体が生成するものを三
つ選び，解答番号 15 の解答欄にマークせよ。

15

問 7 金属酸化物を還元する性質を応用し，酸化物を多く含む鉄鉱石から溶鉱炉
(高炉)を用いて単体の鉄を生産するために利用されている気体化合物が生成す
る反応を①～⑪のうちから一つ選び，解答番号 16 の解答欄にマークせよ。

16

問 8 ①～⑩の中から二つの反応を選び，それぞれの反応によって生成する気体を
それぞれ水に溶解させてから混合し，反応させると，単体を生成する組み合わ
せがある。あてはまるものを選び，その二つの反応の両方の番号を，解答番号
17 の解答欄にマークせよ。

17

第4問 分子式C_7H_{14}で表される2種類のアルケンAとBについて述べた次の文章を読み，問い（**問1～6**）に答えよ。ただし，分子内に含まれる―CHOという構造（原子団）は，過マンガン酸カリウムの共存下ではすべて，―COOHという構造に変化するものとする。

アルケンAに低温でオゾンを作用させた後，亜鉛と酢酸を加えて還元すると，ケトンCとアルデヒドDが生成した。また，アルケンBについて同じ実験を行うと，ケトンEとアルデヒドFが生成した。一方，酸性条件下で過マンガン酸カリウムを用い，アルケンAを完全に反応させると，ケトンCのほかに，アルデヒドDとは異なる有機化合物Gが生成した。これに対し，アルケンBについて同じ実験を行ったところ，生成物として得られた有機化合物はケトンEのみであった。以上の実験によって得られた化合物C～Gのうち，ヨードホルム反応を示したのはDだけであった。

アルケンAに塩化水素を反応させると，付加生成物として，生成量が多い順に化合物HとIが得られた。一方，アルケンBに塩化水素を反応させると，付加生成物として，生成量が多い順に化合物JとKが得られた。化合物Hと化合物Jの塩素原子をヒドロキシ基に置換したアルコールを，それぞれ化合物LおよびMとする。

問1 次の①～⑪の記述のうち，正しいものを<u>三つ</u>選び，解答番号18の解答欄にマークせよ。

18

① 化合物HとIは，いずれも不斉炭素原子をもつ。

② 化合物JとKは，いずれも不斉炭素原子をもつ。

③ 化合物C～Gのうち，分子量が最も大きいのはCである。

④ 化合物C～Gのうち，分子量が最も小さいのはDである。

⑤ ケトンEの分子量は，アルケンBの分子量より大きい。

⑥ アルコールLに濃硫酸を作用させ，脱離反応（脱水）を起こさせたとき，生成物として得られるアルケンは，Aのみである。

⑦ アルコール M に濃硫酸を作用させ，脱離反応を起こさせたとき，生成物として得られるアルケンは，B のみである。

⑧ アルコール M に濃硫酸を作用させ，脱離反応を起こさせたとき，生成物として得られるアルケンの異性体の種類の数は 2 種類である。そのうちの一つは B である。このとき，アルケン B の生成量は，その異性体の生成量に比べ，少ない。

⑨ 濃硫酸を触媒として有機化合物 G とメタノールを縮合反応させると，分子量 86 の有機化合物が得られる。

⑩ ケトン C を還元して得られるアルコールに濃硫酸を作用させ，脱離反応を起こさせると，生成物として，互いに異性体の関係にある 4 種類のアルケンが混合物として得られる。

⑪ フェーリング溶液に加えておだやかに加熱すると赤色沈殿が生じるのは，化合物 C～G のうち D と F および G である。

問 2 ケトン E を 86.0 mg，酸化銅（Ⅱ）の存在下，乾燥酸素中で完全燃焼させ，生じた水を全て塩化カルシウムに吸収させ，残った気体を全てソーダ石灰に吸収させた。この実験においてソーダ石灰に吸収された物質の質量として最も適切な数値を，次の①～⑪から選べ。

$$\boxed{19}\ \text{mg}$$

① 8.60×10^{-1} ② 5.16 ③ 2.20×10

④ 3.31×10 ⑤ 7.20×10 ⑥ 9.29×10

⑦ 9.00×10 ⑧ 1.14×10^2 ⑨ 1.32×10^2

⑩ 2.27×10^2 ⑪ 2.64×10^2

問3 ケトンEを1.55 g,ベンゼン100 gに溶かした溶液の凝固点は何℃か。最も適切な数値を,次の①〜⑩のうちから選べ。ただし,ベンゼンの凝固点を5.50℃,モル凝固点降下を5.1 K・kg/molとする。

　　　　　　　　　　　　　20 ℃

① 0.79　② 0.85　③ 0.92　④ 0.99　⑤ 2.51
⑥ 4.58　⑦ 4.71　⑧ 5.42　⑨ 6.29　⑩ 6.42

問4 ケトンCを還元して得たアルコールNに単体のナトリウムを反応させると発生する気体はどれか。次の①〜⑩のうちから,あてはまるものを一つ選び,解答番号21の解答欄にマークせよ。

　　　　　　　　　　　　　21

① 水　素　　　② 窒　素　　　③ 酸　素
④ 塩化水素　　⑤ 一酸化炭素　⑥ 二酸化炭素
⑦ 一酸化窒素　⑧ 二酸化窒素　⑨ 硫化水素
⑩ アンモニア

問5 4.4 gのアルコールNと1.6 gの単体のナトリウムを完全に反応させたときに発生する気体の,標準状態における体積は何Lか。最も適切な数値を,次の①〜⑩のうちから選べ。

　　　　　　　　　　　　　22 L

① 0.48　② 0.56　③ 0.78　④ 0.97　⑤ 1.1
⑥ 1.6　⑦ 1.9　⑧ 2.2　⑨ 3.1　⑩ 4.4

問 6 アルコール M に濃硫酸を作用させ，脱離反応を起こさせたとき，主生成物として得られるアルケンの，二重結合に関与している炭素原子 2 個に直接共有結合している原子が炭素のみである場合，アルケン B の構造式は次の①〜⑪のうち，どれと推定されるか，あてはまるものを選べ。

$$\boxed{23}$$

① $CH_3CH=CHCH_2CH_2CH_2CH_3$

② $CH_3CH=C-CH_2CH_3$ （上に CH_2CH_3）

③ $CH_3CH_2CH=CHCH_2CH_3$

④ $CH_3CH=C-CHCH_3$ （上に CH_3，下に CH_3）

⑤ $CH_3CH_2CH=CH-CHCH_3$ （上に CH_3）

⑥ $CH_2=C-CHCH_3$ （上に CH_2CH_3，下に CH_3）

⑦ $CH_3CH=C-CH_2CH_2CH_3$ （上に CH_3）

⑧ $CH_3CH_2C=CHCH_2CH_3$ （上に CH_3）

⑨ $CH_2=C-CH_2CH_2CH_3$ （上に CH_2CH_3）

⑩ $CH_3-C=C-CH_2CH_3$ （上に CH_3，下に CH_3）

⑪ $CH_2=C-CHCH_2CH_3$ （上に CH_3，下に CH_3）

第 5 問　次の 1)～8)の文章を読み，問い(問 1～6)に答えよ。

1) 図 1 のように A, B, および C の三つの区画に仕切られた水槽の中に純水が入っており，液面の高さが等しくなっている。純水は A と B との間をセロハン膜を通して，また，B と C との間をろ紙を通して行き来できるようになっている。デンプン水溶液を区画 B に注いだところ，B の液面が高くなった後，徐々に下がり，これにともなって A と C の液面が徐々に上昇した。次に，塩化ナトリウム水溶液を区画 A に注いだところ，こんどは A の液面が高くなった後，徐々に下がり，同時に B と C の液面が徐々に上昇した。実験中には水槽から溶液があふれることはないものとする。

2) 1)と同様に純水を入れた図 1 の水槽の区画 A に，塩化ナトリウム水溶液を注いだところ，A の液面が高くなった後，徐々に下がり，これにともなって B と C の液面が徐々に上昇した。次に，炭酸カルシウム粉末を純水中で沈殿しないように均一にかき混ぜたものを区画 B に注いだところ，こんどは B の液面が高くなった後，徐々に下がり，これにともなって A と C の液面が徐々に上昇した。実験中には水槽から溶液があふれないものとする。沈殿物が存在する区画では，区画内で沈殿物が底に沈まないよう，おだやかにかき混ぜを続けた。

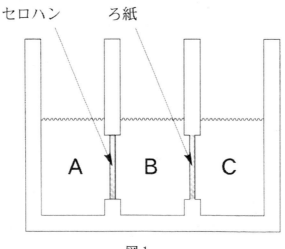

図 1

3) 濃度のわからないデンプン水溶液がある。図2の内径が均一なU字形の管の下端の位置をセロハンで仕切り，その一方の側に純水，他方の側にこのデンプン水溶液を，互いに液面の高さが等しくなるように入れ，静置すると，左右の液面の高さが徐々に変化し，区画Eの液面が元の位置より 2.5 cm 上昇して停止した（図3）。

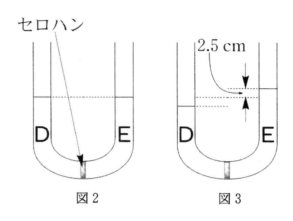

4) デンプン 2.00 g を温水に溶解させ，均一な水溶液を 100 mL 得た。この水溶液の浸透圧を図2の装置を用いて測定したところ，27 ℃ で 615 Pa だった。

5) 1)～3)の実験において，十分な時間が経過し，液面の高さが変化しなくなった後，各区画内における水以外の物質の存在量は，検出反応によって分析するのに十分な高い濃度か，またはゼロとなったものとする。この時点で各区画内の混合物を撹拌し，均一にしてから少量ずつ取り出し，以下の成分検出実験を行った。

6) 1)の実験で各区画から少量ずつ取り出した混合物に，硝酸銀水溶液を加えた。

7) 2)の実験で各区画から少量ずつ取り出した混合物に，希塩酸を加えた。

8) 1)と3)の実験で各区画から少量ずつ取り出した混合物に，ヨウ素溶液（ヨウ素ヨウ化カリウム水溶液）を加えた。

問 1 6）の実験において，白色沈殿を生じたのは，どの区画から取り出した混合物か。あてはまるものとして最も適切なものを，下の①〜⑧のうちから選べ。

24

① Aのみ
② Bのみ
③ Cのみ
④ AとB
⑤ AとC
⑥ BとC
⑦ A，B，Cの全て
⑧ A，B，Cのどれから取り出した混合物からも，白色沈殿を生じなかった

問 2 7）の実験において，気体が発生したのは，どの区画から取り出した混合物か。あてはまるものとして最も適切なものを，下の①〜⑧のうちから選べ。なお，炭酸カルシウムの水に対する溶解度は 0 で，各物質の溶解度は共存物質の影響を受けないものとする。

25

① Aのみ
② Bのみ
③ Cのみ
④ AとB
⑤ AとC
⑥ BとC
⑦ A，B，Cの全て
⑧ A，B，Cのどれから取り出した混合物からも，気体の発生はなかった

問 3 8) の実験において，青紫色の呈色が見られたのは，どの区画から取り出した
混合物か。あてはまるものとして最も適切なものを，下の①〜⑪のうちから選
べ。

26

① AとD

② AとE

③ BとD

④ BとE

⑤ CとD

⑥ CとE

⑦ AとBとD

⑧ AとBとE

⑨ BとCとD

⑩ BとCとE

⑪ BとDとE

問 4 実験 3) のデンプン水溶液の図 3 の状態における浸透圧の値として最も適
切なものを，次の①〜⑪のうちから選べ。ただし，1 気圧は高さ 10.3 m の
水柱が及ぼす圧力に相当するものとする。また，デンプン水溶液の密度は水と
同じ (1.00 g/cm³) とする。

27 Pa

① 2.45   ② 4.90   ③ 7.50   ④ 24.5   ⑤ 25.0

⑥ 49.0   ⑦ 50.0   ⑧ 245   ⑨ 250   ⑩ 490

⑪ 500

問 5 実験4)の結果から計算によって求まるデンプンの平均分子量の値として最も適切なものを，次の①～⑩のうちから選べ。

28

① 7.29×10^2 ② 8.00×10^2 ③ 3.64×10^3
④ 7.29×10^3 ⑤ 8.10×10^3 ⑥ 7.29×10^4
⑦ 8.10×10^4 ⑧ 3.64×10^5 ⑨ 7.29×10^5
⑩ 8.10×10^5

問 6 実験4)のデンプン1 molを，アミラーゼを用いて加水分解し，全てマルトースに変換するとき，水は何mol消費されるか。最も適切な値を，次の①～⑩のうちから選べ。

29 mol

① 4.5   ② 22.5   ③ 23.7   ④ 45.0   ⑤ 50.0
⑥ 225   ⑦ 237   ⑧ 250   ⑨ 450   ⑩ 500

生　物

問題

28年度

第1問　問いに答えよ。

問1　生物種間にみられる相互作用に関する記述である。正しいものはどれか。最も適するものを①〜⑤の中から1つ選べ。　　1

①　利益—不利益に関する一方的な関係を片利共生と呼ぶ。

②　利益を宿主と寄生者が相互に受けとる関係を寄生と呼ぶ。

③　自然界では，捕食者が被食者を食べつくすことによって，被食者が絶滅してしまうのが一般的である。

④　生態的地位（ニッチ）が似た2種における競争的な排除は，両者に共通の捕食者がいる場合には起こりにくい。

⑤　捕食者と被食者の個体数が周期的に変動して共存する実験系では，捕食者の個体数の増加および減少は被食者のそれより先に起こる。

問2　生得的行動に関する記述である。正しいものはどれか。最も適するものを①〜⑤の中から1つ選べ。　　2

①　生得的行動は，哺乳類にはみられない。

②　生得的行動は，個体によってかなり異なる。

③　生得的行動は，無脊椎動物のみにみられる。

④　生得的行動の発現には，遺伝子はほとんど影響しない。

⑤　生得的行動は，環境条件が違っていても個体群の中のほとんどの個体で発現する。

問 3 真核細胞の構造体に関する記述である。**誤りのある**ものはどれか。最も適するものを，①〜⑤の中から1つ選べ。　3

① リボソームは，タンパク質とrRNAの複合体で，大サブユニットと小サブユニットからなる。

② 核膜は，内膜と外膜の二重の生体膜からなり，内膜と外膜はつながって核膜孔を形成し，外膜は小胞体とつながる。

③ 小胞体は，1枚の生体膜からなる一つながりの細胞内に広がる膜迷路で，リボソームが付着する領域と付着しない領域がある。

④ 細胞膜は，リン脂質の二重層にタンパク質がモザイク状に分布し，リン脂質もタンパク質も細胞膜中を水平方向に移動することができる。

⑤ 葉緑体は，内外二重の生体膜で包まれ，内部には膜構造のチラコイドがあり，その間を満たすストロマにはヒストンタンパク質と結合したDNAが存在する。

問 4 ニューロン（神経細胞）の膜電位の変化を示した図に関する記述である。**誤りのある**ものはどれか。最も適するものを，①〜⑤の中から1つ選べ。　4

① 時間の単位は1/100秒である。

② 静止電位は約−60 mV，活動電位の最大値は約100 mVである。

③ ⅠとⅣでは，一部のK^+チャネルを通ってK^+が細胞の内側から外側に漏れ出している。

④ Ⅱでは，電位依存性のNa^+チャネルが開いてNa^+が細胞内に流入する。

⑤ Ⅲでは，電位依存性のK^+チャネルが開いてK^+が細胞の内側から外側に出ていく。

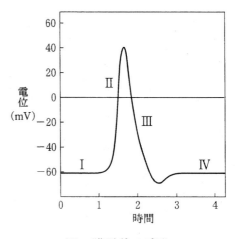

図　膜電位の変化

問5 コドンの読み枠が変化して，アミノ酸配列の大部分が無意味か本来より短く

なって，タンパク質の機能が失われる可能性がある突然変異はどれか。最も適

するものを，①～⑤の中から１つ選べ。｜　5　｜

① 翻訳領域の最初の方で１個のコドンが欠失した。

② 翻訳領域の最初の方で１個のヌクレオチドが欠失した。

③ 翻訳領域の最初の方で１個のヌクレオチドが置換した。

④ 翻訳領域の中央付近で１個のヌクレオチドが置換した。

⑤ 翻訳領域の最後の方で１個のヌクレオチドが挿入された。

第2問　文を読んで，問いに答えよ。

脊椎動物の循環系は ア で，血液の流れの経路は，魚類を除けば体循環と肺循環の2つに大別される（図1）。 ア では，血液中の成分が，毛細血管から血管外へしみだして イ となり，細胞や組織へと絶えず供給されるしくみになっている。 イ は，細胞との間でガス交換や養分・老廃物の交換を行った後，再び毛細血管へ戻って血液に混じる。

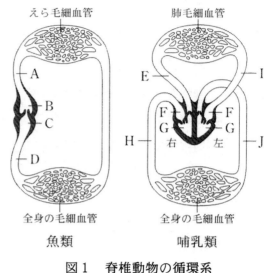

図1　脊椎動物の循環系

問1　文中の ア をもつ動物はどれか。最も適するものを，①～⑤の中から1つ選べ。 6
① ミミズ　② エビ　③ バッタ　④ カタツムリ　⑤ ヒドラ

問2　文中の イ に入る語はどれか。最も適するものを，①～⑤の中から1つ選べ。 7
① 血清　② 組織液　③ リンパ液　④ 血しょう　⑤ 血リンパ

問 3 器官とそれを構成する細胞から文中の　イ　に分泌，放出されて血中に入る物質の組み合わせとして**誤りのある**ものはどれか。最も適するものを，①〜⑤の中から 1 つ選べ。　8

<器　官>　　　　　　　　　　　　<物　質>

① 肺　　　　　　　　　　　　　酸素・二酸化炭素

② 腎　臓　　　　　　　　　　　グルコース・アミノ酸・無機塩類・水

③ 小　腸　　　　　　　　　　　グルコース・アミノ酸

④ 肝　臓　　　　　　　　　　　グルコース・タンパク質・尿素

⑤ 脳下垂体前葉　　　　　　　　成長ホルモン・甲状腺刺激ホルモン

問 4 図 1 の A〜J の中で，心房はどれか。適するものを，①〜⑩の中からすべて選び，解答番号 9 の解答欄にマークせよ。また，静脈血が流れる動脈はどれか。適するものを，①〜⑩の中からすべて選び，解答番号 10 の解答欄にマークせよ。

心房　　9　　　静脈血が流れる動脈　　10

① A　　　② B　　　③ C　　　④ D　　　⑤ E

⑥ F　　　⑦ G　　　⑧ H　　　⑨ I　　　⑩ J

問 5 哺乳類の循環系が魚類の循環系に比べて極めて効率よく全身に酸素を運ぶことができるのは，＿＿＿＿＿＿＿＿＿＿＿＿ためである。下線部に入る文として最も適するものを，①〜④の中から 1 つ選べ。　11

① 動脈血が高い血圧を維持して流れる

② 体表面からも酸素を取り込むことができる

③ 心臓に弁があって血液の逆流を防いでいる

④ 動脈血と静脈血が心臓で混合することがない

問 6 図2は，成人のヘモグロビンと筋肉中のミオグロビンの酸素解離曲線である。図2に示すように，ミオグロビンの酸素解離曲線は，ヘモグロビンの酸素解離曲線より極端に左方にある。このため，＿＿＿＿＿＿＿＿＿。下線部に入る文として適するものを，①〜⑤の中から2つ選び，解答番号12の解答欄にマークせよ。 12

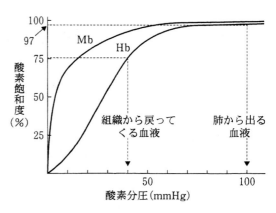

図2 ヘモグロビン(Hb)とミオグロビン(Mb)の酸素解離曲線

注）酸素分圧40 mmHgのときのHbの酸素飽和度（％）の値を75と読みなさい。

① 運動している筋肉の酸素量は0である
② ミオグロビンは極めて低い酸素分圧下で酸素を解離する
③ ミオグロビンと胎児ヘモグロビンの酸素解離曲線は一致する
④ ミオグロビンは酸素との結合力の強さがヘモグロビンに比べて小さい
⑤ ミオグロビンは低酸素分圧下で血液中の酸素ヘモグロビンから酸素を取り込める

問 7 ヘモグロビンは，1 gあたり1.34 mLの酸素と結合し，健康な人では，ヘモグロビンの血中濃度は0.15 g/mLである。図2から，健康な人の血液100 mLあたりの組織への酸素供給量(mL)を求めよ。ただし，小数点以下第二位を四捨五入して2桁の値で表せ。一位と小数点以下第一位の値として最も適するものを，①〜⑩の中からそれぞれ1つずつ選べ。なお，必要であれば記号を重複して選べ。

一位 13　　小数点以下第一位 14

① 1　② 2　③ 3　④ 4　⑤ 5
⑥ 6　⑦ 7　⑧ 8　⑨ 9　⑩ 0

東京医科大学　28 年度　(58)

第 3 問　文 I，II を読んで，問いに答えよ。

＜文 I ＞

　細胞内では，たくさんの種類の　ア　が順序よく働いて，細胞の活動に必要
なエネルギー源としての ATP を生産し，この ATP を利用して，細胞が生きていく
ために必要な様々なタンパク質を生合成している。

　ア　は基質に働きかけて必要な分子をつくり出す。　イ　は，血液中
にあって酸素を運んだり，細胞膜内にあってグルコースを運び込んだり，特定のイ
オンを通したりする。細胞骨格タンパク質は，細胞の形を維持し，細胞小器官や小
胞の移動に寄与するばかりでなく，原形質流動，繊毛や鞭毛の運動，筋収縮のよ
うな細胞運動や個体の運動にも重要な働きをしている。また，生体防御タンパク質
は免疫の機構にかかわっており，個体に固有な膜タンパク質の　ウ　で非自己
を識別し，　エ　は体内に侵入してきた細菌などを攻撃する。この他，タンパ
ク質は，ホルモンとして細胞に信号を与え，受容体としてこの信号を特異的に受け
取る。例えば肝細胞では，ペプチドホルモンのグルカゴンが
____ すると，_____ させて，_____ し，これが
_____ する。その結果，グルコースが放出される。

　このように，細胞内には多種多様なタンパク質が存在し，それらが特定の働きを
することによって，様々な生命活動が営まれている。

問 1　文中の下線部 A) において，全ての生物がもつ経路の反応はどれか。最も適
するものを，①〜⑤の中から 1 つ選べ。　15

① $C_6H_{12}O_6 \longrightarrow 2\,C_3H_6O_3 +$ エネルギー（2 ATP）

② $C_6H_{12}O_6 \longrightarrow 2\,C_2H_6O + 2\,CO_2 +$ エネルギー（2 ATP）

③ $C_6H_{12}O_6 + 2\,NAD^+$
　　　$\longrightarrow 2\,C_3H_4O_3 + 2\,NADH + 2\,H^+ +$ エネルギー（2 ATP）

④ $2\,C_3H_4O_3 + 6\,H_2O + 8\,NAD^+ + 2\,FAD$
　　　$\longrightarrow 6\,CO_2 + 8\,NADH + 8\,H^+ + 2\,FADH_2 +$ エネルギー（2 ATP）

⑤ $10\,NADH + 10\,H^+ + 2\,FADH_2 + 6\,O_2$
　　　$\longrightarrow 10\,NAD^+ + 2\,FAD + 12\,H_2O +$ エネルギー（最大 34 ATP）

問2 文中の ア と イ の両方の働きをもつものは何か。最も適する
ものを，①～⑥の中から1つ選べ。 16

① キネシン ② ミオシン ③ アクアポリン

④ ヘモグロビン ⑤ カリウムチャネル ⑥ ナトリウムポンプ

問3 文中の下線部B)～F)の中で，細胞骨格と相互作用するモータータンパク質
がダイニンのみであるものはどれか。最も適するものを，①～⑤の中から1つ
選べ。 17

① B) ② C) ③ D) ④ E) ⑤ F)

問4 文中の ウ に入る語に関する記述はどれか。適するものを，①～⑤の
中から2つ選び，解答番号18の解答欄にマークせよ。 18

① 哺乳類の細胞膜のみに存在する。

② 活性化したB細胞が分泌する。

③ 樹状細胞が異物の断片を結合させて抗原を提示する。

④ 遺伝子の再編成によって膨大な種類がある。

⑤ 他個体からの移植臓器が排除される原因となる。

問5 文中の下線部G)～J)には，①～⑦のいずれかの句が入る。G)，I)，J)
に入る句はどれか。最も適するものを，①～⑦の中からそれぞれ1つずつ選
べ。

G) 19 I) 20 J) 21

① 細胞膜を透過

② 細胞膜の受容体に結合

③ 細胞内の受容体に結合

④ グリコーゲンをグルコースに分解する酵素を活性化

⑤ グリコーゲンをグルコースに分解する酵素の遺伝子を活性化

⑥ 細胞膜にある酵素を活性化

⑦ 情報伝達物質(セカンドメッセンジャー)を合成

＜文Ⅱ＞

コハク酸脱水素酵素の働きを調べる実験を行った。

(1) Ⅰ〜Ⅴのそれぞれのツンベルク管(図1)の主室と副室に表1の物質を入れる。なお，ⅣとⅤの副室に入れたマロン酸はコハク酸と化学構造がよく似ている。

(2) ツンベルク管を十分に脱気して，40℃の恒温水槽につけて2〜3分間温める。

(3) 副室の液を主室に移してよく混合し，再度40℃の恒温水槽につけ，色の変化を観察する。

(4) ツンベルク管に空気を入れ，よく振って色の変化を観察する。

結果を表2に示した。なお，メチレンブルーは，酸化型が青色，還元型が無色である。

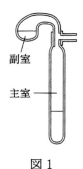

図1

表1

	Ⅰ	Ⅱ	Ⅲ	Ⅳ	Ⅴ
副室	メチレンブルー 0.5 mL 蒸留水 2 mL	メチレンブルー 0.5 mL コハク酸 1 mL 蒸留水 1 mL	メチレンブルー 0.5 mL コハク酸 1 mL 蒸留水 1 mL	メチレンブルー 0.5 mL コハク酸 1 mL マロン酸 1 mL	メチレンブルー 0.5 mL マロン酸 2 mL
主室	酵素液 5 mL	60℃加熱後，冷ました酵素液 5 mL	酵素液 5 mL	酵素液 5 mL	酵素液 5 mL

酵素液：ニワトリの新鮮な胸筋に水を加えてすりつぶし，ガーゼでこしたもの
メチレンブルー：0.02％水溶液
コハク酸：10％コハク酸ナトリウム水溶液
マロン酸：10％マロン酸水溶液

表2

	Ⅰ	Ⅱ	Ⅲ	Ⅳ	Ⅴ
0分	青色	青色	青色	青色	青色
5分後	青色	青色	うすい青色	青色	青色
10分後	うすい青色	青色	白色	うすい青色	青色
15分後	白色	青色	白色	白色	うすい青色
空気を入れる	青色	青色	青色	青色	青色

問 6 この酵素液には，基質のコハク酸が含まれていたことが推測できる。どのツンベルク管の結果から推測できるか。適するものを，①〜⑤の中から 2 つ選び，解答番号 22 の解答欄にマークせよ。　　22

　① Ⅰ　　　② Ⅱ　　　③ Ⅲ　　　④ Ⅳ　　　⑤ Ⅴ

問 7 Ⅰ〜Ⅴのツンベルク管の結果から，どのようなことが考えられるか。適するものを，①〜⑤の中から 3 つ選び，解答番号 23 の解答欄にマークせよ。　　23

　① Ⅱ以外では混合液がうすい青色や白色に変わった。これは，基質のコハク酸がコハク酸脱水素酵素と反応し，脱水素されたと推測できる。

　② Ⅱでは混合液が青色から変化しなかった。これは，60 ℃ の加熱でコハク酸脱水素酵素は失活したと推測できる。

　③ Ⅱ以外では混合液がうすい青色や白色に変わった。これは，コハク酸脱水素酵素の最適温度は 40 ℃ であると推測できる。

　④ Ⅳは，Ⅲに比べてコハク酸脱水素酵素と基質の反応速度が減少した。これは，マロン酸がコハク酸脱水素酵素の活性部位と別の部位に結合したと推測できる。

　⑤ Ⅳは，Ⅲに比べて混合液の色が白色になるまでに時間がかかった。これは，コハク酸脱水素酵素がマロン酸とも反応する競争的阻害が起きたと推測できる。

第4問 文Ⅰ，Ⅱを読んで，問いに答えよ。

〈文Ⅰ〉

　ショウジョウバエには，多くの染色体の構造異常が知られている。その中でも，同一染色体内の二か所で切断が生じ，切断部分が逆向きに融合した逆位（図1b）は，遺伝研究に有効である。

　逆位染色体（図1b）と正常染色体（図1a）のヘテロ接合体では，減数分裂の際に，相同な部分が無理やり対合して図1cのようにループ構造を形成する。逆位の範囲内で乗換えが起きると，乗換えを起こした染色体は，動原体が2個になったり，動原体がなくなったり，あるいは重複や欠失などの染色体異常が生じる。このような異常な染色体は次世代に伝えられないため，見かけ上，逆位内で遺伝子の組換えが抑制されることになる。そこで，複数の逆位を組み合わせることで染色体全域にわたる遺伝子の組換えを抑制するバランサー染色体が開発された。

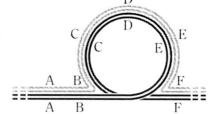

図1　正常および逆位染色体とそれらの対合の概念図
　A〜Fのアルファベットは染色体領域を表す
　a　正常染色体
　b　正常染色体のCDE領域が逆位となりEDCへと変化している
　c　複製されたaとbの対合，逆位染色体が左回りで対合し，ループ構造を形成している

問 1 文中の下線部A)について，図1cのCD間で乗換えが起きた場合に生じる4種類の染色体 i)～iv)を図2に示した。図2中の ア ， エ に入る染色体領域は何か。最も適するものを，①～⑥の中からそれぞれ1つずつ選べ。なお，必要であれば記号を重複して選べ。

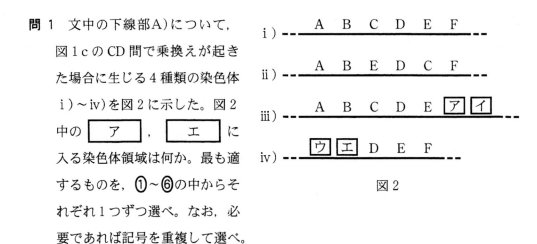

図2

また，図1cにおいて，動原体がAB間にあってCD間で乗換えが起きた場合，図2の染色体の中で動原体がないものはどれか。最も適するものを，⑦～⑩の中から1つ選べ。

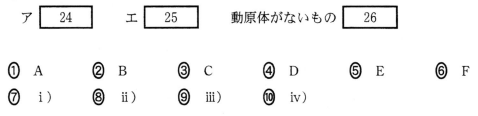

① A　　② B　　③ C　　④ D　　⑤ E　　⑥ F
⑦ i)　　⑧ ii)　　⑨ iii)　　⑩ iv)

＜文Ⅱ＞

ショウジョウバエでは，遺伝子の組換えを雄は起こさないが，雌は起こす。しかし，バランサー染色体をもつ雌では，組換えが抑制されることになる。このバランサー染色体を利用して，劣性突然変異を同定するための遺伝的スクリーニングが行われた。

第二染色体(常染色体)の遺伝的スクリーニングのための交配手順を図3に，遺伝子記号の情報を表に示した。

G₀世代：全ての染色体が正常染色体で，かつ，第二染色体上の遺伝子 b のホモ接合体である雄(b/b雄)に突然変異誘発物質のエチルメタンスルホン酸(EMS)を投与する。この雄を第二染色体の両方がバランサー染色体である雌と交配する。この雌の2本のバランサー染色体は逆位の組み合わせが異なり，それぞれに優性突然変異遺伝子

表

遺伝子記号	成虫(ハエ)の形質
b	体色が黒くなる(黒体色)
Cy	翅がカールする(曲翅)，劣性致死
Pm	複眼が紫茶色になる(茶色眼)，劣性致死

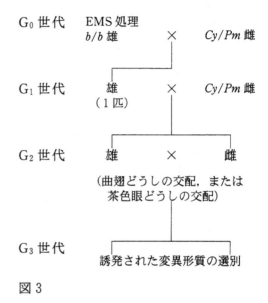

図3

Cy と Pm をもっている(Cy/Pm雌)。なお，これらの遺伝子のホモ接合体は致死になる。

G₁世代：上記の交配から得られた雄の中から1匹取り出し，この1匹を Cy/Pm 雌と交配する。
   B)

G₂世代：生まれてくるハエの中から曲翅または茶色眼の個体を選別して，同じ
    C)   D)
表現型どうしで交配する。

G₃世代：誘発された変異形質の選別を行う。

例えば，G₂世代の曲翅どうしで交配した場合，G₃世代のハエは オ と カ の可能性がある。 カ が キ 培養容器では，誘発された突然変異の ク が致死か，発生異常によって発生が停止していることになる。 カ が キ 培養器内のハエは，この突然変異をさらに解析するための
E)
繁殖用の系統として用いられる。

このような遺伝的スクリーニングを大規模に行い，ショウジョウバエの発生のパターン形成に影響を及ぼすギャップ遺伝子群，ペアルール遺伝子群，セグメントポラリティ遺伝子群などの分節遺伝子が同定された。
F)

問2　文中の下線部B)～D)に関する記述である。**誤りのある**ものはどれか。最も適するものを，①～⑤の中から1つ選べ。　27

① 下線部B)では，曲翅のハエと茶色眼のハエが1：1に生じる。

② 下線部B)の全ての個体は，EMS処理 *b/b* 雄由来の第二染色体のいずれか1本をもっている。

③ 下線部C)では，曲翅のハエと茶色眼のハエがほぼ1：1に生じ，曲翅で茶色眼のハエが少数であるが生じる。

④ 下線部D)の全ての個体は，G_1 世代の雄由来の第二染色体と雌由来のバランサー染色体のヘテロ接合体である。

⑤ 下線部D)の全ての個体がもつ第二染色体の1本は，EMS処理 *b/b* 雄の1本の第二染色体に由来する。

問3　文中の　オ　～　ク　に入る語として最も適するものを，①～⑨の中からそれぞれ1つずつ選べ。
オ　28　　カ　29　　キ　30　　ク　31

① いる　　② いない　　③ 曲翅　　④ 茶色眼
⑤ 黒体色　⑥ 曲翅で黒体色　⑦ 茶色眼で黒体色
⑧ ホモ接合体　⑨ ヘテロ接合体

問4　文中の下線部E)どうしを交配して G_4 世代を得た。どのようなハエが生まれるか。最も適するものを，①～⑤の中から1つ選べ。　32

① 曲翅と黒体色が3：1に生じる。
② 曲翅と黒体色が2：1に生じる。
③ 曲翅と黒体色が1：1に生じる。
④ 曲翅のみが生じる。
⑤ 黒体色のみが生じる。

問5 文中の下線部E)の個体と野生型の
ホモ接合体の個体をPとして生まれ
たF₁のハエの中から野生型を選ん
で，野生型どうしを交配した。この交
配から生まれたF₂のハエは，野生型
と黒体色が97：2の割合であった
（図4）。誘発された突然変異遺伝子と

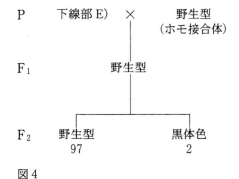

図4

遺伝子b間の組換え価（％）を，小数点以下第二位を四捨五入して2桁の値で表
せ。一位と小数点以下第一位の値として最も適するものを，①〜⑩の中からそ
れぞれ1つずつ選べ。なお，必要であれば記号を重複して選べ。

　　一位 　33　　　　小数点以下第一位 　34

① 1　　② 2　　③ 3　　④ 4　　⑤ 5
⑥ 6　　⑦ 7　　⑧ 8　　⑨ 9　　⑩ 0

問6 文中の下線部F)の突然変異の例はどれか。最も適するものを，①〜③の中
から1つ選べ。　35

① 正常の数の体節をもつが，各体節の特定の部分が欠落し，残りが鏡像に複
製している。
② 胸部と第1〜5腹節が欠落したり，中胸部と後胸部が欠落したり，第2〜
7腹節が欠落したりする。
③ 1つおきに体節が欠落し，体節の数が正常の半分になっている。

東京医科大学　28年度　（67）

英　語

解答　28年度

1 〔解答〕
(1) ④　(2) ④　(3) ③　(4) ②　(5) ①

〔出題者が求めたポイント〕
アクセント問題

2 〔解答〕
(6) ⑤　(7) ⑤　(8) ③　(9) ⑤　(10) ④

〔出題者が求めたポイント〕
短文の空所補充

〔完成した英文の意味〕
a. くみ子は友だちとヨーロッパに行くのを父が許さないことはわかっているが、父を説得して許してもらおうと決めている。
　　talk（人）into ～「（人）を～するよう説得する」
b. キャロルは家に帰ったとき、夫が床に横たわって意識がないのを見つけた。
　　find + O + (分詞)「Oが～しているのを見つける」
c. ジムはその日は会社にいないと言ったが、たくさんの人に会社に入るのを見られた。
　　be seen to do「～するのを見られる」
d. 残念ですが、あなたは罰金を払わなければならないでしょう。それらの本は先週図書館に持ってこなければならなかったのです。
　　ought to have + p.p.「～すべきだった」

3 〔解答〕
(11) ①　(12) ④　(13) ①　(14) ④　(15) ②
(16) ④　(17) ①　(18) ②　(19) ③　(20) ①

〔出題者が求めたポイント〕
整序英作文

〔完成した英文とその意味〕
a. The Prime Minister told the press that the government would help find jobs for those who want to work.
　　首相はマスコミに、政府は働きたい人たちのために仕事を探す手助けをすると話した。
b. The old man was able to get the better of his wife when it came to arguments.
　　その老人はけんかとなると妻を負かすことができた。
c. Some people can make more money in three years than most people can in a lifetime.
　　ほとんどの人が一生で稼げる以上のお金を3年で稼げる人たちもいる。
d. In this city, buildings that were constructed of more substantial materials survived the earthquake.
　　この町では、より丈夫な材料で建設された建物は地震で持ちこたえた。

e. Some universities have their students visit the high schools they graduated from to meet and talk with current students.
　　今の生徒たちと会って話すために、学生を卒業した高校に行かせる大学もある。

4 〔解答〕
(21) ⑩　(22) ③　(23) ⑨　(24) ⑬　(25) ①
(26) ⑤　(27) ⑮　(28) ⑫　(29) ⑪　(30) ⑰
(31) ③　(32) ③　(33) ①　(34) ④　(35) ②
(36) ③　(37) ①・④・⑤　（順不同）

〔出題者が求めたポイント〕
長文総合問題

〔選択肢の意味〕
D. （下線部が本文と合っていないところ）
① 身体機能の衰えにもかかわらず、高齢者は社会的つながりを強くすることによって満足感を得ることができる。
② 木村次郎右衛門は、長寿にとって「自然な心構え」が大切だと強調した。
③ 木村次郎右衛門はこの「老年的超越」と呼ばれる現象の完璧な例だった。
④ 「老年的超越」という用語は、日本の高齢者がどれほど上手に老化に対処しているのかを見て驚いたスウェーデンの社会学者によって作られた。（このような記述はない。）
⑤ 「老年的超越」はすべての高齢者が経験する身体的過程である。
⑥ 欧米では、高齢者が健康でいてなにかしら社会のためにするのが望ましいことだと考えられてきた。

〔全訳〕
　年を取ること ── だれもこれを避けることはできない。100歳以上の人々を調べた最近の調査によると、85歳を越えた人々は、たとえ体の機能が衰え社会的つながりが弱くなっても、老化を受け入れ心の満足を実現することによって、幸福感を高めることができることがわかった。この研究は「老年的超越」と呼ばれ、しだいに注目を集めている。
　「私は自然に生きたい。自然こそが道です。私は物事を覚え、そして忘れる。それの繰り返し。そして今、私は物事を忘れる方が多いようです。年取りたくはありませんが、それもみんな自然の一部です。」
　その時の世界の最高齢者だった京都府の木村次郎右衛門は、長寿の秘訣として「自然な心構え」の大切さを強調してそう言った。木村は去年の6月に116歳で亡くなった。
　「ありがとう。私は助けてくれる誰にでも感謝の言葉を言い続けています。」木村は高齢になった時でさえ常にユーモアのセンスを持ち、周りの人たちに感謝の気持

ちを表すのを忘れなかった。機嫌のいい時には「サンキューベリマッチ！」と言って英語力を披露して、そばの人たちを楽しませたものだ。

100歳を越える800人以上の人たちの調査を行った慶応大学の広瀬伸良は言った。「被験者たちの多くが、感謝の気持ちを持ち続け、常に前向きで、年取っていく過程を自然のこととして受け入れています。木村さんはこのような考え方の典型でした。」

この現象、高齢の人たちが厳格に合理的な自己中心の見方から解放され、自然とのつながりを感じ、老化を受け入れるようになるという状態は、スウェーデンの社会学者ラーシュ・トルンシュタムによって「老年的超越」と名づけられた。彼はこれは高齢者の幸福の感覚につながるものだと言った。

たとえば「私は他の人々に感謝の気持ちを持っている」「私はひとりでいることを気に病まない」「私の人生はずっと意味のあるものだった」「私は小さなことにはもう悩まされない」というような内容に賛成するかどうかを問う27の質問を通して老年的超越の度合いを測るために、東京都老人総合研究所によってある調査が行われた。この調査には2200人が参加したが、すべて70代から90代だった。

回答者が高齢であればあるほど、老年的超越のレベルは高いことがわかった。また、女性は身体の健康とは関係なくより高いレベルの老年的超越があることがわかった。

「私はひとりでいることの良い面に目を向けることができる」「私はうぬぼれは強くない」「一生懸命やろうとしすぎない」のような質問にイエスと答えた人たちは、体の機能は弱っているにもかかわらず、より高い幸福レベルを維持することができていた。

「回答者の性格が部分的には調査結果に影響しました。」と増井は言った。「でも、おそらく『老年的超越』はすべての高齢者が経験する心理的過程であり、それが老化の現実を受け止める準備として役立つのでしょう。」

今まで主に合衆国やヨーロッパの主流の考え方は、健康を維持し社会的貢献を続けることが老年期の幸福につながるというものだった。

しかし増井は「60代、70代の健康な人の幸福は、80代、90代の人の幸福と違っているのではないでしょうか？」と言った。

「他の高齢者の世話をする高齢者の数が増えていくにつれ、90代の親に死ぬまで行動的でなければならないと強引し頑張らせすぎたりしないことが大切になります。それにまた、高齢の親たちに深く考え、その思いをまとめる時間をあげることが大切なのです。」と増井は言った。

広瀬と増井による調査は、老年的超越を示唆する多くのエピソードをあげていた。

東京の105歳の女性は介護を必要としていたが、娘の話し相手になりますと言って、自分の役割と社会的価値を思い定めていた。広島の113歳の女性は「年取ることは自然なことです。私は若い時よりも幸せなんだろうか

と考えることには、なんの重要性も見出せません。」と言った。

岡山の108歳の女性は言った。「幸福とは何かについて、子どもたちには子どもたちなりの考え方があります。同じように親たちにも、何が自分を幸せにするかについてそれなりの考え方があるのです。」そして東京の111歳の女性は言った。「たとえ何かが私を悩ませたり心配の種になったとしても、私はそれになんの注意も払いません。」

5 〔解答〕

(38)～(45)

③　④　⑩　⑭　⑮　⑳　㉖　㉙　（順不同）

〔出題者が求めたポイント〕
長文の内容把握

〔選択肢の意味〕

① DNA調査によると、マンモスとアジアゾウは、アフリカゾウと違って、別々に進化した。（第1段落に、アフリカゾウも同じとあるので誤り。）

② アフリカゾウは、最近の遺伝子研究がそうでないとする前は、アジアゾウの近い親戚と長く見なされてきた。（第1段落によると最近の遺伝子研究が言っているのはアフリカゾウには2つの種があるということなので誤り。）

③ 広範囲にわたる遺伝子研究の後、今日の研究者たちはアフリカゾウを2つの異なる種と見なしている。（第1段落第2文に記述がある。）

④ アフリカゾウの2つの種の違いは観察はできていたが、2010年まで結論にいたる遺伝子的証拠はなかった。（第2段落第1文に記述がある。）

⑤ 名前が示す通り、森林ゾウは中央および東アフリカの熱帯雨林に主に住んでいる。（第2段落に中央および西アフリカとあるので誤り。）

⑥ サバンナゾウは森林ゾウのおよそ2倍の重さで、太く真っ直ぐな牙を持っている。（第2段落に太くて曲がった牙とあるので誤り。）

⑦ 森林ゾウとサバンナゾウはアフリカの異なる地域に生息している。しかも前者は後者よりかなり広い範囲に住んでいる。（第2段落によるとサバンナゾウの方が広大な地域に住んでいるので誤り。）

⑧ 遺伝子的にはアフリカゾウの2つの種はトラよりもライオンに近い。（第2段落の最終文の記述と異なるので誤り。）

⑨ 生物多様性センターは合衆国魚類野生生物局と共に、アフリカゾウを2つの独立した種として再分類するよう請願した。（合衆国魚類野生生物局は請願先なので誤り。）

⑩ 生物多様性センターは合衆国魚類野生生物局に、アフリカゾウを絶滅から救うためにふたつの別の種として再分類するよう正式に要請した。（第3段落に記述がある。）

⑪ 合衆国が外国の動植物に法的地位を与えるのは極め

て当然のことと思われる。（第4段落第1文に奇妙な
ことかも知れないとあるので誤り。）

⑫　たとえ合衆国が法律の下でアフリカゾウを保護しよ
うと決めても、ゾウは自国の司法制度を持つ外国の
国々に住んでいるのだから、大きな影響は与えないだ
ろう。（第4段落に実質的利益をもたらすとあるので
誤り。）

⑬　絶滅危惧種保護法は動物の体の一部が合衆国で売買
されるのを促した。（第4段落の記述に反するので誤
り。）

⑭　絶滅危惧種保護法は非常に強力で、アフリカゾウを
保護する助けとなる多くのことをすることができるだ
ろう。その一つがアフリカゾウが直面している危機に
注意を喚起することである。（第4段落の最終文に記
述がある。）

⑮　アフリカゾウの種を再分類することは、ある意味
で、この生物にとっての生か死かの問題である。（第
5段落の第1文に記述がある。）

⑯　アフリカゾウの数は、気候変動だけでなく密猟に
よっても激減している。（第5段落に密猟についての
言及はあるが気候変動のことは書いてないので誤り。）

⑰　ゾウはここ100年以内に2度の大規模な密猟にあっ
た。1回めは1970年代から1980年代で、2回めが
2009年からだが、今はかなり制御されている。（第5
段落に現在も進行中とあるので誤り。）

⑱　「絶滅危惧種」というのは、種の数が多く絶滅の危
険性が高いという意味である。（種の数が多いという
のが誤り。）

⑲　絶滅危惧種保護法の下では、動物や植物が「絶滅の
おそれのある種」と認定されると、それはそれらが希
少で「絶滅危惧種」より危険な状態にあることを意味
している。（第6段落によると「絶滅危惧種」の方が
より深刻な状態なので誤り。）

⑳　ゾウを再分類することによって、私たちはそれぞれ
の種の数が少ないことに気づかされる。（第6段落後
半に記述がある。）

㉑　アフリカでは森林ゾウよりサバンナゾウの数が多
く、合計はおよそ100万頭である。（第6段落に約50
万頭とあるので誤り。）

㉒　推定される最小頭数はサバンナゾウが10万で森林
ゾウが40万である。（第6段落の記述に反するので誤
り。）

㉓　大ざっぱな推定以外、アフリカにどれくらいのゾウ
が生きているのか正確に知っている人はいない。なぜ
ならそれぞれの国が独自のゾウの数え方をしているか
らである。（第6段落の最終文に国独自の数え方の記
述はないので誤り。）

㉔　2つの種のうち、中央アフリカの森林ゾウは5年よ
り少ない期間で62パーセント減少した。（第7段落に
5年ではなく10年とあるので誤り。）

㉕　筆者はタンザニアを、サバンナゾウが多かれ少なか
れ保護されている国として引用している。（第7段落
のタンザニアの記述に反するので誤り。）

㉖　筆者によると、もし合衆国がアフリカゾウの2つの
種を保護する動きを起こせば、それは他の国際的な保
護グループが問題に取り組む励ましとなるだろう。
（第8段落に記述がある。）

㉗　もし合衆国がアフリカゾウの2つの種を保護すれ
ば、国際自然保護連合とCITESは同じようにはしな
いだろう。（第8段落の記述に反するので誤り。）

㉘　絶滅危惧種の指定は違法な象牙取り引きに対する制
限を減らすだろう。（第9段落に制限は厳しくなると
あるので誤り。）

㉙　中国は世界最大の象牙市場であるが、上級係官はも
し合衆国が同じ行動をとるなら中国もそれをやめさせ
る用意があると言った。（第9段落の最終文に記述が
ある。）

㉚　中国はかつて世界最大の象牙市場だったが、今はそ
うではない。（第9段落によると今でもそうであるの
で誤り。）

㉛　中国の野生動物上級保護官は、合衆国がアフリカゾ
ウの2つの種を承認するなら、象牙売買を終わらせる
と言った。（第9段落によると合衆国が2つの種を承
認することが条件ではないので誤り。）

㉜　筆者は、アメリカによるアフリカゾウの再分類が象
牙市場を刺激し、この動物の虐殺の原因となるだろう
と警告している。（第10段落の記述に合わないので誤
り。）

〔全訳〕
［1］　200万年以上前にマンモスとアジアゾウは異なる
進化の道をたどった。そして同じ頃、DNA研究による
と、アフリカで闊歩する彼らの親戚もそうなった。アフ
リカゾウは単一の種と長く考えられてきたのだが、今で
は膨大な量の遺伝子研究が種が2つであることを証明し
ている。

［2］　「森林」ゾウと「サバンナ」ゾウは仔細に見ると
違っているとわかるが、2010年まで遺伝子的証拠に対
する合意は得られていなかった。森林ゾウはずっと小さ
く、サバンナゾウの半分の重さで、中央および西アフリ
カの熱帯雨林で進化した。いとこのゾウより丸い耳と
まっすぐな牙をもっている。サバンナゾウは耳はもっと
三角で牙は太くて曲がっていて、この広い大陸のそれ以
外の地域の、開けた灌木地域全体を歩きまわっている。
その範囲は東アフリカから南アフリカにわたり、ここで
の数がもっとも多い。2つの種は遺伝子的には、ライオ
ンとトラが違っているのと同じくらいに違っている。

［3］　ここ10年で、ゾウの生物学に関する強力な合意が
現れた。そこで、私が働いている生物多様性センターは、
アフリカゾウを2つの別個の種に再分類し連邦絶滅危惧
種保護法の下で両方を「絶滅危惧種」として保護するこ
とを求める請願を、6月に合衆国魚類野生生物局に提出
した。

［4］　合衆国が他の国の動物に法的地位を与えるのは奇
妙だと思われるかも知れないが、実は、この強力な絶滅
危惧種保護法の下でなされる「外国の」動植物の保護は、
それらの種に実質的な利益をもたらすことができるの

だ。これにはその動物の体の一部が合衆国内で売られるのを妨げることや、研究や啓蒙活動に資金を提供することなどが含まれる。

[5] アフリカゾウの種は1つなのか2つなのかの問題は、この堂々たる並はずれた生物の生死に関わっている。ゾウがいなければアフリカの風景はアフリカでなくなるだろうが、この動物はこの100年に起こった2つの密猟の大波をかぶった結果、数十万もの数が倒された。1つの波は1970年代と1980年代で、もうひとつは2009年ごろに始まり現在も進行中である。センターの出した請願が認められれば、それは生命線となるだろう。

[6] わけはこうだ。今現在アフリカゾウの2つの種は1つとして扱われ、「絶滅のおそれのある種」として保護されているだけである。これは「絶滅危惧種」より保護レベルが低いものだ。ゾウや他の動植物にとって「絶滅危惧種」が表す意味は簡単だ。多くが残っていないため絶滅するリスクにさらされているということである。アフリカゾウは2つの異なる動物であるという科学的事実を認めることは、それぞれの種が実に少ない数であることを明らかにする。私たちは1つの種に約50万の個体が残っていると見るのではなく、世界で生き残っている森林ゾウは最大10万頭(おそらくは5万頭くらいの少なさ)で、サバンナゾウは推定40万頭であると見るようになるだろう。だが、実際の数はこれよりはるかに少ないと理解することが重要である。ゾウは周知のごとく、数えるのが難しいからである。

[7] 毎年数万のゾウが象牙をねらわれて残酷な殺害や虐殺にあうことで、両方の種の頭数は激減している。中央アフリカの森林ゾウは、違法な狩猟、生息地の消滅、内戦が致命的に合わさった結果、10年に満たない期間で62パーセント減少し、2つの種のうちでより緊急性の高い絶滅のリスクにある。サバンナゾウの頭数もまたその生息地域中でかなり減少し、タンザニアの荒廃は特にひどく、10万9000頭—サバンナゾウ種の集団としては最大頭数のひとつ—のゾウが2009年から2014年のたった5年で約4万3000頭に急減した。

[8] 合衆国が2つの種を認めて保護すれば、国際自然保護連合と絶滅危惧にある野生動物の世界貿易を取り締まる条約であるCITESは、先例にならって、新たな緊急に必要とされる助けを、リスクの最も高いゾウ集団にもたらすだろう。

[9] また、絶滅危惧種に登録されると象牙製品の合衆国への輸入、合衆国からの輸出、合衆国内での売買にかかる制限が厳しくなるだろう。合衆国は中国に次いで世界第2の象牙市場であり、古い象牙の合法的な売買が新しい象牙の違法な売買を隠す隠れ蓑として使われている。先月、中国野生動物上級保護官は、合衆国もやるのであれば象牙の取り引きを終わらせようと約束した。

[10] その意味するところはつまり、アフリカゾウを再分類するというアメリカの行動は、地球上の2つの最大の経済—はからずもこれは2つの最大象牙消費国であるが—の動物の虐殺の危機に対処するやり方を変えることにつながるということである。

[11] 私たちは今行動すべきである。遅きに失する前に。

東京医科大学　28年度　（71）

数　学

解答

28年度

1

〔解答〕

(1)
ア	イ
3	5

(2)
ウ	エ
2	5

〔出題者が求めたポイント〕

(1) 三角比，極限値

(x_1, y_1), (x_2, y_2) の間の距離は，

$\sqrt{(x_2-x_1)^2+(y_2-y_1)^2}$

OA, OP_t, AP_t の距離を求め

$$\cos\theta_t = \frac{OA^2+OP_t^2-AP_t^2}{2\cdot OA\cdot OP_t}$$

分母，分子を t で割る。　$\displaystyle\lim_{t\to\infty}\frac{k}{t}=0$

(2) 2次方程式

$x^2+px+q=0$ の解を α, β とすると，

$\alpha+\beta=-p$, $\alpha\beta=q$

1つの解を α とすると，$\beta=4\alpha$

〔解答のプロセス〕

(1) $OA=\sqrt{9+36}=\sqrt{45}=3\sqrt{5}$

$OP_t=\sqrt{(3-t)^2+(6+2t)^2}=\sqrt{5t^2+18t+45}$

$AP_t=\sqrt{(3-t-3)^2+(6+2t-6)^2}=\sqrt{5t^2}$

$\cos\theta_t=\dfrac{45+5t^2+18t+45-5t^2}{6\sqrt{5}\,\sqrt{5t^2+18t+45}}$

$\qquad=\dfrac{15+3t}{\sqrt{5}\,\sqrt{5t^2+18t+45}}$

$\displaystyle\lim_{t\to\infty}\cos\theta_t=\lim_{t\to\infty}\dfrac{3+\dfrac{15}{t}}{\sqrt{5}\sqrt{5+\dfrac{18}{t}+\dfrac{45}{t^2}}}=\dfrac{3}{5}$

(2) 1つの解を α とすると，他の解は 4α

$\alpha+4\alpha=-a$, $4\alpha^2=4a$

$\alpha=-\dfrac{1}{5}a$ より　$\dfrac{4}{25}a^2=4a$

$\dfrac{4}{25}(a^2-25a)=0$ より　$\dfrac{4}{25}a(a-25)=0$

$a>0$ より　$a=25$

2

〔解答〕

(1)
ア	イ	ウ
1	6	5

(2)
エ	オ
5	8

〔出題者が求めたポイント〕

(1) ベクトル

$|\vec{a}-\vec{b}|^2$ を展開し，値を代入し $\vec{a}\cdot\vec{b}$ を求める。

$|\vec{c}|^2$ を展開し，値を代入し，t についての2次方程式にして，解く。

(2) 平面図形

連立方程式にする。1つの解が0になるので，

$x^2-k=0$ が解が2つになればよい。$k>0$

〔解答のプロセス〕

(1) $|\vec{a}-\vec{b}|^2=|\vec{a}|^2-2\vec{a}\cdot\vec{b}+|\vec{b}|^2$ より

$\dfrac{25}{44}=1-2\vec{a}\cdot\vec{b}+1$　$\therefore$　$\vec{a}\cdot\vec{b}=\dfrac{63}{88}$

$\vec{c}=(1-t)\vec{a}+t\vec{b}$

$|\vec{c}|^2=(1-t)^2|\vec{a}|^2+2t(1-t)\vec{a}\cdot\vec{b}+t^2|\vec{b}|^2$

$5=(1-t)^2+\dfrac{63}{44}t(1-t)+t^2$

$\dfrac{25}{44}t^2-\dfrac{25}{44}t-4=0$ より　$25t^2-25t-176=0$

$(5t+11)(5t-16)=0$, $t>0$ より　$t=\dfrac{16}{5}$

(2) $x^2+\left(\dfrac{4}{5}x^2-a\right)^2=a^2$

$\dfrac{16}{25}x^4-\left(\dfrac{8}{5}a-1\right)x^2=0$

$\dfrac{16}{25}x^2\left\{x^2-\dfrac{25}{16}\left(\dfrac{8}{5}a-1\right)\right\}=0$

1つは，$x=0$ だから，

$\dfrac{25}{16}\left(\dfrac{8}{5}a-1\right)>0$ ならば3つの共有点となる。

従って，$a>\dfrac{5}{8}$

3

〔解答〕

ア	イ	ウ	エ	オ	カ
−	2	2	8	9	2

〔出題者が求めたポイント〕

微分法，高次方程式

$f(p)=0$ なので，$f(x)=|g(x)|$ とすると，

$g(x)$ は $(x-p)^2$ を因数にもつ。

$g(x)=(x-p)^2(2x-q)$ として，未定係数法で，p, a, q を求める。$g(x)=0$ の p 以外の解のところで微分可能でない。

〔解答のプロセス〕

$g(x)=2x^3-x^2-ax-36$

$f(x)$ が $x=p$ で微分可能で，$f(p)=0$ なので，$g(x)$ は $(x-p)^2$ を因数にもつ。

$g(x)=(x-p)^2(2x-q)$ とする。

$g(x)=2x^3-(4p+q)x^2+2p(p+q)x-p^2q$

$4p+q=1$, $p^2q=36$, $a=-2p(p+q)$

$q=-4p+1$ より　$p^2(-4p+1)=36$

$4p^3-p^2+36=0$

$(p+2)(4p^2-9p+18)=0$

$4p^2-9p+18=4\left(p-\dfrac{9}{8}\right)^2+\dfrac{207}{16}>0$

東京医科大学　28 年度　（72）

従って，$p=-2$, $q=9$, $a=4\cdot7=28$

$f(x)=|(x+2)^2(2x-9)|$ なので，$x=\dfrac{9}{2}$ のところで微分

可能でない。

4

〔解答〕

(1)	ア	イ	ウ
	2	3	9

(2)	エ	オ	カ	キ	ク	ケ
	4	3	2	7	2	3

〔出題者が求めたポイント〕

積分法

$$y=\frac{1}{1-x+x^2}=\frac{1}{\left(x-\dfrac{1}{2}\right)^2+\dfrac{3}{4}}\text{ より}$$

$x-\dfrac{1}{2}=\dfrac{\sqrt{3}}{2}\tan\theta$ とおいて置換積分する。

$$1+\tan^2\theta=\frac{1}{\cos^2\theta},\ \frac{d(\tan\theta)}{d\theta}=\frac{1}{\cos^2\theta}$$

〔解答のプロセス〕

(1) $y=\dfrac{1}{1-x+x^2}=\dfrac{1}{\left(x-\dfrac{1}{2}\right)^2+\dfrac{3}{4}}$

$x-\dfrac{1}{2}=\dfrac{\sqrt{3}}{2}\tan\theta$ とおく。

$$y=\frac{1}{\dfrac{3}{4}\tan^2\theta+\dfrac{3}{4}}=\frac{4}{3}\frac{1}{1+\tan^2\theta}=\frac{4}{3}\cos^2\theta$$

$x:0\to1$ のとき，$\theta:-\dfrac{\pi}{6}\to\dfrac{\pi}{6}$

$\dfrac{dx}{d\theta}=\dfrac{\sqrt{3}}{2}\dfrac{1}{\cos^2\theta}$ より　$dx=\dfrac{\sqrt{3}}{2}\dfrac{d\theta}{\cos^2\theta}$

$$\int_0^1\frac{1}{1-x+x^2}\,dx=\int_{-\frac{\pi}{6}}^{\frac{\pi}{6}}\frac{4}{3}\cos^2\theta\frac{\sqrt{3}}{2}\frac{d\theta}{\cos^2\theta}$$

$$=\frac{2\sqrt{3}}{3}\int_{-\frac{\pi}{6}}^{\frac{\pi}{6}}d\theta=\frac{2\sqrt{3}}{3}\Big[\theta\Big]_{-\frac{\pi}{6}}^{\frac{\pi}{6}}$$

$$=\frac{2\sqrt{3}}{3}\left\{\frac{\pi}{6}-\left(-\frac{\pi}{6}\right)\right\}=\frac{2\sqrt{3}}{9}\pi$$

(2) $\pi\displaystyle\int_0^1\left(\dfrac{1}{1-x+x^2}\right)^2dx$

$$=\pi\int_{-\frac{\pi}{6}}^{\frac{\pi}{6}}\left(\frac{4}{3}\cos^2\theta\right)^2\frac{\sqrt{3}}{2}\frac{d\theta}{\cos^2\theta}$$

$$=\frac{8\sqrt{3}}{9}\pi\int_{-\frac{\pi}{6}}^{\frac{\pi}{6}}\cos^2\theta\,d\theta$$

$$=\frac{8\sqrt{3}}{9}\pi\int_{-\frac{\pi}{6}}^{\frac{\pi}{6}}\left(\frac{1}{2}+\frac{1}{2}\cos2\theta\right)d\theta$$

$$=\frac{8\sqrt{3}}{9}\pi\left[\frac{1}{2}\theta+\frac{1}{4}\sin2\theta\right]_{-\frac{\pi}{6}}^{\frac{\pi}{6}}$$

$$=\frac{8\sqrt{3}}{9}\pi\left\{\frac{1}{12}\pi+\frac{\sqrt{3}}{8}-\left(-\frac{1}{12}\pi-\frac{\sqrt{3}}{8}\right)\right\}$$

$$=\frac{4\sqrt{3}}{27}\pi^2+\frac{2}{3}\pi$$

物理

解答　28年度

1
〔解答〕
1⃣ ⑧
〔出題者が求めたポイント〕
重心の座標
〔解答のプロセス〕
金属棒の長さ L の部分の質量を M とおく。このとき，全体の質量は $\frac{7}{2}M$，$y=L$ の部分の質量は $\frac{1}{2}M$ となるから，重心の y 座標 y_G は

$$y_G = \frac{M\times 0 + 2M\times \frac{1}{2}L + \frac{1}{2}M\times L}{\frac{7}{2}M} = \frac{3}{7}L$$

…(答)

2
〔解答〕
問1 2⃣ ③　問2 3⃣ ⑦
〔出題者が求めたポイント〕
一直線上の衝突
〔解答のプロセス〕
問1　右向きを速度の正の向きとすると，反発係数 e の式は

$$e = -\frac{2.0-4.0}{5.0-(-3.0)} = 0.25 \quad \cdots(答)$$

問2　物体Aの質量が m のとき，運動量保存則より
$$m\times 5.0 + 0.30\times(-3.0) = m\times 2.0 + 0.30\times 4.0$$
$$\therefore\ m = 0.70\ [\text{kg}] \quad \cdots(答)$$

3
〔解答〕
問1 4⃣ ①　問2 5⃣ ⑩
〔出題者が求めたポイント〕
斜面上を滑る物体の運動
〔解答のプロセス〕
問1　物体Pの質量を m とおくと，斜面に垂直方向の力のつり合いより，垂直抗力の大きさ N は
$$N = mg\cos\theta$$
したがって，物体Pに働く動摩擦力の大きさ f は
$$f = \mu'N = \mu'mg\cos\theta$$
斜面方向の加速度を a とすると，運動方程式は
$$ma = mg\sin\theta - \mu'mg\cos\theta$$
$$\therefore\ a = g(\sin\theta - \mu'\cos\theta)$$
距離 ℓ だけ滑るのにかかった時間を t_1 とすると
$$\ell = \frac{1}{2}at_1^2$$

$$\therefore\ t_1 = \sqrt{\frac{2\ell}{a}} = \sqrt{\frac{2\ell}{g(\sin\theta-\mu'\cos\theta)}} \quad \cdots(答)$$

問2　時刻 t_1 での速さ v_1 は
$$v_1 = at_1 = \sqrt{2a\ell} = \sqrt{2g\ell(\sin\theta-\mu'\cos\theta)}$$
…(答)

4
〔解答〕
問1 6⃣ ⑥　問2 7⃣ ⑤
〔出題者が求めたポイント〕
電界・電位
〔解答のプロセス〕
問1　点A, Bの電荷の電気量を q とおく。AC, BC間の距離は $r=0.50$ m であるから，点A, Bの電荷のそれぞれが点Cの位置につくる電界の強さを E_A, E_B とすると

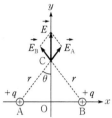

$$E_A = E_B = k_0\frac{q}{r^2}$$
$$= \frac{9.00\times 10^9 \times 2.5\times 10^{-6}}{0.50^2}$$
$$= 9.0\times 10^4\ [\text{N/C}]$$

ここで，$\angle ACO = \theta$ とおくと $\cos\theta = \frac{4}{5}$ であるから，合成電界の強さ E は
$$E = E_A\cos\theta\times 2 = 9.0\times 10^4\times\frac{4}{5}\times 2$$
$$= 1.44\times 10^5\ [\text{N/C}] \quad \cdots(答)$$

問2　$V = k_0\dfrac{q}{r}\times 2 = \dfrac{9.00\times 10^9\times 2.5\times 10^{-6}\times 2}{0.50}$
$$= 9.0\times 10^4\ [\text{V}] \quad \cdots(答)$$

5
〔解答〕
問1 8⃣ ⑦　問2 9⃣ ④
〔出題者が求めたポイント〕
電磁誘導，磁場中を動く導体棒に生じる誘導起電力
〔解答のプロセス〕
問1　導体棒Mに流れる電流を I とすると
$$I = \frac{E}{R}$$
一方，Mの斜面方向の力のつり合いより
$$mg\sin\theta - \ell IB\cos\theta = 0$$
$$\therefore\ I = \frac{mg\sin\theta}{B\ell\cos\theta}$$
よって，電池の起電力 E は

$$E = RI = \frac{mgR\sin\theta}{B\ell\cos\theta} \ [\text{V}] \quad \cdots (\text{答})$$

問2　速さ v_0 で下っているとき，M に生じる誘導起電力 V は

$$V = B\ell v_0 \cos\theta$$

よって，流れる電流 I は

$$I = \frac{V}{R} = \frac{B\ell v_0 \cos\theta}{R}$$

速さ一定のとき M に働く力はつり合っている。したがって，流れる電流は問1と同じであるから

$$\frac{B\ell v_0 \cos\theta}{R} = \frac{mg\sin\theta}{B\ell\cos\theta}$$

$$\therefore \ v_0 = \frac{mgR\sin\theta}{(B\ell\cos\theta)^2} = \frac{0.030 \times 9.8 \times 1.00 \times \dfrac{1}{2}}{\left(1.00 \times 0.70 \times \dfrac{\sqrt{3}}{2}\right)^2}$$

$$= 0.40 \ [\text{m/s}] \quad \cdots (\text{答})$$

6

〔解答〕

問1 ⑩ ⑦　問2 ⑪ ⑧　問3 ⑫ ②

〔出題者が求めたポイント〕

交流，RLC 直列回路

〔解答のプロセス〕

問1　共振周波数が $f = 1.2 \times 10^5$ Hz であるから

$$f = \frac{1}{2\pi\sqrt{LC}}$$

より，コンデンサーの電気容量 C は

$$C = \frac{1}{4\pi^2 f^2 L} = \frac{1}{4 \times 3.14^2 \times (1.2 \times 10^5)^2 \times 10^{-4}}$$

$$= 1.76 \times 10^{-8} \ [\text{F}] \quad \cdots (\text{答})$$

問2　角周波数を ω とすると，RLC 直列回路の合成インピーダンス Z は

$$Z = \sqrt{R^2 + \left(\omega L - \frac{1}{\omega C}\right)^2}$$

と表される。共振するとき $\omega = \dfrac{1}{\sqrt{LC}}$ より，

$$Z = R$$

一方，電圧および電流の実効値を V_e，I_e とすると $V_e = ZI_e$ より

$$R = Z = \frac{V_e}{I_e} = \frac{1.80}{0.12} = 15.0 \ [\Omega] \quad \cdots (\text{答})$$

問3　コイルの電圧の実効値 V_{Le} は

$$V_{Le} = 2\pi f L I_e = 2 \times 3.14 \times 1.2 \times 10^5 \times 10^{-4} \times 0.12$$

$$\fallingdotseq 9.0 \ [\text{V}] \quad \cdots (\text{答})$$

7

〔解答〕

問1 ⑬ ⑥　問2 ⑭ ④　問3 ⑮ ⑤

〔出題者が求めたポイント〕

気体の状態変化，熱効率

〔解答のプロセス〕

問1　状態 A，B の温度を T_A，T_B とおくと，ボイル・シャルルの法則より

$$\frac{p_0 V_0}{T_A} = \frac{3p_0 V_0}{T_B} \qquad \therefore \ T_B = 3T_A = 900 \ [\text{K}]$$

よって，A → B の過程で気体が得る熱量 Q_{AB} は，定積モル比熱 C_V を用いて

$$Q_{AB} = C_V(T_B - T_A) = 12.5 \times 600 = 7.5 \times 10^3 \ [\text{J}]$$

$$\cdots (\text{答})$$

問2　B → C の過程では内部エネルギー変化は 0 であるから，熱力学第1法則より，気体が得る熱量 Q_{BC} は気体がした仕事 W_{BC} を用いて

$$Q_{BC} = W_{BC} = 8.2 \times 10^3 \ [\text{J}] \quad \cdots (\text{答})$$

問3　C → A の過程で気体がした仕事 W_{CA} は

$$W_{CA} = p_0(V_0 - 3V_0) = -2p_0 V_0 = -2RT_A$$

$$\therefore \ W_{CA} = -2 \times 8.31 \times 300 \fallingdotseq -5.0 \times 10^3 \ [\text{J}]$$

よって，熱効率 e は

$$e = \frac{W_{BC} + W_{CA}}{Q_{AB} + Q_{BC}} = \frac{(8.2 - 5.0) \times 10^3}{(7.5 + 8.2) \times 10^3} = 0.203 \cdots$$

$$\therefore \ e \fallingdotseq 20\% \quad \cdots (\text{答})$$

8

〔解答〕

問1 ⑯ ⑥　問2 ⑰ ⑧　問3 ⑱ ⑤

〔出題者が求めたポイント〕

ヤングの実験

〔解答のプロセス〕

問1　S_1，S_2 からの光の経路差 ΔL は

$$\Delta L \fallingdotseq \frac{dx}{L}$$

とかける。よって，暗線となる条件は

$$\frac{dx}{L} = \left(m + \frac{1}{2}\right)\lambda \quad (m = 0, \ 1, \ 2, \ \cdots)$$

$$\therefore \ x = \left(m + \frac{1}{2}\right)\frac{\lambda L}{d}$$

したがって，暗線の間隔 Δx は

$$\Delta x = \frac{\lambda L}{d} = \frac{5.6 \times 10^{-7} \times 1.20}{8.0 \times 10^{-5}} = 8.4 \times 10^{-3} \ [\text{m}]$$

$$\cdots (\text{答})$$

問2　膜の厚さを ℓ とすると，膜の部分の光学的距離が $n\ell$ となるから，S_1 を通る光の経路が $(n-1)\ell$ だけ長くなる。よって，中央の点 O で弱め合う条件は

$$(n-1)\ell = \left(m + \frac{1}{2}\right)\lambda \quad (m = 0, \ 1, \ 2, \ \cdots)$$

$$\therefore \ \ell = \frac{(2m+1)\lambda}{2(n-1)}$$

最も薄いものは $m = 0$ として

$$\ell_{\min} = \frac{\lambda}{2(n-1)} = \frac{5.6 \times 10^{-7}}{2 \times 0.3} \fallingdotseq 9.3 \times 10^{-7} \ [\text{m}]$$

$$\cdots (\text{答})$$

問3　屈折率 n の媒質中では波長が $\dfrac{1}{n}$ 倍となるから，

暗線の間隔 $\Delta x'$ は

$$\Delta x' = \frac{\lambda L}{nd} = \frac{1}{n}\Delta x = \frac{8.4 \times 10^{-3}}{1.20}$$
$$= 7.0 \times 10^{-3}\,[\text{m}] \quad\cdots(\text{答})$$

9

〔解答〕

問1 ⑲ ⑤　問2 ⑳ ③　問3 ㉑ ④

〔出題者が求めたポイント〕

水素原子が発する光，エネルギー準位

〔解答のプロセス〕

問1　$n=\infty$ から $n=1$ の状態に移るときが最短波長となる。このとき，光子のエネルギーは

$$\Delta E = E_\infty - E_1 - 13.6\,[\text{cV}]$$

求める波長を λ_1 とおくと

$$\frac{hc}{\lambda_1} = 13.6 \times 1.6 \times 10^{-19}\,[\text{J}]$$

$$\therefore\quad \lambda_1 = \frac{hc}{\Delta E} = \frac{6.63 \times 10^{-34} \times 3.0 \times 10^8}{13.6 \times 1.6 \times 10^{-19}}$$
$$\fallingdotseq 9.14 \times 10^{-8}\,[\text{m}]$$

$$\therefore\quad \lambda_1 = 91.4\,[\text{nm}] \quad\cdots(\text{答})$$

問2　$n=3$ から $n=2$ の状態に移るとき，光子のエネルギーは

$$E_3 - E_2 = 13.6\left(\frac{1}{4} - \frac{1}{9}\right) = \frac{5}{36}\Delta E$$

よって，求める波長 λ_2 は

$$\therefore\quad \lambda_2 = \frac{hc}{E_3 - E_2} = \frac{36}{5}\lambda_1 \fallingdotseq 658\,[\text{nm}] \quad\cdots(\text{答})$$

問3　$n=4$ から $n=3$ の状態に移るとき，光子のエネルギーは

$$E_4 - E_3 = 13.6\left(\frac{1}{9} - \frac{1}{16}\right) = \frac{7}{144}\Delta E$$

よって，求める波長 λ_3 は

$$\therefore\quad \lambda_3 = \frac{hc}{E_4 - E_3} = \frac{144}{7}\lambda_1 \fallingdotseq 1880\,[\text{nm}] \quad\cdots(\text{答})$$

化 学

解答

28年度

1

〔解答〕

問1. ①　問2. ④　問3. ③　問4. ⑤　問5. ⑥

〔出題者が求めたポイント〕

化学全体の知識や考え方を問う問題

〔解答のプロセス〕

問1. ①：正：(答)

弱塩基(アンモニア)，強酸(塩酸)の反応では生成する塩は酸性なので，中和点は酸性である。メチルオレンジは酸性で変色するので，適当である。フェノールフタレインは変色域が塩基性側にあるので，弱酸(酢酸)，強塩基(水酸化ナトリウム)の滴定に用いる。

②：誤：ハロゲンは原子番号の小さいものほど酸化力が強い。$F_2 > Cl_2 > Br_2 > I_2$

③：誤：Mg は Na より密度：$d(g/cm^3)$ が大きい。逆に，1 g あたりの体積：(cm^3/g) は逆数となり小さい。

④：誤：H の原子量を 1 とし，^{12}C の原子量を x とすると，x は 12 より小さくなる。

$1 : x = 1.008 : 12$　　$x = 11.9$

⑤：誤：Zn は酸化数が増加するので，酸化される。

$Zn + 2H^+ \longrightarrow Zn^{2+} + H_2$

問2. ①：誤：次のように，酸の価数を考える必要がある。

$H_2SO_4 \longrightarrow 2H^+ + SO_4^{2-}$

$NaOH \longrightarrow Na^+ + OH^-$

H_2SO_4 0.2(mol/L)，1 L は，$H^+ = 2 \times 0.2 \times 1 = 0.4(mol)$

$NaOH$ 0.1(mol/L) 2 L は，$OH^- = 0.1 \times 2 = 0.2(mol)$

混合すると中性ではなく，酸性。

②：誤：$1 - \alpha \fallingdotseq 1$　と見なせるためには α が 1 に比べて十分小さいという条件である。

③：誤：HCl から Cl^- が供給されるため，反応が左に進行し，NaCl の沈澱量が多くなる。

$NaCl \rightleftharpoons Na^+ + Cl^-$

$HCl \longrightarrow H^+ + Cl^-$

④：正：(答)

N_2O_4 と NO_2 混合気体の圧力：$P(N_2O_4 + NO_2)$

$\cdots\cdots(1)$

O_2 と N_2 の混合気体の圧力：$P(O_2 + N_2)$　$\cdots\cdots(2)$

(1)(2)は同圧，同体積で，同じ分子数。体積を 2 分の 1 にすると，(2)ではボイルの法則に従って，圧力は 2 倍になる。しかし，(1)では圧力の影響を和らげるため，次の平衡が左に移動し，分子数を減少させるので，圧力は 2 倍にならない。

$P(O_2 + N_2) > P(N_2O_4 + NO_2)$

平衡：$N_2O_4 \rightleftharpoons 2NO_2$

⑤：誤：D は酢酸の一部が酢酸エチルとなるので，酢酸の量は，D の方が少ない。なお，硫酸は触媒で，C，D とも同量。

$CH_3COOH + C_2H_5OH \longrightarrow CH_3COOC_2H_5 + H_2O$

問3. ①：誤：式量，$KCl : 74.5$　$Cs_2SO_4 : 362$

$KCl \longrightarrow K^+ + Cl^-$：粒子数 2

$Cs_2SO_4 \longrightarrow 2Cs^+ + SO_4^{2-}$：粒子数 3

沸点上昇は粒子数に比例する。1 g の粒子数(mol)。

$KCl = \dfrac{1}{74.5} \times 2 = 0.0268$

$Cs_2SO_4 = \dfrac{1}{362} \times 3 = 0.00829$

沸点上昇：$KCl > Cs_2SO_4$

②：誤：陽イオンと陰イオンの大きさの違いによる。イオン結晶の種類は 3 種(CsCl 型, NaCl 型, ZnS 型)である。イオンの大きさの比は次のようになる。

$\dfrac{Cs^+}{Cl^-} > \dfrac{Na^+}{Cl^-} > \dfrac{Zn^{2+}}{S^{2-}}$

③：正：

水に溶けたアンモニアの分だけ重くなる。

④：誤：同温，同圧，同体積なので，気体の物質量は等しく，質量は分子量に比例する。

NH_3(分子量 17) ＜ 空気(分子量 29)

⑤：誤：アルデヒドやケトンは C=C がなく，C=O がある。

$\underset{\overset{||}{O}}{CH_3CH_2CH_2CH_2CH_2CH}$　　分子式 $C_6H_{12}O$

問4. ①：誤：油脂には $C \equiv C$ はない。

②：誤：陰極では陽イオンが電子を受け取る。

陰極：$Cu^{2+} + 2e^- \longrightarrow Cu$

③：誤：空気中で固まりやすい油脂は乾性油。

④：誤：$S + O_2 \longrightarrow SO_2$

$SO_2 + H_2O \longrightarrow H_2SO_3$：亜硫酸

⑤：正：(答)

弱酸－強塩基，強酸－弱塩基の場合など。

問5. ①：誤：スクロースは，グルコースとフルクトースの還元性を示す部分が結合に使われているので，還元性がない。糖の還元性はグリコシド結合が示すのではない。

②：誤：塩基性アミノ酸は，中性，または酸性溶液中では，陽イオン $R\text{-}CH(NH_3^+)COOH$ となっているので，陰極へ移動する。

③：誤：枝分かれ構造がなくてもデンプンは，ヨウ素デンプン反応をする。

④：誤：試験管，フラスコの中でも，酵素は働く。変性は，熱や重金属，アルコール，酸などでおこり，試験管，フラスコによって起こるのではない。

⑤：誤：生成熱は生成物 1 mol が単位である。(4)式は誤り。

$\dfrac{1}{2}H_2 + O_2 = H_2O + 286 \text{ kJ}$

2

〔解答〕

問1. ② 問2. ⑨ 問3. ② 問4. ⑩

〔出題者が求めたポイント〕

中和滴定に関する基本問題

〔解答のプロセス〕

問1. $H_2C_2O_4 \cdot 2H_2O$：分子量 126

$$\frac{2.52}{126} = 2.00 \times 10^{-2} (mol/L) \quad \cdots 答②$$

問2. $(COOH)_2 + 2NaOH \longrightarrow (COONa)_2 + 2H_2O$

NaOH を $x(mol/L)$ とする。シュウ酸は 2 価。

$$2 \times 2.00 \times 10^{-2} \times \frac{10}{1000} = x \times \frac{9.75}{1000}$$

$$x = 4.10 \times 10^{-2} (mol/L) \quad \cdots 答⑨$$

問3. $2NaOH + H_2SO_4 \longrightarrow Na_2SO_4 + 2H_2O$

希釈後の H_2SO_4 溶液の濃度を $x(mol/L)$ とする。

H_2SO_4 は 2 価

$$4.10 \times 10^{-2} \times \frac{10.25}{1000} = 2 \times x \times \frac{10}{1000}$$

$$x = 2.10 \times 10^{-2} (mol/L)$$

もとの溶液は，$10x = 2.10 \times 10^{-1} (mol/L)$ $\cdots 答②$

問4. NaOH と HCl の反応から，中和熱を求める。

$$NaOH（または HCl)1 \times 10^{-1} \times \frac{10}{1000} = 1 \times 10^{-3} mol$$

この中和では，$5.6 \times 10^{-2} kJ$ の発熱なので，

$$OH^- + H^+ = H_2O + 56\,kJ$$

$2.00 \times 10^{-1} mol/L$ の NaOH 10.25 mL では

$$56 \times 2 \times 10^{-1} \times \frac{10.25}{1000} = 1.15 \times 10^{-1} (kJ) \quad \cdots 答⑩$$

3

〔解答〕

問1. ⑥⑨ 問2. ③④⑤ 問3. ④⑥ 問4. ⑦⑧⑨

問5. ⑦⑧⑨⑩⑪ 問6. ③⑤⑥ 問7. ⑤ 問8. ⑨⑩

〔出題者が求めたポイント〕

硫酸を中心とした無機化学反応の基本事項に関する問題

〔解答のプロセス〕

問1. ① $H_2SO_4 + CaF_2 \longrightarrow CaSO_4 + 2HF$

② $H_2SO_4 + C_6H_6 \longrightarrow C_6H_5SO_3H + H_2O$

③ $C_2H_5OH \longrightarrow C_2H_4 + H_2O$：濃硫酸による脱水

④ スクロースが濃硫酸で脱水され，C(黒色)が生成。

⑤ $HCOOH \longrightarrow H_2O + CO$：濃硫酸による脱水

⑥ Fe は酸化され Fe^{2+}，H^+ は還元され H_2 となる。

$Fe + 2H^+ \longrightarrow Fe^{2+} + H_2$

⑦ $H_2SO_4 + NaCl \longrightarrow NaHSO_4 + HCl$

⑧ $H_2SO_4 + 2NaHCO_3 \longrightarrow Na_2SO_4 + 2H_2O + 2CO_2$

⑨ $2H_2SO_4 + 2Ag \longrightarrow Ag_2SO_4 + 2H_2O + SO_2$

Ag は酸化され Ag^+ に，S は還元され SO_2 になる。

⑩ $H_2SO_4 + FeS \longrightarrow FeSO_4 + H_2S$

⑪ $H_2SO_4 + 2NaHSO_3 \longrightarrow Na_2SO_4 + 2H_2O + 2SO_2$

問2. ③：エタノールの脱水 ④：スクロースの脱水

⑤ギ酸の脱水

問3. ④ C ⑥ H_2

問4. フェノールより強い酸性の気体。

ここでは，⑦ HCl ⑧ CO_2 ⑨ SO_2

問5. 水に溶けやすい分子量29以上の気体。⑦ HCl(36.5)

⑧ CO_2(44) ⑨ SO_2(64) ⑩ H_2S(34) ⑪ SO_2(64)

問6. 水に溶けない気体。③ C_2H_4 ⑤ CO ⑥ H_2

問7. 鉄鉱石(Fe_2O_3 など)をコークスと混ぜて，溶鉱炉中で加熱すると，コークスが不完全燃焼し，CO が発生する。CO が鉄鉱石を還元し，鉄が生成する。⑤ CO

問8. ⑨ SO_2 ⑩ H_2S

$2H_2S + SO_2 \longrightarrow 3S(単体) + 2H_2O$

4

〔解答〕

問1. ②⑤⑥ 問2. ⑩ 問3. ⑦ 問4. ① 問5. ②

問6. ⑥

〔出題者が求めたポイント〕

二重結合のオゾン分解，過マンガン酸カリウムによる酸化分解，構造決定に関する応用問題

〔解答のプロセス〕

(1) A のオゾン分解

$$
\begin{array}{ccc}
R_1\text{-}C\text{=}CHCH_2 & \longrightarrow & R_1\text{-}C\text{=}O \\
\ \ |\quad\quad\quad & & \ \ | \\
R_2\quad\quad\quad & & R_2 \\
{[A]C_7H_{14}} & & {[C]C_5H_{10}O}
\end{array}
$$

$$
\begin{array}{c}
H \\
| \\
+\,O\text{=}C\text{-}CH_3 \\
{[D]C_2H_4O}
\end{array}
$$

ヨードホルム反応は[D]だけということから，R_1，R_2 は CH_3 ではない。さらに $R_1 + R_2$ の炭素原子の合計は 4。よって，$R_1 = R_2 = C_2H_5$

(2) A の過マンガン酸分解

$$
\begin{array}{ccc}
R_1\text{-}C\text{=}CHCH_2 & \longrightarrow & R_1\text{-}C\text{=}O \\
\ \ |\quad\quad\quad & & \ \ | \\
R_2\quad\quad\quad & & R_2 \\
{[A]C_7H_{14}} & & {[C]C_5H_{10}O}
\end{array}
$$

$$
\begin{array}{c}
O\text{-}H \\
| \\
+\,O\text{=}C\text{-}CH_3 \\
{[G]C_2H_4O_2}
\end{array}
$$

(3) B のオゾン分解

$$
\begin{array}{ccc}
R_3\text{-}C\text{=}CH_2 & \longrightarrow & R_3\text{-}C\text{=}O \\
\ \ |\quad\quad & & \ \ | \\
R_4\quad\quad & & R_4 \\
{[B]C_7H_{14}} & & {[E]C_6H_{12}O}
\end{array}
$$

$$
\begin{array}{c}
H \\
| \\
+\,O\text{=}C\text{-}H \\
{[F]CH_2O}
\end{array}
$$

ヨードホルム反応陰性の条件，また，$R_3 + R_4$ の炭

素原子の合計は5。
(4) Bの過マンガン酸分解

$$R_3-C(R_4)=CH_2 \longrightarrow R_3-C(R_4)=O$$
$$[B]C_7H_{14} \quad [E]C_6H_{12}O$$
$$+H_2O+CO_2$$

HCHOは過マンガン酸カリウムで，HCOOHに，さらにH_2OとCO_2にまで，酸化される。よってケトンEしか生成しない。

(5) AにHCl付加

$$R_1-C(Cl)(R_2)-CHCH_2(H) \quad R_1-C(H)(R_2)-C^*HCH_3(Cl)$$
(H主生成)　　　　(I副生成)

ただし，$R_1=R_2=C_2H_5$

(6) BにHCl付加

$$R_3-C(Cl)(R_4)-CH_2(H) \quad R_3-C(H)(R_4)-C(Cl)HCH_3$$
[J主生成]　　　　[K副生成]

R_3+R_4の炭素原子の合計は5。

(7) Aのアルコール

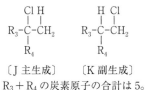

[L]
ただし，$R_1=R_2=C_2H_5$

(8) Bのアルコール

$$R_3-C(OH)(R_4)-CH_2(H)$$
[M]

R_3+R_4の炭素原子の合計は5。

問1. ①：誤：Iには不斉炭素があるが，Hは$R_1=R_2$の時はない。
②：正：[J]$(R_3, R_4)C^*(Cl)CH_3$
　　　　[K]$(R_3, R_4)C^*HCH_3$
　　$R_3+R_4=5$なので$R_3≠R_4$　C^*：不斉炭素
③：誤：$E(C_6H_{12}O)$が一番大きい。
④：誤：分子量が一番小さいのはF：HCHO。
⑤：正：(答)　$[E]C_6H_{12}O > [B]C_7H_{14}$
　　BからCH_2(式量14)が取れて，O(16)が結合したので，Eの分子量は，Bより2大きい。
⑥：正：(答)　アルコールLは，$(C_2H_5)_3COH$なので，どのような脱水であろうと，Aと同じになる。
　　A：$(C_2H_5)_2CH=CH_2$

⑦：誤：R_3やR_4の炭素についたHとOHが脱水する可能性がある。B以外の生成物が存在する。
⑧：誤：
M：$(R_3, R_4)C(OH)-CH_3$ $\longrightarrow$ 脱水
$(R_4)R_3=C-CH_3$　　$(R_3, R_4)C=CH_2$
[主生成]　　　　　　[副生成＝アルケンB]

主生成物は$R_3≠R_4(R_3+R_4=5)$なので，R_3のHと脱水したものと，R_4のHと脱水したものとが考えられ3種類存在する。R_3かR_4がCH_3の時は異性体の数は2種類となるが，その場合は，Eはヨードホルム反応が陽性となり実験事実と矛盾する。
⑨：誤：Gは酢酸なので，
　　$CH_3COOH+CH_3OH \longrightarrow CH_3COOCH_3$分子量74
　　　　　　　　　　　　　　　　　　+H_2O
⑩：誤：
$R_1-C(R_2)=O \longrightarrow R_1-CH(R_2)-OH$
[C]　$C_5H_{10}O$
$R_1=R_2=C_2H_5$なのでR_1のHと脱水したものと，R_2のHと脱水したものは同じ物質で，cisとtransの2種類の幾何異性体が考えられる。
⑪：誤：Gはフェーリング反応陰性。

問2. ケトンEは，分式C_7H_{14}からCH_2がとれて，Oが加わったので，分子式は$C_6H_{12}O$で，分子量は100となる。E 1 molから生成するCO_2は6 mol。$CO_2=44$

$$\frac{86\times 10^{-3}}{100}\times 6\times 44\times 10^3 = 2.27\times 10^2 \text{(mg)}$$

…答⑩

問3. 凝固点降下は質量モル濃度に比例。

$$\frac{1.55}{100}\times\frac{1000}{100}=0.155 \text{(mol/kg)}$$

凝固点降下度＝$\Delta T=5.1\times 0.155=0.79$(K)
凝固点＝$5.5-0.79=4.71$(℃)　…答⑦

問4. H_2が発生する。
問5. アルコールNの分子式
$C_7H_{14}-CHCH_3+O+2H=C_5H_{12}O$
分子量＝88

アルコールの物質量＝$\frac{4.4}{88}=0.050$(mol)

Naの物質量＝$\frac{1.6}{23}=0.070$(mol)

アルコールとNaは物質量比1：1で反応するので，アルコールが全て反応し，Naが余る。
$C_5H_{11}OH+Na \longrightarrow C_5H_{11}ONa+(1/2)H_2$
生成する$H_2=0.05\times\frac{1}{2}\times 22.4=0.56$(L)　…答②

問6. Mの脱水の主生成物は，ザイツェフの規則による。

$$R_3-C(OH)(R_4)-CH_2(H) \longrightarrow R_3=C(R_4)-CH_3$$

東京医科大学　28年度　（79）

二重結合の炭素原子に必ず炭素原子が結合するためには，アルコールの R_3 の構造が $-CH-C(OH)-$ でなければならない。また，オゾン分解で HCHO をえる B の末端は $C=CH_2$ なので，次の構造を持つ。

$$CH_2=C\!\!-\!\!\!-\!\!CH-CH_3$$
$$\quad\ \ \overset{|}{C_2H_5}\ \overset{|}{CH_3}$$

選択肢⑥がこれに相当する。

（検討）水を付加して（マルコフニコフの法則）脱水する（ザイツェフの規則）と次のようになる。2つの C=C に直接結合しているのは，炭素原子である。

$$CH_3-C\!\!=\!\!\!=\!\!C-CH_3$$
$$\quad\quad \overset{|}{C_2H_5}\ \overset{|}{CH_3}$$

5

〔解答〕

問1. ①　問2. ②　問3. ⑩　問4. ⑩　問5. ⑦　問6. ⑧

〔出題者が求めたポイント〕

半透膜，浸透圧，デンプンに関する基本問題

〔解答のプロセス〕

問1. 硝酸銀で白濁するのは Cl^-。NaCl はセロハン（半透膜）を通過できないので，A にとどまる。

$$Ag^+ + Cl^- \longrightarrow AgCl（白濁）$$

問2. 塩酸と反応するのは炭酸カルシウム。炭酸カルシウムは半透膜やろ紙を通過できない。

$$CaCO_3 + 2HCl \longrightarrow CaCl_2 + H_2O + CO_2$$

問3. デンプンは半透膜は通過しないが，ろ紙は通過する。B に入れたデンプンは一部は C にも移動する。

また，U 字管 E にデンプンを入れると，半透膜を通して水が入って水面が元の位置より上昇する。これが浸透圧である。

問4. 液面の高さの差が浸透圧によるので，

$$2.5\,cm \times 2 = 5.0\,cm$$
$$1\,atm = 1.01 \times 10^5 (Pa) = 1030 (cm \cdot H_2O)$$
$$\frac{5.0}{1030} \times 1.01 \times 10^5 = 490 (Pa) \quad \cdots 答⑩$$

問5. 分子量を M とする。浸透圧 Π

$\Pi = CRT$　C：質量モル濃度（mol/1000 g 溶媒）

$$615 = \frac{2.0}{M} \times \frac{1000}{100} \times 8.3 \times 10^3 \times (27 + 273)$$
$$M = 8.1 \times 10^4 \quad \cdots 答⑦$$

問6. デンプンのマルトースまでの加水分解

$$(C_{12}H_{20}O_{10})_n + nH_2O \longrightarrow nC_{12}H_{22}O_{11}$$

$C_{12}H_{20}O_{10}$：式量 324

デンプン 324 g をマルトースにするには，H_2O が 1 mol 必要。デンプン 1 mol では

$$\frac{8.1 \times 10^4}{324} = 250 (mol) \quad \cdots 答⑧$$

東京医科大学 28年度 (80)

生 物

解答 28年度

❶

基本問題

〔解答〕

問1 ①④, 問2 ②⑤, 問3 ③⑤,
問4 ④④, 問5 ⑤②

〔出題者が求めたポイント〕

相互作用, 動物行動, 細胞の構造, 膜電位, 突然変異など。一部, かなり細かい知識を必要とする。

問1 ①×:片利共生とは, 片方が利益を得て, もう片方は利害がないことをしめす。利益—不利益の関係を, 寄生という。②×:相利共生という。③×:一般的といえるかは不明。ヒトの開発によって, 生物が住み場所や, 繁殖場所をなくしてしまうことの原因が一般的にあげられる。⑤×:被食者が先に変動する。

問2 生得的行動は, 走性や反射など特定の刺激に対し決まった反応を生じる神経回路に基づいた行動であり, 遺伝子によってある程度決まる。

問3 ⑤×:原核生物由来と考えられている葉緑体は, 独自の DNA を持つ。その DNA に結合するタンパク質にヒストンタンパク質は含まれない。

問4 ①×:横軸の時間の単位はミリ秒であり, 1/1000秒である。

問5 タンパク質の機能は, アミノ酸の配列によって作られる立体構造で決まる。塩基の欠失や挿入によって起こるフレームシフトが起こると, 突然変異部位以降のアミノ酸全てが変わってしまい, 立体構造が全く変わってしまい, 本来の機能がなくなる。領域の最初の方で起こるほど, 被害は大きい。①〜⑤の中で最も機能が失われるのは②となる。①ではコドンが1つ欠失しているが, たった1つのアミノ酸が欠落したところで立体構造の全体を揺るがすことにはなりにくい。またヌクレオチドの置換では, 終始コドンになったり, 別のアミノ酸に変わったりもするが, アミノ酸が全く変わらないこともあるため, 必ずしも立体構造が崩れると断言できない変異である。

❷

体内環境

〔解答〕

問1 ⑥ ①
問2 ⑦ ②
問3 ⑧ ⑤
問4 ⑨③と⑥, ⑩①と⑤
問5 ⑪ ①
問6 ⑫ ⑤
問7 ⑬ ④, ⑭ ⑥

〔出題者が求めたポイント〕

循環器系, 体液, 心臓の構造, 酸素解離曲線など。一部, かなり細かい知識を必要とする。

問1 ⑦は閉鎖血管系を示しており, 脊椎動物以外に環形動物(ミミズ, ゴカイ, ヒル)や軟体動物の頭足類(イカ, タコ)などがあげられる。

問3 ⑤×:脳下垂体前葉から分泌されるホルモンは, 組織液を介さず直接血液に分泌する。

問4 心室の手前が心房である。心臓から血液が出る血管を動脈と呼ぶが, 肺やエラを通る前の血液は静脈血である。

問5 ②×:体表面にあるウロコによって酸素は皮膚から入りづらいといえる。③×:魚類にも心臓に弁がある。④×:魚類も心臓で動脈血と静脈血が混ざることはない。混ざるのは両生類や爬虫類である。

問6 ①×:運動時に0となる根拠が, 問題文また図にも見当たらない。③×:胎児ヘモグロビンのグラフが図にはないので, 一致するといえる根拠がない。④×:酸素分圧が低くても酸素と結合しているミオグロビンの割合がヘモグロビンよりも多いことが図のグラフからわかる。

問7 $100 \text{ ml} \times 0.15 \text{ g/ml} = 15 \text{ g}$ であり, 健康なヒトの血液 100 ml 中にヘモグロビンは 15 g 含まれ, $15 \text{ g} \times 1.34 \text{ ml} = 20.1 \text{ ml}$ の酸素と結合することができる。組織への酸素供給量は $20.1 \text{ ml} \div 97 \% \times (97\text{-}75) \% = 4.5587\cdots \text{ ml} = 4.6 \text{ ml}$ となる。

❸

代謝

〔解答〕

問1 ⑮ ③
問2 ⑯ ⑥
問3 ⑰ ④
問4 ⑱ ③と⑤
問5 G ⑲ ②, I ⑳ ⑦, J ㉑ ④
問6 ㉒ ①と⑤
問7 ㉓ ①と②と⑤

〔出題者が求めたポイント〕

呼吸, モータータンパク質, 免疫, セカンドメッセンジャー, 脱水素酵素など。一部, かなり細かい知識を必要とする。実験問題では考察力が問われる。

問1 全ての生物に共通してため, 原核生物も持つ経路であることが要求されている。原核生物にはミトコンドリアはないが, 細胞質基質はあるため, ③解糖系の反応経路は共通していると考えられる。①:解糖, ②アルコール発酵は得意的な代謝であり, ④クエン酸回路, ⑤電子伝達系はミトコンドリア内で起こる代謝である。

問2 アは酵素, イは輸送体である。ATP 分解酵素の役割を持ちながら, ナトリウムの輸送を行う⑥ナトリウムポンプは両方の機能を持つといえる。

問3 B)細胞の形を維持するタンパク質は, 中間径フィ

東京医科大学　28年度　(81)

ラメント，アクチンフィラメント，微小管(チューブリン)などである。C)細胞内の細胞小器官の移動は，細胞小器官を結合させたダイニンやキネシンが，微小管のレール上を動くことで行われる。D, F)原形質流動，筋収縮はともにアクチンフィラメント上をミオシンフィラメントが動く。E)繊毛や鞭毛は，微小管が9＋2構造の形をとっており，その微小管の間をダイニンが滑り動くことで鞭毛や繊毛の波打つ動きをつくり出している。

問4　[ウ]はMHC(主要組織適合遺伝子複合体)を示す。MHCは細胞膜にある膜タンパク質でクラス2(一部の免疫細胞がもつ)とクラス1(ほとんどの細胞がもつ)のMHCが免疫に関与している。樹状細胞の細胞膜上のクラス2のMHCに提示された抗原(抗原提示)はヘルパーT細胞との受容体と結合し，クラス1のMHCの抗原提示はキラーT細胞の受容体に結合する。体内のほとんどの細胞膜上にはクラス1のMHCがあり，細胞が感染した場合その細胞膜上のクラス1のMHC上に病原体由来である非自己の抗原が出され，キラーT細胞の受容体との結合対象となり，感染細胞は除去される。またMHCは1個体内にクラス1だけでも数種類のタイプがあり，組合せは個体ごとに特異的であるため，他個体間でMHCのタイプの組合せが異なる。そのため，MHCが異なる他人から臓器移植をした場合，移植した臓器の細胞がもつMHC自体が非自己のため，排除の対象となる。

問5　①と③はステロイドホルモンの特徴であり，インスリンやグルカゴンのようなペプチドホルモンは細胞膜を通過することができない。グルカゴンは②細胞膜上の受容体に結合後，⑥細胞膜にあるアデニル酸サイクラーゼ(酵素)を活性化し，⑦ATPからcAMP(セカンドメッセンジャー)を合成する。cAMPは他の酵素を活性化し，最終的には④グリコーゲンをグルコースに分解する酵素を活性かせ，血糖を上昇させる。

問6　①コハク酸を入れていないのに，青色から変色していることから，コハク酸がもともと酵素液に含まれていることが推測される。⑤酵素液に含まれているコハク酸の脱水がマロン酸によって阻害され，反応速度が低下し，変色に時間がかかったことが実験結果からも推測できる。

問7　この実験では色の変色から，酵素反応の活性をみている。脱水素酵素が活性していると，コハク酸から水素をとり，その水素でメチレンブルーが還元され青色が薄い色になる。③40℃以外の温度で反応させた実験がないため，最適温度であると言いきれない。④マロン酸はコハク酸と化学構造がよく似ていると問題文にもあり，コハク酸脱水素酵素のコハク酸が結合する活性部位にもマロン酸が結合するだろうことが推測できる。

4

組換え

〔解答〕

問1　[24] ②，[25] ③，[26] ⑩
問2　[27] ③
問3　オ[28] ③　カ[29] ⑤　キ[30] ②　ク[31] ⑧
問4　[32] ④
問5　[33] ⑥　[34] ①
問6　[35] ②

〔出題者が求めたポイント〕

組換え，致死遺伝子，分節遺伝子など。一部，かなり細かい知識を必要とする。バランサー染色体を知らなくても，問題文通りに読み解くことで解答を導くことができる。問題を把握する力が問われる。

問1　CD間で乗換えが起こると，正常染色体のABCの続きのつながりは，逆位染色体のDからはじまるため，「正常染色体ABC(乗換え部位)逆位染色体DEBA」(iii)となる。またもう片方は「逆位染色体FC(乗換え部位)正常染色体DEF」(iv)となる。動原体はAB間にあることから，ivの染色体にはABが一切ないことがわかる。

問2　問題文から雄は組換えが起こらないことがわかり，またバランサー染色体の特徴から雌では乗換えた染色体をもつ配偶子が作られないことがわかる。以下，遺伝子型を染色体上の遺伝子群として表記する。またEMS処理にて誘発された第二染色体上の突然変異をxとして以下表記する。

G_0世代：雄の精子cpbx/cpbx×雌CpBX/cPBX
　　→次世代(G_1)はCpBX/cpbx(曲翅)またはcPBX/cpbx(茶色眼)。①，②は正しい。

G_1世代：雄【1】CpBX/cpbxまたは【2】cPBX/cpbx×雌CpBX/cPBX
　　→【1】の次世代(G_2)はCpBX/CpBX(致死)，CpBX/cPBX(曲翅・茶色眼)，cpbx/CpBX(曲翅)，cpbx/cPBX(茶色眼)
　　→【2】の次世代(G_2)はcPBX/CpBX(曲翅・茶色眼)，cPBX/cPBX(致死)，cpbx/CpBX(曲翅)，cpbx/cPBX(茶色眼)
　　③×：曲翅と茶色眼と曲翅・茶色眼は1：1：1で生まれる。

【1】【2】のどちらもcpbx/CpBX(曲翅)，cpbx/cPBX(茶色眼)が生まれ，EMS処理された雄由来の遺伝子群cpbxをもち，また雌由来のバランサー染色体をもつので④⑤は正しい。

G_2世代：G_1世代の雄が【1】【2】のどちらのタイプでも，曲翅どうし，または茶色眼どうしの交配で選ばれる個体の遺伝子型は変わらない。曲翅どうしの交配cpbx/CpBX×cpbx/CpBX
　　→次世代(G_3)はcpbx/cpbx(黒色)，CpBX/cpbx(曲翅)，CpBX/CpBX(致死)

問3　G_3は曲翅または黒色の表現型が表れると推測されるが，この黒色表現型の個体がもつ第二染色体は2

本とも EMS 処理された雄由来となる。もしこの第二
染色体の x が劣性ホモで致死となる場合，培養容器
内に黒色の個体はいないことになる。

問4　CpBX/cpbx（曲翅）×CpBX/cpbx（曲翅）
　　→ CpBX/CpBX（致死），CpBX/cpbx（曲翅），
　　　　cpbx/cpbx（致死）
　　G_4 世代は全て曲翅となる。

問5　EMS 処理にて誘発された突然変異を x とすると，
　　F_1 の野生型は雄も雌も遺伝子型は cpbx/cpBX とな
　　る。cpbx は EMS 処理された雄由来の遺伝子群であ
　　り，cpBX は P の野生型由来の遺伝子群である。F_1
　　の交配時，雄は組換えが起こらないため，配偶子は
　　cpbx か cpBX をもつ。しかし，雌は配偶子形成時に
　　減数分裂にて組換えが起こるので，配偶子は cpbx，
　　cpbX，cpBx，cpBX の4種類が作られる。以下の
　　表は F_2 の個体の遺伝子型（遺伝子群で表示）と表現型
　　を示す。

雄＼雌	cpbx	cpbX	cpBx	cpBX
cpbx	cpbx/cpbx（致死）	cpbx/cpbX（黒色）	cpbx/cpBx（致死）	cpbx/cpBX（野生）
cpBX	cpBX/cpbx（野生）	cpBX/cpbX（野生）	cpBX/cpBx（野生）	cpBX/cpBX（野生）

　　F_2 の表現型は野生型：黒色＝97：2であるが，致死
　　の個体はこの数字に含まれていない。組換えが理論の
　　通りに起こったと仮定したとき，組換えの起こった遺
　　伝子群を持つ個体は各々2個体でき，組換えが起こっ
　　ていない遺伝子群を持って生まれた野生型は（97－4）
　　÷3＝31 より，各々 31 個体できたことが計算できる。

雄＼雌	cpbx	cpbX	cpBx	cpBX
cpbx	cpbx/cpbx（致死）31	cpbx/cpbX（黒色）2	cpbx/cpBx（致死）2	cpbx/cpBX（野生）31
cpBX	cpBX/cpbx（野生）31	cpBX/cpbX（野生）2	cpBX/cpBx（野生）2	cpBX/cpBX（野生）31

　　よって，組換え価は　組換えが起こった個体数（2×4）/
　　全個体数（2×4＋31×4）×100＝6.06％＝6.1%　とな
　　る。

問6　①セグメントポラリティ遺伝子の突然変異による。
　　③ペアルール遺伝子の突然変異による

平成27年度

問 題 と 解 答

平成27年度

英　語

問題　　　　27年度

第1問　次の　1　～　5　の各群の単語①～⑤のうちから，下線部の発音が冒頭に示された単語の下線部と同じであるものを1つずつ選びなさい。

1
mu<u>s</u>cle　　① con<u>sc</u>ious　　② lo<u>s</u>e　　③ <u>p</u>sychology
　　　　　　④ suc<u>c</u>ess　　⑤ wi<u>s</u>dom

2
stoma<u>ch</u>　　① <u>ch</u>ore　　② con<u>qu</u>er　　③ <u>k</u>nee
　　　　　　④ ques<u>ti</u>on　　⑤ tou<u>ch</u>

3
w<u>or</u>st　　① airp<u>or</u>t　　② br<u>oa</u>d　　③ h<u>ear</u>t
　　　　　④ kno<u>w</u>ledge　　⑤ s<u>ear</u>ch

4
h<u>ea</u>ven　　① conc<u>ea</u>l　　② fri<u>e</u>ndship　　③ prot<u>ei</u>n
　　　　　　④ r<u>e</u>cent　　⑤ st<u>ea</u>k

5
laugh<u>ed</u>　　① attach<u>ed</u>　　② imagin<u>ed</u>　　③ post<u>ed</u>
　　　　　　④ rais<u>ed</u>　　⑤ recommend<u>ed</u>

第2問 次の a ～ e の各英文の空欄 | 6 | ～ | 10 | に入れるのに最も適当なものを，それぞれ下の①～⑤のうちから1つずつ選びなさい。

a. I wish we could stop him | 6 | such a fool of himself.

① make　　　　② making　　　　③ to make

④ to making　　⑤ for making

b. She passed the exam and got into Harvard. Her father | 7 | be proud of her.

① could hardly　② may well　　　③ will almost

④ will by no means　⑤ would no more

c. It was a | 8 | for Betty that the party was cancelled, but she soon cheered up.

① deception　　② disappointment　③ discontent

④ disgust　　　⑤ disillusion

d. You cannot go to the president's reception in jeans. It is | 9 |

① in deep trouble　② in a serious jam　③ out of curiosity

④ out of the question　⑤ out of your mind

e. Although I had a lot of things to do at that time, I could not | 10 | such an exciting offer.

① cut off　　　② do without　　③ go through

④ take over　　⑤ turn down

第 3 問　次の a～e の各英文の空欄を，それぞれ下の①～⑥の語または語句で埋めて最適な英文にするとき， 11 ～ 20 に入る語または語句を示しなさい。

a．I must say, people _____ 11 _____ _____ 12 _____ what you wear.

①　by　　　　　②　do　　　　　③　judge

④　tend　　　　⑤　to　　　　　⑥　you

b．He had no money, nor 13 _____ _____ 14 he _____ _____ from.

①　know　　　　②　he　　　　　③　did

④　could　　　　⑤　borrow　　　⑥　anyone

c．You needn't have carried all these parcels yourself.　The shop _____ 15 _____ them if _____ _____ 16 them.

①　asked　　　　②　delivered　　③　had

④　have　　　　⑤　you　　　　　⑥　would

d．It is our group's rule that the members do not _____ 17 _____ _____ they _____ 18

①　want to　　　②　talk　　　　③　have to

④　do not　　　　⑤　anything　　⑥　about

e．The doctor wanted the patient to understand that, even though she felt weak and sick, the medications would soon _____ 19 _____ , and that, _____ , she could still _____ 20

①　with the right treatment　　　②　make

③　a long life　　　　　　　　　④　live

⑤　her　　　　　　　　　　　　⑥　feel better

第4問 以下は，世界の僻遠の地を旅し，その経験を旅行記にしているノンフィクション作家高野秀行氏のメッセージを英語にしたものである。次の英文を読み，下記の問いに答えなさい。（なお以下の英文はメッセージ全体の後半の部分にあたる）

I often say to young people that they should gather experience. As I said, I'm an ordinary man. But through more than two decades of doing things that other people would not do, I've come to have a unique point of view.

There is nothing you can do about your talent because that is ⬜21⬜. When you think about other ways to polish your abilities, the answer will be experience. If you accumulate experience, it will give you great advantages — overwhelming strength.

I always wonder why people do not take this simple but very effective path. The other day, I met a university student who studies robotics. He said Japan has great technology but lags behind in practical applications, even though it
                          イ
could be used more in fields such as nursing care. When I suggested he work at a nursing care facility, the student ⬜22⬜.

Everyone feels reluctant to do things that look like detours, which no other
                                                              ロ
people would do. But if this student works at a care facility, he'll be able to understand what's really needed there. In contrast, even a very smart student can't understand the real requirements ⬜23⬜.

And it will be even better if the experience involves money. When it comes to things involving money, people get serious. When people get serious, squabbles may occur. But you should experience such friction, because it
ハ
⬜24⬜. As a nonfiction writer, squabbles teach me people's sense of values in a country, including ethnic distinctions and national backgrounds.

Some say that now we are in an Internet age. Sitting at desks, we can gather an enormous amount of information, and there are fewer and fewer frontiers. But the more the Internet penetrates the world, the more meaningful it becomes to actually go to a location, I believe.

When more and more people write and think without [25], the people who visit the scene will have a great advantage. Plus, I'm convinced that it's impossible to gather all the necessary information at once. It's not a matter of developing the means to convey information, or speed.

In the three regions of Somalia, including Somaliland, you can use the Internet and cell phones to gain large amounts of information. But people in the three areas do not have information about each other, and have asked me [26].

People in Mogadishu, including journalists, were shocked when I told them that people in Somaliland don't carry guns around. I was shocked too — why didn't they know? Maybe because such positive news doesn't make [二]. No one sends out that information.

I've recently [27] that it's impossible to gather all the relevant information, to grasp the whole picture, because even the parties [ホ] don't know the actual conditions. They make decisions based on their assumptions, misunderstandings and presumptions, which makes it even harder [28].

I'm not [ヘ] saying that I can get the whole picture when I go to a location, but I can at least get a feeling for the place. Using the people of Mogadishu as an example, I think the news media is not good at [29]. Nonfiction writers like me have a responsibility to convey the real picture — especially the positive aspects — as news media delivers so much negative news.

Now I see my role clearly. But I should say that I couldn't be sure about what I should do for a long time, until I reached my 40s.

But I suggest that people do things that excite them. We tend to choose to do [30], hoping it will be useful in our careers, for example. But doing an exciting thing is much more fun and eventually becomes more fruitful.

(*The Japan News*, July 28, 2014 —部改変)

A．上の英文の 21 ～ 30 に入る最も適当な語句を下の①～⑱の中か
ら1つずつ選びなさい。

① been repeatedly deceived on prices

② come to think

③ delivering happy news

④ for anyone to grasp the true situation

⑤ going to the actual scene

⑥ looked a little confused

⑦ looking for tribes

⑧ refers to the people in the three areas

⑨ reveals the essence of things and people

⑩ sounds like a miracle

⑪ though they have taken effective paths

⑫ told me many times

⑬ unless he experiences the work

⑭ were much disappointed

⑮ what it's like in the other areas

⑯ what seems to be of no importance

⑰ what we think we "should" do

⑱ what you are born with

B. 上の英文の下線部イ〜ハの語に意味が最も近いものを，それぞれ①〜④の中から１つずつ選びなさい。

イ　　31
① is awkward　　　　　　② is slow
③ is stable　　　　　　　④ is superior

ロ　　32
① boring works　　　　　② harder routes
③ longer routes　　　　　④ underpaid works

ハ　　33
① cheating　　　　　　　② discussions
③ quarrels　　　　　　　④ thefts

C. 上の英文の[ニ]〜[ヘ]に入る，最も適当な語を，それぞれ下の①〜④の中から１つずつ選びなさい。

[ニ]　　34
① advertisement　　　　② copyright
③ headlines　　　　　　④ sense

[ホ]　　35
① attended　　　　　　　② concerned
③ formed　　　　　　　④ presented

[ヘ]　　36
① hardly　　　　　　　② necessarily
③ thoroughly　　　　　④ typically

D. 上の英文の内容と合っていないと思われる文章を下の①〜⑤から１つ選びなさい。

37
---

① Mr. Takano observes that people will show their true colors when they get very serious with each other.

② Mr. Takano believes that visiting places and having firsthand experiences has some advantages over just getting a lot of information through the Internet.

③ Information on the Internet can lead people towards false beliefs.

④ As the speed and means to convey information develops, we will be able to accumulate all the necessary experience sitting at our desks.

⑤ Mr. Takano has found out that bad news often sells more than good news in the world of journalism.

第5問 以下の英文は，日本の運転免許証の裏面に記載されている臓器提供意思表示欄についての（日本に住むアメリカ人男性からの）質問に答えたものである。次の文章の内容と合っていると思われるものを，下に示した①〜㉚のなかから8つ選びなさい。ただし，解答の順序は問いませんが，同一番号を重複使用した解答は無効とします。 38 ～ 45

注：cremation：火葬／public opinion poll：世論調査／
cadaver：（解剖用の）死体

In Japanese, the term for organ donation is *zoki teikyo*. Japan works on an "opt in" or "explicit consent" model, which means that you have to take a concrete action, such as filling in a form, to declare your willingness to be a donor. This is different from some countries, including Spain and Austria, where everyone is presumed to be a willing donor unless they take action to register their refusal. Fortunately, the process to "opt in" is relatively easy in Japan and can even be done in English.

Foreign residents are welcome and encouraged to become donors, and while the nationality of donors is neither disclosed nor recorded, there have been cases in which a foreigner died and provided organs to save the lives of others, according to the Japan Organ Transplant Network.

At present, there are nearly 14,000 people in Japan on the waiting list for an organ, with kidneys being the most needed. But because there are so few donors here, most of these patients will die while waiting for an organ that could save their lives. Some Japanese travel overseas, at crushing costs, in order to receive an organ transplant. This is a controversial practice since no country has a surplus in organs.

In the United States, where organ transplantation is better accepted, there are 7,000 to 8,000 organ transplants every year, which works out to about 26 organ transplants per million population. Contrast that to Japan, where the rate is just 0.9 transplants per million, the lowest rate in the industrialized world. Fewer than 100 organ transplants were performed in Japan last year.

So what accounts for this low rate of donation? One factor is the traditional belief that a body should be whole upon cremation, but legal obstacles and some troubling history have also played a role. When medical advances made organ transplantation possible during the 1950s and 1960s, Japan was on par with other countries or even ahead. Then an incident in 1968 brought developments here to a standstill.

That year Doctor W performed the first heart transplant in Japan at S Medical University. Although the patient survived for 83 days, which was a very good outcome in those early days of heart transplantation, Doctor W came under intense fire. Critics charged that the operation was highly improper, if not downright criminal, particularly because the surgeon himself made the determination that the donor was brain dead. At the time, the concept of brain-based death (*noshi*) was still new and there was no consensus in Japan on how to define it. Criminal charges against Doctor W were eventually dropped, but the public was left with a deep distrust of organ transplantation.

It took several decades after that to enact a law defining brain death and making it legal to transplant organs from brain-dead patients. More people now understand that it is possible for the heart to keep beating and the body to remain warm, even after the complete and irreversible loss of brain function. Public opinion polls now show an increase in willingness to donate after brain death — in a 2013 survey, 43.1 percent of respondents indicated that they would be willing to donate organs after brain death, while 23.8 percent remained opposed.

So let's go back to your driver license. By completing the form on the back, you can declare your willingness to be a donor, and under what circumstances, or record your opposition to donating organs at all. For those who don't drive, the same form is on the back of Japanese health-insurance cards. It's also possible to record your wishes on a separate organ-donation decision card (*zoki teikyo ishi kado*), which can be picked up for free at municipal offices and some pharmacies. An English-language card can be downloaded.

Let me explain the instructions, which are the same for both the Japanese and English versions. If you circle "1," you are consenting to organ donation following brain death as well as donation after cardiac death. Circling "2" indicates you consent only to donation after cardiac death, and if you circle "3," it means you do not wish to donate at all. Placing an "X" over any of the organs listed — heart, lungs, liver, kidney, pancreas, small intestines or eyes — means you do not wish to donate that organ. It's a good idea to discuss your wishes with a family member, and get their signature next to yours. Family members always have the right to refuse donation, and if your wishes aren't clear, the law now allows family members to make a decision in favor of donation. Discussing your wishes in advance increases the chance that they'll be followed.

It is possible in Japan to donate your entire body to science, which is called *kentai*, but as in other countries, you can't donate organs and leave the rest of your body for medical training and research. Furthermore, donating your body has to be arranged directly with a medical school and there's no guarantee they'll take you when your time comes. At the moment, perhaps because some people see whole-body donation as a way to avoid the high cost of cremation in Japan, there's a national oversupply of cadavers.

(*The Japan Times*, July 19, 2014 一部改変)

$\boxed{38} \sim \boxed{45}$

① "Explicit consent" means that you are assumed to have given consent until your unwillingness is made clear in some explicit way.

② In Spain, people need to take a concrete action, such as filling in a form, to declare their unwillingness to be a donor.

③ All people in Austria are willing to donate their organs after their death.

④ The process of giving explicit consent to be a donor in Japan is quite confusing but can be done both in Japanese and English.

⑤ In Japan, foreigners can be entitled to be donors only after they have stayed here for more than one year.

⑥ Although it is possible for foreigners to be a donor here in Japan, there has never been an example till now.

⑦ Almost 14,000 Japanese are waiting for new kidneys to be transplanted.

⑧ There are a few countries in the world which can afford to offer foreigners organs for transplantation.

⑨ As there is a lack of organs for all those waiting to receive transplantation in Japan, it is common for rich people to spend a lot of money to get on top of the waiting list.

⑩ Had there been more people who had opted in to organ donation, some people in need of kidney transplantation in Japan would not have died.

⑪ No country in the world has a surplus in organs except the United States.

⑫ The rate of organ transplantation in Japan is the lowest in the industrialized world, and it is just 0.9 transplants per thousand population.

⑬ In Japan, there was at least one organ transplantation every three days last year, which was far fewer than in other industrialized countries.

⑭ Because of traditional beliefs about the body on cremation, organ transplantation in Japan did not make advancements in the 1950s.

⑮ In the mid 1960s Japan was not behind other countries in terms of organ transplantation.

⑯ Doctor W performed the first heart transplant ignoring the public standard procedure for defining brain death, thus leaving the public with a deep distrust of organ transplantation.

⑰ The first heart transplant in Japan done in 1968 was severely criticized not so much for its technical expertise as for its moral implications.

⑱ Doctor W was found guilty on the charge of making the determination of brain death by himself.

⑲ Today, 43.1% of the entire population in Japan agree to donate their organs after brain death.

⑳ Several decades after the incident of Doctor W, brain death was defined by law as a condition in which the heart beat ceases.

㉑ Brain death means that, even after you are declared dead, your heart might still be beating and your body might still be warm.

㉒ The public opinion polls held in 2013 told us that while 43.1% of respondents were for becoming donors after brain death, just as many people were against it.

㉓ If you wish to be a donor and do not have a driver license, you can always go to the municipal offices and show your health-insurance card to have your wish registered.

㉔ You can get an organ donation decision card written in English at home if you have a personal computer with Internet connection.

㉕ The author recommends that you should talk over the issue of donation with your family, not because your family will have anything to do with your wishes in future, but because it will help you to know your own wishes clearly.

㉖ In Japan, if the will of the donor is not clear, family members are given the right to make the final decision whether to donate or refuse to donate their loved ones' organs.

㉗ There are several organs that can be donated and once a person chooses to opt in, an "X" will be placed over all those organs.

㉘ You can both donate organs and offer the rest of your body for *kentai*, only on the condition that your organ donation is for your own family.

㉙ To contribute to medical training and research, some people state their wish to donate their body after organ donation.

㉚ Individuals have to make direct arrangements with a medical university to become a candidate for *kentai*.

数　学

問題

27年度

1

(1) ベクトル $\vec{a} = (2, 1)$, $\vec{b} = (4, 3)$, $\vec{c} = (3, 0)$, $\vec{d} = (1, 2)$ に対して,
等式

$$|\vec{a} + t\vec{b}| = |\vec{c} + t\vec{d}|$$

をみたす実数 t の値は2つあり, それらを t_1, t_2 $(t_1 < t_2)$ とすれば,

$$t_1 = \boxed{\text{アイ}} \, , \quad t_2 = \frac{\boxed{\text{ウ}}}{\boxed{\text{エ}}}$$

である。

(2) 座標平面上の2つの放物線

$$C_1 : y = x^2, \quad C_2 : y = -(x - 9)^2 + 28$$

を考える。C_1, C_2 の両方に接する直線は2つあり, それらの方程式を傾きの
小さい方から順に並べれば,

$$y = \boxed{\text{オ}} \, x - \boxed{\text{カ}} \, , \quad y = \boxed{\text{キク}} \, x - \boxed{\text{ケコ}}$$

である。

2

(1) $\displaystyle\int_0^1 (x\sqrt{1-x^2})^3\,dx = \dfrac{\boxed{\text{ア}}}{\boxed{\text{イウ}}}$ である。

(2) 座標平面における曲線 $C : y = \dfrac{4}{3}x + \dfrac{2}{3}\sqrt{x}$ $(x > 0)$ 上に点 P をとり，原点 O と点 P とを結ぶ線分 OP を考える。線分 OP と曲線 C により囲まれた図形の面積を A とし，線分 OP を一辺とする正方形の面積を S とする。点 P が曲線 C 上を動くとき，面積比 $\dfrac{A}{S}$ のとり得る最大値を M とすれば $M = \dfrac{\boxed{\text{エ}}}{\boxed{\text{オカ}}}$ である。

3

座標空間における 3 点 A(1, 0, 0), B(0, 1, 0), C(0, 0, 2) に対して,
点 P(x, y, z) が条件

$$AP = BP = CP$$

をみたしながら動くとする。このとき, AP^2 のとり得る最小値を m とすれば

$$m = \frac{\boxed{アイ}}{\boxed{ウエ}}$$

である。

4

座標平面における曲線 $C_1 : y = \tan x$ $\left(-\dfrac{\pi}{2} < x < \dfrac{\pi}{2} \right)$ と

曲線 $C_2 : y = \dfrac{12}{7} \cos x$ の交点の x 座標を x_0 とするとき，

$$\sin x_0 = \frac{\boxed{\text{ア}}}{\boxed{\text{イ}}}$$

であり，曲線 C_1, C_2 と y 軸とで囲まれた図形の面積を S とすれば

$$S = \frac{\boxed{\text{ウ}}}{\boxed{\text{エ}}} + \frac{1}{2} \log \frac{\boxed{\text{オ}}}{\boxed{\text{カキ}}}$$

である。ただし，対数は自然対数とする。

物理

問題   27年度

解答にあたっての諸注意

1. 各設問の後に，解答番号，解答形式，単位が記されているので，その解答様式にしたがって解答すること。
2. 計算に用いる数値は，解答の有効数字の桁数より1桁多くしたものとすること。
3. 各問題を解くために必要な定数を記した定数表と三角関数表を物理の問題の最後に添付した。

第1問 図1に示すように半径 r の一様な円板から，半径 $\dfrac{2}{3}r$ の円板状の部分を切り抜いた。残りの部分の重心の x 座標はいくらか。最も適当なものを，次の①～⑥のうちから一つ選べ。　1

① $\dfrac{2}{3}r$ ② r ③ $\dfrac{7}{6}r$ ④ $\dfrac{6}{5}r$ ⑤ $\dfrac{19}{15}r$ ⑥ $\dfrac{4}{3}r$

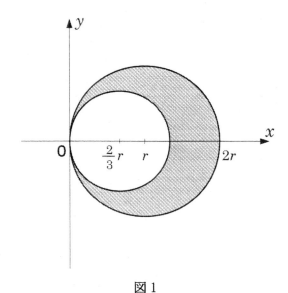

図1

第2問 次の文章を読み，下の問(**問1〜2**)に答えよ。

　水平な平面上でサッカーボールを蹴ってゴールさせたい。ボールを蹴りだす場所はゴールから 11 m の距離にある地表である。蹴りだすボールの速さや，地表とボールを蹴りだす方向のなす角度について考える。ただし，ボールはゴールに向かってまっすぐに蹴るものとし，ゴールの高さは地表から 2.4 m とする。また，ボールの大きさや空気の抵抗は考えないものとする。

問1　ボールを蹴りだした角度が地表から 45° のとき，ノーバウンドでボールがゴールした。蹴りだしたボールの速さで，最も大きなものはどれか。次の①〜⑥のうちから一つ選べ。$\boxed{2}$ m/s

① 3.0　② 5.6　③ 8.2　④ 11.7　⑤ 14.2　⑥ 17.8

問2　蹴りだしたボールの速さが 22 m/s のとき，ノーバウンドでボールがゴールした。ボールを蹴りだす地表からの角度で，最も小さなものはどれか。次の①〜⑥のうちから一つ選べ。$\boxed{3}$ °

① 3.0　② 5.0　③ 7.0　④ 10　⑤ 20　⑥ 30

第3問 次の文章を読み，下の問(問1〜2)に答えよ。

図2に示すように，長さ1.5 mの軽い糸の端に質量1.0 kgのおもりをつけて振り子にし，おもりを水平面内で等速円運動させた。糸が鉛直線となす角はθであった。ただし，$g = 9.80 \text{ m/s}^2$，$\pi = 3.14$，$\pi^2 = 9.86$とせよ。

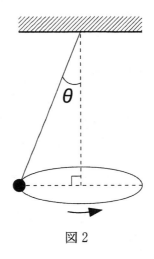

図2

問1 振り子の周期が2.0 sのとき，θはいくらか。最も適当なものを，次の①〜⑥のうちから一つ選べ。 4 °

① 24   ② 29   ③ 34   ④ 39   ⑤ 44   ⑥ 49

問2 振り子の周期が2.0 sのとき，糸の張力はいくらか。最も適当なものを，次の①〜⑥のうちから一つ選べ。 5 N

① 5.0   ② 10   ③ 15   ④ 20   ⑤ 25   ⑥ 30

第4問 次の文章を読み，下の問（問1～2）に答えよ。

　　真空中で，1辺の長さが a〔m〕の正方形の2枚の薄い金属板を間隔 d〔m〕だけ隔てて平行に置き，平行板コンデンサーとした。このコンデンサーに電気量 Q〔C〕を与えた。ただし，d に対して a は十分に大きいものとする。また，真空の誘電率を ε_0 とする。

問1 2枚の金属板の間の電場の大きさ E はいくらか。最も適当なものを，次の①～⑥のうちから一つ選べ。　| 6 |　N/C

① $\varepsilon_0 Q$

② $\varepsilon_0 a^2 Q$

③ $\varepsilon_0 d a^2 Q$

④ $\dfrac{Q}{\varepsilon_0 d}$

⑤ $\dfrac{Q}{\varepsilon_0 a^2}$

⑥ $\dfrac{Q}{\varepsilon_0 a^2 d}$

問2 このコンデンサーの電気容量はいくらか。最も適当なものを，次の①～⑥のうちから一つ選べ。　| 7 |　F

① $\varepsilon_0 \dfrac{a^2}{d}$

② $\varepsilon_0 a^2 d$

③ $\varepsilon_0 \dfrac{d}{a^2}$

④ $\dfrac{d}{\varepsilon_0 a^2}$

⑤ $\dfrac{a^2}{\varepsilon_0 d} Q$

⑥ $\dfrac{d a^2}{\varepsilon_0}$

第5問 図3に示すように十分に長い直線導線に電流 I_1〔A〕が流れている。この直線導線から間隔 d〔m〕だけ離れたところに長方形のコイルが置かれており，電流 I_2〔A〕が図に示す向きに流れている。この時にコイルにはたらく力の大きさはいくらか。最も適当なものを，次の①〜⑥のうちから一つ選べ。ただし，真空の透磁率を μ_0 とする。　8　N

① $\dfrac{I_1 I_2 ab}{d(d+b)}$　　② $\dfrac{\mu_0 I_1 I_2 ab}{d(d+b)}$　　③ $\dfrac{2 I_1 I_2 ab}{d(d+b)}$

④ $\dfrac{2\mu_0 I_1 I_2 ab}{d(d+b)}$　　⑤ $\dfrac{I_1 I_2 ab}{2\pi d(d+b)}$　　⑥ $\dfrac{\mu_0 I_1 I_2 ab}{2\pi d(d+b)}$

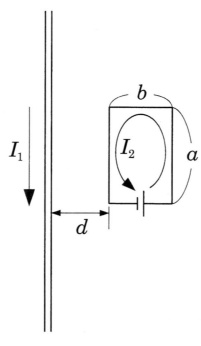

図3

第6問 次の文章を読み，下の問(問1〜2)に答えよ。

図4に示す回路で，スイッチSをa側に入れてコンデンサーを充電した。十分時間がたった後でスイッチをb側に切り替えたところ，コイルに流れる電流が時間とともに変化する振動電流となった。ここで，電池の起電力Eを12 V，コンデンサーの電気容量Cを200 pF，コイルの自己インダクタンスLを200 μH，抵抗器の抵抗Rを10 kΩとする。

問1 最初にスイッチをa側に切り替えた瞬間にコンデンサーに流れた電流はいくらか。最も適当なものを，次の①〜⑥のうちから一つ選べ。ただし，コンデンサーには電荷がたまっていなかったものとする。 9 A

① 1.2×10^{-1}　　② 1.2×10^{-2}　　③ 1.2×10^{-3}
④ 1.2×10^{-4}　　⑤ 1.2×10^{-5}　　⑥ 1.2×10^{-6}

問2 コイルに流れる振動電流の振動数はいくらか。最も適当なものを，次の①〜⑥のうちから一つ選べ。 10 Hz

① 2.0×10^{6}　　② 5.0×10^{6}　　③ 8.0×10^{6}
④ 2.0×10^{5}　　⑤ 5.0×10^{5}　　⑥ 8.0×10^{5}

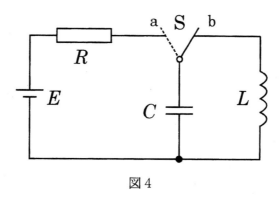

図4

第7問 次の文章を読み，下の問(**問1～6**)に答えよ。

2つの断熱容器A，Bが図5の様に細い管でつながれていて，コックが閉じられている。容器Aは容積$4.0 \times 10^{-3}\,\mathrm{m}^3$であり，圧力$1.5 \times 10^5$ Pa，温度330 Kの単原子分子の理想気体が入っている。容器Bは容積$6.0 \times 10^{-3}\,\mathrm{m}^3$であり，圧力$4.5 \times 10^5$ Pa，温度270 Kの単原子分子の理想気体が入っている。その後，コックを開いて十分な時間が経過した後，容器A，容器B内の温度と圧力は同じになり平衡状態に達した。気体と容器との間の熱のやりとりはなく，細い管の容積は無視できるものとする。

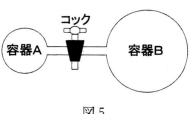

図5

問1 コックを開く前の容器A内の気体の物質量n_Aはいくらか。最も適当なものを，次の①～⑥のうちから一つ選べ。 11 mol

① 0.22　② 0.24　③ 0.26　④ 0.28　⑤ 0.30　⑥ 0.32

問2 コックを開く前の容器B内の気体の物質量n_Bはいくらか。最も適当なものを，次の①～⑥のうちから一つ選べ。 12 mol

① 0.40　② 0.60　③ 0.80　④ 1.0　⑤ 1.2　⑥ 1.4

問3 コックを開く前の容器A内の気体の内部エネルギーU_Aはいくらか。最も適当なものを，次の①～⑥のうちから一つ選べ。 13 J

① 3.0×10^2　　　② 4.5×10^2　　　③ 6.0×10^2
④ 7.5×10^2　　　⑤ 9.0×10^2　　　⑥ 1.2×10^3

問 4　コックを開く前の容器 B 内の気体の内部エネルギー U_B はいくらか。最も適当なものを，次の①〜⑥のうちから一つ選べ。　　14　　J

① 2.0×10^3　　　　② 4.1×10^3　　　　③ 6.3×10^3

④ 8.3×10^3　　　　⑤ 1.3×10^4　　　　⑥ 1.6×10^4

問 5　コックを開いた後の気体の温度はいくらか。最も適当なものを，次の①〜⑥のうちから一つ選べ。　　15　　K

① 280　　② 290　　③ 300　　④ 310　　⑤ 320　　⑥ 330

問 6　コックを開いた後の気体の圧力はいくらか。最も適当なものを，次の①〜⑥のうちから一つ選べ。　　16　　Pa

① 1.8×10^5　　　　② 2.2×10^5　　　　③ 2.8×10^5

④ 3.3×10^5　　　　⑤ 3.8×10^5　　　　⑥ 4.4×10^5

第8問 図6に示す様に，長さ $L = 40$ mm の2枚のガラス板の端を密着させ，もう一方の端に厚さ d のフィルムを挟んだ。ガラス板を水平面に置き，真上から波長 $\lambda = 500$ nm の単色光をあてたところ，ガラスに干渉縞が現れた。隣りあう明線の間隔が 0.25 mm であったとき，ガラス板に挟んだフィルムの厚さ d はいくらか。最も適当なものを，次の①～⑥のうちから一つ選べ。　17　mm

① 0.02　② 0.04　③ 0.08　④ 0.2　⑤ 0.4　⑥ 0.8

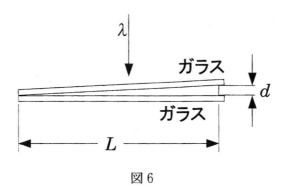

図6

第9問 次の文章を読み，下の問(**問1～3**)に答えよ。

電子を電圧 80 kV で加速して金属に衝突させ，さまざまな波長の X 線を発生させた。

問1 衝突前に電子がもっていた運動エネルギーはいくらか。最も適当なものを，次の①～⑥のうちから一つ選べ。 | 18 | J

  ① 1.0×10^{-14} ② 1.3×10^{-14} ③ 1.6×10^{-14}

  ④ 1.9×10^{-14} ⑤ 2.1×10^{-14} ⑥ 2.5×10^{-14}

問2 発生した X 線の最短波長はいくらか。最も適当なものを，次の①～⑥のうちから一つ選べ。 | 19 | m

  ① 1.0×10^{-11} ② 1.3×10^{-11} ③ 1.6×10^{-11}

  ④ 1.9×10^{-11} ⑤ 2.1×10^{-11} ⑥ 2.5×10^{-11}

問3 発生した最短波長の X 線の運動量はいくらか。最も適当なものを，次の①～⑥のうちから一つ選べ。 | 20 | $kg \cdot m \cdot s^{-1}$

  ① 1.0×10^{-23} ② 2.1×10^{-23} ③ 3.2×10^{-23}

  ④ 4.3×10^{-23} ⑤ 5.6×10^{-23} ⑥ 8.1×10^{-23}

物理定数表

名　称	記　号	数　値	単　位
標準重力加速度	g	9.80665	m/s^2
万有引力定数	G	6.673×10^{-11}	$N \cdot m^2/kg^2$
絶対零度		-273.15	℃
熱の仕事当量	J	4.186	J/cal
気体定数	R	8.314	$J/(mol \cdot K)$
ボルツマン定数	k	1.3807×10^{-23}	J/K
1気圧	1 atm	1.01325×10^5	Pa
乾燥空気中の音の速さ（0℃）	V	331.5	m/s
真空中の光の速さ	c	2.99792458×10^8	m/s
真空中のクーロンの法則の定数	k_0	8.988×10^9	$N \cdot m^2/C^2$
真空の誘電率	ε_0	8.854×10^{-12}	F/m
真空の透磁率	μ_0	1.257×10^{-6}	N/A^2 または H/m
電子の質量	m_e	9.109×10^{-31}	kg
電気素量	e	1.602×10^{-19}	C
電子の比電荷	e/m_e	1.759×10^{11}	C/kg
陽子の質量	m_p	1.673×10^{-27}	kg
中性子の質量	m_n	1.675×10^{-27}	kg
アボガドロ数	N_A	6.022×10^{23}	mol^{-1}
プランク定数	h	6.626×10^{-34}	$J \cdot s$
1原子質量単位	1 u	1.66×10^{-27}	kg

三角関数表

角		正弦	余弦	正接	角		正弦	余弦	正接
度	ラジアン				度	ラジアン			
[°]	[rad]	sin	cos	tan	[°]	[rad]	sin	cos	tan
0	0.0000	0.0000	1.0000	0.0000	45	0.7854	0.7071	0.7071	1.0000
1	0.0175	0.0175	0.9998	0.0175	46	0.8029	0.7193	0.6947	1.0355
2	0.0349	0.0349	0.9994	0.0349	47	0.8203	0.7314	0.6820	1.0724
3	0.0524	0.0523	0.9986	0.0524	48	0.8378	0.7431	0.6691	1.1106
4	0.0698	0.0698	0.9976	0.0699	49	0.8552	0.7547	0.6561	1.1504
5	0.0873	0.0872	0.9962	0.0875	50	0.8727	0.7660	0.6428	1.1918
6	0.1047	0.1045	0.9945	0.1051	51	0.8901	0.7771	0.6293	1.2349
7	0.1222	0.1219	0.9925	0.1228	52	0.9076	0.7880	0.6157	1.2799
8	0.1396	0.1392	0.9903	0.1405	53	0.9250	0.7986	0.6018	1.3270
9	0.1571	0.1564	0.9877	0.1584	54	0.9425	0.8090	0.5878	1.3764
10	0.1745	0.1736	0.9848	0.1763	55	0.9599	0.8192	0.5736	1.4281
11	0.1920	0.1908	0.9816	0.1944	56	0.9774	0.8290	0.5592	1.4826
12	0.2094	0.2079	0.9781	0.2126	57	0.9948	0.8387	0.5446	1.5399
13	0.2269	0.2250	0.9744	0.2309	58	1.0123	0.8480	0.5299	1.6003
14	0.2443	0.2419	0.9703	0.2493	59	1.0297	0.8572	0.5150	1.6643
15	0.2618	0.2588	0.9659	0.2679	60	1.0472	0.8660	0.5000	1.7321
16	0.2793	0.2756	0.9613	0.2867	61	1.0647	0.8746	0.4848	1.8040
17	0.2967	0.2924	0.9563	0.3057	62	1.0821	0.8829	0.4695	1.8807
18	0.3142	0.3090	0.9511	0.3249	63	1.0996	0.8910	0.4540	1.9626
19	0.3316	0.3256	0.9455	0.3443	64	1.1170	0.8988	0.4384	2.0503
20	0.3491	0.3420	0.9397	0.3640	65	1.1345	0.9063	0.4226	2.1445
21	0.3665	0.3584	0.9336	0.3839	66	1.1519	0.9135	0.4067	2.2460
22	0.3840	0.3746	0.9272	0.4040	67	1.1694	0.9205	0.3907	2.3559
23	0.4014	0.3907	0.9205	0.4245	68	1.1868	0.9272	0.3746	2.4751
24	0.4189	0.4067	0.9135	0.4452	69	1.2043	0.9336	0.3584	2.6051
25	0.4363	0.4226	0.9063	0.4663	70	1.2217	0.9397	0.3420	2.7475
26	0.4538	0.4384	0.8988	0.4877	71	1.2392	0.9455	0.3256	2.9042
27	0.4712	0.4540	0.8910	0.5095	72	1.2566	0.9511	0.3090	3.0777
28	0.4887	0.4695	0.8829	0.5317	73	1.2741	0.9563	0.2924	3.2709
29	0.5061	0.4848	0.8746	0.5543	74	1.2915	0.9613	0.2756	3.4874
30	0.5236	0.5000	0.8660	0.5774	75	1.3090	0.9659	0.2588	3.7321
31	0.5411	0.5150	0.8572	0.6009	76	1.3265	0.9703	0.2419	4.0108
32	0.5585	0.5299	0.8480	0.6249	77	1.3439	0.9744	0.2250	4.3315
33	0.5760	0.5446	0.8387	0.6494	78	1.3614	0.9781	0.2079	4.7046
34	0.5934	0.5592	0.8290	0.6745	79	1.3788	0.9816	0.1908	5.1446
35	0.6109	0.5736	0.8192	0.7002	80	1.3963	0.9848	0.1736	5.6713
36	0.6283	0.5878	0.8090	0.7265	81	1.4137	0.9877	0.1564	6.3138
37	0.6458	0.6018	0.7986	0.7536	82	1.4312	0.9903	0.1392	7.1154
38	0.6632	0.6157	0.7880	0.7813	83	1.4486	0.9925	0.1219	8.1443
39	0.6807	0.6293	0.7771	0.8098	84	1.4661	0.9945	0.1045	9.5144
40	0.6981	0.6428	0.7660	0.8391	85	1.4835	0.9962	0.0872	11.4301
41	0.7156	0.6561	0.7547	0.8693	86	1.5010	0.9976	0.0698	14.3007
42	0.7330	0.6691	0.7431	0.9004	87	1.5184	0.9986	0.0523	19.0811
43	0.7505	0.6820	0.7314	0.9325	88	1.5359	0.9994	0.0349	28.6363
44	0.7679	0.6947	0.7193	0.9657	89	1.5533	0.9998	0.0175	57.2900
45	0.7854	0.7071	0.7071	1.0000	90	1.5708	1.0000	0.0000	

化　学

問題

27年度

(注意)　解答にあたって必要ならば，次の数値を用いよ。

原子量：H = 1.0，C = 12，N = 14，O = 16，S = 32，Cl = 35.5，
K = 39，Ca = 40

標準状態における気体 1 mol の体積：22.4 L

気体定数：$R = 8.3 \times 10^3$ Pa·L/(K·mol)

第 1 問　次の問 1 ～ 5 の各群には，①～⑤の中に誤りを含む文が一つあるか，①～⑤の全てに誤りがないかのいずれかである。誤りがある場合はその文の記号(①～⑤)を，誤りがない場合は⑥を選べ。

問 1　　1

① 中性の原子に含まれる電子の数とその原子の原子番号は等しい。

② Cl^- と S^{2-} は，互いに同じ数の電子をもつ。

③ ネオン，アルゴン，クリプトンは希ガス元素とよばれる。いずれも最外殻電子の数は 0 個である。

④ 電子殻の M 殻には電子を最大 18 個収容できる。

⑤ 一般に，内側の電子殻に存在する電子の方が，外側の電子殻に存在する電子よりも安定な状態にある。

⑥ (①～⑤に誤りはない。)

問 2 ☐ 2

① 水と過酸化水素は，互いに同素体である。

② 黒鉛とダイヤモンドは，互いに同素体である。

③ 黄リンと赤リンは，互いに同素体である。

④ 酸素が十分に存在する条件で硫黄の同素体 10 g を完全燃焼させると，どの同素体からも同じ物質が同じ物質量生成する。

⑤ 天然の酸素には ^{16}O，^{17}O，^{18}O の 3 種類の同位体が存在する。したがって，分子量を整数で表すとき，異なる分子量をもつオゾン分子が 7 種類存在する。

⑥ （①～⑤に誤りはない。）

問 3 ☐ 3

① 硫化物イオン S^{2-} の半径は，塩化物イオン Cl^- のそれよりも大きい。

② 1 価のカリウムイオン K^+ の半径は，カリウム原子のそれよりも小さい。

③ 2 価のマグネシウムイオン Mg^{2+} の半径は，1 価のカリウムイオン K^+ のそれよりも小さい。

④ 1 価のリチウムイオン Li^+ の半径は，2 価のベリリウムイオン Be^{2+} のそれよりも大きい。

⑤ フッ化物イオン F^- の半径は，フッ素原子のそれよりも小さい。

⑥ （①～⑤に誤りはない。）

問 4 ☐4☐

① 一般に，気体の溶解度は，一定圧力のもとでは温度を上昇させると減少する。

② グルコースの水溶液の蒸気圧は，同じ温度の水の蒸気圧より低い。

③ 飽和溶液に溶質の固体が共存するとき，溶質表面から溶質粒子が溶液中へ溶解する速度と，溶液中の溶質粒子が溶質表面へ析出する速度は等しい。

④ 2個の同じ大きさのビーカーにそれぞれ同じ体積の食塩水と純水を入れ，同じ条件のもとに蒸発させるとき，純水のほうがはやく体積が減る。

⑤ グルコースが水に溶解するのは，分子中に存在するヒドロキシ基が電離することによる。

⑥ （①～⑤に誤りはない。）

問 5 ☐5☐

① ジエチルエーテルは，水にあまり溶けない有機化合物で，エタノールに濃硫酸を加え 130 ℃ に加熱すると合成できる。

② 酸触媒下でエチレンに水を付加させると，エタノールが生成する。

③ ギ酸は還元性を示すが，酢酸は還元性を示さない。

④ アルキン分子では，三重結合を形成している炭素原子とこれらの炭素原子に直接結合する二つの原子は，同一直線上にある。

⑤ アルデヒド，ケトンはともにカルボニル基をもつ。アルデヒドは還元性を有し，銀鏡反応を示すが，ケトンは示さない。

⑥ （①～⑤に誤りはない。）

第2問 次の1)~6)の文章を読み，問い(**問1~7**)に答えよ。

1) 水200gに硝酸カルシウム4水和物を118g溶かした。

2) 水200gに無水炭酸カリウムを55.2g溶かした。

3) 1)の硝酸カルシウム水溶液100gに，2)の炭酸カリウム水溶液を徐々に加えると，白色沈殿が生成した。炭酸カリウム水溶液を　ア　g加えたところで，白色沈殿の生成量が最大となった。

4) ろ過により，沈殿とろ液とに分離した。

5) 4)のろ液を100gだけ取り出した。

6) 5)の溶液から，水を　イ　g蒸発させ，25℃としたところ，無色の結晶が6.2g析出した。

問1 2)の炭酸カリウム水溶液中のカリウムイオンの質量モル濃度は何mol/kgか。最も適切な数値を，次の①~⑩のうちから選べ。

　　　　　　　　　　6　mol/kg

① 1.25×10^{-1} 　　② 1.90×10^{-1} 　　③ 2.00×10^{-1}

④ 3.79×10^{-1} 　　⑤ 4.00×10^{-1} 　　⑥ 1.90

⑦ 2.00 　　⑧ 3.79 　　⑨ 4.00

⑩ 8.00

問 2 3)の白色沈殿は何か。次の①～⑩から選び，解答番号 7 の解答欄にマークせよ。

	7			

① $CaCl_2$ ② KCl   ③ $Ca(NO_3)_2$ ④ $CaCO_3$

⑤ CaC_2 ⑥ K_2CO_3 ⑦ $KHCO_3$ ⑧ KNO_3

⑨ $CaSO_4$ ⑩ $BaSO_4$

問 3 3)で白色沈殿となった物質の水に対する溶解度を 0 とするとき， ア に当てはまる最も適切な数値を，次の①～⑩のうちから選べ。

8 g

① 50   ② 67   ③ 79   ④ 100   ⑤ 109

⑥ 113   ⑦ 125   ⑧ 133   ⑨ 144   ⑩ 200

問4 4)のろ液に含まれる陽イオンのうち，質量モル濃度が最も高いものを，次の①～⑩のうちから選べ。

$$\boxed{9}$$

① H^+ ② K^+ ③ Cr^{3+} ④ NO_3^- ⑤ Na^+

⑥ Ca^{2+} ⑦ CO_3^{2-} ⑧ Cl^- ⑨ Cs^+ ⑩ OH^-

問5 4)のろ液に含まれる陰イオンのうち，濃度が最も高いものの質量モル濃度は何 mol/kg か。最も適切な数値を，次の①～⑩のうちから選べ。

$$\boxed{10}\ \ \text{mol/kg}$$

① 8.10×10^{-2} ② 1.00×10^{-1} ③ 1.16×10^{-1}

④ 1.36×10^{-1} ⑤ 1.50×10^{-1} ⑥ 1.61×10^{-1}

⑦ 3.23×10^{-1} ⑧ 1.61 ⑨ 2.06

⑩ 3.23

問6 6)の $\boxed{\ \ \text{イ}\ \ }$ に当てはまる最も適切な数値を，次の①～⑩のうちから選べ。ただし，析出する物質は，25 ℃ において水 100 g に 37.9 g 溶けるものとする。なお，この溶液中には析出する物質以外の溶質は含まれないものとする。また，析出する結晶は，結晶水(水和水)を含まないものとする。

$$\boxed{11}\ \ \text{g}$$

① 5.4 ② 16.4 ③ 53.8 ④ 56.2 ⑤ 60.0

⑥ 63.0 ⑦ 75.5 ⑧ 82.1 ⑨ 85.1 ⑩ 95.3

問7 6)で析出する物質の，25 ℃ における飽和溶液 100 g から水を 30 g 蒸発させると，この物質は何 g 析出するか。最も適切な数値を，次の①～⑩のうちから選べ。

$$\boxed{12}\ \ \text{g}$$

① 0.0 ② 2.6 ③ 4.0 ④ 6.9 ⑤ 11.4

⑥ 13.3 ⑦ 19.0 ⑧ 20.5 ⑨ 37.9 ⑩ 50.0

第3問 同位体に関する以下の問い(**問1〜3**)に答えよ。

問1 ①〜⑤の番号をつけた5種類の元素の，主な同位体の相対質量と天然の存在比が下表の通りであるとする。この表に従って求められる原子量が大きい順に，表中の元素①〜⑤を並べよ。解答番号13〜17の解答欄に，当てはまる元素の番号(①〜⑤)をマークせよ。

| 13 | > | 14 | > | 15 | > | 16 | > | 17 |

原子量が大きい　　　　　　　　　　　　　　　　原子量が小さい

主な同位体の存在比

元素	同位体	相対質量	存在比
① アルゴン $_{18}Ar$	^{36}Ar	36.0	0.34 %
	^{38}Ar	38.0	0.06 %
	^{40}Ar	40.0	99.60 %
② カルシウム $_{20}Ca$	^{40}Ca	40.0	96.94 %
	^{42}Ca	42.0	0.65 %
	^{43}Ca	43.0	0.13 %
	^{44}Ca	44.0	2.09 %
	^{48}Ca	48.0	0.19 %
③ 塩素 $_{17}Cl$	^{35}Cl	35.0	75.77 %
	^{37}Cl	37.0	24.23 %
④ カリウム $_{19}K$	^{39}K	39.0	93.26 %
	^{40}K	40.0	0.01 %
	^{41}K	41.0	6.73 %
⑤ 硫黄 $_{16}S$	^{32}S	32.0	95.02 %
	^{33}S	33.0	0.75 %
	^{34}S	34.0	4.21 %
	^{36}S	36.0	0.02 %

問2 次の①~⑥の原子の中で，互いに同位体であるものを全て選び，解答番号18の解答欄にマークせよ。

18

① ³²S　　② ¹⁴N　　③ ³⁶S
④ ¹⁴C　　⑤ ¹⁸O　　⑥ ³⁶Cl

問3 ある遺跡から出土した木片に含まれる炭素に占める ¹⁴C の割合を測定したところ，現在大気中に含まれる二酸化炭素に占める ¹⁴C の割合の $\frac{1}{16}$ であった。¹⁴C の半減期が5730年であるとして，この木片の元となった樹木が伐採されたのは，現在より何年前であったと推定されるか。最も適切な数値を，次の①~⑩のうちから選べ。

19 年前

① 75.7　　② 358　　③ 5730　　④ 5746
⑤ 17174　　⑥ 22920　　⑦ 28650　　⑧ 34380
⑨ 1.88×10^{11}　　⑩ 1.08×10^{15}

第4問 次の文章を読み，問い（**問1～5**）に答えよ。

　　酢酸 x mol に炭酸水素ナトリウムを反応させたところ，無色無臭の気体 A が得られた。発生した気体 A の体積は，標準状態で 6.72×10^{-2} L であった。残った反応混合物に，水酸化ナトリウムを $2x$ mol 含む水溶液を加え，完全に反応させた。次に，反応液を乾固させてから，得られた固体を強く加熱したところ，無色無臭の水に溶けにくい気体 B が得られた。得られた気体 B の体積は，標準状態で 4.48×10^{-1} L であった。気体 B を発生させた残りの反応混合物の中には有機化合物は全く残っていなかった。

問1 気体 A に関する次の①～⑧の記述のうち，正しいものを二つ選び，解答番号 20 の解答欄にマークせよ。

$$\boxed{20}$$

① 気体 A は，空気よりも重い。

② 気体 A は，空気よりも軽い。

③ 気体 A を燃焼させると，水が生成する。

④ 気体 A は水に溶け，その水溶液は塩基性を示す。

⑤ 気体 A を水酸化カリウム水溶液に通じると，白濁する。

⑥ 気体 A の分子の形は，直線形である。

⑦ 気体 A の分子の形は，三角錐形である。

⑧ 気体 A の分子の形は，正四面体形である。

問 2 気体 B に関する次の①～⑧の記述のうち，正しいものを二つ選び，解答番号 21 の解答欄にマークせよ。

21

① 気体 B は，空気よりも重い。

② 気体 B は，空気よりも軽い。

③ 気体 B は，単体である。

④ 気体 B は，炭化カルシウムに水を加えて発生させることができる。

⑤ 気体 B を水酸化カリウム水溶液に通じると，白濁する。

⑥ 気体 B の分子の形は，直線形である。

⑦ 気体 B の分子の形は，三角錐形である。

⑧ 気体 B の分子の形は，正四面体形である。

問 3 反応した炭酸水素ナトリウムの物質量として最も適切な数値を，次の①～⑩ のうちから選べ。

22 mol

① 7.50×10^{-4} ② 1.00×10^{-3} ③ 1.50×10^{-3}

④ 3.00×10^{-3} ⑤ 7.50×10^{-3} ⑥ 2.00×10^{-2}

⑦ 3.00×10^{-2} ⑧ 4.00×10^{-1} ⑨ 1.00

⑩ 1.50

問 4　x の値として最も適切な数値を，次の①～⑩のうちから選べ。

$$\boxed{\quad 23 \quad} \text{ mol}$$

① 7.50×10^{-3}　　② 1.12×10^{-2}　　③ 1.50×10^{-2}

④ 2.00×10^{-2}　　⑤ 2.25×10^{-2}　　⑥ 3.00×10^{-2}

⑦ 4.50×10^{-1}　　⑧ 6.00×10^{-1}　　⑨ 1.50

⑩ 2.25

問 5　標準状態で 11.2 L の気体 B を完全燃焼させると，水は何 mol 生成するか。

最も適切な数値を，次の①～⑩のうちから選べ。

$$\boxed{\quad 24 \quad} \text{ mol}$$

① 0.25　② 0.28　③ 0.56　④ 0.60　⑤ 0.75

⑥ 1.00　⑦ 1.16　⑧ 2.00　⑨ 11.2　⑩ 22.4

第5問 次の1)〜9)の文章を読み,問い(**問1〜3**)に答えよ。

1) 二つのトリペプチドAとBの混合物がある。

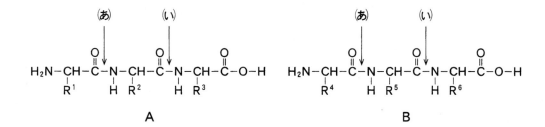

2) 1)の混合物を完全に加水分解すると,**ア〜オ**の5種類のアミノ酸の混合物が得られた。

3) トリペプチドAを完全に加水分解すると,3種類のアミノ酸の混合物が得られた。それぞれをpH 6.0の緩衝液に溶解させ,電気泳動を行うと,陰極側に向かって移動するアミノ酸が1種類だけあった。一方,トリペプチドBについても同じ実験を行ったところ,陽極の方向に移動するアミノ酸が1種類だけあった。

4) トリペプチドを(あ)の位置で加水分解する酵素を1)の混合物に作用させると,アミノ酸CとDおよびジペプチドEとFが得られた。得られたジペプチドとアミノ酸は全て,不斉炭素を一つずつ持っていた。

5) アミノ酸CとDの混合物をpH 6.0の緩衝液に溶解させ,電気泳動を行うと,一方は陰極側に向かって移動したが,他方はほとんど移動しなかった。

6) ジペプチドEを加水分解して得たアミノ酸の混合物をpH 6.0の緩衝液に溶解させ，電気泳動を行うと，陽極側に向かって移動するアミノ酸が1種類だけあった。一方，ジペプチドFの加水分解生成物中には，同じ電気泳動の実験ではほとんど移動しないアミノ酸しか含まれていなかった。

7) トリペプチドを(い)の位置で加水分解する酵素を，1)の混合物に作用させると，アミノ酸とジペプチドがそれぞれ2種類ずつ得られた。得られたジペプチドとアミノ酸は全て，不斉炭素を一つずつ持っていた。

8) 化合物C，D，E，Fを，それぞれ濃い水酸化ナトリウム水溶液中で加熱した後，酢酸で中和し，酢酸鉛（Ⅱ）水溶液を加えると，ジペプチドFから得られた反応混合物だけが黒色沈殿を生じた。

9) 化合物C，D，E，Fを，それぞれ濃硝酸中で加熱したところ，アミノ酸Dから得られた反応混合物だけが黄色に変化した。黄色に変化した溶液にアンモニア水を加え，塩基性にすると，橙黄色に変化した。

問1 9)の反応で黄色や橙黄色に変化するのは，どのような特徴をもつアミノ酸か。最も適切なものを次の①〜⑥のうちから選べ。

$$\boxed{25}$$

① 硫黄原子を含む　　　　　　　　② 不斉炭素原子をもたない

③ 水酸基をもつ　　　　　　　　　④ ベンゼン環をもつ

⑤ 酸性アミノ酸である　　　　　　⑥ 塩基性アミノ酸である

問2 R^2 〜 R^4にあてはまる置換基を，それぞれ次の①〜⑩のうちから選べ。

-$\{$- R^2 : $\boxed{26}$　　　-$\{$- R^3 : $\boxed{27}$　　　-$\{$- R^4 : $\boxed{28}$

① -$\{$-H　　　② -$\{$-CH$_3$　　　③ -$\{$-CH$_2$OH　　　④ -$\{$-CH$_2$-⬡

⑤ -$\{$-CH$_2$SH　　　⑥ -$\{$-CH$_2$CH$_2$CH$_2$CH$_2$NH$_2$　　　⑦ -$\{$-CH$_2$CH$_2$COOH

⑧ -$\{$-CH$_2$-⬡-OH　　　⑨ -$\{$-CH$_2$COOH　　　⑩ -$\{$-CH$_2$CH$_2$SCH$_3$

問 3 R^6 をもつアミノ酸 54.3 g を十分な量の塩酸と反応させてから反応液を乾固
させると，反応生成物は何 g 得られるか。最も適切な数値を次の①〜⑩のう
ちから選べ。

$\boxed{29}$ g

① 65.2   ② 67.8   ③ 70.7   ④ 73.7   ⑤ 74.6
⑥ 75.0   ⑦ 80.0   ⑧ 80.7   ⑨ 81.4   ⑩ 88.5

生　物

問題

27年度

第1問　問いに答えよ。

問1　遺伝現象に関連する記述である。下線部の記述に**誤りのあるもの**を，①～⑤の中から1つ選べ。　1

① マルバアサガオの赤色花の純系と白色花の純系を交配して得られた F_1 の自家受精を行った。F_2 では，赤色花：桃色花：白色花＝1：2：1に分離した。F_1 はすべて桃色花である。

② ハツカネズミの毛の色が黄色の個体どうしを交配して得られた子どもの毛の色は，1/3が黒色で2/3は黄色であった。黄色の発現に優性にはたらく遺伝子のホモ接合体は致死となる。

③ エンドウの種子の形が丸の純系としわの純系を交配して得られた F_1 の自家受精を行った。F_2 では，丸：しわ＝3：1に分離した。この F_2 の自家受精を行って F_3 を得た。F_3 では，F_1 と同じ遺伝子型の個体は全体の3/8である。

④ ニワトリのとさか(鶏冠)がバラ冠の純系とマメ冠の純系を交配して得られた F_1 はすべてクルミ冠であった。F_1 どうしを交配して得られた F_2 では，クルミ冠：バラ冠：マメ冠：単冠＝9：3：3：1に分離した。F_2 の単冠の個体は，とさかの表現型にはたらく二組の対立遺伝子の両方について劣性ホモ接合体である。

⑤ ハツカネズミの毛の色が灰色の純系と白色の純系を交配して得られた F_1 はすべて灰色であった。F_1 どうしの交配によって得られた F_2 では，毛の色が灰色：白色：黒色＝9：4：3に分離した。F_2 の白色の個体は，毛色の表現型にはたらく二組の対立遺伝子のうち黒い色素を合成する遺伝子の劣性対立遺伝子のホモ接合体である。

問2 ニューロン(神経細胞)に関連する記述である。記述に**誤りのある**ものを，①〜⑤の中から1つ選べ。　2

① 神経を構成する基本単位で，核のある細胞体から普通1本の軸索と多数の樹状突起が突き出した形をしている。

② 静止部では，細胞膜の外側は正(＋)に，内側は負(－)に帯電しており，膜の内外で電位差が生じている。

③ 興奮部では，細胞膜にあるナトリウムチャネルが電位の上昇に反応して開き，細胞内にNa^+が流入して，細胞内外の電位が逆転し，活動電位が発生する。

④ 運動神経では，興奮が軸索末端まで伝わると，末端部のシナプス小胞からアセチルコリンが分泌され，骨格筋の筋細胞(筋繊維)の細胞膜にあるアセチルコリン受容体を活性化する。

⑤ 軸索の直径が大きい有髄神経繊維，軸索の直径が小さい有髄神経繊維，軸索の直径が小さい無髄神経繊維の3種の神経繊維のうち，興奮の伝導速度が最も速いのは軸索の直径が小さい有髄神経繊維である。

問3 生存曲線(図)に関連する記述である。記述に**誤りのある**ものを，①〜⑤の中から1つ選べ。　3

① B型は時間あたりの死亡個体数が一定である。

② A型は幼齢時の死亡率が低く，死亡が老齢に集中する晩死型である。

③ C型は幼齢時の死亡率が非常に高い早死型で，魚類にこの型が多い。

④ A型では，1回の産子数が少なく親が子どもを保護するため，ほとんどの個体が生殖年齢に達するまで生存できる。

⑤ 大形の卵を少なく産む爬虫類や小型の鳥類では，B型を示すものが多い。

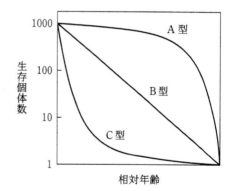

図

縦軸：出生数を1000個体に換算し，対数で表す。

問 4 減数分裂に関連する記述である。記述に**誤りのあるもの**を，①〜⑤の中から1つ選べ。　4

① 第一分裂前期では，相同染色体が対合し，二価染色体を形成する。

② 第一分裂後期では，二価染色体を形成していた相同染色体は，互いに離れて，それぞれ細胞の2つの極へ移動する。

③ 第一分裂が終わると，細胞あたりの染色体数とDNA量は，G_1期の母細胞の半分になる。

④ 第二分裂では，体細胞分裂と同様に，各染色体が縦方向にさけるようにして二分され，それぞれが娘細胞に分配される。

⑤ 第一分裂と第二分裂が連続して起こり，2回の分裂の間には，染色体の複製は起こらない。

問 5 免疫の機構に関連する記述である。記述に**誤りのあるもの**を，①〜⑤の中から1つ選べ。　5

① 病原体などの異物が体内に侵入した場合，好中球やマクロファージなどの非特異的な食作用によって異物を排除する。

② 同じ抗原が再び体内に侵入した場合，記憶細胞が増殖して素早く二次応答を起こすため，一度かかった感染症にかかりにくくなる。

③ ヒト免疫不全ウイルス(HIV)は，ヘルパーT細胞に侵入してこれを破壊するため，体液性免疫と細胞性免疫の両方が機能しなくなり，日和見感染を引き起こす。

④ スギ花粉症のアレルギー症状は，マスト細胞(肥満細胞)表面に付着したスギ花粉に対する抗体と再度侵入したスギ花粉との間で抗原抗体反応が起こることで現れる。

⑤ 皮膚の交換移植で互いに拒絶される二系統のマウスにおいて，それぞれの系統の純系を両親として交配して得られた子どもと両親との間では，皮膚の交換移植をしてもそれぞれの移植片が拒絶されることはない。

第2問 文を読んで問いに答えよ。

　グルコースは，身体の各細胞でATPを生成するエネルギー源で，常時血流に
A)
よって細胞に運ばれる。特に神経細胞と赤血球は，グルコースを主要なエネルギー
　　　　　　　　　　　　　B)
源として活動している。

　食物を消化して得られたグルコースは，　ア　を経て　イ　に集められ，
グリコーゲンとして一時的に蓄えられる。グルコースが各細胞で消費されて血液中
のグルコース(血糖)濃度が低下すると，蓄えられているグリコーゲンが分解され，
再びグルコースになって　イ　から　ウ　を経て全身の細胞に運ばれる。

　食事などによって糖質を摂取すると，血糖濃度が一時的に上昇するが，ホルモン
Xが分泌され，やがて通常の濃度に戻る。ところが糖尿病として知られている病気
にかかると，血糖濃度は高いままで，原尿中の過剰なグルコースを　エ　で十
分に再吸収できず，尿中にグルコースが排出される。

問1 文中の　ア　，　エ　に入る語として最も適するものを，①〜⑦の
中から1つずつ選べ。

　ア　[6]　　　エ　[7]

① 集合管　　　② 腎静脈　　　③ 肝門脈　　　④ 肝動脈

⑤ 腎動脈　　　⑥ 肝静脈　　　⑦ 細尿管(腎細管)

問2 下線部A)に関連して，細胞内でのATP生成の過程の第1段階(解糖系)と第
2段階(クエン酸回路)の反応を図1に示した。図中の(オ)，(キ)の物質は何か。最
も適するものを，①〜⑥の中から1つずつ選べ。

　オ　[8]　　　キ　[9]

① オキサロ酢酸　　　② リンゴ酸　　　③ ピルビン酸

④ α-ケトグルタル酸　　⑤ フマル酸　　　⑥ クエン酸

問3 図1の　a　，　d　，　e　，　j　の物質は何か。最
も適するものを，①〜⑩の中から1つずつ選べ。

　a　[10]　　　d　[11]　　　e　[12]　　　j　[13]

① O_2　　② $2O_2$　　③ CO_2　　④ $2CO_2$　　⑤ H_2O

⑥ $2H_2O$　　⑦ 2ATP　　⑧ 4ATP　　⑨ 2ADP　　⑩ 4ADP

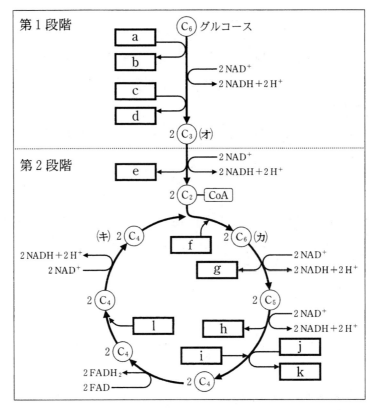

図1 図中の C_6, C_2 などの数字は，1分子中に含まれる炭素原子の数を表す。

問4 下線部A)に関連して，細胞内でのATP生成の過程の第3段階(電子伝達系)の反応の記述として**誤りのある**ものはどれか。最も適するものを，①〜⑤の中から1つ選べ。　14

① 電子伝達系では，NADHやFADH₂を酸化しながら，ADPをリン酸化してATPをつくっている。

② 電子伝達系は，ミトコンドリア内膜に存在するタンパク質や補酵素で構成される。

③ 電子は，電子伝達系を構成するタンパク質に受け渡されていき，最後にはO_2の還元に使われる。

④ 解糖系とクエン酸回路で生じた水素がNADHやFADH₂によって運ばれ，H⁺と電子に分かれる。

⑤ H⁺は，電子が伝達される際のエネルギーを用いて，ミトコンドリアの外膜と内膜の間からマトリックスへ運ばれる。

問 5　電子伝達系では，1分子のグルコースから最大34分子のATPが生成される。下線部B)に関連して，脳が全赤血球の2倍量のグルコースを消費すると，脳は全赤血球の何倍のATPを生成することになるか。ただし，脳の細胞や赤血球は1分子のグルコースからそれぞれの細胞において最大量のATPを生成するものとする。最も適する数を，①〜⑩の中から1つずつ選び，2桁の整数で示せ。なお，必要であれば同じ番号を重複して用いよ。

十の位　| 15 |　　一の位　| 16 |

① 1　　　② 2　　　③ 3　　　④ 4　　　⑤ 5
⑥ 6　　　⑦ 7　　　⑧ 8　　　⑨ 9　　　⑩ 0

問 6　血糖濃度の変化に関して，文中のホルモンXと逆のはたらきをするホルモンは何か。そのホルモンの名称と産生部位の組み合わせとして適するものを，①〜⑧の中からすべて選び，解答番号17の解答欄にマークせよ。　| 17 |

	ホルモン	産生部位
①	セクレチン	すい臓
②	グルカゴン	ランゲルハンス島B細胞
③	成長ホルモン	脳下垂体前葉
④	アドレナリン	腎臓
⑤	チロキシン	甲状腺
⑥	バソプレシン	視床下部
⑦	糖質コルチコイド	副腎皮質
⑧	鉱質コルチコイド	副腎皮質

問 7　文中のホルモンXによって促進される現象は何か。適するものを，①〜⑤の中からすべて選び，解答番号18の解答欄にマークせよ。　| 18 |

① 細胞でのグルコースの消費
② 肝臓でのグリコーゲンの分解
③ 筋肉でのグルコースの取り込み
④ 肝臓や筋肉でのグリコーゲンの合成
⑤ 組織中のタンパク質からグルコースへの糖化

問 8 図2は，健康な人と糖尿病の人における，食事による血糖濃度と血液中のホルモンX濃度の変化を示している。図2のA，Bおよび折れ線㋐〜㋓に関する説明として適するものを，①〜⑥の中から2つ選び，解答番号19の解答欄にマークせよ。　19

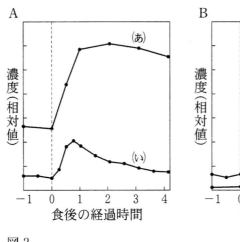
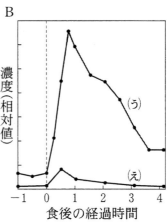

図2

① Aは血糖濃度，BはホルモンX濃度について示したものである。
② AはホルモンX濃度，Bは血糖濃度について示したものである。
③ ㋐と㋒は健康な人，㋑と㋓は糖尿病の人を示している。
④ ㋐と㋒は糖尿病の人，㋑と㋓は健康な人を示している。
⑤ ㋐と㋓は健康な人，㋑と㋒は糖尿病の人を示している。
⑥ ㋐と㋓は糖尿病の人，㋑と㋒は健康な人を示している。

第3問 文Ⅰ，Ⅱを読んで，問いに答えよ。

＜文Ⅰ＞

　　シュペーマンらは，イモリ胚を用いて様々な実験を行い，発生のしくみを調べた。

〔実験1〕　初期原腸胚から予定神経域の一部と予定表皮域の一部をそれぞれ切り取り，交換移植すると，それぞれの移植片は移植された場所の予定運命に従って分化した。また，同様の実験を初期神経胚で行うと，移植片は切り出した部域の予定運命に従って分化した。すなわち，＿＿＿＿＿＿＿＿ことがわかった。
A)

〔実験2〕　一方の初期原腸胚の原口の動物極側(原口背唇部)をもう一方の初期原腸胚の腹側の予定表皮域に移植すると，移植片は正常発生と同じように陥入を始め，最終的に宿主胚の腹側に前後軸と背腹軸をそなえた二次胚が生じた。尾芽胚期まで発生した二次胚では，＿＿＿＿＿＿＿＿は移植片から生じ，残りの部分は宿主胚から生じ
B)
ていた。すなわち，原口背唇部は，初期原腸胚において＿＿＿＿＿＿＿＿領域であり，胚
C)
の軸構造を誘導するはたらきをもつことがわかった。そこで，シュペーマンは原口背唇部を「形成体」とよんだ。

問1　下線部A)に入る文として最も適するものを，①〜⑤の中から1つ選べ。

　　　　20

① 決定を受けた細胞は，他の細胞タイプに分化できる

② 細胞の最終的な予定運命は，胚内の場所に依存している

③ 細胞の最終的な予定運命は，原腸形成直前に決定している

④ 原腸形成が始まるころから神経胚にかけて，細胞の分化は可逆的である

⑤ 発生が進むにつれて，細胞は異所に移植されても本来の予定運命に従うようになる

問2　下線部B)に入る語として適するものを，①〜⑥の中から2つ選び，解答番号21の解答欄にマークせよ。　　21

① 表　皮　　　　　② 脊　索　　　　　③ 腸　管

④ 血　球　　　　　⑤ 体節の一部　　　⑥ 神経冠細胞

問 3　下線部C)に入る文として最も適するものを，①〜③の中から1つ選べ。

　　　22

① 未分化な細胞が集まった

② 胚内の場所に依存して細胞が分化する

③ 本来の予定運命に従い自律分化能をもつ

<文Ⅱ>

　両生類では，卵形成の間に動—植物軸が生じ，受精により細胞質の再編成が起きる。その結果，植物極側が背側植物極領域と腹側植物極領域に分かれ，卵割を通じて中胚葉誘導が起こる。この誘導のしくみがツメガエルの32細胞期胚（図1）と初期原腸胚を用いた一連の実験によって明らかにされた。

〔実験3〕　第一卵割前に紫外線を照射した_{D)}32細胞期胚は，原腸形成を行うことができず，腹部細胞塊となる。この紫外線照射32細胞期胚から帯域細胞（図1のBとCの層の細胞）のうち，隣接する4つを除去して空所をつくり，そこに同じ発生段階にある正常胚の最も背側に位置する隣接した4つの帯域細胞を移植した。その結果，紫外線照射胚に完全な体軸が形成された（図2）。

　なお，このような紫外線照射胚を救済する能力は，32細胞期胚の腹側または側方に位置する帯域細胞にはなかった。

〔実験4〕　32細胞期胚の植物極の各細胞（図1のDの層の1〜4の細胞）を，同じ発生段階の胚の動物極の最上層（図1のAの層）と再結合して培養した。単独の培養では，植物

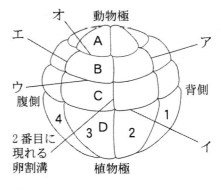

図1

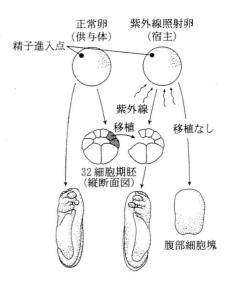

図2

東京医科大学　27年度　（54）

極細胞は内胚葉，動物極最上層は
表皮にしかならないが，再結合に
よって動物極最上層から表皮，神
経管のほかに多様な中胚葉の組織
がつくられた。つくられた中胚葉
の組織が背側に位置する背側中胚
葉であるのか，腹側に位置する腹
側中胚葉であるのか，背側と腹側の中間に位置する中間中胚葉であるのかを分類
し，それぞれの割合を調べた（表1）。

表1

動物極最上層と再結合した植物極細胞	動物極最上層からつくられた各中胚葉の割合(%)		
	背側中胚葉	中間中胚葉	腹側中胚葉
1	77	23	0
2	11	61	28
3	5	45	50
4	16	42	42

　この実験によって，最も　　カ　　にある植物極細胞に
よる　　キ　　中胚葉の誘導とその他の植物極細胞による
中間あるいは腹側中胚葉の誘導の2つの異なる誘導の過程
が明示された。

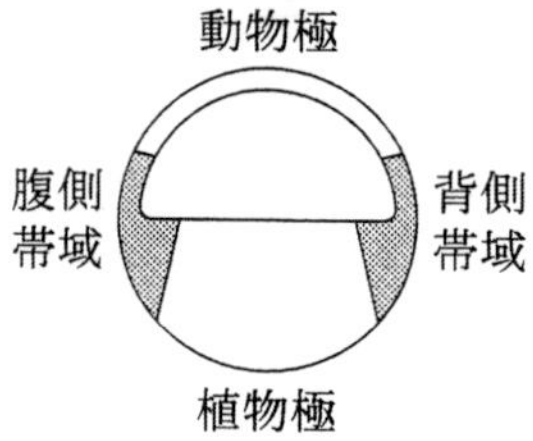

図3

〔実験5〕　初期原腸胚から背側と腹側の帯域（図3）を切り
出し，それぞれを分離して単独で，あるいは隣接させて培養した。つくられた中胚
葉組織を実験4と同様に分類し，それぞれの割合を調べた（表2）。

　この実験から，　　ク　　中胚葉は，　　ケ　　帯域が隣接した　　コ　　帯域
を　　サ　　化することで生じることが明示された。

表2

		つくられた各中胚葉の割合(%)		
		背側中胚葉	中間中胚葉	腹側中胚葉
分離して単独で培養	背側帯域	100	0	0
	腹側帯域	0	5	95
隣接させて培養	背側帯域	100	0	0
	腹側帯域	3	97	0

問4　図1において，5番目に現れる卵割溝はどれか。適するものを，①～⑤の中
からすべて選び，解答番号23の解答欄にマークせよ。　23

①　ア　　　　②　イ　　　　③　ウ　　　　④　エ　　　　⑤　オ

問5 実験3の下線部D)において，紫外線照射胚が原腸形成を行えない理由とし
て最も適するものを，①～⑤の中から1つ選べ。　24

① 卵割が阻害された。

② 表層回転が阻害された。

③ 動—植物軸の形成が阻害された。

④ 受精卵の核遺伝子に変異を生じさせた。

⑤ 母親の遺伝子に由来するmRNAが破壊された。

問6 実験4の下線部E)の出現率が最も高いのは，どの植物極細胞と再結合した
場合と考えられるか。最も適するものを，①～④の中から1つ選べ。
　25

①　1　　　　　②　2　　　　　③　3　　　　　④　4

問7 文中の　カ　～　ク　に入る語として最も適するものを，①～③の
中から1つずつ選べ。なお，必要であれば同じ番号を重複して用いよ。

カ　26　　　　キ　27　　　　ク　28

①　背　側　　　　　②　中　間　　　　　③　腹　側

問8 文中の　ケ　～　サ　に入る語の組み合わせとして最も適するもの
を，①～⑧の中から1つ選べ。　29

	ケ	コ	サ
①	背　側	背　側	背　側
②	背　側	背　側	腹　側
③	背　側	腹　側	背　側
④	背　側	腹　側	腹　側
⑤	腹　側	腹　側	腹　側
⑥	腹　側	腹　側	背　側
⑦	腹　側	背　側	腹　側
⑧	腹　側	背　側	背　側

第4問 文を読んで，問いに答えよ。

進化の過程で，アミノ酸の置換が累積している場合がある。例えば，脊椎動物のもつヘモグロビンα鎖のアミノ酸配列をヒトとゴリラで比較すると，異なるアミノ酸は1個しかないが，ヒトとサメで比較すると79個ある。アミノ酸の置換は，一定の速さで時を刻む時計のように，一定の速度で進むことから分子時計という考え方が生まれた。分子時計によれば，一般に，共通祖先より分岐してから長い時間が経過している生物間ほど，異なるアミノ酸の数が大きくなる傾向がある。

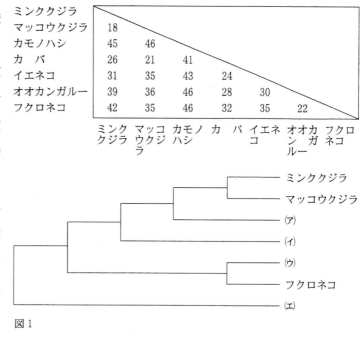

7種の哺乳類について，ヘモグロビンα鎖のアミノ酸配列を比較したときの異なるアミノ酸の数を表1に，表1をもとにして作成した分子系統樹を図1に，ヘモグロビンα鎖のアミノ酸配列の一部を図2に示した。

図2 (ア)～(エ)は図1の(ア)～(エ)と同じ生物である。

問1 図1の(ア), (エ)に入る生物名として最も適するものを, ①~④の中から1つず
つ選べ。

ア □30□   エ □31□

①　カモノハシ   ②　イエネコ

③　オオカンガルー   ④　カ　バ

問2 ヘモグロビンα鎖のアミノ酸は約600万年で1個の割合で置換する。ミンク
クジラとマッコウクジラの系統が分岐したのは約何年前か。また, クジラの共
通祖先とクジラに最も近かった哺乳類(図1(ア))が分岐したのは約何年前か。そ
れぞれに最も適するものを, ①~⑧の中から1つずつ選べ。

ミンククジラとマッコウクジラの系統の分岐: □32□

クジラの共通祖先とクジラに最も近かった哺乳類の分岐: □33□

①　2700万年   ②　5400万年   ③　6600万年   ④　7050万年

⑤　7200万年   ⑥　7800万年   ⑦　9900万年   ⑧　13650万年

問3 ヘモグロビンα鎖の分子進化について, 図1, 図2から考察した。考察とし
て**適さない**ものはどれか。最も適するものを, ①~⑤の中から1つ選べ。
□34□

①　有袋類と真獣類(有胎盤類)の分岐点となった共通祖先の第23番目のアミ
ノ酸はGluである。

②　有袋類と真獣類(有胎盤類)の分岐点となった共通祖先の第56番目のアミ
ノ酸はGluである。

③　クジラの共通祖先と図1(ア)の分岐点となった共通祖先の第23番目のアミ
ノ酸はGluである。

④　クジラの共通祖先と図1(ア)の分岐点となった共通祖先の第56番目のアミ
ノ酸はLysである。

⑤　第83番目から第88番目の領域のアミノ酸は, ヘモグロビンの機能に重要
なはたらきをしている。

問 4 アミノ酸置換を引き起こした DNA 塩基配列の変化を推定し，図 3 に示した。mRNA に相補的な DNA 鎖について，表 2 の遺伝暗号表（mRNA のコドンに対応するアミノ酸の種類を示した）を用いて，図中の（あ），（う）に最も適する塩基配列を，①〜⑩の中から 1 つずつ選べ。なお，1 つのアミノ酸の置換はコドン中の 1 つの塩基置換で生じたものとする。

あ 35   う 36

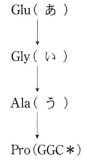

図 3
＊：mRNA に相補的な DNA 鎖について，コドンの塩基の並び順通りに，対になる塩基を記した。

① GGG ② GGA ③ GAG ④ CGC ⑤ GGT
⑥ CGT ⑦ CTC ⑧ CTT ⑨ CCC

表 2

CCU CCC CCA CCG	Pro プロリン	GCU GCC GCA GCG	Ala アラニン	GGU GGC GGA GGG	Gly グリシン	GAA GAG	Glu グルタミン酸

東京医科大学　27年度　(59)

英　語

解答

27年度

1

〔解答〕

1. ③　2. ②　3. ⑤　4. ②　5. ①

〔出題者が求めたポイント〕

1. 見出し語 [s] ① [ʃ] ② [z] ③ [s] ④ [ks] ⑤ [z]
2. 見出し語 [k] ① [tʃ] ② [k] ③ 黙字 ④ [stʃ] ⑤ [tʃ]
3. 見出し語 [ə:(r)] ① [ɔ:(r)] ② [ɔ:] ③ [a:(r)] ④ [a] ⑤ [ə:(r)]
4. 見出し語 [e] ① [i:] ② [e] ③ [i;] ④ [i:] ⑤ [ei]
5. 見出し語 [t] ① [t] ② [d] ③ [id] ④ [d] ⑤ [id]

2

〔解答〕

6. ②　7. ②　8. ②　9. ④　10. ⑤

〔出題者が求めたポイント〕

6. stop〔keep, prevent〕A from *doing*
「A が～することを妨げる、A に～させない」
　　stop, prevent の場合は from の省略が可能。
7. may well *do*「～である可能性が高い」(may の強調)
8. It was a disappointment that ~「～なのはガッカリだった」
9. out of the question「問題外だ、不可能だ」(= impossible)
　　⑤「気が狂っている」の主語は人。
10. turn down an offer「申し出を断る」

3

〔解答〕

11. ④　12. ⑥　13. ③　14. ⑥　15. ④
16. ①　17. ②　18. ①　19. ⑤　20. ③

〔出題者が求めたポイント〕

a. (I must say, people) do tend to judge you by (what you wear.)
b. (He had no money, nor) did he know anyone (he) could borrow (from.)
c. You needn't have carried all these parcels yourself. (The shop) would have delivered (them if) you had asked (them.)
d. (… the members do not) have to talk about anything (they) do not want to.
e. (…, the medications would soon) make her feel better(, and that,) with the right treatment(, she could still) live a long life.

4

〔解答〕

21. ⑱　22. ⑥　23. ⑬　24. ⑨　25. ⑤
26. ⑮　27. ②　28. ④　29. ③　30. ⑰
31. ②　32. ③　33. ③　34. ③　35. ②

36. ②　37. ④

〔出題者が求めたポイント〕

21 ～ 30. 選択肢を以下のようにグルーピングしておくと、入る可能性の箇所が絞り込めて、解きやすくなる。

① 述語動詞の一部
②・⑥・⑧～⑩・⑫・⑭ 述語動詞
　　(⑧～⑩は 3 単現、⑭は過去形で主語が複数)
　　② come to do は第 1 段落第 3 文にもあるように現在完了形で使うことが多い。
③・⑤・⑦ 動名詞句 or 現在分詞句 or 述語動詞の一部
④ for S to V
　　(to V の名詞・形容詞・副詞用法のいずれか)
⑪・⑬ 接続詞 + SV
⑮～⑱ what で始まる名詞節

31 ～ 36. 語彙問題。全訳該当箇所参照。
35. the parties concerned〔involved〕「当事者、関係者」
36. not necessarily ～「必ずしも～ではない」(部分否定)
37. ④が第 6 段落に矛盾 (all the necessary が不適)。

〔全訳〕

　私はしょっちゅう若者に「経験を積みなさい」と言っている。かく言う私は、ただの一般人だ。しかし、他の人がやらなそうなことを 20 年以上もやってきて、私は独自の見解を持つようになってきている。

　自分の才能に関してできることは何もない。それは 21: ⑱生まれ持ったもの だからである。自分の能力を磨く他の方法を考えてみると、答えは経験ということになる。経験を積めば、それが大きな利点、圧倒的な強さとなる。

　このように簡単かつ極めて効果的な道をなぜ人々はとらないのだろうかと私はずっと思っている。先日、私はロボット工学専攻の学生に出会った。彼曰く、日本には素晴らしいテクノロジーがあるが、実際的応用に関して (イ)立ち遅れている。テクノロジーを看護などの分野でもっと活用できるのに、ということだった。私がこの学生に看護施設で働いてみることを提案すると、彼は 22: ⑥ちょっと困った顔をした。

　(ロ)回り道に見えること、他の人が誰もやらなそうなことをするのは誰しも気が進まない。しかし、もしこの学生が介護施設で働けば、彼はそこで本当に必要とされていることを理解できるだろう。その一方で、非常に頭のよい学生であっても、23: ⑬仕事を経験していないならば、本当に必要なことは理解できない。

　さらに、その経験に金が伴っていると、より一層望ましい。金が関わることになると、人々は真剣になる。人々が真剣になると、(ハ)口論が起こる場合がある。だが、そういう衝突は経験しておいた方がいい。なぜならば、それこそが 24: ⑨物事や人間の本質 を明らかにするからだ。ノンフィクション作家として、口論から、国民の価値観、たとえば、民族性や国家的背景を私は学んでいる。

現代はインターネット時代だと言う人もいる。机に座ったままにして、我々は莫大な量の情報を得ることができるし、未開の領域はますます減っている。しかし、インターネットが世界に浸透すればするほど、実際に現地に行くことの意義が高まると私は考えている。

25: ⑤現地に行くこと なしに物を書いたり考えたりする人の数が増えている中で、現地に行く人間は大きな強みを持つことになるだろう。さらに、私は確信しているのだが、必要なすべての情報を一度に集めることなど不可能である。情報を伝える手段の開発とか、スピードとかの問題ではないのだ。

ソマリーランドを含むソマリアの３つの地域では、インターネットや携帯電話を使って大量の情報を得ることが可能である。しかし、この３つの地域に住む人々はお互いに関する情報がなく、私に 26: ⑮他の地域ではどうなっているか を質問してくる。

ソマリーランドの人たちは銃を持ち歩いていないと私が言うと、モガディシュ（＝ソマリアの首都）の人々は、ジャーナリストも含めて驚いていた。私も驚いた。なぜ彼らは知らなかったのだろうか？ おそらくその理由は、そのような明るいニュースは［ニ］（新聞の）大見出し，（報道の）トップ記事にならないからである。だから、そういう情報は誰も発信しないのだ。

私は最近 27: ②考えるようになっ たのだが、あらゆる関連情報を集めて全体像を理解することは不可能だ。なぜならば、［ホ］当事者（関係者）たちですら実情を知らないからだ。彼らは仮定と誤解と憶測に基づいて決定をするので、28: ④どんな人であっても実情を把握することはより一層難しくなる。

現地に行けば全体像がつかめると言っているわけでは［ヘ］必ずしもないが、少なくとも現地の気分は分かる。モガディシュの人たちを例に取ったが、マスコミは29: ③楽しいニュースを伝えること が得意ではないと私は思う。私のようなノンフィクション作家には、現実像、特に明るい側面を伝える責任がある。なぜならば、マスコミは暗いニュースを非常に多く伝えるからだ。

私は自分の役割が今ははっきり見えているが、おそらく、40代になるまでは、自分が長期的にやるべきことに自信が持てないだろう。

しかし、私はワクワクするようなことをやってみることを人に勧めている。我々は 30: ⑰自分がやる「べき」と思うこと を選んで行う傾向にあり、たとえば、それが自分のキャリアに役立つことを願っている。しかし、ワクワクすることをやる方がもっとずっと楽しいし、最終的にはもっと充実することになるのだ。

5
〔解答〕
38 ～ 45. ②・⑩・⑮・⑰・㉑・㉔・㉖・㉚（順不同）
〔出題者が求めたポイント〕
① 第１段落第２文に矛盾（until が不適）。
② 第１段落第３文に一致。
③ 第１段落第３文に矛盾（All が不適）。

④ 第１段落最終文に矛盾（confusing → easy）。
⑤ 第２段落に矛盾（only after 以降が記述なし）。
⑥ 第２段落に矛盾（has never been が不適）。
⑦ 第３段落第１文に矛盾。
⑧ 第３段落最終文に矛盾（a few → few）。
⑨ 第３段落第３文に矛盾（to get 以降が不適）。
⑩ 第３段落第３文に一致（選択肢前半は仮定法過去完了の条件節 = If there had been more ～ ,）。
⑪ 第３段落最終文に矛盾（except 以降が不適）。
⑫ 第４段落第２文に矛盾（per thousand → per million）。
⑬ 第４段落最終文に矛盾（年間100件未満なので、少なくとも３日に１件（≒年間120件）ではない）。
⑭ 第５段落第３文に矛盾（did not が不適）。
⑮ 第５段落第３文に一致（on par with ～「～と並んで」）。
⑯ 第６段落第１～３文に矛盾。
⑰ 第６段落最終３文に一致
　（not so much A as B「Aというよりむしろ B」）。
⑱ 第６段落最終文に矛盾
　（was found guilty「有罪になった」が不適）。
⑲ 第７段落最終文に矛盾（「全人口」ではない）。
⑳ 第７段落第２文に矛盾（「心臓停止」とは限らない）。
㉑ 第７段落第１・２文に一致。
㉒ 第７段落最終文に矛盾（臓器提供賛成者は just as many = 43.1% ではなく 23.8%）。
㉓ 第８段落第３・４文に矛盾（「市役所」（第４文）と「健康保険証」（第３文）は別個の話であり、それが合体しているのが不適）。
㉔ 第８段落最終文に一致（「ダウンロード」は「インターネット接続」が前提）。
㉕ 第９段落最終３文に矛盾（not ～ anything が不適。have something to do with ～「～と関係がある」）。
㉖ 第９段落第６文に一致
　（their loved ones = their family members）。
㉗ 第９段落第４文に矛盾（once 以降が不適）。
㉘ 最終段落第１文に矛盾（本文の can't V1 and V2 が can both V1 and V2 になっているのが不適）。
㉙ 最終段落第１文に矛盾（after organ donation が不適）。
㉚ 最終段落第２文に一致（candidate「候補者」）。

〔全訳〕
日本語で organ donation にあたる用語は「臓器提供」である。日本は「選択」あるいは「明示的同意」モデルに基づいている。すなわち、臓器提供者（ドナー）になる意思を示すためには、何らかの具体的な行動（書類記入など）をとらなくてはならない。これは一部の国（スペインやオーストリア）などとは異なる、こういった国々では、拒否の意向を登録する行動をとらない限り、全員がドナーになる意思があると見なされている。幸いにして、「選択」作業は日本では比較的簡単であり、英語でも行うことができる。

在留外国人は自由にドナーになることができ、ドナーの国籍は開示も記録もされていないが、日本臓器移植ネットワークによれば、外国人が死亡し、臓器提供に

よって他者の生命を救った事例が存在している。

　現在、日本では 14,000 人近くが臓器提供を待っており、腎臓が最も必要とされている。しかし、日本ではドナーの数が非常に少ないので、こうした患者のほとんどは、自分の生命を救ってくれる臓器を待っている間に亡くなってしまうであろう。日本人の中には、臓器提供を受けるために、海外に渡航し、莫大な金額をかける者もいる。こうした行為は論争の的となっている。なぜならば、臓器が余っている国はないからだ。

　アメリカ合衆国では、臓器移植は比較的受け入れられており、毎年 7,000 ～ 8,000 件の臓器移植が行われている。これは人口 100 万人あたり約 26 件の臓器移植ということになる。これを日本を比較してみると、人口 100 万人あたりわずか 0.9 件であり、先進国の中で最も低い比率である。昨年、日本で行われた臓器移植は 100 件に満たなかった。

　では、この臓器提供率の低さの原因は何だろうか？ 要因の一つは、遺体は丸ごと火葬に付されるべきという伝統的考え方だが、法律上の問題や過去のいざこざも一因となっている。医療の進歩により臓器移植が可能となった 1950 ～ 60 年代、日本は臓器移植に関して諸外国と肩を並べるか、先に行っていた。だが、1968 年のある事件によって、日本における臓器移植の進展が停滞してしまった。

　同年、W 医師が S 医科大学で日本初の心臓移植手術を行った。患者は 83 日生存し、これは初期の心臓移植においては非常に優秀な成果だったが、W 医師は強烈な批判にあった。批判的な人々はこのように糾弾した。手術は非常に不適切であり、ほとんど犯罪である。特に執刀医自らがドナーが脳死だという決定を行った点が問題である、と。当時、brain-based death（脳死）という概念はまだ新しく、その定義に関して日本では合意がなかった。W 医師に対する刑事告発は最終的には取り下げられたが、一般大衆には臓器移植に対する深い不信感が残った。

　その後、数十年を要して、脳死を定義し、脳死患者からの臓器移植を合法化する法律が成立した。現在では、以前よりも多くの人々が理解しているように、脳機能が完全にそして不可逆的に損なわれた後でも、心臓が動き続け、身体が温かいままであることはあり得る。現在、世論調査が示すところでは、脳死後に臓器提供したいとする人は増えている。2013 年の調査では、回答者の43.1% が脳死後に臓器提供する意思を示し、依然として反対したのは 23.8% であった。

　さて、運転免許の話に戻ろう。免許証裏面の書式に記入することで、ドナー登録の意思、そして、どんな状況下でドナーになるかを宣言すること、あるいは、臓器提供に反対であることを記録することができる。運転免許を持たない人のために、同様の書式が日本の健康保険証の裏面にもある。さらに、別個に organ-donation decision card（臓器提供意思カード）に石を記録することもできる。このカードは市役所や一部の薬局で無料で入手可能である。英語版のカードもダウンロードでき

る。

　指示文について説明しよう。これは日本語版・英語版共通である。「1」を丸で囲めば、脳死後の臓器提供、心臓死後の臓器提供の両方に同意したことになる。「2」を丸で囲めば、心臓死後の臓器提供のみに同意したことになり、「3」を丸で囲めば、臓器提供の意思がないことを示す。以下に列挙される臓器のどれかの上に「×」を書いておくと、その臓器を提供する意思がないことを示す。心臓、肺、肝臓、腎臓、すい臓、小腸、眼。自分の意思について家族と話し合い、家族の署名を自分の署名の隣りにもらっておくのは良い考えである。家族は臓器提供を拒否する権利を常に有しており、当人の意思が鮮明でない場合は、現在の法律は家族が臓器提供の決定を行うことを許可している。自分の意思について事前に話し合っておけば、その意思が守られる可能性が高まる。

　日本では遺体を丸ごと科学のために寄贈することが可能であり、これは「献体」と呼ばれている。しかし、諸外国と同様に、臓器を提供し、なおかつ遺体の残りを医療の訓練や研究のために提供するということはできない。さらに、献体は医科大学と直接取り決めをしなければならず、死亡時にその医科大学が引き取ってくれる保証はない。現在、おそらくは献体を日本の火葬の高額な費用を避ける方法と考えている人がいるせいで、（解剖用の）死体は全国的に余っている。

数 学

解答

27年度

❶

〔解答〕

(1)
ア	イ	ウ	エ
−	1	1	5

(2)
オ	カ	キ	ク	ケ	コ
4	4	1	4	4	9

〔出題者が求めたポイント〕

(1) $\vec{a}+t\vec{b}$, $\vec{c}+t\vec{d}$ を成分表示で表す。
$\vec{p}=(x_0,\ y_0)$ のとき，$|\vec{p}|^2=x_0{}^2+y_0{}^2$
$|\vec{a}+t\vec{b}|^2=|\vec{c}+t\vec{b}|^2$ より t を求める。

(2) $y=f(x)$ の上の $x=t$ における接線の方程式は，
$y=f'(t)(x-t)+f(t)$
C_1 から接線の方程式を求め，C_2 と連立方程式にし，
x の 2 次方程式に変形する。接するので，
$D=0$ より t を求める。

〔解法のプロセス〕

(1) $\vec{a}+t\vec{b}=(4t+2,\ 3t+1)$
$\vec{c}+t\vec{d}=(t+3,\ 2t)$
$|\vec{a}+t\vec{b}|^2=(4t+2)^2+(3t+1)^2$
$\qquad =25t^2+22t+5$
$|\vec{c}+t\vec{d}|^2=(t+3)^2+(2t)^2=5t^2+6t+9$
$25t^2+22t+5=5t^2+6t+9$
$20t^2+16t-4=0$
$4(5t-1)(t+1)=0$
従って，$t=-1,\ \dfrac{1}{5}$

(2) $C_1 : y'=2x$, C_1 の $x=t$ における接線は，
$y=2t(x-t)+t^2=2tx-t^2$
$C_2 : y=-(x-9)^2+28=-x^2+18x-53$
$-x^2+18x-53=2tx-t^2$ より
$x^2+2(t-9)x+53-t^2=0$
接するので，$D'(D/4)=0$
$(D'=)(t-9)^2-(53-t^2)=0$
$2t^2-18t+28=0$ より $2(t-2)(t-7)=0$
$t=2$ のとき，$y=4x-4$
$t=7$ のとき，$y=14x-49$

❷

〔解答〕

(1)
ア	イ	ウ
2	3	5

(2)
エ	オ	カ
1	3	6

〔出題者が求めたポイント〕

(1) $t=1-x^2$ とおいて，置換積分する。

(2) 点 P の x 座標を t として，$S=OP^2$, 直線 OP を求めて，定積分で A を求める。
$a>0$, $b>0$ ならば，$a+b\geqq 2\sqrt{ab}$
（等号が成り立つのは $a=b$ のときである。）

〔解法のプロセス〕

(1) $t=1-x^2$ とおく。$x^2=1-t$

$\dfrac{dt}{dx}=-2x,\ \ dx=-\dfrac{dt}{2x}$

x	0 $\longrightarrow$ 1
t	1 $\longrightarrow$ 0

$\displaystyle\int_0^1 x^3(1-x^2)^{\frac{3}{2}}dx=\int_1^0 x(1-t)t^{\frac{3}{2}}\left(-\dfrac{dt}{2x}\right)$

$=\dfrac{1}{2}\displaystyle\int_0^1 (t^{\frac{3}{2}}-t^{\frac{5}{2}})dt=\dfrac{1}{2}\left[\dfrac{2}{5}t^{\frac{5}{2}}-\dfrac{2}{7}t^{\frac{7}{2}}\right]_0^1$

$=\dfrac{1}{2}\left(\dfrac{2}{5}-\dfrac{2}{7}\right)=\dfrac{2}{35}$

(2) 点 P の x 座標を t とする。$\mathrm{P}\left(t,\ \dfrac{4}{3}t+\dfrac{2}{3}\sqrt{t}\right)$

$S=OP^2=t^2+\left(\dfrac{4}{3}t+\dfrac{2}{3}\sqrt{t}\right)^2$

$\qquad =\dfrac{25}{9}t^2+\dfrac{16}{9}t\sqrt{t}+\dfrac{4}{9}t$

直線 OP : $y=\dfrac{\dfrac{4}{3}t+\dfrac{2}{3}\sqrt{t}}{t}\ \ x=\left(\dfrac{4}{3}+\dfrac{2}{3\sqrt{t}}\right)x$

$\dfrac{4}{3}x+\dfrac{2}{3}\sqrt{x}-\left(\dfrac{4}{3}+\dfrac{2}{3\sqrt{t}}\right)x$

$\qquad =-\dfrac{2}{3\sqrt{t}}x+\dfrac{2}{3}\sqrt{x}$

$A=\displaystyle\int_0^t\left(-\dfrac{2}{3\sqrt{t}}x+\dfrac{2}{3}x^{\frac{1}{2}}\right)dx$

$=\left[-\dfrac{1}{3\sqrt{t}}x^2+\dfrac{2}{3}\ \dfrac{2}{3}x^{\frac{3}{2}}\right]_0^t$

$=-\dfrac{1}{3}t\sqrt{t}+\dfrac{4}{9}t\sqrt{t}=\dfrac{1}{9}t\sqrt{t}$

$\dfrac{A}{S}=\dfrac{t\sqrt{t}}{25t^2+16t\sqrt{t}+4t}$

$\quad =\dfrac{1}{16+25\sqrt{t}+\dfrac{4}{\sqrt{t}}}$

$t>0$ より，分母 $\geqq 16+2\sqrt{25\sqrt{t}\dfrac{4}{\sqrt{t}}}=36$

従って，$\dfrac{A}{S}\leqq\dfrac{1}{36}$　　　　$\therefore \mathrm{M}=\dfrac{1}{36}$

❸

〔解答〕

ア	イ	ウ	エ
2	5	1	8

〔出題者が求めたポイント〕

$Q_1(x_1,\ y_1,\ z_1)$, $Q_2(x_2,\ y_2,\ z_2)$ のとき，
$Q_1Q_2{}^2=(x_2-x_1)^2+(y_2-y_1)^2+(z_2-z_1)^2$
AP^2, BP^2, CP^2 を求める。
$AP^2=BP^2$, $AP^2=CP^2$ の 2 式より $y,\ z$ を x で表す。
AP^2 の $y,\ z$ に代入し，x について平方完成させて
最小値 m を求める。

〔解法のプロセス〕

$AP^2 = (x-1)^2 + y^2 + z^2$

$BP^2 = x^2 + (y-1)^2 + z^2$

$CP^2 = x^2 + y^2 + (z-2)^2$

$AP^2 = BP^2$ より $\quad -2x+1 = -2y+1$

よって，$y = x$

$AP^2 = CP^2$ より $\quad -2x+1 = -4z+4$

よって，$z = \dfrac{1}{2}x + \dfrac{3}{4}$

$AP^2 = (x-1)^2 + x^2 + \left(\dfrac{1}{2}x + \dfrac{3}{4}\right)^2$

$\quad = \dfrac{9}{4}x^2 - \dfrac{5}{4}x + \dfrac{25}{16}$

$\quad = \dfrac{9}{4}\left(x - \dfrac{5}{18}\right)^2 - \dfrac{25}{144} + \dfrac{25}{16}$

$\quad - \dfrac{9}{4}\left(x - \dfrac{5}{18}\right)^2 + \dfrac{25}{18}$

従って，AP^2 の最小値 m は，$m = \dfrac{25}{18}$

❹
〔解答〕

ア	イ	ウ	エ	オ	カ	キ
3	4	9	7	7	1	6

〔出題者が求めたポイント〕

$\tan x = \dfrac{\sin x}{\cos x}$

C_1 と C_2 の方程式を連立させて，$\sin x$ を求める。

$\displaystyle\int_0^{x_0} \tan x\,dx$ は $\cos x = t$ とおいて置換積分して求める。

〔解法のプロセス〕

$\tan x_0 = \dfrac{12}{7}\cos x_0$ より $\quad \dfrac{\sin x_0}{\cos x_0} = \dfrac{12}{7}\cos x_0$

$7\sin x_0 = 12\cos^2 x_0$ より $\quad 7\sin x_0 = 12 - 12\sin^2 x_0$

よって，$12\sin^2 x_0 + 7\sin x_0 - 12 = 0$

$\quad (3\sin x_0 + 4)(4\sin x_0 - 3) = 0$

$-1 < \sin x_0$ より $\quad \sin x_0 = \dfrac{3}{4}$

$S = \displaystyle\int_0^{x_0}\left(\dfrac{12}{7}\cos x - \tan x\right)dx$

$\displaystyle\int_0^{x_0}\dfrac{12}{7}\cos x\,dx = \dfrac{12}{7}\Big[\sin x\Big]_0^{x_0}$

$\quad = \dfrac{12}{7}\left(\sin x_0 - 0\right) = \dfrac{12}{7}\cdot\dfrac{3}{4} = \dfrac{9}{7}$

$\displaystyle\int_0^{x_0}\tan x\,dx = \int_0^{x_0}\dfrac{\sin x}{\cos x}\,dx$

$t = \cos x$ とする。

$\dfrac{dt}{dx} = -\sin x$ より $\quad dx = \dfrac{dt}{-\sin x}$

$\cos x_0 = \sqrt{1 - \left(\dfrac{3}{4}\right)^2} = \sqrt{\dfrac{7}{16}} = \alpha$ とする。

x	$0 \longrightarrow x_0$
t	$1 \longrightarrow \alpha$

$\displaystyle\int_0^{x_0}\tan x\,dx = \int_1^{\alpha}\dfrac{\sin x}{t}\,\dfrac{dt}{-\sin x}$

$\quad = \displaystyle\int_{\alpha}^{1}\dfrac{1}{t}\,dt = \Big[\log t\Big]_{\alpha}^{1}$

$\quad = \log 1 - \log\alpha = -\dfrac{1}{2}\log\dfrac{7}{16}$

従って，$S = \dfrac{9}{7} - \left(-\dfrac{1}{2}\log\dfrac{7}{16}\right)$

$\quad\quad = \dfrac{9}{7} + \dfrac{1}{2}\log\dfrac{7}{16}$

物　理

解答　　27年度

第1問
〔解答〕
① ⑤
〔出題者が求めたポイント〕
重心の求め方
〔解答のプロセス〕
円板と残部の質量比は $4:5$

重心の公式より $r = \dfrac{4m \times \dfrac{2}{3}r + 5mx}{4m+5m}$

$x = \dfrac{19}{15}r$

第2問
〔解答〕
問1 ② ④　問2 ③ ③
〔出題者が求めたポイント〕
斜方投射の条件を考える
〔解答のプロセス〕
問1　$v\cos 45° \times t = 11$ より $t = \dfrac{11}{v\cos 45°}$

$0 < v\sin 45° \times t - \dfrac{1}{2}gt^2 < 2.4$

t を代入して

$v < 11\sqrt{\dfrac{9.8}{8.6}} = 11.74$

問2　$t = \dfrac{11}{22\cos\theta} = \dfrac{1}{2\cos\theta}$

$0 < 22\sin\theta t - \dfrac{1}{2}gt^2 < 2.4$

t を代入して $\sin\theta\cos\theta = \dfrac{1}{2}\sin 2\theta$ を用いて整理すると

$\dfrac{9.8}{4 \times 11} < \sin 2\theta$

三角関数表より $6° < \theta < 7°$。

第3問
〔解答〕
問1 ④ ⑥　問2 ⑤ ③
〔出題者が求めたポイント〕
円すい振り子の理解
〔解答のプロセス〕
問1　等速円運動の角速度を ω とすると力のつりあいより

$T\cos\theta = mg$

$T\sin\theta = ml\omega^2\sin\theta$

よって $\omega = \sqrt{\dfrac{g\tan\theta}{l\sin\theta}}$ ∴ $T = 2\pi\sqrt{\dfrac{l\sin\theta}{g\tan\theta}}$

これより $\cos\theta = \dfrac{gT^2}{4\pi^2 l} = 0.6626$ ∴ $\theta = 49°$

問2　$T = \dfrac{mg}{\cos\theta} = 14.84$

第4問
〔解答〕
問1 ⑥ ⑤　問2 ⑦ ①
〔出題者が求めたポイント〕
コンデンサーの基本
〔解答のプロセス〕
問1　$C = \varepsilon_0\dfrac{a^2}{d}$　　$V = \dfrac{Q}{C}$　　$E = \dfrac{V}{d}$ を用いる。

第5問
〔解答〕
⑧ ⑥
〔出題者が求めたポイント〕
平行電流内に働く力
〔解答のプロセス〕
コイルの導線に近い平行電流が受ける力 F_1 は引力で

$F_1 = \dfrac{\mu_0 I_1 I_2 a}{2\pi d}$ である。また導線から遠い平行電流 F_2 は斥

力を受け $F_2 = \dfrac{\mu_0 I_1 I_2 a}{2\pi(d+b)}$ である。F_1 と F_2 の合力を求める。

第6問
〔解答〕
問1 ⑨ ③　問2 ⑩ ⑥
〔出題者が求めたポイント〕
直流回路におけるコイルの働き，電気振動
〔解答のプロセス〕
問1　コンデンサーは導線として扱う。

$I = \dfrac{E}{R} = \dfrac{12}{10 \times 10^3} = 1.2 \times 10^{-3}\text{A}$

問2　$f = \dfrac{1}{2\pi\sqrt{Lc}}$ の計算

第7問
〔解答〕
問1 ⑪ ①　問2 ⑫ ⑤　問3 ⑬ ⑤
問4 ⑭ ②　問5 ⑮ ①　問6 ⑯ ④
〔出題者が求めたポイント〕
気体のエネルギー保存

〔解答のプロセス〕

問1　$n_A = \dfrac{P_A V_A}{R T_A}$　　問2　$n_B = \dfrac{n_B V_B}{R T_B}$

問3　$U_A = \dfrac{3}{2} n_A R T_A$　　問4　$U_B = \dfrac{3}{2} n_B R T_B$

問5　$U_A + U_B = \dfrac{3}{2}(n_A + n_B)RT$ より T を求める。

問6　状態方程式より $P \times (V_A + V_B) = (n_A + n_B)RT$ より P を求める。

第8問
〔解答〕

17 ⑤

〔出題者が求めたポイント〕

くさび型空気層の光の干渉

〔解答のプロセス〕

明線間隔 Δx は $\Delta x = \dfrac{L\lambda}{2d}$ より　$d = \dfrac{L\lambda}{2\Delta x}$ を計算

第9問
〔解答〕

問1 18 ②　　問2 19 ③　　問3 20 ④

〔出題者が求めたポイント〕

原子分野の理解

〔解答のプロセス〕

問1　$eV = 1.60 \times 10^{-19} \times 80 \times 10^3$

問2　$eV = h\dfrac{C}{\lambda}$ より　$\lambda = \dfrac{hc}{eV}$

問3　$P = \dfrac{h}{\lambda}$

東京医科大学 27年度 (66)

化 学

解答 　27年度

第1問
〔解答〕
問1 ③　問2 ①　問3 ⑤　問4 ⑤　問5 ⑥
〔出題者が求めたポイント〕
化学・小問集合
文章をしっかり読んで判断する。
〔解答のプロセス〕
問1 ③　ネオン，アルゴン，クリプトンの最外殻電子は8個。0個なのは価電子。
問2 ①　水と過酸化水素は，どちらも H と O から作られるが，化合物なので同素体にあてはまらない。
問3 ⑤　イオン半径は，
・同じ電子配置では，原子番号が大きいほど小さい。
・同族元素では周期表の下に行くほど大きい。
・陽イオンは原子半径よりも小さくなるが，陰イオンは大きくなる。
問4 ⑤　グルコースは電離しない。OH 基は親水性をもつのみである。
問5 　どの文章も正しい。

第2問
〔解答〕
問1 ⑦　問2 ④　問3 ④　問4 ②　問5 ⑨　問6 ③
問7 ⑤
〔出題者が求めたポイント〕
溶解度，濃度
特に，質量モル濃度は溶質／溶媒であることに注意
〔解答のプロセス〕
$Ca(NO_3)_2 \cdot 4H_2O$ 118 g は 0.5 mol に相当し，これを 200 g にとかす。
(操作1，以降これを溶液 A とする)

	溶液	溶質 $Ca(NO_3)_2$	溶媒
A	318 g	0.5 mol = 82 g	236 g

同様にして，K_2CO_3(操作2，以降これを B とする)は，

	溶液	溶質 K_2CO_3	溶媒
B	255.2 g	0.4 mol = 55.2 g	200 g

B の質量モル濃度は，

$$\frac{0.4 \text{ mol}}{0.200 \text{kg}} = \underline{2.00 \text{ mol/kg}}$$

A 100 g に B を加えていくと，Ca^{2+} と $CO_3{}^{2-}$ が $\underline{CaCO_3}$ として沈殿する。その量を求める。

	溶液	溶質	溶媒
A	100 g	x mol	z_1 g
B	y g	x mol	z_2 g

A の溶液：溶質の比から，
$$100 : x = 318 : 0.5, \quad x = 0.1572 \text{ (mol)}$$
同様に，$y : x = 255.2 : 0.4$ 　$y = \underline{100.3}\cdots$(g)
また，$z_1 = 74.21$ (g)，$z_2 = 78.62$ (g)と求まる。

よって沈殿後の 3 液(以降 C とする)は，

	溶液	溶質(KNO_3)	溶媒
C	184.58	$2x$ mol = 31.75 g	152.83 ($z_1 + z_2$)

ゆえに，$NO_3{}^-$ の濃度は

$$\frac{2x \text{ mol}}{0.15283 \text{kg}} = \frac{\frac{31.75}{100} \text{ ml}}{0.15283} = \underline{2.057 \text{ mol/kg}}$$

この C 100 g について

	溶液	溶質(KNO_3)	溶媒
C	100 g	x g	y g
	↓	↓ -6.2 g	↓
	$93.8 - z$	$x - 6.2$ g	$y - z$ g
飽和水溶液	137.9 g	37.9 g	100 g

比を比較して，$100 : x = 184.58 : 31.75$ 　$x = 17.2$ (g)
$100 : y = 184.58 : 152.58 = 152.83$ 　$y = 82.8$ (g)
$(17.2 - 6.2) : (82.8 - z) = 37.9 : 100$
　$z = \underline{53.78}$ g
同様に，

	溶液	溶質	溶媒
	$70 + x$ g	x g	70 g

$37.9 : 100 = x : 70$ 　$37.9 - x = \underline{11.37}$ (g)

第3問
〔解答〕
問1 13 ②　14 ①　15 ④　16 ③　17 ⑤
問2 ①と③
問3 ⑥
〔出題者が求めたポイント〕
同位体，原子量，半減期
〔解答のプロセス〕
問1 　それぞれの原子量を計算すると，以下のとおり。
　Ar：39.9852
　Ca：40.1157
　Cl：35.4846
　K：39.1347
　S：32.0925
　実際には，全て求めなくとも同位体の組成から，Ca が最大で，Cl，S の順に最小が並んでいることは予測できる。
　計算するのは，Ar と K のみでよい。
問3 　半減期が 5730 年なので，^{14}C の同位体存在比は，
$$5730 \times n \text{ 年で} \left(\frac{1}{2}\right)^n \text{ になる。}$$
この問題では，$\frac{1}{16} = \left(\frac{1}{2}\right)^4$ なので
$$5730 \times 4 = 22920 \text{(年)} \quad \cdots\text{(答)}$$

プチドFには，システイン（ウ）が含まれている。

9）より，アミノ酸Dはチロシン（イ）である。

問3　グルタミン酸に塩酸を加えると$-NH_2$部分が$-NH_3Cl$になるので

$$\frac{54.3}{147}\,(\text{mol}) \times 183.5\,(\text{g/mol}) = 67.78 \fallingdotseq 67.8\,(\text{g})$$

第4問

〔解答〕

問1 ①と⑥　問2 ②と⑧　問3 ④　問4 ④　問5 ⑥

〔出題者が求めたポイント〕

無機化学（弱酸の遊離）　アルカン

前までの3問と比べると，かなりの易問。メタンの実験室製法はなかなか見ないので，要注意。

〔解答のプロセス〕

問1　Aの発生の反応は以下の反応。

$$CH_3COOH + NaHCO_3$$
$$\longrightarrow CH_3COONa + H_2O + \underset{A}{CO_2}$$

AはCO_2であり，空気より重く，不燃性で，水にとけると弱い酸性を示す。直線形の分子の気体である。

問2　Bの発生の反応は，以下の反応

$$CH_3COONa + NaOH \longrightarrow \underset{B}{CH_4} + Na_2CO_3$$

BはCH_4であり，空気より軽く，正四面体形の分子をもった気体である。

問3　発生した気体Aは，$6.72 \times 10^{-2}\,L = 3.00 \times 10^{-3}\,mol$なので，反応式の係数比から，反応した$NaHCO_3$は$3.00 \times 10^{-3}\,mol$

問4　酢酸CH_3COOH x molは，$NaHCO_3$と$NaOH$と反応することで，CH_3COONaがx mol生成する。さらにそのCH_3COONaの反応でCH_4はx mol発生する。ここで，発生したCH_4は標準状態で$4.48 \times 10^{-1}\,L = 0.02\,mol$であるから，$x = 0.02 (= 2.00 \times 10^{-2}\,mol)$

問5　CH_4の燃焼は

$$CH_4 + 2O_2 \longrightarrow CO_2 + 2H_2O$$

標準状態で，$11.2\,L$のCH_4は$0.5\,mol$なので，H_2Oは$1\,mol$生成する。

第5問

〔解答〕

問1 ④　問2 26 ①　27 ⑤　28 ⑧　問3 ②

〔出題者が求めたポイント〕

問1　9）の反応はキサントプロテイン反応であることから，ベンゼン環を持つものが反応する。

問2　4）と7）より，グリシン（ア）のみ不斉炭素原子がない。

3）より，トリペプチドAには，pH6.0で陽イオン化するアミノ酸が含まれている。

トリペプチドAにはリシン（オ）が，トリペプチドBには，pH6.0で陰イオン化するアミノ酸が含まれており，その結果，トリペプチドBにはグルタミン酸（エ）が含まれている。

5）より，アミノ酸CとDのいずれかは，リシン（オ）である。

6）より，ジペプチドEにはグルタミン酸（エ）が含まれている。

また，ジペプチドFには，電気泳動しないアミノ酸しか含まれていない。

8）は，硫黄を含むアミノ酸で生じる反応なので，ジペ

生　物

解答

27年度

1

正誤問題

〔解答〕

問1　③，問2　⑤，問3　①，問4　③，問5　⑤

〔出題者が求めたポイント〕

問1　③×F_3では丸の純系：F_1と同じ遺伝子型：しわの純系＝6：4：6となるため，F_1と同じ遺伝子型の個体は全体の4/16=1/4となる。

問2　⑤×有髄神経では太い方が刺激は入りやすい。

問3　①×図のグラフは対数グラフである。Bのグラフは死亡率が一定である。

問4　③×第一分裂終了時は，G_1期の母細胞と等しい。

問5　⑤×各々の純系の親と，各々の純系を両親として交配して得られた子供との間で皮ふの交換移植をした時，両親から子供へは細胞が持つ抗原の型が同じなので，移植可能である。しかし，子供の細胞が持つ抗原の型は純系の親が持たないものもあり，移植しても拒絶される可能性がある。

2

糖代謝，糖尿病

〔解答〕

問1　ア：③，エ：⑦

問2　オ：③，キ：①

問3　a:⑦，d:⑧，e:④，j:⑨

問4　⑤

問5　十の位：③，一の位：⑧

問6　③，⑤，⑦

問7　①，③，④

問8　①，⑥

〔出題者が求めたポイント〕

問4　①電子伝達系において，電子の伝達に伴うH^+の移動は，マトリックスから膜間腔（ミトコンドリアの内膜と外膜の間）へと行われるのが正しい。

問5　赤血球にはミトコンドリアがないため，細胞質での解糖系しか行われず，1分子のグルコースから2ATPを生成するだけである。脳の神経細胞にはミトコンドリアがあるため，1分子から38ATPを生成するが，赤血球の2倍のグルコースを消費されることより2×38÷2=38倍。

問6　血糖を下げるホルモンXはインスリンである。インスリンと逆の働きをするものは，血糖を上げるホルモンである。①×セレクチンは十二指腸の粘膜上皮細胞（S細胞）から血中に分泌されるホルモンで，すい臓からの外分泌を促進する作用がある。②×グルカゴンは血糖を上げるホルモンだが，ランゲルハンス島A細胞から分泌される。④×アドレナリンも血糖を上げるホルモンだが，副腎髄質から分泌される。⑥

×バソプレシンは腎臓の集合管にて水の再吸収を促進するホルモンであり，脳下垂体後葉から分泌される。⑧×鉱質コルチコイドは腎臓でのナトリウムイオンの再吸収を促進する。

問7　血糖を減らす作用となるものを選択する。

問8　図2の(あ)のグラフは食後に上昇し，1時間後から高い濃度を維持し食後4時間後でも高いままである。このことから糖尿病の人の血糖の特徴を表していることがわかり，図2のAは血糖，Bはホルモンのグラフであることがわかる。

3

動物の発生

〔解答〕

問1　⑤，問2　②・⑤，問3　③

問4　②，⑤，問5　②，問6　①，

問7　カ①，キ①，ク②

問8　③

〔出題者が求めたポイント〕

問2　原口背唇部は脊索および体節の一部になる。脊索は形成体（オーガナイザー）として働く。

問3　陥入時での原口背唇部は予定運命が決まっている。

問5　①×紫外線を照射しても32細胞期にまで卵割は行われる。②○表層回転が阻害されると背腹軸が決まらないため，移植なしでは腹部細胞塊になる。背側に位置する帯域細胞を移植すると，移植側が尾芽胚の背側になることからもわかる（図2参照）。③×卵形成時に卵黄量の偏りで動物－植物極が決まるため，第一卵割時には既に形成されている。一部の細胞を移植するだけで回復するため④×，⑤×。

問6　神経管は脊索から誘導され，脊索は背側中胚葉からなる。表1より植物極細胞1から多くの背側中胚葉が誘導されている。

4

分子進化

〔解答〕

問1　ア④，エ①

問2　ミンククジラとマッコウクジラの系統の分岐：②クジラの共通祖先とクジラに最も近かった哺乳類の分岐：④

問3　②

問4　あ⑦，う④

〔出題者が求めたポイント〕

問1　表1からミンククジラとアミノ酸が違う数が小さいほど近縁で，数が多いほど遠縁である。

問2　ミンククジラとマッコウクジラとのアミノ酸の違いは18であり，各クジラが分岐してから各々のアミ

ノ酸に変異が入ったと考えるため，分岐してから18÷2=9個のアミノ酸zが変異した。9×600万年＝5400万年。

　クジラに最も近かったほ乳類はカバであり，ミンククジラとマッコウクジラから，カバまでのアミノ酸の違いは平均を求める。(21＋26)÷2＝23.5。クジラの先祖とカバとに分岐してから各々アミノ酸が変異したと考えるため，分岐してから23.5÷2=11.75個のアミノ酸が変異した。11.75×600万年 =7050万年。

問3　有袋類は（ウ）オオカンガルーとフクロネコである。真獣類は（イ）イエネコを含む上部の動物が入る。①（イ）と（ウ）に共通にみられる。②×さらに前の分岐点にて（エ）と分岐時に56番目はLysであることが図2から予測される。よって有袋類と真獣類に分岐した時にも56番目はLysであると考えられる。③ミンククジラと（ア）に共通で見られる。④図2参照。⑤変異が入っていないことから，1つでも変異が入ると生き残れないことが推測され，タンパク質の機能として重要な働きをしていると考えられる。

問4　図3をProからさかのぼって推測する。mRNAのコドンで表記するとCCG(Pro)←G̲CG(Ala)←GG̲G(Gly)←GA̲G(Glu)と推測できる。これをDNAのコドンで表記し直すとGGC(Pro)←C̲GC(Ala)←CC̲C(Gly)←CT̲C(Glu)。

平成26年度

問　題　と　解　答

平成26年度

英　語

問題　26年度

第1問　次の ☐ 1 ☐ ～ ☐ 5 ☐ の各群の単語①～⑤のうちから，最も強いアクセント(第一強勢)の位置が，他の4つの場合と異なるものを1つずつ選びなさい。

☐ 1 ☐

① dam-age   ② in-fant   ③ mis-chief

④ neph-ew   ⑤ tech-nique

☐ 2 ☐

① am-bi-tious   ② des-per-ate   ③ dil-i-gent

④ im-mi-nent   ⑤ in-fa-mous

☐ 3 ☐

① an-a-lyze   ② com-pro-mise   ③ de-ter-mine

④ fas-ci-nate   ⑤ rec-on-cile

☐ 4 ☐

① bi-lin-gual   ② com-pli-ment   ③ in-ci-dent

④ op-ti-mist   ⑤ sig-na-ture

☐ 5 ☐

① am-big-u-ous   ② au-thor-i-ty   ③ dis-ad-van-tage

④ ma-te-ri-al   ⑤ phe-nom-e-non

東京医科大学　26 年度　(2)

第2問　次の a ～ e の各英文の空欄 6 ～ 10 に入れるのに最も適当なものを，それぞれ下の①～⑤のうちから１つずつ選びなさい。

a．I'd like to have a cup of tea. Are you going to have 6 , too?

① any　　　　　② it　　　　　③ one

④ same　　　　⑤ them

b．I had never been to such an expensive restaurant. The dinner they served cost me 7 three hundred dollars!

① as far as　　　② as much as　　　③ as well as

④ many more than　　⑤ no more than

c．When it 8 drawing pictures, no one in the class can draw like Yumi.

① comes to　　　② deals with　　　③ goes to

④ is good at　　　⑤ takes up

d．The professor recommends 9 to expand your horizons.

① to go abroad　　② you go abroad　　③ your go abroad

④ for you going abroad　　⑤ you will go abroad

e． 10 he not told me the facts, I would never have forgiven him.

① Although　　　② As　　　　③ Even if

④ Had　　　　　⑤ Were

第3問 次の対話 a ～ e の空欄 | 11 | ～ | 15 | に入れるのに最も適切なものを，それぞれ下の①～④のうちから1つずつ選びなさい。

a．A：They say there's going to be a shower this evening.

　　B：No wonder it's getting gloomy.

　　A：| 11 |

　　B：Sure.

① It must be a wonderful hotel room.

② We can lie on the beach and get a nice tan.

③ We'd better head back.

④ We should eat in the garden.

b．A：I heard you moved to the accounting department.

　　B：Yes.　I'm worried because I know little about accounting.

　　A：| 12 |

　　B：I appreciate it.

① Count me out of this.

② I'll make my account.

③ You can count on me.

④ You can take it into account.

c．A：Do you think we should tell Mr. Brown what happened?

　　B：Don't ask me.　I hardly know him.

　　A：Well, I think we should, shouldn't we?

　　B：| 13 |

① It's up to you.

② Take my word for it.

③ That's a deal.

④ You earned it.

d．A：Can I give you a lift?

　　B：No thanks.　I'm alright.

　　A：Honestly, it's no trouble for me.　I'm free all afternoon.

　　B：Actually, 　14

① my brother is picking me up.

② my husband lives close to his work.

③ they are going to fix the elevator soon.

④ you left your keys here.

e．A：Hello, is that you, John?

　　B：Yes.　Who's speaking?

　　A：Tom.　I'm caught in a traffic jam.

　　B： 　15

① Good for you.　No worries.

② Take a taxi.

③ You should call your lawyer.

④ You should have expected that.

＜第4問　編集の都合で省略＞

第5問 次の文章の内容と合っていると思われるものを，下に示した①～⑳のなか
から5つ選びなさい。ただし，解答の順序は問いませんが，同一番号を重複使用し
た解答は無効とします。 [34] ～ [38]

　　　注：primeval relic：前世紀の遺物
　　　　　linguistics：言語学
　　　　　interbreed：交配する

　　Our verbal language has, as its primary function, the exchange of factual
information.　Its secondary role is to act as a channel for expressing our
emotions.　With our body language the situation is reversed.　Its primary
function is to reveal our moods.

　　We have designed computers to improve the efficiency of our information
exchange.　Computers carry a mass of verbal language but they have no body
language.　By contrast, our body language has been given no new technological
boost.　It has remained untouched by the advance of civilization.　It survives as a
wonderful, primeval relic in the midst of our modern cities, ensuring that in a
cold machine age we remain warmly human.

　　To watch it is to witness a fascinating human ballet of gestures and
expressions, of postures and movements, an everyday ballet in which the
performers need no training.　And since so much of it is shared by all humanity,
it remains one of the most important aids to unifying our species.

　　It is true that there are many local gestures that cause confusion but there
are many more that do not.　Put two people without a common spoken language
in the same room and they will soon be communicating with one another by
means of body language.　A smile, a pointed finger, a mimed action of drinking,
and already a small bond has been made.　With only their separate verbal
languages to help them, they would be unable to bridge the divide between them.
But with their shared body language they can start to build a simple human
relationship.

It is this that makes the language of the body so crucial to our future on this planet. For years people have looked upon gesture as a trivial, minor subject. Linguistics, the study of the spoken and written word, has, on the other hand, been regarded as a major topic. Yet it is spoken language that divides the world and body language that unites it. Our spoken languages, so vital at serving communication within each culture, have developed such huge differences over time that they have become a major source of cultural separation. They have helped to convert each nation into something approaching a separate 'species'.

By definition, different species are groups of animals that do not interbreed. Because of the great differences in spoken languages, the chances of people marrying across the language barrier are greatly reduced. It does happen, of course, but usually only when one partner has learned the language of the other and therefore destroyed the barrier. But the number of couples that live and breed together without speaking a word of one another's verbal language is extremely small. Their common body language might enable them to share a few loving days but soon the need for detailed information exchange would make them increasingly frustrated. The splitting off of the different tongues has resulted in verbal language becoming one of the major *anti*-communication systems of our species.

There are great dangers in such divisions, as we all know, and this makes the unifying potential of our globally shared body language even more significant for the future of our species. Brave attempts to introduce a universal tongue — Esperanto — have failed dismally but those who saw that movement as the only hope for peaceful coexistence need not be too depressed. As long as we can smile at one another, laugh, embrace, hug, point and nod, there is hope for a friendly future.

(*The Human Animal*［成美堂］より。一部改変)

| 34 | ~ | 38 |

① The author says that verbal language and body language have completely different functions from each other.

② The author says that the main function of our spoken language is to express our inner feelings.

③ Body language had first developed hand in hand with verbal language, but somewhere in the old age its progress came to a stop.

④ Computers have made advancement in detecting and conveying our human emotions.

⑤ The development of technology greatly improved the exchange of factual information in verbal language.

⑥ The author regards ballet not only as an art form but also as a useful tool for uniting people all over the world.

⑦ The author compares the human body exercising body language to a kind of ballet.

⑧ Human ballet is fascinating because it is danced by certain specialists who need no training.

⑨ As body language is standardized over the years, people around the world have no trouble communicating with one another.

⑩ Body language requires some training to have a good command of it, whereas verbal language does not.

⑪ The author says that when two people have different verbal languages they are more likely to have different kinds of body language.

⑫ Even though two people have different verbal languages, they will probably be able to start communicating with each other with the help of body language.

⑬ The author sees more future in body language because more and more nations are beginning to realize its potential capacity as universal language.

⑭ Differences in verbal languages have made countries rely more on body language as means of negotiation.

⑮ The author regards body language more important for our future because the differences in verbal languages tend to divide people a great deal.

⑯ International marriages work only when body language is the same between the partners.

⑰ The author says that there are many unhappy international couples in the world because of the difference of opinions on how to raise their children.

⑱ A universal language was introduced once and was about to make a success when a world war broke out and crushed the attempt.

⑲ Body language could be the driving force in uniting human species in different regions.

⑳ The author argues that young people should learn foreign languages to overcome the barrier existing between separate nations.

数　学

問題　　26年度

1

(1) 座標平面上の点 $A\left(1, \dfrac{1}{4}\right)$ を通る2曲線 $C_1 : y = \dfrac{1}{4}x^2$, $C_2 : ax^2 + by^2 = 1$ (a, b は正の定数)を考える。点 A における2曲線 C_1, C_2 の接線が直交するとき

$$a = \frac{\boxed{\text{ア}}}{\boxed{\text{イ}}}, \quad b = \frac{\boxed{\text{ウエ}}}{\boxed{\text{オ}}}$$

である。

(2) 座標平面の点 $P(x, y)$ が円 $C : (x-1)^2 + (y-1)^2 = \dfrac{1}{16}$ 上を動くとき、式

$$\frac{x}{y} + \frac{y}{x}$$

がとる最大値を M とすれば

$$M = \frac{\boxed{\text{カキ}}}{\boxed{\text{クケ}}}$$

である。

2

(1) 2つのベクトル $\vec{p} = (3\cos t,\ 2\sin t)$, $\vec{q} = \left(3\cos\left(t + \dfrac{\pi}{3}\right),\ 2\sin\left(t + \dfrac{\pi}{3}\right)\right)$
を考える。t が $0 \leqq t \leqq \pi$ の範囲を動くとき，内積 $\vec{p} \cdot \vec{q}$ の最大値を M，最小値を m とすれば

$$M = \frac{\boxed{アイ}}{\boxed{ウ}}, \quad m = \frac{\boxed{エ}}{\boxed{オ}}$$

である。

(2) 数列 $\{a_n\}$ を $a_n = \dfrac{1}{n^5}\displaystyle\sum_{k=1}^{n} k^4$ $(n = 1,\ 2,\ 3,\ \cdots)$ と定める。このとき $\{a_n\}$ は
収束し，$\alpha = \displaystyle\lim_{n \to \infty} a_n$ とすれば

$$\alpha = \frac{\boxed{カ}}{\boxed{キ}}$$

である。さらにこれらの a_n，α を用いて，数列 $\{b_n\}$ を $b_n = (\alpha - a_n)n$
$(n = 1,\ 2,\ 3,\ \cdots)$ と定めれば $\{b_n\}$ も収束し，$\beta = \displaystyle\lim_{n \to \infty} b_n$ とすれば

$$\beta = \frac{\boxed{クケ}}{\boxed{コ}}$$

である。

東京医科大学　26年度　(11)

3

　　座標平面の曲線 $C : y = \sqrt{x^2 + 9}$ 上の点 $A(4, 5)$ における接線を L とする。

(1)　接線 L の方程式は

$$y = \frac{\boxed{\text{ア}}}{\boxed{\text{イ}}} x + \frac{\boxed{\text{ウ}}}{\boxed{\text{エ}}}$$

　　である。

(2)　曲線 C, 接線 L および y 軸とで囲まれた図形を y 軸のまわりに 1 回転してできる立体の体積を V とすれば

$$V = \frac{\boxed{\text{オカ}}}{\boxed{\text{キ}}} \pi$$

　　である。

東京医科大学 26 年度 (12)

4

座標平面上の 2 つの曲線

$$C_1 : y = ax^2 + 1, \quad C_2 : x = ay^2 + 1 \ (a \text{ は正の定数})$$

を考える。

(1) 2 つの曲線 C_1, C_2 が 2 点で交わるような正の定数 a の値の範囲は

$$0 < a < \frac{\boxed{\text{ア}}}{\boxed{\text{イ}}}$$

である。

(2) $a = \dfrac{3}{16}$ のとき，曲線 C_1 と曲線 C_2 とで囲まれた図形の面積を S とすれば

$$S = \frac{\boxed{\text{ウエ}}}{\boxed{\text{オカ}}}$$

である。

物　理

問題

26年度

解答にあたっての諸注意

1. 各設問の後に，解答番号，解答形式，単位が記されているので，その解答様式にしたがって解答すること。

2. 計算に用いる数値は，解答の有効数字の桁数より1桁多くしたものとすること。

3. 各問題を解くために必要な定数を記した定数表と三角関数表を物理の問題の最後に添付した。

第1問　次の文章を読み，下の問(**問1～4**)に答えよ。

ある物体がxy平面上を移動した。物体のx，y方向の加速度をそれぞれa_x，a_yとし，それらの時間変化を図1に示す。ここで，時刻$t = 0$のときに，物体は原点で静止していたものとする。

問1　$t = 15\,\mathrm{s}$のときの物体の加速度の大きさはいくらか。最も適当なものを，次の①～⑥のうちから一つ選べ。　　1　　$\mathrm{m/s^2}$

①　9.0　　②　8.5　　③　6.3　　④　4.5　　⑤　3.5　　⑥　2.0

問2　$t = 20\,\mathrm{s}$のときの物体の速さはいくらか。最も適当なものを，次の①～⑥のうちから一つ選べ。　　2　　$\mathrm{m/s}$

①　21　　②　42　　③　63　　④　84　　⑤　108　　⑥　121

問 3 $t=30$ s のときの物体の x 方向の座標 x はいくらか。最も適当なものを，次の①～⑥のうちから一つ選べ。 3   m

① 100 ② 600 ③ 400 ④ 800 ⑤ 200 ⑥ 300

問 4 $t=40$ s のときの物体の y 方向の座標 y はいくらか。最も適当なものを，次の①～⑥のうちから一つ選べ。 4   m

① 1000 ② 1400 ③ 1200 ④ 1800 ⑤ 2000 ⑥ 1600

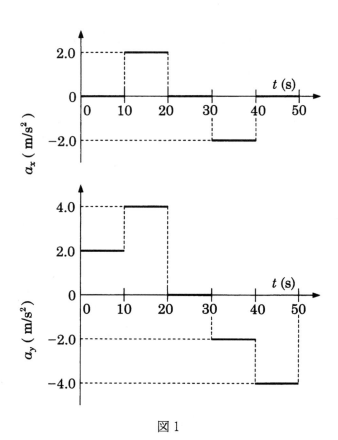

図 1

第2問 次の文章を読み，下の問（問1～3）に答えよ。

　図2に示すように，ばね定数 k〔N/m〕のばねの一方を壁に固定し，なめらかな水平面上に置き，ばねのもう一方に質量 m_1〔kg〕の台を付けて設置した。ばねと台はばねの自然長の位置で静止した。質量 m_2〔kg〕の物体を速さ v_0〔m/s〕で台に向かって発射したところ，物体は台に衝突した後，台と一体になり，ばねが縮んだ。ばねは縮んだ後に伸び，ばねの伸びが物体が衝突する前の長さまで戻ったときに，物体は台から離れて水平方向に進んだ。ここで，ばねの質量は無視できるものとする。また，台や物体と水平面の間の摩擦は無視できるものとする。

問1 ばねが最も縮んだ長さはいくらか。最も適当なものを，次の①～⑥のうちから一つ選べ。 $\boxed{5}$ m

① $\sqrt{\dfrac{m_2}{k}}\,v_0$　　　② $\sqrt{\dfrac{m_1+m_2}{k}}\,v_0$　　　③ $\sqrt{\dfrac{m_2{}^2}{k(m_1+m_2)}}\,v_0$

④ $\sqrt{\dfrac{m_1{}^2}{k(m_1+m_2)}}\,v_0$　　　⑤ $\sqrt{\dfrac{m_1}{k}}\,v_0$　　　⑥ $\sqrt{\dfrac{m_2{}^2}{km_1}}\,v_0$

問2 物体が台から離れたときの速さ v_1 はいくらか。最も適当なものを，次の①～⑥のうちから一つ選べ。 $\boxed{6}$ m/s

① v_0　　　② $\dfrac{m_1}{m_1+m_2}\,v_0$　　　③ $\dfrac{m_2}{m_1+m_2}\,v_0$

④ $\sqrt{\dfrac{m_1}{m_1+m_2}}\,v_0$　　　⑤ $\sqrt{\dfrac{m_2}{m_1+m_2}}\,v_0$　　　⑥ $\sqrt{\dfrac{m_1}{m_2}}\,v_0$

問3 物体が台から離れた後，台は振動を始めた。その振動の周期はいくらか。最も適当なものを，次の①～⑥のうちから一つ選べ。 $\boxed{7}$ s

① $2\pi\sqrt{\dfrac{m_1}{k}}$　　　② $2\pi\sqrt{\dfrac{m_2}{k}}$　　　③ $2\pi\sqrt{\dfrac{m_1+m_2}{k}}$

④ $2\pi\sqrt{\dfrac{(m_1+m_2)^2}{km_1}}$　　　⑤ $2\pi\sqrt{\dfrac{(m_1+m_2)^2}{km_2}}$　　　⑥ $2\pi\sqrt{\dfrac{m_1{}^2}{k(m_1+m_2)}}$

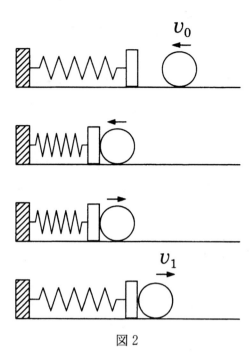

図 2

第3問 次の文章を読み，下の問(問1〜2)に答えよ。

図3に示すように，xy 平面上の位置 $A(-a, 0)$ に負の電荷 $-Q$，位置 $B(a, 0)$ に正の電荷 Q_1 の，二つの点電荷が固定されている。

問1 図中の位置 $C(-a, 2a)$ における電界の y 方向の成分が 0 になるのは，Q_1 がいくらのときか。最も適当なものを，次の①〜⑥のうちから一つ選べ。 ☐ 8 ☐

① $2\sqrt{2}\,Q$ ② $8Q$ ③ $\sqrt{2}\,Q$
④ $4Q$ ⑤ $4\sqrt{2}\,Q$ ⑥ $2Q$

問2 図中の位置 $D(a, a)$ における電位が 0 になるのは，Q_1 がいくらのときか。最も適当なものを，次の①〜⑥のうちから一つ選べ。 ☐ 9 ☐

① $\dfrac{1}{2}Q$ ② $\dfrac{1}{\sqrt{5}}Q$ ③ $\dfrac{2}{\sqrt{5}}Q$
④ $\dfrac{1}{5}Q$ ⑤ $\dfrac{3}{\sqrt{5}}Q$ ⑥ $\dfrac{3}{5}Q$

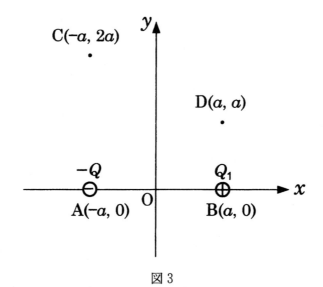

図3

第4問 次の文章を読み，下の問(**問1～2**)に答えよ。

電源 E と抵抗 $R_1 \sim R_5$ を使って図4に示すような回路を組んだところ，抵抗 R_5 に $2.0\,\mathrm{mA}$ の電流が流れた。ここで電源 E の内部抵抗や回路を構成する電線の抵抗は無視できるものとする。

問1 電源 E の起電力はいくらか。最も適当なものを，次の①～⑥のうちから一つ選べ。　$\boxed{\ 10\ }$ V

① 43　　② 32　　③ 21　　④ 14　　⑤ 10　　⑥ 7.0

問2 R_1 に流れる電流はいくらか。最も適当なものを，次の①～⑥のうちから一つ選べ。　$\boxed{\ 11\ }$ mA

① 1.0　　② 2.0　　③ 3.0　　④ 4.0　　⑤ 5.0　　⑥ 6.0

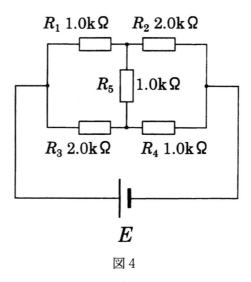

図4

第5問 図5に示す様に，磁束密度 B [T] の均一な磁界中で半径 a [m] の細い金属の円環を回転させた。回転の軸は磁場の方向に垂直であり，回転数は1秒間あたり5回であった。円環の一部を切ったときにその両端に表れる電圧はいくらか。ここで，時刻 $t=0$ のときに，磁界の方向と円環の作る面とは垂直であるとする。最も適当なものを，次の①～⑥のうちから一つ選べ。$\boxed{}$ V

① $5Ba^2 \sin 5t$ ② $10Ba^2 \sin 10t$ ③ $5\pi Ba^2 \sin 5\pi t$
④ $5\pi^2 Ba^2 \sin 5\pi t$ ⑤ $10\pi Ba^2 \sin 10\pi t$ ⑥ $10\pi^2 Ba^2 \sin 10\pi t$

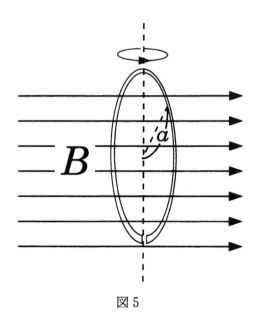

図5

東京医科大学 26 年度 (20)

第 6 問 次の文章を読み，下の問(問 1 ～ 5)に答えよ。

シリンダー内に，1.0 mol の単原子分子の理想気体を入れ，その状態を図 6 に示す様に，A → B → C → D → A と変化させた。

問 1 状態 A の温度はいくらか。最も適当なものを，次の ① ～ ⑥ のうちから一つ選べ。 | 13 | K

① 200　② 240　③ 300　④ 360　⑤ 420　⑥ 500

問 2 状態 C の温度はいくらか。最も適当なものを，次の ① ～ ⑥ のうちから一つ選べ。 | 14 | K

① 480　② 620　③ 880　④ 1230　⑤ 1440　⑥ 1640

問 3 D → A の過程で気体がした仕事はいくらか。最も適当なものを，次の ① ～ ⑥ のうちから一つ選べ。 | 15 | J

① 2.0×10^3　② 4.0×10^3　③ 6.0×10^3
④ -2.0×10^3　⑤ -4.0×10^3　⑥ -6.0×10^3

問 4 A → B の過程で，気体の内部エネルギーの増加分はいくらか。最も適当なものを，次の ① ～ ⑥ のうちから一つ選べ。 | 16 | J

① 3.0×10^3　② 4.6×10^3　③ 7.5×10^3
④ -3.0×10^3　⑤ -4.6×10^3　⑥ -7.5×10^3

問 5 この過程 1 サイクルにおける熱効率は何 % か。最も適当なものを，次の①〜⑥のうちから一つ選べ。 17 %

① 5.0 ② 7.5 ③ 11 ④ 17 ⑤ 21 ⑥ 32

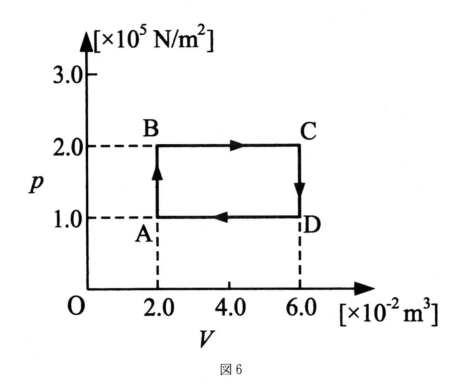

図 6

第7問 次の文章を読み，下の問（問1〜4）に答えよ。

波源から送り出された，波長20 cm，振幅6.0 cmの正弦波が，速さ5.0 cm/sで媒質中をx軸の負の向きに進んでいる。波は原点Oで固定端反射をする。図7の状態の時刻を$t=0$ sとする。また，図7，図8のy軸は原点を通る。

問1 $t=3.5$ sのときの入射波のみを表す図として，最も適当なものを，図8に示す解答群の①〜⑫のうちから一つ選べ。 [18]

問2 $t=16.0$ sのときの反射波のみを表す図として，最も適当なものを，図8に示す解答群の①〜⑫のうちから一つ選べ。 [19]

問3 $t=15.5$ sのときの入射波と反射波の合成波を表す図として，最も適当なものを，図8に示す回答群の①〜⑫のうちから一つ選べ。 [20]

問4 $t=9.5$ sのとき，$x=15$ cmにおける媒質の振幅はいくらか。最も適当なものを，次の①〜⑪のうちから一つ選べ。 [21] cm

① 0   ② 3.0   ③ 4.2   ④ 6.0   ⑤ 8.4   ⑥ 12
⑦ −12   ⑧ −8.4   ⑨ −6.0   ⑩ −4.2   ⑪ −3.0

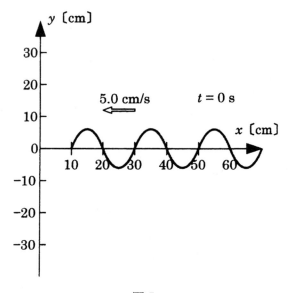

図7

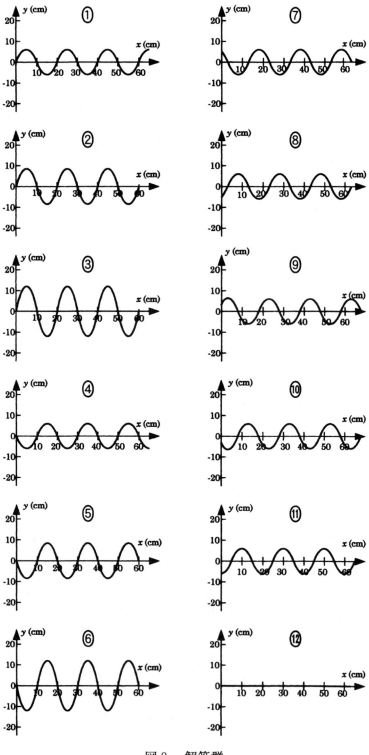

図8 解答群

第8問 次の文章を読み，下の問(問1～2)に答えよ。

図9に示す様に，1 mm あたり667本の溝を刻んだ回折格子に垂直に波長 λ〔nm〕の単色光を当てたところ，回折角 20°のところに1次の回折光が表れた。

問1 単色光の波長 λ はいくらになるか。最も適当なものを，次の①～⑥のうちから一つ選べ。　22　nm

① 513　② 682　③ 342　④ 546　⑤ 728　⑥ 364

問2 2次の回折光は回折角何度のところに表れるか。最も適当なものを，次の①～⑥のうちから一つ選べ。　23　°

① 39　② 40　③ 41　④ 42　⑤ 43　⑥ 44

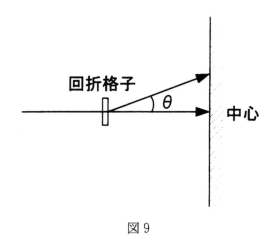

図9

第9問 次の文章を読み，下の問（問1～2）に答えよ。

　真空中で波長 5.0×10^{-7} m の単色光を，限界振動数が 4.0×10^{14} Hz の金属に当てたところ光電子が飛び出した。

問1　単色光の光子のエネルギーはいくらか。最も適当なものを，次の①～⑥のうちから一つ選べ。 24 eV

　① 1.5　② 2.5　③ 3.5　④ 4.0　⑤ 50　⑥ 6.6

問2　放出された光電子のエネルギーの最大値はいくらか。最も適当なものを，次の①～⑥のうちから一つ選べ。 25 eV

　① 0.41　② 0.62　③ 0.83　④ 1.2　⑤ 2.4　⑥ 3.2

物理定数表

名　称	数　値
重力加速度	$g \fallingdotseq 9.8 \, \text{m/s}^2$
空気の真空に対する屈折率（$0\,℃$，$1\,\text{atm}$）	$n = 1.0003$
水の空気に対する屈折率	$n = 1.33$
熱の仕事当量	$4.19 \, \text{J/cal}$
絶対零度	$-273\,℃$
1 気圧	$1\,\text{atm} = 1.01 \times 10^5 \, \text{Pa}$
気体定数	$R = 8.31 \, \text{J/(mol·K)}$
乾燥空気中の音速（$0\,℃$）	$V = 331.5 \, \text{m/s}$
空気の密度（$0\,℃$，$1\,\text{atm}$）	$1.293 \, \text{kg/m}^3$
ヘリウムの密度（$0\,℃$，$1\,\text{atm}$）	$1.785 \times 10^{-1} \, \text{kg/m}^3$
真空の誘電率	$\varepsilon_0 = 8.85 \times 10^{-12} \, \text{F/m}$
真空の透磁率	$\mu_0 = 1.26 \times 10^{-6} \, \text{H/m}$
電気素量	$e = 1.60 \times 10^{-19} \, \text{C}$
クーロンの法則の定数（真空中）	$k_0 = 8.99 \times 10^9 \, \text{N·m}^2/\text{C}^2$
電子の質量	$9.11 \times 10^{-31} \, \text{kg}$
電子の比電荷	$1.76 \times 10^{11} \, \text{C/kg}$
1 原子質量単位	$1\,\text{u} = 1.66 \times 10^{-27} \, \text{kg}$
アボガドロ数	$N_0 = 6.02 \times 10^{23} \, \text{mol}^{-1}$
万有引力定数	$G = 6.67 \times 10^{-11} \, \text{N·m}^2/\text{kg}^2$
真空中の光速	$c = 3.00 \times 10^8 \, \text{m/s}$
プランク定数	$h = 6.63 \times 10^{-34} \, \text{J·s}$

東京医科大学　26 年度　（27）

三角関数表

度 [°]	ラジアン [rad]	正弦 sin	余弦 cos	正接 tan	度 [°]	ラジアン [rad]	正弦 sin	余弦 cos	正接 tan
0	0.0000	0.0000	1.0000	0.0000	45	0.7854	0.7071	0.7071	1.0000
1	0.0175	0.0175	0.9998	0.0175	46	0.8029	0.7193	0.6947	1.0355
2	0.0349	0.0349	0.9994	0.0349	47	0.8203	0.7314	0.6820	1.0724
3	0.0524	0.0523	0.9986	0.0524	48	0.8378	0.7431	0.6691	1.1106
4	0.0698	0.0698	0.9976	0.0699	49	0.8552	0.7547	0.6561	1.1504
5	0.0873	0.0872	0.9962	0.0875	50	0.8727	0.7660	0.6428	1.1918
6	0.1047	0.1045	0.9945	0.1051	51	0.8901	0.7771	0.6293	1.2349
7	0.1222	0.1219	0.9925	0.1228	52	0.9076	0.7880	0.6157	1.2799
8	0.1396	0.1392	0.9903	0.1405	53	0.9250	0.7986	0.6018	1.3270
9	0.1571	0.1564	0.9877	0.1584	54	0.9425	0.8090	0.5878	1.3764
10	0.1745	0.1736	0.9848	0.1763	55	0.9599	0.8192	0.5736	1.4281
11	0.1920	0.1908	0.9816	0.1944	56	0.9774	0.8290	0.5592	1.4826
12	0.2094	0.2079	0.9781	0.2126	57	0.9948	0.8387	0.5446	1.5399
13	0.2269	0.2250	0.9744	0.2309	58	1.0123	0.8480	0.5299	1.6003
14	0.2443	0.2419	0.9703	0.2493	59	1.0297	0.8572	0.5150	1.6643
15	0.2618	0.2588	0.9659	0.2679	60	1.0472	0.8660	0.5000	1.7321
16	0.2793	0.2756	0.9613	0.2867	61	1.0647	0.8746	0.4848	1.8040
17	0.2967	0.2924	0.9563	0.3057	62	1.0821	0.8829	0.4695	1.8807
18	0.3142	0.3090	0.9511	0.3249	63	1.0996	0.8910	0.4540	1.9626
19	0.3316	0.3256	0.9455	0.3443	64	1.1170	0.8988	0.4384	2.0503
20	0.3491	0.3420	0.9397	0.3640	65	1.1345	0.9063	0.4226	2.1445
21	0.3665	0.3584	0.9336	0.3839	66	1.1519	0.9135	0.4067	2.2460
22	0.3840	0.3746	0.9272	0.4040	67	1.1694	0.9205	0.3907	2.3559
23	0.4014	0.3907	0.9205	0.4245	68	1.1868	0.9272	0.3746	2.4751
24	0.4189	0.4067	0.9135	0.4452	69	1.2043	0.9336	0.3584	2.6051
25	0.4363	0.4226	0.9063	0.4663	70	1.2217	0.9397	0.3420	2.7475
26	0.4538	0.4384	0.8988	0.4877	71	1.2392	0.9455	0.3256	2.9042
27	0.4712	0.4540	0.8910	0.5095	72	1.2566	0.9511	0.3090	3.0777
28	0.4887	0.4695	0.8829	0.5317	73	1.2741	0.9563	0.2924	3.2709
29	0.5061	0.4848	0.8746	0.5543	74	1.2915	0.9613	0.2756	3.4874
30	0.5236	0.5000	0.8660	0.5774	75	1.3090	0.9659	0.2588	3.7321
31	0.5411	0.5150	0.8572	0.6009	76	1.3265	0.9703	0.2419	4.0108
32	0.5585	0.5299	0.8480	0.6249	77	1.3439	0.9744	0.2250	4.3315
33	0.5760	0.5446	0.8387	0.6494	78	1.3614	0.9781	0.2079	4.7046
34	0.5934	0.5592	0.8290	0.6745	79	1.3788	0.9816	0.1908	5.1446
35	0.6109	0.5736	0.8192	0.7002	80	1.3963	0.9848	0.1736	5.6713
36	0.6283	0.5878	0.8090	0.7265	81	1.4137	0.9877	0.1564	6.3138
37	0.6458	0.6018	0.7986	0.7536	82	1.4312	0.9903	0.1392	7.1154
38	0.6632	0.6157	0.7880	0.7813	83	1.4486	0.9925	0.1219	8.1443
39	0.6807	0.6293	0.7771	0.8098	84	1.4661	0.9945	0.1045	9.5144
40	0.6981	0.6428	0.7660	0.8391	85	1.4835	0.9962	0.0872	11.4301
41	0.7156	0.6561	0.7547	0.8693	86	1.5010	0.9976	0.0698	14.3007
42	0.7330	0.6691	0.7431	0.9004	87	1.5184	0.9986	0.0523	19.0811
43	0.7505	0.6820	0.7314	0.9325	88	1.5359	0.9994	0.0349	28.6363
44	0.7679	0.6947	0.7193	0.9657	89	1.5533	0.9998	0.0175	57.2900
45	0.7854	0.7071	0.7071	1.0000	90	1.5708	1.0000	0.0000	

化　学

問題

26年度

（注意）　解答にあたって必要ならば，次の数値を用いよ。

原子量：H $= 1.0$，C $= 12$，N $= 14$，O $= 16$，Na $= 23$，Mg $= 24$，

S $= 32$，Cl $= 35.5$，Cu $= 63.5$

ファラデー定数：9.65×10^4 C/mol

アボガドロ定数：6.0×10^{23} /mol；0 ℃ の絶対温度：$T = 273$ K

気体定数：$R = 8.3 \times 10^3$ Pa·L/(K·mol)

標準状態における気体 1 mol の体積：22.4 L

第 1 問　次の問 1 ～ 5 の各群には，①～⑤の中に誤りを含む文が 1 つあるか，①～⑤の全てに誤りがないかのいずれかである。誤りがある場合はその文の記号（①～⑤）を，誤りがない場合は⑥を選べ。

問 1　　　1

① He, Pb, Zn は，いずれも典型元素である。

② K 殻に 2 個，L 殻に 8 個，M 殻に 5 個の電子をもつ中性の原子はリンである。

③ 第 2 周期に属する，最外殻電子数 3 と 7 の原子を比較すると，後者のイオン化エネルギーの方が大きい。

④ Mg, Ca, Ba は，いずれもアルカリ土類金属である。

⑤ 原子番号 19 の元素はアルカリ金属である。

⑥ ①～⑤に誤りはない。

問 2 | 2 |

① 14族元素の水素化合物は無極性分子であり，分子量が大きいほど沸点が高くなる。

② ドライアイスの分子結晶では，二酸化炭素分子間にファンデルワールス力がはたらいている。

③ 炭素の同素体であるダイヤモンドと黒鉛は，炭素原子どうしの結合のしかたが異なるため，異なる性質を示す。

④ 金属結晶における面心立方格子と六方最密構造は，同じ大きさの原子を最も密に空間に詰め込んだ構造になっている。

⑤ 固体の塩化セシウムや硝酸ナトリウムは電気を導かないが，融解するとイオンが自由に動けるようになるので電気を導く。

⑥ ①～⑤に誤りはない。

問 3 | 3 |

① フッ化物イオン，塩化物イオン，ヨウ化物イオンをそれぞれ含む水溶液に硝酸銀水溶液を加えると，いずれも沈殿が生じる。

② 酸化マンガン(Ⅳ)に濃塩酸を加え，加熱して発生させた塩素には，不純物として塩化水素と水が含まれるので，まず水，ついで濃硫酸に通じてこれらを除く。

③ フッ素は水と激しく反応し，酸素を発生する。

④ フェノールの水溶液に臭素水を加えると，白色沈殿が生成する。

⑤ KI水溶液を電気分解すると，陽極でI_2が生じる。

⑥ ①～⑤に誤りはない。

問 4　　$\boxed{4}$

① 25℃において，0.10 mol/L のグルコース水溶液と同じ浸透圧を示す硫酸カリウム水溶液 1.0 L をつくるためには，硫酸カリウム（式量 174）5.8 g を水に溶かして全量を 1.0 L にすればよい。

② 硫酸銅（Ⅱ）$CuSO_4$（式量 160）の水に対する溶解度は 20℃ で 20，80℃ で 50 である。80℃ の硫酸銅（Ⅱ）の飽和水溶液 300 g を 20℃ に冷却すると，106 g の硫酸銅（Ⅱ）五水和物 $CuSO_4 \cdot 5H_2O$（式量 250）が析出する。

③ 水 1.00 kg に尿素 $(NH_2)_2CO$（分子量 60）3.00 g を溶かした水溶液より，水 2.00 kg に塩化ナトリウム 5.85 g を溶かした水溶液のほうが，凝固点は低い。

④ スクロースの水溶液の蒸気圧は，同じ温度の水の蒸気圧より低い。

⑤ 1.0 g の硝酸カリウム（式量 101）と 1.0 g の塩化カルシウム（式量 111）を，それぞれ 1.0 kg の水に溶かした水溶液がある。沸点は硝酸カリウム水溶液のほうが高い。

⑥ ①～⑤に誤りはない。

問 5　　$\boxed{5}$

① 水溶液中では，フルクトースは六員環構造と五員環構造および鎖状構造の間の平衡状態にある。

② グルコースの六員環構造には，5 つの不斉炭素原子がある。

③ デンプン 81 g を完全に加水分解すると，90 g のグルコースが得られる。

④ pH 2 のアラニン水溶液に電極を浸して直流電流を流すと，アラニンは陽極に移動する。

⑤ グリシン，アラニン，フェニルアラニン，それぞれ 1 分子からなる鎖状のトリペプチドには，光学異性体を考慮しなければ 6 種類ある。

⑥ ①～⑤に誤りはない。

第2問 次の文章を読み，問い（**問1〜5**）に答えよ。

アンモニアを水に溶かすと，次のような電離平衡がなりたつ。

$$NH_3 + H_2O \rightleftharpoons NH_4^+ + OH^-$$

水溶液中の水のモル濃度$[H_2O]$はほぼ一定とみなせるので，アンモニアの電離定数K_bは次のように表される。

$$K_b = \frac{[NH_4^+][OH^-]}{[NH_3]}$$

また，25℃では，水のイオン積$K_w = [H^+][OH^-] = 1.0 \times 10^{-14} (mol/L)^2$である。

問1 25℃において，0.10 mol/Lのアンモニア水（電離度1.3×10^{-2}）の水酸化物イオン濃度として最も適当な数値を，次の①〜⑥のうちから選べ。

$$\boxed{6} \quad mol/L$$

① 1.0×10^{-4} ② 1.3×10^{-4} ③ 6.5×10^{-4}

④ 1.0×10^{-3} ⑤ 1.3×10^{-3} ⑥ 6.5×10^{-3}

問2 25℃において，0.10 mol/Lのアンモニア水（電離度1.3×10^{-2}）の電離定数K_bとして最も適当な数値を，次の①〜⑥のうちから選べ。

$$\boxed{7} \quad mol/L$$

① 1.7×10^{-5} ② 2.1×10^{-5} ③ 2.3×10^{-5}

④ 1.7×10^{-4} ⑤ 2.1×10^{-4} ⑥ 2.3×10^{-4}

問3 25℃において，0.10 mol/Lのアンモニア水（電離度1.3×10^{-2}）のpHとして最も適当な数値を，次の①〜⑧のうちから選べ。必要ならば次の数値を利用せよ。

$\log 1.3 = 0.11, \ \log 2.0 = 0.30, \ \log 4.7 = 0.67, \ \log 7.7 = 0.89$

$$\boxed{8}$$

① 8.7 ② 9.1 ③ 9.3 ④ 9.9

⑤ 10.4 ⑥ 11.1 ⑦ 11.8 ⑧ 12.9

問4　25℃において，アンモニア水の電離度を 1.0×10^{-2} とするためには，0.10 mol/L のアンモニア水 100 mL に 0.50 mol/L のアンモニア水を何 mL 加えればよいか。最も適当な数値を，次の①〜⑥のうちから選べ。ただし，混合後の体積は，混合前の体積の和とする。

| 9 | mL

①　21　　②　28　　③　38　　④　48　　⑤　50　　⑥　57

問5　次の記述のうち誤りを含むものを，次の①〜⑥のうちからすべて選び，解答番号 10 の解答欄にマークせよ。

| 10 |

①　0.10 mol/L のアンモニア水を純水で 10 倍に希釈すると，水素イオン濃度は増加する。

②　0.10 mol/L の塩化アンモニウム水溶液の pH は 7 である。

③　0.10 mol/L のアンモニア水 100 mL と，0.10 mol/L の塩化アンモニウム水溶液 100 mL の混合溶液は緩衝作用を示す。

④　0.10 mol/L のアンモニア水の NH_4^+ の濃度と，0.10 mol/L の塩化アンモニウム水溶液の NH_4^+ の濃度は等しい。

⑤　0.10 mol/L のアンモニア水 10 mL に，0.10 mol/L の塩酸 12 mL を加えたときの水溶液は酸性を示す。

⑥　0.10 mol/L のアンモニア水 10 mL に，0.10 mol/L の塩酸 10 mL を加えたときの水溶液は酸性を示す。

第3問 次の文章を読み，問い(問1～5)に答えよ。

7種類の金属元素ア～キは，次のいずれかである。

Al, Ba, Ca, Fe, Mg, Na, Zn

1) エ，オ，カの単体は室温で水と反応して，強い塩基性を示す水酸化物を生成した。オ，カの水酸化物は水によく溶けたが，エの水酸化物は水に少し溶けた。

2) ア，イ，ウ，キの陽イオンをそれぞれ含む水溶液に少量の水酸化ナトリウム水溶液を加えると，いずれも水酸化物が沈殿した。ア，イ，ウの水酸化物の沈殿に過剰の水酸化ナトリウム水溶液を加えると，イ，ウでは無色透明な溶液になったが，アの赤褐色の水酸化物は溶けなかった。一方，アの水酸化物を加熱すると赤褐色の化合物 X が生じた。

3) ア，イ，ウの水酸化物に過剰のアンモニア水を加えると，ア，ウの水酸化物は溶けなかったが，イでは無色透明な溶液となった。

4) エ，オ，カ，キの陽イオンをそれぞれ含む水溶液に希硫酸を加えると，エ，カでは白色沈殿が生じた。

問1 イ，エ，カ，キとして最も適当なものを，次の①～⑦のうちから選べ。

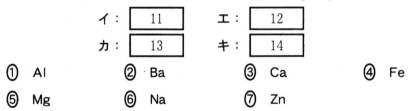

① Al　　② Ba　　③ Ca　　④ Fe
⑤ Mg　　⑥ Na　　⑦ Zn

問2 ア～キのなかで，第3周期に属する元素を次の①～⑦のうちからすべて選び，解答番号15の解答欄にマークせよ。

15

① ア　　② イ　　③ ウ　　④ エ
⑤ オ　　⑥ カ　　⑦ キ

問3 イの水酸化物に，水酸化ナトリウム水溶液を過剰に加えて生成する化合物として最も適当なものを，次の①〜⑥のうちから選べ。ただし，イの元素記号をイと表すものとする。

　　　　　　　　　　　　　　16

① Na[イ(OH)₂]　　　② Na₂[イ(OH)₂]　　　③ Na[イ(OH)₄]
④ Na₂[イ(OH)₄]　　　⑤ Na[イ(OH)₆]　　　⑥ Na₂[イ(OH)₆]

問4 オの単体の結晶構造では，原子は立方体の中心と各頂点に位置しており，単位格子の一辺の長さは，4.3×10^{-8} cm である。この単位格子中に含まれる原子の数と，この結晶の密度として最も適当な数値を，それぞれ次の①〜⑥のうちから選べ。

単位格子中に含まれる原子の数　17

① 1　　② 2　　③ 3　　④ 4　　⑤ 5　　⑥ 6

密度　18　g/cm³

① 0.91　　② 0.96　　③ 1.92　　④ 2.7　　⑤ 3.6　　⑥ 5.4

問5 化合物Xにウの単体の粉末を混ぜて点火したところ，激しく反応してアの単体と化合物Yが生じた。化合物Yとして最も適当なものを，次の①〜⑦のうちから選べ。

　　　　　19

① Al₂O₃　　② BaO　　③ CaO　　④ Fe₂O₃
⑤ MgO　　⑥ Na₂O　　⑦ ZnO

第4問　次の問い（問1〜4）に答えよ。

問1　白金電極を用いて，硫酸銅(II)$CuSO_4$水溶液を$2.00\,A$の電流で32分10秒間電気分解した。次の記述のうち**誤りを含むもの**を，次の①〜⑧のうちから2つ選び，解答番号20の解答欄にマークせよ。

　　　　　20

① 流れた電子の物質量は$4.00 \times 10^{-2}\,mol$である。

② 電子は陽極から直流電源の正極に流れる。

③ SO_4^{2-}は，水分子よりも酸化されやすい。

④ 流れた電気量は$3860\,C$である。

⑤ 水分子は電子を陽極に与える。

⑥ 直流電源の負極につないだ電極を陰極と呼ぶ。

⑦ 発生した気体は，標準状態で$0.448\,L$である。

⑧ 陰極に銅が析出した。

問2　銅鉱石を還元して得られた粗銅には，不純物として銀，金，鉄，ニッケルの4種類の金属が含まれていた。この粗銅板と純銅板を電極に用いて，硫酸酸性の硫酸銅(II)水溶液を電圧約$0.3\,V$で電気分解したところ，高純度の銅を得ることができた。これを銅の電解精錬という。次の記述のうち**誤りを含むもの**を，次の①〜⑥のうちから2つ選び，解答番号21の解答欄にマークせよ。

　　　　　21

① 金が陽極に析出した。

② 銀が粗銅板の下に沈殿した。

③ 鉄が陰極の下に沈殿した。

④ ニッケルは陽イオンとなって溶け出し，溶液中に残った。

⑤ 粗銅板を陽極に，純銅板を陰極に用いた。

⑥ 粗銅板を外部の直流電源の正極と接続した。

問 3　問 2 の電解精錬を行った結果，純銅板の重さが 12.7 g 増加した。この反応
　　　で流れた電気量として最も適当な数値を，次の①～⑥のうちから選べ。

　　　　　　　　　$\boxed{22}$　C

　　① 　1.93×10^3　　　　　② 　1.93×10^4　　　　　③ 　3.86×10^4

　　④ 　4.83×10^4　　　　　⑤ 　9.65×10^4　　　　　⑥ 　1.14×10^5

問 4　問 2 の電解精錬において，粗銅板に不純物として鉛だけが入っていた場合の
　　　記述として最も適当なものを，次の①～⑥のうちから選べ。

　　　　　　　　　$\boxed{23}$

　　① 　純銅板に鉛が析出する。

　　② 　粗銅板に鉛が析出する。

　　③ 　陽極の下に鉛が沈殿する。

　　④ 　陰極の下に鉛が沈殿する。

　　⑤ 　溶液に変化は見られない。

　　⑥ 　容器の底に白色の物質が沈殿する。

第5問 次の文章を読み，問い(問1〜4)に答えよ。

組成式 C₃H₆O で表される，環状構造をもたない5種類の安定な有機化合物 A〜E がある。A を加水分解するとカルボン酸 F とアルコール G が生成した。G を硫酸酸性の二クロム酸カリウムで酸化すると B が得られた。また，C を酸化すると F が得られた。一方，不斉炭素原子をもつ D の加水分解では，カルボン酸 H と不斉炭素原子をもつアルコール I が生成した。I を硫酸酸性の二クロム酸カリウムで酸化すると化合物 J が得られた。E に水素を付加反応させて生成した化合物 K と，F の混合物に少量の硫酸を加え加熱すると，A と同じ分子式の化合物が得られた。

A，D のそれぞれ 1 mol を完全燃焼させるためには，いずれも 8 mol の酸素が必要であった。H は，工業的には塩化パラジウム(Ⅱ)と塩化銅(Ⅱ)を触媒に用いたエチレンの酸化で製造される化合物を，さらに酸化して合成される。

問1 ヨウ素と水酸化ナトリウム水溶液を加えて温めると，特異臭をもつ黄色沈殿を生じる化合物を，次の①〜⑥のうちからすべて選び，解答番号 24 の解答欄にマークせよ。

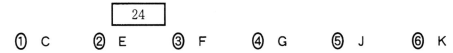

① C ② E ③ F ④ G ⑤ J ⑥ K

問2 I の構造異性体は I も含め何種類あるか。最も適当な数値を，次の①〜⑥のうちから選べ。ただし，光学異性体は考慮しないものとする。

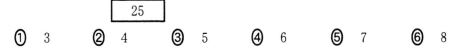

① 3 ② 4 ③ 5 ④ 6 ⑤ 7 ⑥ 8

問 3 次の記述のうち**誤りを含むもの**を，次の①～⑥のうちからすべて選び，解答番号 26 の解答欄にマークせよ。

26

① H と水酸化カルシウムから生成する塩を熱分解すると B が得られる。

② E，I は第二級アルコールである。

③ B と J の沸点を比較すると，J の方が高い。

④ G を分子内で脱水反応させて得られる化合物を，付加重合させて生成したポリマーは熱可塑性樹脂である。

⑤ C をフェーリング液とともに加熱すると，赤色の沈殿が生成する。

⑥ K と F の分子量は等しい。

問 4 A と D の混合物 6.96 g を完全に加水分解して得られたアルコール G と I の質量は，合計で 4.30 g であった。A と D の混合物中の D の質量(g)として最も適当な数値を，次の①～⑥のうちから選べ。

27 g

① 1.16　② 1.85　③ 2.24　④ 3.24　⑤ 4.72　⑥ 5.80

生　物

問題

26年度

第1問　問いに答えよ。

問1　ホルモンに関連した記述として正しいものを①～⑤のなかから1つ選べ。
<u>1</u>

① 視床下部は，脳下垂体後葉ホルモンの分泌を促進，または抑制する働きをもつ多くのホルモンを分泌する。

② バソプレシンは，腎臓の集合管の上皮細胞における Na^+ の再吸収を促進して，体液の浸透圧の調節を行っている。

③ インスリンは，肝臓の細胞の細胞膜にあるインスリン受容体に結合することで，グリコーゲンをグルコースに分解する酵素を活性化させる。

④ 副腎皮質から分泌される糖質コルチコイドや鉱質コルチコイドは，標的器官の細胞膜を通過し，細胞内にある受容体と結合して，DNA に働きかける。

⑤ 副甲状腺ホルモン（パラトルモン）は，血液中の Ca^{2+} 濃度が上昇すると分泌量が増加して，Ca^{2+} の骨への沈着を活性化する。

問2　動物細胞の構造と機能に関連した記述として**誤っている**ものを①～⑤のなかから1つ選べ。　<u>2</u>

① 細胞膜はリン脂質の二重層に分子やイオンを通過させるタンパク質や情報伝達物質を受容するタンパク質などが組み込まれた構造をしている。

② 中心体は直交する1対の中心粒（中心小体）からなる細胞小器官で，べん毛や紡錘体の形成にかかわる。

③ 細胞骨格のミオシンフィラメントとモータータンパク質のアクチンフィラメントとの共同作業によって筋収縮がおこる。

④ tRNA（運搬 RNA，転移 RNA）やスプライシングの過程が終了した mRNA（伝令 RNA）の細胞質への搬出は，核膜の核膜孔を通して行われる。

⑤ 分泌タンパク質の合成がさかんな細胞では，小胞体が発達し，多くのリボソームが小胞体に結合している。

問 3 酵素反応に関連した記述として**誤っている**ものを①~⑤のなかから 1 つ選べ。 | 3 |

① 基質の化学反応を引き起こすのに必要な活性化エネルギーを小さくする。

② 競争的阻害では，基質と結合している酵素の割合が減る。

③ 温泉にすむ好熱菌の酵素の最適温度は，ヒトよりも高い。

④ アロステリック酵素は，負のフィードバック調節(フィードバック阻害)にかかわっている。

⑤ 酵素濃度が一定のとき，基質濃度に比例して反応速度は増加し続ける。

問 4 ATP 合成に関連した記述として**誤っている**ものを①~⑤のなかから 1 つ選べ。 | 4 |

① 葉緑体では，光エネルギーを ATP の化学エネルギーに変換する。

② ミトコンドリアでは，化学エネルギーを食物の分子から ATP に変換する。

③ ミトコンドリアと葉緑体では，電子伝達系を電子が流れるときに放出されるエネルギーを利用して ATP と還元型補酵素が生成される。

④ 電子伝達系を電子が流れるときに，ミトコンドリアではマトリックスから膜間腔へ，葉緑体ではストロマからチラコイド内へ H^+ が輸送される。

⑤ ミトコンドリア内膜やチラコイド膜を介してできた H^+ の濃度差が，ATP 合成酵素を駆動して ATP が合成される。

問 5 植物群系と気候との組み合わせとして正しいものを①~⑤のなかから 1 つ選べ。 | 5 |

① サバンナ………乾期が長く，気温が低い。

② ツンドラ………年間を通して雨が多く，気温が極めて低い。

③ 硬葉樹林………冬に雨が多く，夏は乾燥して気温が高い。

④ 熱帯多雨林……年間を通して雨が多く，季節ごとの気温変化が大きい。

⑤ ステップ………年間を通して雨が少なく，気温が高い。

第2問　文を読んで，問いに答えよ．

　神経系の機能単位は神経細胞（ニューロン）で，1本の軸索と多数の樹状突起をもつ．ニューロン相互の接合部はシナプスとよばれ，狭い隙間がある．シナプス前ニューロンの電気信号が軸索末端に到達すると，その終末部にある　ア　が開き，　イ　が流入する．これが引き金となって神経伝達物質が放出される．

　シナプス後ニューロンの表面には，特定の神経伝達物質とのみ結合できる受容体が存在する．興奮性シナプスではシナプス前ニューロンの終末部から，たとえば，興奮性の神経伝達物質としてアセチルコリンが放出される．放出されたアセチルコリンとシナプス後ニューロンのアセチルコリン受容体とが結合することで，　ウ　が開き，　エ　が流入する．その結果，シナプス近傍の局所では静止電位から　オ　の方向へ電位が変化する（興奮性シナプス後電位）．一方，抑制性シナプスでは，放出された抑制性神経伝達物質はCl^-チャネルを開く．その結果，シナプス近傍の局所では静止電位から負の方向へ電位が変化する（抑制性シナプス後電位）．

　シナプス後ニューロンにおいて，多数のシナプス近傍の局所で発生した興奮性シナプス後電位と抑制性シナプス後電位は加算されて電気的に軸索丘（軸索の基部）へ伝えられ，加算結果が閾値よりも高いと活動電位の発生につながる（図）．

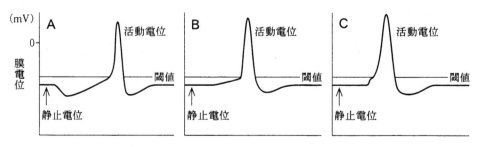

図　シナプス後ニューロンの軸索丘での活動電位の発生の様子

問 1 文中の ア ～ オ に入る語として最も適当なものを①～⑨のなかから1つずつ選べ。

ア： 6   イ： 7   ウ： 8

エ： 9   オ： 10

① 正   ② 負   ③ K^+

④ Na^+ ⑤ Ca^{2+} ⑥ K^+ チャネル

⑦ Na^+ チャネル   ⑧ Ca^{2+} チャネル   ⑨ ナトリウムポンプ

問 2 アセチルコリンの生理作用として適当なものを①～⑥のなかからすべて選び，解答番号11の解答欄にマークせよ。 11

① 骨格筋の収縮   ② 胃の運動の促進   ③ 立毛筋の収縮

④ 心臓拍動の促進   ⑤ すい液分泌の抑制   ⑥ 気管支の収縮

問 3 図 A～C に示した膜電位の変化は，次の(1)～(3)のどの結果と考えられるか。組み合わせとして最も適当なものを①～⑥のなかから1つ選べ。 12

(1) 単一の興奮性ニューロン(興奮性神経伝達物質を放出するシナプス前ニューロン)から連続して刺激が入力された。

(2) 複数の興奮性ニューロンから同時に刺激が入力された。

(3) 予め抑制性ニューロン(抑制性神経伝達物質を放出するシナプス前ニューロン)から刺激が入力されていて，その後，単一の興奮性ニューロンから通常より多く連続して刺激が入力された。

	A	B	C
①	(1)	(2)	(3)
②	(1)	(3)	(2)
③	(2)	(1)	(3)
④	(2)	(3)	(1)
⑤	(3)	(1)	(2)
⑥	(3)	(2)	(1)

問 4 動物の神経系に関連した記述として適当なものを①〜⑥のなかからすべて選び，解答番号 13 の解答欄にマークせよ。 　13

① 脊椎動物の中枢神経系は，神経管に由来する。

② ヒトの大脳皮質は，新皮質が発達していて古い皮質は存在しない。

③ プラナリアなどのへん形動物の神経系は，散在神経系である。

④ 飛行の運動に優れた鳥類では，小脳が発達している。

⑤ 脊髄では，感覚神経は背根から入り，運動神経は腹根から出ている。

⑥ ヒトのしつがいけん反射には，介在神経は関与しない。

第3問 ＜文Ⅰ＞，＜文Ⅱ＞を読んで，問いに答えよ。

＜文Ⅰ＞

　被子植物では，受粉した花粉はすぐに発芽し，花粉管を伸ばす。これと前後して，□ a □は分裂して2個の□ b □になる。花粉管の先端には□ c □が位置し，それに続いて2個の□ b □が移動する。受粉は自家受粉だけでなく，昆虫や風の助けによって異なる個体間でも起こる。植物種によっては同じ花の花粉が受粉した場合には，花粉が発芽しなかったり(胞子体型自家不和合性)，花粉A)管の伸長が途中で止まったり(配偶体型自家不和合性)して，受精に至らない自家不和合性とよばれる現象もみられる。

　花粉管が□ ア □に達すると，2個の□ b □を放出する。1個は□ d □と受精して□ e □となる。もう1個は，□ イ □の2個の□ f □と受精し，□ g □になる。□ e □は，細胞分裂を繰り返して胚になる。一方，受精した□ イ □は，□ g □が分裂を繰り返して多核となり，細胞としての仕切りができて胚乳になる。また，□ ア □を包んでいる□ ウ □が種皮となり，内部に胚と胚乳をもつ種子が形成される。ふつう，種子B)はしばらくの間乾燥した状態で休眠する。

問1　文中の□ a □～□ g □に入る細胞や核のなかで核相がnのものはどれか。適当なものを①～⑦のなかからすべて選び，解答番号14の解答欄にマークせよ。□ 14 □
①　a　②　b　③　c　④　d　⑤　e　⑥　f　⑦　g

問2　文中の□ ア □～□ ウ □に入る語として最も適当なものを①～⑧のなかから1つずつ選べ。
ア：□ 15 □　　イ：□ 16 □　　ウ：□ 17 □
①　子房壁　　　　②　胚のう　　　　③　助細胞　　　　④　中央細胞
⑤　胚珠　　　　　⑥　反足細胞　　　⑦　珠皮　　　　　⑧　果皮

問 3 文中下線部B）を促進する植物ホルモンは何か。最も適当なものを①〜⑤のなかから１つ選べ。　[18]

① アブシシン酸　　　② エチレン　　　③ オーキシン

④ サイトカイニン　　⑤ ジベレリン

問 4 文中下線部A）の自家不和合性は，S遺伝子座[注]によって決定される。S遺伝子座にはS_1，S_2，S_3，S_4……のようにたくさんの対立遺伝子がある。配偶体型自家不和合性では，花粉のS遺伝子とめしべの２つのS遺伝子に共通するものがあると，花粉管の伸長が阻害される。たとえば，対立遺伝子S_1をもつ花粉と遺伝子型S_1S_2，S_1S_3などの対立遺伝子S_1をもつめしべとの間では，受精が成立しない。

配偶体型自家不和合性をみせる遺伝子型S_2S_3の個体のめしべに，遺伝子型S_2S_4の個体の花粉を授粉して種子を得た。この種子から得られる全個体中に遺伝子型S_3S_4の個体が占める割合は何％か。十の位，一の位のそれぞれの数を①〜⑩のなかから１つずつ選んで，２桁の値で示せ。必要であれば同じ記号を重複して選べ。

注）自家不和合性の原因タンパク質である花粉因子とめしべ因子の両者をセットでコードする特殊な遺伝子座である。両因子は密接に連鎖していて，あたかも１つの遺伝子のように後代に伝わる。

十の位：[19]　　　一の位：[20]

① 1　　　② 2　　　③ 3　　　④ 4　　　⑤ 5

⑥ 6　　　⑦ 7　　　⑧ 8　　　⑨ 9　　　⑩ 0

＜文Ⅱ＞

　　自家受粉を行うある被子植物で

は，胚乳の色（黄色と白色），種皮

の色（褐色と無色），花の色（紫花

と白花），ジベレリン感受性（なし

とあり）の４つの対立形質は，

１組の対立遺伝子(Y, y)，

(B, b)，(P, p)，(G, g)にそれ

ぞれ支配されている（表）。なお，

表

形　質	対立形質 優性　劣性		対立遺伝子 優性　劣性	
胚乳の色	黄色	白色	Y	y
種皮の色	褐色	無色	B	b
花の色	紫花	白花	P	p
ジベレリン感受性	なし	あり	G	g

これらの形質の遺伝子座は，花の色とジベレリン感受性が同じ染色体上に連鎖して

いて，遺伝子座間の組換え価は８％である。他の形質の遺伝子座はいずれも連鎖

せず，別々の染色体上にある。

　　「ジベレリン感受性あり」の個体は，草丈だけに影響するジベレリンの合成にかか

わる代謝経路に欠損があり，草丈が低い形質を表現する。この形質は外部からのジ

ベレリン投与で回復することから，感受性ありと言いあらわす。

　　以下の交雑実験を行い，観察データを整理した。得られた結果は，理論的な推測

と合致した。

ⅰ）遺伝子型 yybbppGG の個体のめしべに，遺伝子型 YYBBPPgg の個体の花粉を

　　人工授粉して種子を得た。この種子の胚乳の色と種皮の色は，　エ　であっ

　　た。

ⅱ）ⅰ）の種子が発芽・成長した個体(F_1)を自家受粉させ，種子を得た。そのすべ

　　ての種子を発芽・成長させた。種子の胚乳の色と種皮の色，およびその種子から

　　成長した個体の花の色について，それらの表現型と分離比は〔黄色・褐色・

　　紫花〕：〔黄色・褐色・白花〕：〔　オ　〕：〔　カ　〕＝　キ　：

　　ク　：３：１であった。

ⅲ）ⅰ）の種子が発芽・成長した個体(F_1)のめしべに，遺伝子型 yybbppgg の個体

　　の花粉を人工授粉して種子を得た。そのすべての種子を発芽・成長させた。種子

　　の胚乳の色と種皮の色，およびその種子から成長した個体の花の色とジベレリン

　　感受性について，それらの表現型が〔黄色・褐色・紫花・あり〕のものが，全個体

　　中に占める割合は　ケ　％であった。

問 5 ジベレリンに関連する記述として適当なものを①〜⑦のなかからすべて選び，解答番号 21 の解答欄にマークせよ。 | 21 |

① 落葉・落果を抑制する。　　② 茎の伸長成長を促進する。

③ 果実の成熟や糖化を促進する。　　④ 成熟した種子の発芽を抑制する。

⑤ 種なしブドウの作出に使われる。　　⑥ 葉が拡大成長するときに働く。

⑦ イネの馬鹿苗病の原因物質として発見された。

問 6 文中の | エ | に入る表現型として最も適当なものを①〜④のなかから1つ選べ。なお，①〜④は胚乳の色・種皮の色の順に記してある。 | 22 |

① 黄色・褐色　　② 黄色・無色　　③ 白色・褐色　　④ 白色・無色

問 7 文中の | オ | ， | カ | に入る表現型として最も適当なものを①〜⑥のなかから1つずつ選べ。なお，①〜⑥は胚乳の色・種皮の色・花の色の順に記してある。

オ： | 23 |　　カ： | 24 |

① 黄色・無色・紫花　　② 白色・褐色・紫花　　③ 白色・無色・紫花

④ 黄色・無色・白花　　⑤ 白色・褐色・白花　　⑥ 白色・無色・白花

問 8 文中の | キ | ， | ク | に入る値として最も適当な数を①〜⑩のなかから1つずつ選べ。必要であれば同じ記号を重複して選べ。

キ： | 25 |　　ク： | 26 |

① 1　　② 2　　③ 3　　④ 4　　⑤ 5

⑥ 6　　⑦ 7　　⑧ 8　　⑨ 9　　⑩ 0

問 9 文中の | ケ | に入る値はいくつか。十の位，一の位のそれぞれの数を①〜⑩のなかから1つずつ選んで，2桁の値で示せ。必要であれば同じ記号を重複して選べ。

十の位： | 27 |　　一の位： | 28 |

① 1　　② 2　　③ 3　　④ 4　　⑤ 5

⑥ 6　　⑦ 7　　⑧ 8　　⑨ 9　　⑩ 0

第4問 文を読んで、問いに答えよ。

　細菌は、多数の遺伝子の発現を、環境から得られる栄養源の種類に応じて調節している。たとえば、大腸菌は、培地に炭素栄養源としてラクトース（乳糖）だけが含まれていると、これを分解してグルコースを生成する β-ガラクトシダーゼなどの酵素を生産するが、ラクトースがなければこれらの酵素を生産しない。また、大腸菌は培地にアミノ酸のトリプトファンが欠乏すると、他の化合物からこれをつくる5種類の酵素を生産して生合成経路を活性化するが、トリプトファンが大量にあってそれが使えるときはこれらの酵素の生産を中止する。

　大腸菌を含む原核生物のDNAには、生産される酵素の遺伝子の上流にその転写を制御する調節遺伝子とその産物である調節タンパク質が結合するオペレーターがある。オペレーターは、RNAポリメラーゼが結合する部位であるプロモーターに隣接していて、オペレーターに調節タンパク質が結合していると、転写は非常に起きにくい。調節タンパク質は、オペレーターに結合したり離れたりして転写の調節を行っている。また、生産される酵素が複数である場合は、これらの酵素遺伝子はひとかたまりに並んでいて同調的に発現する。すなわち、大腸菌のトリプトファンの生合成経路に関連する5つの酵素遺伝子の遺伝情報は　ア　つのmRNAに転写され、このmRNAから　イ　つのタンパク質が翻訳されることになる。このように同調的に発現されるこの5つの遺伝子はオペロンを構成するという。この細菌の遺伝子発現の調節の基本的機構は、　ウ　により提唱された。

問1　文中の　ア　, 　イ　に入る数として最も適当なものを①〜⑨のなかから1つずつ選べ。必要であれば同じ記号を重複して選べ。

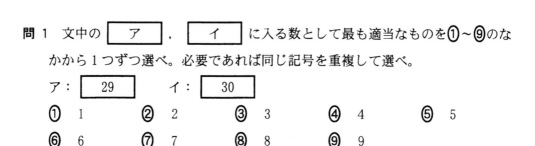

問 2　文中の　　ウ　　に入る研究者として最も適当なものを①〜⑤のなかから 1
つ選べ。　31

①　ビードルとテータム　　　　　　②　ハーシーとチェイス

③　メセルソンとスタール　　　　　④　ワトソンとクリック

⑤　ジャコブとモノ（モノー）

問 3　大腸菌の DNA（染色体）に該当する記述を①〜⑦のなかからすべて選び，解
答番号 32 の解答欄にマークせよ。　32

①　複製起点が多数ある。

②　環状の二重らせんである。

③　ヒストンに巻きついている。

④　細胞質基質中に存在している。

⑤　半保存的複製を行う。

⑥　塩基対の総数は 3×10^9 である。

⑦　$(A + G)/(T + C) = 1$ の塩基組成である。

問 4　次の①〜④は，大腸菌のラクトースオペロンとトリプトファンオペロンのそ
れぞれの転写調節のしくみを述べている。トリプトファンオペロンに該当する
ものとして最も適当なものを①〜④のなかから 2 つ選び，解答番号 33 の解答
欄にマークせよ。なお，「特定の物質」はラクトースまたはトリプトファンを指
す。　33

①　培地に「特定の物質」がないときは，調節タンパク質がオペレーターに結合
する。

②　培地に「特定の物質」がないときは，調節タンパク質がオペレーターに結合
できない。

③　培地に「特定の物質」があるときは，調節タンパク質が活性化されてオペ
レーターに結合する。

④　培地に「特定の物質」があるときは，調節タンパク質が不活性化されてオペ
レーターから離れる。

問 5 ラクトースオペロンに関連する調節遺伝子をa，オペレーターをb，β-ガラクトシダーゼ遺伝子をcとする。a，b，cの領域にそれぞれの機能が欠損する突然変異が起きている大腸菌を得た。これらの大腸菌を，ラクトースを含む培地と含まない培地のそれぞれで培養したときの大腸菌の遺伝子型とβ-ガラクトシダーゼの生産の関係を**表1**に示した。なお，No. 4は野生型である。

表1

No.	遺伝子型	培　地	
		ラクトースを含む	ラクトースを含まない
1	$a^+b^+c^-$	?	?
2	$a^+b^-c^+$	○	○
3	$a^-b^+c^+$	○	○
4	$a^+b^+c^+$	○	×

＋：正常　－：機能欠損突然変異　○：生産する　×：生産しない

表2

No.	遺伝子型	培　地	
		ラクトースを含む	ラクトースを含まない
1	$a^+b^+c^-/a^-b^-c^+$	○	○
2	$a^+b^-c^+/a^-b^+c^-$	○	○
3	$a^-b^+c^+/a^+b^-c^-$	○	×
4	$a^+b^+c^+/a^-b^-c^-$	○	×

大腸菌DNA（染色体）／プラスミド
＋：正常　－：機能欠損突然変異　○：生産する　×：生産しない

　表1のNo. 1の大腸菌のβ-ガラクトシダーゼの生産はどのようになるか。最も適当なものを①〜④のなかから1つ選べ。　34

① ラクトースを含む培地では生産するが，含まない培地では生産しない。

② ラクトースを含む培地でも含まない培地でも生産する。

③ ラクトースを含む培地でも含まない培地でも生産しない。

④ ラクトースを含む培地では生産しないが，含まない培地では生産する。

問6　問5のa，b，cの領域が，正しい配列順で連鎖しているDNA断片が組み込まれたプラスミドを導入した大腸菌を問5同様に培養した。この大腸菌は，a〜cの領域についてプラスミドに含まれる遺伝子を複相でもつことになり，部分的二倍体とよばれる。**表2**に部分的二倍体の大腸菌の遺伝子型と β-ガラクトシダーゼの生産の関係を示した。

　　表1と**表2**の結果の解釈として適当なものを，①〜⑤のなかから3つ選び，解答番号35の解答欄にマークせよ。　　35

① 酵素遺伝子の正常は突然変異に対して優性である。

② 調節遺伝子の正常は突然変異に対して優性である。

③ オペレーターの突然変異では，結合した調節タンパク質が離れない。

④ 調節遺伝子は，その産物によって同じDNA上にあるオペレーターのみを支配し，別のDNA上にあるオペレーターは支配しない。

⑤ オペレーターは，同じDNA上にある酵素遺伝子の転写のみを支配し，別のDNA上にある酵素遺伝子の転写は支配しない。

問7　真核生物の細胞で，転写の開始に必要なことは何か。最も適当なものを①〜⑤のなかから1つ選べ。　　36

① 調節タンパク質がオペレーターから離れる。

② DNAの鋳型鎖からイントロンが除去される。

③ 基本転写因子がプロモーターに結合する。

④ 転写される遺伝子領域がDNAから切り出される。

⑤ DNAの二重らせんが完全にほどけて分離し，プロモーターが露出する。

英　語

解答　26年度

1

〔解答〕

(1) ⑤　(2) ①　(3) ③　(4) ①　(5) ③

〔解法のヒント〕

(1) ⑤は第2音節にアクセント、他は第1音節
(2) ①は第2音節にアクセント、他は第1音節
(3) ③は第2音節にアクセント、他は第1音節
(4) ①は第2音節にアクセント、他は第1音節
(5) ③は第3音節にアクセント、他は第2音節

2

〔解答〕

(6) ③　(7) ②　(8) ①　(9) ②　(10) ④

〔英文の意味と解法のヒント〕

a. お茶を1杯飲みたい。あなたも飲みますか。
　　a cup of tea の代わりの語
b. そんな高いレストランにはそれまで行ったことがな
　かった。出されたディナーは300ドルもかかったんだ。
　　多いことを強調する表現
c. 絵を描くことについて言えば、ユミのように描ける
　人はこのクラスにはいない。
　　When it comes to 〜：「〜について言えば」
d. 教授はあなたが地平を広げるために外国に行くこと
　を勧めている。
　　recommend の後は(that) you (should) go、
　　you to go、your going のいずれか
e. 彼がその事実を私に話していなかったら、私は決し
　て彼を許さなかっただろう。
　　仮定法過去完了で、ifがないので倒置形になって
　いる。

3

〔解答〕

(11) ③　(12) ③　(13) ①　(14) ①　(15) ④

〔全訳〕

a. A：今日の夜雨になるらしい。
　　B：どうりで暗くなっているんだ。
　　A：(11)
　　B：そうだね。
　①ホテルの部屋はすばらしいに違いない。
　②ビーチに寝そべって日焼けができるわ。
　③戻ったほうがよさそうね。
　④庭で食べた方がいいよ。
b. A：あなたが経理部に異動したと聞いたけど。
　　B：ええ。経理のことなんてほとんど知らないから
　　　不安なのよ。
　　A：(12)
　　B：感謝するわ。
　① 私をこれから省いて。
　② 私の口座を作るわ。

③ 私を当てにしていいわよ。
④ それを考慮に入れていいわよ。
c. A：私たち、ブラウンさんに起こったことを話した
　　　ほうがいいと思う？
　　B：私に聞かないで。彼のことをほとんど知らない
　　　もの。
　　A：そうね、話すべきだと思うわ、そうでしょ？
　　B：(13)
　① あなた次第よ。
　② 私の言うことを信じて。
　③ 取引成立。
　④ よくがんばったからね。
d. A：車に乗せてあげようか。
　　B：ありがとう、でもいいわ。大丈夫よ。
　　A：正直言って、私にとって手間じゃないのよ。午
　　　後ずっと暇なの。
　　B：実は、(14)
　① 弟が車で迎えに来るの。
　② 夫は職場の近くに住んでいるの。
　③ もうすぐエレベーターを修理するの。
　④ あなたがここにキーを忘れていったの。
e. A：もしもし、ジョン、君かい？
　　B：ああ。君はだれ？
　　A：トムだよ。渋滞につかまっちゃってさ。
　　B：(15)
　① よくやったね。心配無用だ。
　② タクシーで来いよ。
　③ 弁護士に相談したほうがいいよ。
　④ 予想すべきだったのに。

5

〔解答〕

(34) 〜 (38)　⑤　⑦　⑫　⑮　⑲

〔選択肢の意味と解法のヒント〕

① 言語とボディーランゲージは、全く違う機能を持っ
　ていると著者は言っている。（第1段落参照。主要な
　機能が違うと言っている。）
② 私たちの話し言葉の主な機能は、内部にある感情を
　表現することだと著者は言っている。（第1段落に、
　二次的な機能とある。）
③ ボディランゲージは最初、言語と共に発達したが、
　古代のどこかでその進歩は止まってしまった。（第2
　段落参照。下線のような記述はない。）
④ コンピューターは私たちの人間としての感情を検知
　して伝えることにおいて進歩してきた。（第2段落）
⑤ テクノロジーの発達は、言語における事実の情報交
　換を大きく向上させた。（第2段落参照。具体的には
　コンピューターのことを言っている。）
⑥ 筆者はバレエを芸術の形態と見なしているだけでな
　く、世界中の人々を統合するための有効なツールとも

見なしている。（バレエは比喩で、ダンスのバレエそのものを言っているわけではない。）

⑦　筆者は、ボディランゲージを行っている人間の体を、一種のバレエにたとえている。（第3段落参照）

⑧　人間のバレエは、訓練を必要としないスペシャリストの人たちが踊るので魅惑的である。（このような記述はない。）

⑨　ボディランゲージは長い年月の間に標準化されたので、世界中の人々はお互いとコミュニケーションを図るのに何も困らない。（下線部のようなことは書かれていない。）

⑩　ボディランゲージは使いこなすためには訓練が必要だが、言語はそうではない。（第3段落参照）

⑪　筆者は、2人の人間が異なる言語を持っていれば、異なる種類のボディランゲージを持っている可能性が高いと言っている。（第4段落参照）

⑫　2人の人間が異なる言語を持っていたとしても、ボディランゲージの助けを借りれば、おそらく互いとのコミュニケーションを始めることができるだろう。（第4段落参照）

⑬　筆者は、ますます多くの国が国際言語としてのボディランゲージの潜在的可能性を認識するようになってきたので、ボディランゲージにはもっと多くの将来性があると見ている。
（第7段落参照。下線部のような記述はない。）

⑭　言語が違うことによって、国々は交渉の手段としてますますボディランゲージに頼るようになっている。（このような記述はない。）

⑮　筆者は、言語の違いが人々を大きく分断してしまう傾向にあるので、私たちの未来にボディランゲージはもっと重要になると考えている。

⑯　国際結婚は2人の間でボディランゲージが同じ場合にだけうまくいく。（記述なし。）

⑰　子どもの育て方をめぐる意見の違いのために幸せでない国際結婚カップルが世界にたくさんいると、筆者は言っている。（記述なし。）

⑱　かつて国際語が導入されて成功しそうだったが、世界大戦が始まってその試みは崩れた。（第7段落の記述に合わない。）

⑲　ボディランゲージは異なる地域の人類を統合する力になるかもしれない。（第7段落参照）

⑳　若い人たちは別の国との間にある障壁を克服するために外国語を学ぶべきだと、筆者は主張している。（このような記述はない。）

〔全訳〕
　　私たちの言語は、第一の機能として、事実の情報の交換という機能を持つ。二次的な役割は、感情を表現する経路として働くということである。私たちのボディランゲージに関しては状況が反対である。その第一の機能は私たちの気分を表すことである。
　　私たちは情報交換の効率性を向上させるために、コンピューターを作ってきた。コンピューターは大量の言語を運ぶが、ボディランゲージは持っていない。対照的に

私たちのボディランゲージは、ニューテクノロジーの応援を受けてこなかった。これは文明の発達によっても手つかずのままであった。これは現代の都市の中ですばらしい前世紀の遺物として生き残り、冷たい機械の時代の中で私たちが暖かに人間であることを保証している。
　　これを眺めることは、ジェスチャーと表情の、姿勢と動きの、魅惑的な人間のバレエを見ることである。日常のバレエ。この中では演技者は何の訓練も必要としない。そして、これの多くは全ての人類に共有されているので、種としての私たちを統合する最も大切な助けのひとつとなっている。
　　混乱の元となる地域限定のジェスチャーが多いのは確かだが、そうでないジェスチャーもはるかにたくさんある。共通の言語のない2人の人間を同じ部屋に入れると、彼らはすぐにボディランゲージを使って相手とコミュニケーションをとるようになる。微笑み、指差し、飲むのを真似る動作、そしてすでに、小さな絆が形作られている。彼らを助けるのが別々の言語だけでは、彼らは間にある溝に橋をかけることはできないだろう。しかし、共有のボディランゲージがあれば、彼らは簡単な人間関係を築くことを始められるのである。
　　ボディの言語を、この地球上の私たちの未来にとって欠くことのできないものにしているのが、これである。人々は長いあいだ、ジェスチャーを取るに足らない小さなものとみなしてきた。その一方で、話したり書かれたりする言葉の研究である言語学は、主要な研究課題とされてきた。しかし、世界を分けるのは話される言語で、世界をまとめるのはボディランゲージなのだ。それぞれの文化の中では意思を伝えるのに重要な私たちの話される言語も、時間が経つうちに大きな違いを生み出してしまったので、文化的分断の大きな元凶となってしまっている。話される言語は、それぞれの国を、別々の「種」へと近づきつつある何ものかに変えるのを助けてきた。
　　定義によれば、異なる種というのは、交配しない動物集団である。話される言語の大きな違いのせいで、人々が言葉の障壁を越えて結婚する機会は大きく減少している。確かに結婚はあるが、それはたいてい、パートナーの一方が相手の言語を学び、それによって障壁を壊した場合だけである。だが、お互いに相手の言語を一言も話すことなく生活し子を産むカップルの数は極めて少ない。彼らに共通のボディランゲージが、わずかな愛の日々を共有することを可能にするだろうが、すぐに、細かな情報交換の必要性が、次第に彼らをいらいらさせる。言語が別々に分裂した結果、言語は私たちの種の大きな反コミュニケーション体系のひとつとなってしまった。
　　だれもが知っているように、このような分化には大きな危険がある。そしてこのことが、世界的に共有されているボディランゲージの統合する力をさらに重要なものにしている。エスペラントという国際語を導入しようという大胆な試みはみじめに失敗してしまったが、この運動を平和的共存のための唯一の希望と見なした人々は落胆しすぎることはない。私たちがお互いに笑顔を見せ合い、笑い、抱擁し、抱きしめ、指差し、頷くことができ

る限り、友好的な未来への希望はあるのだから。

数　学

解答

26年度

❶
〔解答〕

(1)

ア	イ	ウ	エ	オ
8	9	1	6	9

(2)

カ	キ	ク	ケ
3	2	1	5

〔出題者が求めたポイント〕

(1) （数学Ⅱ・微分法，数学 C・2次曲線）

C_2 は点 A を通る。

$ax^2 + by^2 = 1$ の上の点 $(x_0,\ y_0)$ での接線は，

$ax_0 x + by_0 y = 1$

C_1 の接線の傾きを m，C_2 の接線の傾きを m_2 とすると，$m_1 m_2 = -1$

(2) （数学Ⅱ・図形と方程式）

$\dfrac{y}{x} = t$ とおく。$y = tx$ が円と接するような t を求める。

t のとき，t が大きいと与式の値が大きい。$(x_0,\ y_0)$ と

直線 $ax + by + c = 0$ の距離は，$\dfrac{|ax_0 + by_0 + c|}{\sqrt{a^2 + b^2}}$

〔解答のポイント〕

(1) $C_1 : y' = \dfrac{1}{2} x$，A 点の接線の傾きは，$\dfrac{1}{2}$

C_2 は A 点を通るので，$a + \dfrac{1}{16} b = 1$

C_2 の A 点での接線，$ax + \dfrac{1}{4} by = 1$

$y = -\dfrac{4a}{b} x + \dfrac{4}{b}$　傾きは，$-\dfrac{4a}{b}$

よって，$\dfrac{1}{2}\left(-\dfrac{4a}{b}\right) = -1$　より　$b = 2a$

$a + \dfrac{1}{16}(2a) = 1$　より　$a = \dfrac{8}{9}$，$b = \dfrac{16}{9}$

(2) $\dfrac{y}{x} = t$ とおくと，$y = tx$

円の中心を通るとき，$t = 1$ だから

$t_1 > t_2 > 1$　とすると，

$\dfrac{1}{t_1} + t_1 - \dfrac{1}{t_2} - t_2 = (t_1 - t_2)\left(1 - \dfrac{1}{t_1 t_2}\right) > 0$

t の値が大きければ，与式の値も大きいので，接する

ときの t の値で最大値となる。

円の中心 $(1,\ 1)$ で直線は $tx - y = 0$

$\dfrac{|t - 1|}{\sqrt{t^2 + 1}} = \dfrac{1}{4}$

$(t - 1)^2 = \dfrac{1}{16}(t^2 + 1)$　より　$15t^2 - 32t + 15 = 0$

$t = \dfrac{16 \pm \sqrt{31}}{15}$　で $t > 1$　より　$t = \dfrac{16 + \sqrt{31}}{15}$

$M = \dfrac{16 + \sqrt{31}}{15} + \dfrac{15(16 - \sqrt{31})}{(16 + \sqrt{31})(16 - \sqrt{31})}$

$= \dfrac{16 + \sqrt{31} + 16 - \sqrt{31}}{15} = \dfrac{32}{15}$

❷
〔解答〕

(1)

ア	イ	ウ	エ	オ
2	3	4	3	4

(2)

カ	キ	ク	ケ	コ
1	5	−	1	2

〔出題者が求めたポイント〕

(1) （数学 B・ベクトル，数学Ⅱ・三角関数）

$\vec{p} = (x_1,\ y_1)$，$\vec{q} = (x_2,\ y_2)$ のとき，

$\vec{p} \cdot \vec{q} = x_1 x_2 + y_1 y_2$

$\sin(\alpha + \beta) = \sin\alpha \cos\beta + \sin\beta \cos\alpha$

$\cos(\alpha + \beta) = \cos\alpha \cos\beta - \sin\alpha \sin\beta$

$\cos^2\theta = \dfrac{1 + \cos 2\theta}{2}$，$\sin^2\theta = \dfrac{1 - \cos 2\theta}{2}$

$\sin\theta \cos\theta = \dfrac{\sin 2\theta}{2}$

$r = \sqrt{a^2 + b^2}$，$\dfrac{a}{r} = \cos\alpha$，$\dfrac{b}{r} = \sin\alpha$ のとき，

$a\sin\theta + b\cos\theta = r\sin(\theta + \alpha)$

(2) （数学 B・数列）

$(k + 1)^5 = k^5 + 5k^4 + 10k^3 + 10k^2 + 5k + 1$

$\displaystyle\sum_{k=1}^{n}\{(k+1)^5 - k^5\}$ を考える。$\displaystyle\sum_{k=1}^{n} k^3 = \dfrac{n^2(n+1)^2}{4}$

n^3 以下は問題外なので，$f(n)$ として計算する。

〔解答のプロセス〕

(1) $\vec{p} \cdot \vec{q} = 9\cos t\left(\dfrac{1}{2}\cos t - \dfrac{\sqrt{3}}{2}\sin t\right)$

$\qquad\qquad\qquad + 4\sin t\left(\dfrac{1}{2}\sin t + \dfrac{\sqrt{3}}{2}\cos t\right)$

$= \dfrac{9}{2}\cos^2 t - \dfrac{5\sqrt{3}}{2}\sin t\cos t + 2\sin^2 t$

$= \dfrac{9}{2}\dfrac{1 + \cos 2t}{2} - \dfrac{5\sqrt{3}}{2}\dfrac{\sin 2t}{2} + 2\dfrac{1 - \cos 2t}{2}$

$= \dfrac{13}{4} - \dfrac{5}{4}(\sqrt{3}\sin 2t - \cos 2t)$

$= \dfrac{13}{4} - \dfrac{5}{2}\left(\dfrac{\sqrt{3}}{2}\sin 2t - \dfrac{1}{2}\cos 2t\right)$

$= \dfrac{13}{4} - \dfrac{5}{2}\sin\left(2t - \dfrac{1}{6}\pi\right)$

$0 \le t \le \pi$ より，$-\dfrac{1}{6}\pi \le 2t - \dfrac{1}{6}\pi \le \dfrac{11}{6}\pi$

よって，$-1 \le \sin\left(2t - \dfrac{1}{6}\pi\right) \le 1$

$$M = \frac{13}{4} + \frac{5}{2} = \frac{23}{4}, \quad 2t - \frac{1}{6}\pi = \frac{3}{2}\pi, \left(t = \frac{5}{6}\pi\right)$$

$$m = \frac{13}{4} - \frac{5}{2} = \frac{3}{4}, \quad 2t - \frac{1}{6}\pi = \frac{1}{2}\pi, \left(t = \frac{1}{3}\pi\right)$$

(2) $(k+1)^5 = k^5 + 5k^4 + 10k^3 + 10k^2 + 5k + 1$

$$\sum_{k=1}^n\{(k+1)^5 - k^5\} = 5\sum_{k=1}^n k^4 + 10\sum_{k=1}^n k^3$$
$$+ 10\sum_{k=1}^n k^2 + 5\sum_{k=1}^n k + \sum_{k=1}^n 1$$

次数が 4 以上が問題なので，3 次式で $f(n)$, $g(n)$ を

$$n^5 + 5n^4 + f(n) = 5\sum_{k=1}^n k^4 + 10\cdot\frac{n^4}{4} + g(n)\ \text{とする}.$$

$$a_n = \frac{1}{5} + \frac{1}{2n} + \frac{F(n)}{5n^5}, (F(n) = f(n) - g(n))$$

$$\alpha = \lim_{t \to \infty}\left(\frac{1}{5} + \frac{1}{2n} + \frac{F(n)}{5n^5}\right) = \frac{1}{5}$$

$$b_n = \left(\frac{1}{5} - \frac{1}{5} - \frac{1}{2n} - \frac{F(n)}{5n^5}\right)n$$

$$= -\frac{1}{2} - \frac{F(n)}{5n^4}$$

$$\beta = \lim_{t \to \infty}\left(-\frac{1}{2} - \frac{F(n)}{5n^4}\right) = -\frac{1}{2}$$

3
〔解答〕

(1)
ア	イ	ウ	エ
4	5	9	5

(2)
オ	カ	キ
1	2	5

〔出題者が求めたポイント〕

（数学Ⅲ・微分積分）

(1) $y = f(x)$ の上の $(a, f(a))$ における接線の方程式は，
$y = f'(a)(x-a) + f(a)$

(2) L の y 軸の交点を $(0, k)$ とすると，L を k から 5 まで y 軸のまわりに 1 回転してできる立体の体積から C を 3 から 5 まで y 軸のまわりに 1 回転してできる立体の体積を引く。

〔解答のプロセス〕

(1) $\dfrac{dy}{dx} = \dfrac{2x}{2\sqrt{x^2+9}} = \dfrac{x}{\sqrt{x^2+9}}$

$x = 4$ のとき，$\dfrac{dy}{dx} = \dfrac{4}{\sqrt{16+9}} = \dfrac{4}{5}$

$y = \dfrac{4}{5}(x-4) + 5 = \dfrac{4}{5}x + \dfrac{9}{5}$

(2) L の y 切片は，$\dfrac{9}{5}$, L : $x = \dfrac{5}{4}y - \dfrac{9}{4}$

$\left(\dfrac{5}{4}y - \dfrac{9}{4}\right)^2 = \dfrac{25}{16}y^2 - \dfrac{45}{8}y + \dfrac{81}{16}$

$\pi\displaystyle\int_{\frac{9}{5}}^5\left(\dfrac{25}{16}y^2 - \dfrac{45}{8}y + \dfrac{81}{16}\right)dy$

$= \pi\left[\dfrac{25}{48}y^3 - \dfrac{45}{16}y^2 + \dfrac{81}{16}y\right]_{\frac{9}{5}}^5$

$= \pi\left(\dfrac{965}{48} - \dfrac{243}{80}\right) = \dfrac{4096}{240}\pi = \dfrac{256}{15}\pi$

C : $x = 0$ のとき $y = 3$, $x^2 = y^2 - 9$

$\pi\displaystyle\int_3^5(y^2-9)dy = \pi\left[\dfrac{y^3}{3} - 9y\right]_3^5$

$= \pi\left\{-\dfrac{10}{3} - (-18)\right\} = \dfrac{44}{3}\pi$

$V = \dfrac{256}{15}\pi - \dfrac{44}{3}\pi = \dfrac{36}{15}\pi = \dfrac{12}{5}\pi$

4
〔解答〕

(1)
ア	イ
1	4

(2)
ウ	エ	オ	カ
3	2	2	7

〔出題者が求めたポイント〕

（数学Ⅲ・積分法）

(1) グラフを描き，2 点を通る直線の方程式を求める。x の 2 次方程式にして $D > 0$

(2) 交点を求めて，定積分で求める。

〔解答のプロセス〕

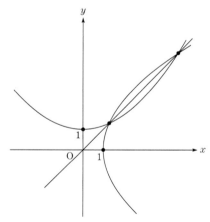

(1) $C_1 : y = ax^2 + 1$
$C_2 : x = ay^2 + 1$
$y - x = a(x^2 - y^2)$
$(y - x)(1 + ax + ay) = 0$
よって，C_1 と C_2 の交点を通る直線は，$y = x$
$x = ax^2 + 1$
$ax^2 - x + 1 = 0$
$(D =) 1 - 4a > 0$
よって，$a < \dfrac{1}{4}$

従って，$0 < a < \dfrac{1}{4}$

(2) $x = \dfrac{3}{16}x^2 + 1$ より $3x^2 - 16x + 16 = 0$

$(3x - 4)(x - 4) = 0$ よって，$x = \dfrac{4}{3},\ 4$

$x = \dfrac{3}{16}y^2 + 1$ より $y = \dfrac{4}{\sqrt{3}}\sqrt{x-1}$

$\displaystyle \int_{\frac{4}{3}}^{4} \left(\dfrac{4}{\sqrt{3}}\sqrt{x-1} - \dfrac{3}{16}x^2 - 1 \right) dx$

$\quad = \left[\dfrac{8}{3\sqrt{3}}\sqrt{x-1}^3 - \dfrac{1}{16}x^3 - x \right]_{\frac{4}{3}}^{4}$

$\quad = \left(\dfrac{8}{3\sqrt{3}}\,3\sqrt{3} - \dfrac{64}{16} - 4 \right)$

$\qquad\qquad - \left(\dfrac{8}{3\sqrt{3}}\dfrac{1}{3\sqrt{3}} - \dfrac{4}{27} - \dfrac{4}{3} \right)$

$\quad = 0 - \left(-\dfrac{32}{27} \right) = \dfrac{32}{27}$

物　理

解答

26年度

第1問

〔解答〕

問1. ④　　問2. ③　　問3. ⑥　　問4. ⑥

〔出題者が求めたポイント〕

等加速度直線運動の $a-t$ グラフ

〔解答のプロセス〕

問1.　加速度はベクトルなので三平方の定理を用いて，

$a = \sqrt{a_x^2 + a_y^2} = \sqrt{2.0^2 + 4.0^2} = \sqrt{20} \fallingdotseq 4.5 \, (\text{m/s}^2)$ ④…答

問2.　$v_x = 2.0 \times 10 = 20 \, (\text{m/s})$

$v_y = 2.0 \times 10 + 4.0 \times 10 = 60 \, (\text{m/s})$

$v = \sqrt{v_x^2 + v_y^2} = \sqrt{20^2 + 60^2} = 20\sqrt{10} \fallingdotseq 63 \, (\text{m/s})$ ③…答

問3.　$x = \dfrac{1}{2} \times 2.0 \times 10^2 + 20 \times 10 = 300 \, (\text{m})$ ⑥…答

問4.　$y = \underbrace{\dfrac{1}{2} \times 2.0 \times 10^2}_{0 \sim 10秒} + \underbrace{20 \times 10 + \dfrac{1}{2} \times 4.0 \times 10^2}_{10 \sim 20秒}$

$+ \underbrace{60 \times 10}_{20 \sim 30秒} + \underbrace{60 \times 10 + \dfrac{1}{2} \times (-2.0) \times 10^2}_{30 \sim 40秒} = 1600 \, (\text{m})$

⑥…答

第2問

〔解答〕

問1. ①　　問2. ④　　問3. ①

〔出題者が求めたポイント〕

力学的エネルギーの保存，単振動

〔解答のプロセス〕

問1.　力学的エネルギーの保存より，

$\dfrac{1}{2} k x^2 = \dfrac{1}{2} m_2 v_0^2$

$\therefore x = \sqrt{\dfrac{m_2}{k}} \, v_0$ ①…答

問2.　力学的エネルギーの保存より，

$\dfrac{1}{2}(m_1 + m_2)v^2 = \dfrac{1}{2} m_2 v_0^2$

$\therefore v = \sqrt{\dfrac{m_1}{m_1 + m_2}} \, v_0$ ④…答

問3.　単振動の周期なので，

$T = 2\pi \sqrt{\dfrac{m_1}{k}}$ ①…答

第3問

〔解答〕

問1. ①　　問2. ②

〔出題者が求めたポイント〕

点電荷のまわりの電界と電位

〔解答のプロセス〕

問1.　$-Q$ が作る電界の y 成分：$E_{Ay} = -k\dfrac{Q}{(2a)^2}$

Q_1 が作る電界の y 成分：$E_{By} = k\dfrac{Q_1}{(2a)^2 + (2a)^2} \times \dfrac{1}{\sqrt{2}}$

$E_{Ay} + E_{By} = 0$ より，$\dfrac{Q_1}{8} \times \dfrac{1}{\sqrt{2}} = \dfrac{Q}{4}$

$\therefore Q_1 = 2\sqrt{2}\,Q$ ①…答

問2.　$V_A = -k\dfrac{Q}{\sqrt{a^2 + (2a)^2}}$　　$V_B = k\dfrac{Q_1}{a}$

$V_A + V_B = 0$ より，$Q_1 = \dfrac{1}{\sqrt{5}} Q$ ②…答

第4問

〔解答〕

問1. ④　　問2. ⑥

〔出題者が求めたポイント〕

キルヒホッフの法則

〔解答のプロセス〕

抵抗の大きさから考えて R_5 には上から下へ電流が流れる。

R_1 を流れる電流を I_1，R_3 を流れる電流を I_3 とおくと，キルヒホッフの法則より，

$\begin{cases} E = 1.0 \times 10^3 \times I_1 + 2.0 \times 10^3 \times (I_1 - 2.0 \times 10^{-3}) \\ 1.0 \times 10^3 \times I_1 + 1.0 \times 10^3 \times 2.0 \times 10^{-3} - 2.0 \times 10^3 \times I_3 \\ 2.0 \times 10^3 \times (I_1 - 2.0 \times 10^{-3}) - 1.0 \times 10^3 \times 2.0 \\ \quad \times 10^{-3} - 1.0 \times 10^3 \times (I_3 + 2.0 \times 10^{-3}) \end{cases}$

これを解いて，$E = 14 \, \text{V}$，$I_1 = 6.0 \times 10^{-3} \, \text{A}$，$I_3 = 4.0 \times 10^{-3} \, \text{A}$

問1. ④…答　　問2. ⑥…答

第5問

〔解答〕

⑥

〔出題者が求めたポイント〕

磁界中で回転するコイルに生じる起電力

〔解答のプロセス〕

起電力の大きさ V は，$V = \dfrac{\Delta\Phi}{\Delta t} = \dfrac{B\Delta S}{\Delta t}$ なので，

時刻 T と回転の角速度 ω を用いて，$V = V_0 \sin\omega t$ と表せる。ここで $\omega = 5 \times 2\pi = 10\pi$

また，起電力が最大になるのは，円環と磁界の向きが平行になったときで，円環を上方から見ると，微小時間 Δt の間に円環は下図のように変化するので，

$B \quad \underset{\omega t}{\xrightarrow{\hspace{3cm}}} \quad \Delta S_0 = \pi a^2 \times \sin\omega\,\Delta t$

磁束に垂直なコイルの面積：

$\Delta S_0 = \pi a^2 \sin\omega\,\Delta t \fallingdotseq \pi a^2 \omega\,\Delta t$

よって，$V_0 = \dfrac{B\Delta S_0}{\Delta t} = \pi a^2 \omega B = 10\pi^2 B a^2$

$\therefore V = 10\pi^2 B a^2 \sin 10\pi t$ ⑥…答

第6問
〔解答〕
問1. ②　問2. ⑤　問3. ⑤
問4. ①　問5. ⑥

〔出題者が求めたポイント〕
気体の $p-V$ 図

〔解答のプロセス〕
問1. $pV = nRT$ より,
$$T_A = \frac{p_A V_A}{nR} = \frac{1.0 \times 10^5 \times 2.0 \times 10^{-2}}{1.0 \times 8.3} \fallingdotseq 2.4 \times 10^2 (K)$$
②…答

問2. $T_C = \frac{p_C V_C}{nR} = \frac{2.0 \times 10^5 \times 6.0 \times 10^{-2}}{1.0 \times 8.3}$
$\fallingdotseq 1.44 \times 10^3 (K)$
⑤…答

問3. 気体の体積は減少しているので，気体は仕事をされている。よって気体のした仕事 W' は,
$W' = -p\Delta V = -1.0 \times 10^5 \times (6.0 - 2.0) \times 10^{-2}$
$= -4.0 \times 10^3 (J)$
⑤…答

問4. 内部エネルギーの変化量 ΔU は,
$\Delta U = \frac{3}{2}nRT_B - \frac{3}{2}nRT_A = \frac{3}{2}p_B V_B - \frac{3}{2}p_A V_A$
$= \frac{3}{2}(2.0 - 1.0) \times 10^5 \times 2.0 \times 10^{-2}$
$= 3.0 \times 10^3 (J)$
①…答

問5. 気体が仕事をしているのは $B \to C$ で，その大きさ W は,
$W = p\Delta V = 2.0 \times 10^5 \times (6.0 - 2.0) \times 10^{-2}$
$= 8.0 \times 10^3$
気体が熱を受け取るのは $A \to C$ で，その増加量 ΔU は,
$\Delta U = \frac{3}{2}nR\Delta T = \frac{3}{2} \times 1.0 \times 8.3 \times 1.2 \times 10^3$
$\fallingdotseq 1.5 \times 10^4$
よって熱効率 e は,
$e = \frac{W}{Q} \times 100 = \frac{W}{W + \Delta U} \times 100$
$= \frac{8.0 \times 10^3}{8.0 \times 10^3 + 1.5 \times 10^4} \times 100 \fallingdotseq 32(\%)$
⑥…答

第7問
〔解答〕
問1. ⑦　問2. ④　問3. ⑤　問4. ⑤

〔出題者が求めたポイント〕
進行波のグラフ，波の固定端反射

〔解答のプロセス〕
問1. 3.5秒間で $x = -5.0 \times 3.5 = -17.5 (cm)$ 進むので
⑦
⑦…答

問2. $x = -5.0 \times 16.0 = -80 (cm)$ 波は進んでいるので，入射波は下図のようになり，反射波は位相が π ずれて返ってくるので④のようになる。
④…答

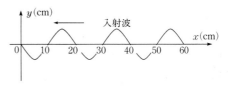

問3. 15.5秒間で, $x = -5.0 \times 15.5 = -77.5 (cm)$ 進むので，入射波は次図の実線，反射波は破線のようになり，合成波は⑤のようになる。
⑤…答

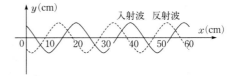

問4. 9.5秒間で, $x = -5.0 \times 9.5 = -47.5 (cm)$ 進むので，入射波（実線）と反射波（破線）は下図のようになり，$x = 15 cm$ での振幅 A は,
$A = -\frac{6}{\sqrt{2}} \times 2 = -6\sqrt{2} \fallingdotseq 8.4 (cm)$ になる。
⑤…答

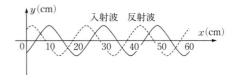

第8問
〔解答〕
問1. ①　問2. ⑤

〔出題者が求めたポイント〕
回折格子

〔解答のプロセス〕
問1. 一次の明線の条件：$d\sin\theta_1 = \lambda$ より,
$\lambda = \frac{1.0 \times 10^{-3}}{667} \times \sin 20° \fallingdotseq 5.13 \times 10^{-7} (m)$
よって, 513 nm
①…答

問2. $d\sin\theta_2 = 2\lambda$ より,
$\sin\theta_2 = 2\sin\theta_1 = 2 \times 0.3420 = 0.6840$
三角関数表より，$\theta_2 \fallingdotseq 43°$
⑤…答

第9問
〔解答〕
問1. ②　問2. ③

〔出題者が求めたポイント〕
光電効果とプランク定数

〔解答のプロセス〕
問1. $E = h\nu = \frac{hc}{\lambda} = \frac{6.63 \times 10^{-34} \times 3.00 \times 10^8}{5.0 \times 10^{-7} \times 1.60 \times 10^{-19}}$
$= 2.48625 (eV) \fallingdotseq 2.49 (eV)$
②…答

問2. $E = h\nu_0 = \frac{6.63 \times 10^{-34} \times 4.0 \times 10^{14}}{1.60 \times 10^{-19}} \fallingdotseq 1.66 (eV)$
$2.49 - 1.66 = 0.83 (eV)$
③…答

化　学

解答

26年度

1

〔解答〕

問1. ④　　問2. ⑥　　問3. ①　　問4. ⑤
問5. ④

〔解答のプロセス〕

問1. ④が誤り

③　BとFの比較である。同一周期のイオン化エネルギーは原子番号が大きくなるにつれ増加する傾向を示す。

④　Mgはアルカリ土類金属に含まれない。同族元素ではあるが、様々な性質で違いがある。

問2. すべて正しい。

①　CH_4, SiH_4 は正四面体構造で、無極性分子。

④　この二つが最密構造である。

問3. ①が誤り

①　AgFは他のハロゲン化物と異なり、水に溶ける。

②　$MnO_2 + 4HCl \rightarrow MnCl_2 + 2H_2O + Cl_2$

まず水を通すと、HClが除かれる。次に濃硫酸に通じると水を除くことができる。

④

2, 4, 6-トリブロモフェノールの白色沈殿を生成。

問4. ⑤が誤り

①　K_2SO_4 の濃度は、$5.8/174 \fallingdotseq 1/30$ mol/L

$K_2SO_4 \rightarrow 2K^+ + SO_4^{2-}$ と電離するので、イオンの総モル濃度は、

$1/30 \times 3 = 0.10$ mol/L

したがって、同じ浸透圧を示す。

②　80℃の飽和水溶液 300 g には、

$300 \times \dfrac{50}{100 + 50} = 100$ g

の $CuSO_4$ が溶けている。20℃に冷却したとき析出した結晶を x(g) とすると次式が成り立つ。

$\dfrac{100 - \dfrac{160}{250} \times x}{300 - x} = \dfrac{20}{100 + 20}$　　$\therefore x = 105.7 \fallingdotseq 106$ g

③　質量モル濃度からイオンの総モル濃度を求め、比較。

尿素水溶液：$3.00/60 = 0.050$ mol/kg

$NaClaq：\dfrac{5.85}{58.5}\Big/2.0 = 0.050$ mol/kg

イオンの総モル濃度は、$0.050 \times 2 = 0.10$ mol/kg
したがって、NaClaq の方が凝固点が低い。

④　このため沸点上昇が起こる。

⑤　イオンの総モル濃度は、

KNO_3aq　　$CaCl_2aq$

$\dfrac{1.0}{101} \times 2 < \dfrac{1.0}{111} \times 3$

∴沸点上昇度は $CaCl_2aq$ の方が大きい。

問5. ④が誤り

③　$(C_6H_{10}O_5)_n + nH_2O \rightarrow nC_6H_{12}O_6$

$162n : 81 = 180n : x$　　$\therefore x = 89.9 \fallingdotseq 90$ g

④　pH 2 の条件では、アラニンは、

$$\overset{\displaystyle CH_3}{\underset{}{\mathstrut}}$$

$H_3\overset{+}{N}-CH-COOH$

つまり、陽イオンになっている。
したがって、陰極に移動する。

⑤　光学異性体を考慮しないと、

Ⓝ－ Gly － Ala － Phe －Ⓒ
Ⓝ－ Gly － Phe － Ala －Ⓒ
Ⓝ－ Ala － Gly － Phe －Ⓒ
Ⓒ－ Gly － Ala － Phe －Ⓝ
Ⓒ－ Gly － Phe － Ala －Ⓝ
Ⓒ－ Ala － Gly － Phe －Ⓝ

以上の6種類である。

2

〔解答〕

問1. ⑤　　問2. ①　　問3. ⑥　　問4. ①
問5. ②, ④

〔出題者が求めたポイント〕

アンモニア水の電離平衡、電離定数、pH

〔解答のプロセス〕

問1.　$[OH^-] = C\alpha = 0.10 \times 1.3 \times 10^{-2}$
$\qquad\qquad = 1.3 \times 10^{-3}$ mol/L

問2.　$K_b = \dfrac{C\alpha \cdot C\alpha}{C(1 - \alpha)} = \dfrac{C\alpha^2}{1 - \alpha} \fallingdotseq C\alpha^2$

$0.10 \times (1.3 \times 10^{-2})^2 = 1.69 \times 10^{-5} \fallingdotseq 1.7 \times 10^{-5}$

問3.　$[OH^-] = 1.3 \times 10^{-3}$　だから

$[H^+] = 1.0 \times 10^{-14}/1.3 \times 10^{-3} = \dfrac{1}{1.3} \times 10^{-11}$

$\therefore$ pH $= -\log \dfrac{1}{1.3} \times 10^{-11} = 11 + \log 1.3 = 11.11$

$\qquad \fallingdotseq 11.1$

問4.　$\alpha = 1.0 \times 10^{-2}$ とすると、

$K_b = C\alpha^2 = C \times (1.0 \times 10^{-2})^2 = 1.7 \times 10^{-5}$

$\therefore C = 0.17$ mol/L

加えるアンモニア水を V mL とすると、次式が成り立つ。

$\dfrac{0.10 \times \dfrac{100}{1000} + 0.50 \times \dfrac{V}{1000}}{(100 + V)/1000} = 0.17$

$\therefore V = 21.2 \fallingdotseq 21$ mL

問5. ②, ④が誤り

②　$NH_4Cl \rightarrow NH_4^+ + Cl^-$

$NH_4^+ + H_2O \leftrightarrows NH_3 + H_3O^+$

と加水分解を起こし、弱酸性を示す。pH＜7である。

④ アンモニア水の電離度は小さい。$\alpha = 0.01$ と仮定
すると，$[NH_4^+] = 0.10 \times 0.01 = 1 \times 10^{-3}\,mol/L$
塩化アンモニウム aq では，完全に電離するので，
$[NH_4^+] = 0.10\,mol/L$ ∴等しくない

❸
〔解答〕
問1. イー⑦，エー③，カー②，キー⑤
問2. ③，⑤，⑦　　問3. ④
問4. 原子の数－②，密度－②　　問5. ①
〔出題者が求めたポイント〕
金属の推定，金属イオンの反応，周期表，単位格子
〔解答のプロセス〕
1) 冷水と反応するのは，Ba，Ca，Na
　Ca(OH)$_2$ の溶解度は小さいので，エは Ca とわかる。
2) 少量の NaOHaq で沈殿するイオンは，
　　Al^{3+}，Fe^{3+}，Mg^{2+}，Zn^{2+}
　過剰に加えたとき溶けるのは，
　　Al(OH)$_3$，Zn(OH)$_2$ 故に，イ，ウは Al または Zn
　アの水酸化物は赤褐色なので，アは Fe とわかる。
　これを加熱すると，
　　$2Fe(OH)_3 \rightarrow Fe_2O_3 + 3H_2O$
3) 過剰のアンモニア水に溶けた水酸化物は，
　　$Zn(OH)_2 + 4NH_3 \rightarrow [Zn(NH_3)_4]^{2+} + 2OH^-$
　したがって，イは Zn。ウは Al とわかる。
4) 希硫酸を加えたとき白色沈殿を生じるのは，
　　$Ca^{2+} + SO_4^{2-} \rightarrow CaSO_4$
　　$Ba^{2+} + SO_4^{2-} \rightarrow BaSO_4$
　したがって，カは Ba とわかる。オが Na である。
問2. 周期表は，第4周期まで知らなければいけない。
問3. $Zn(OH)_2 + 2NaOH \rightarrow Na_2[Zn(OH)_4]$
問4. オは Na で，体心立方格子である。

単位格子中の原子の数は，$1 + \dfrac{1}{8} \times 8 = 2$ 個

密度は，$d = \dfrac{\left(\dfrac{23}{6.0 \times 10^{23}}\right) \times 2}{(4.3 \times 10^{-8})^3} = 0.964 \fallingdotseq 0.96\,g/cm^3$

問5. テルミット反応である。
　　$\underset{(X)}{Fe_2O_3} + 2Al \rightarrow 2Fe + \underset{(Y)}{Al_2O_3}$

❹
〔解答〕
問1. ③，⑦　　問2. ①，③　　問3. ③　　問4. ⑥
〔出題者が求めたポイント〕
電気分解，銅の電解精錬，金属イオンの反応
〔解答のプロセス〕
問1. 流れた電気量は，
　　$Q = 2.00 \times (32 \times 60 + 10) = 3.86 \times 10^3\,C$
　流れた電子は，
　　$\dfrac{3.86 \times 10^3}{9.65 \times 10^4} = 4.00 \times 10^{-2}\,mol$
　② 記述がややわかりにくい。

陽極では，酸化反応が起こる。ここでは，
　　$2H_2O \rightarrow 4H^+ + O_2 + 4e^-$
の反応が起こり，陽極に電子が移り（奪われる），こ
の電子は，直流電源の正極に流れることになる。
③ 上記に示したように水が酸化され O$_2$ が発生する。
　誤り
⑦ 発生した気体は，
　　$4.00 \times 10^{-2} \times \dfrac{1}{4} = 1.00 \times 10^{-2}\,mol$
その体積は，$1.00 \times 10^{-2} \times 22.4 = 0.224\,L$ ∴誤り
問2. ①，③が誤り。
　① 金は陽極泥として沈殿する。イオンにならない。
　③ 鉄は，陽極から，$Fe \rightarrow Fe^{2+} + 2e^-$ と溶け出し，
　　溶液中に残る。
問3. $Cu^{2+} + 2e^- \rightarrow Cu$ の変化により Cu が析出する。
　その物質量は，$12.7/63.5 = 0.200\,mol$
　流れた電子は，$0.200 \times 2 = 0.400\,mol$
　流れた電気量は，$0.400 \times 9.65 \times 10^4 = 3.86 \times 10^4\,C$
問4. 陽極から，$Pb \rightarrow Pb^{2+} + 2e^-$ と反応し溶け出す。
　CuSO$_4$aq が電解液なので，
　　$Pb^{2+} + SO_4^{2-} \rightarrow PbSO_4$　白色沈殿を生じる。

❺
〔解答〕
問1. ④，⑤　　問2. ⑤　　問3. ②，⑥　　問4 ⑥
〔出題者が求めたポイント〕
有機化合物の推定，化学反応の量的関係，異性体
〔解答のプロセス〕
明確に物質を特定できる説明が必要である。PdCl$_2$ と
CuCl$_2$ の触媒に用いエチレンを酸化するとアセトアルデ
ヒドが得られ，さらに酸化すると酢酸になる。したがっ
て H は CH$_3$COOH と確定できる。
D を加水分解すると酢酸と不斉炭素原子をもつアルコー
ル I が生成しているので，D は酢酸エステルとわかる。
不斉炭素原子をもつアルコールは，C$_4$H$_9$OH の中に1つ
だけある。まず，2－ブタノールが推定できる。D は，

$$\underset{\underset{CH_3}{|}}{CH_3 - COO - CH} - CH_2CH_3$$

分子式は，C$_6$H$_{12}$O$_2$ で，組成式 C$_3$H$_6$O の2倍なので矛
盾がない。
D の燃焼式は，$C_6H_{12}O_2 + 8O_2 \rightarrow 6CO_2 + 6H_2O$
A の分子式は，D と一致する。A の加水分解で，
　$C_6H_{12}O_2 + H_2O \rightarrow$ カルボン酸F＋アルコールG
G を酸化すると B が得られたので，B の組成式から G
は C$_3$H$_7$OH と推定できる。
C を酸化すると F が得られたので，組成式から C は，
CH$_3$CH$_2$CHO と推定できる。F は，C$_2$H$_5$COOH である。
C がアルデヒドなので，B はケトンと推定でき，G は，
2－プロパノールとわかる。
I(2－ブタノール)を酸化すると，$\underset{\underset{O}{\|}}{CH_3 - C} - CH_2CH_3$(J)
が得られる。

FとKの反応で$C_6H_{12}O_2$のエステルが得られているので，KはC_3H_7OHと推定できる。$C_2H_5COOC_3H_7$である。

EにH_2を付加させるとKが得られているので，Eは，$CH_2=CH-CH_2OH$（C_3H_6Oで一致）とわかる。

問1．Gは，2－プロパノール，Jは，エチルメチルケトンで，$CH_3-\underset{OH}{\underset{|}{CH}}-$や$CH_3-\underset{O}{\overset{\parallel}{C}}-$をもつので

ヨードホルム反応陽性である。

問2．C_4H_9OHのアルコールは，I以外に

$CH_3CH_2CH_2CH_2OH$，$CH_3CH(CH_3)CH_2OH$，

$(CH_3)_3COH$　の3つがある。

さらにエーテルが，

$CH_3-O-CH_2CH_2CH_3$,

$CH_3-O-\underset{CH_3}{\underset{|}{\overset{|}{\overset{CH_3}{CH}}}}$　,　$C_2H_5-O-C_2H_5$

3種類あるので，合計7種類。

問3．

①　$(CH_3COO)_2Ca \rightarrow CH_3COCH_3 + CaCO_3$

　　B（アセトン）

②　Eは，$CH_2=CH-CH_2OH$で，第一級アルコール。

　　Iは，2－ブタノールで，第二級アルコール。

　　故に，誤り。

③　ともにケトンで，分子量を比較すれば明らかである。

④　$CH_3CH(OH)CH_3 \rightarrow CH_3-CH=CH_2 + H_2O$
　　　　　　　　　　　　　　（プロピレン）

$n\,CH_3-CH=CH_2 \longrightarrow \underset{（ポリプロピレン）}{\left(\!\!\begin{array}{c}CH-CH_2\\ |\\ CH_3\end{array}\!\!\right)_{\!n}}$

熱可塑性樹脂

⑤　Cは，プロピオンアルデヒドであるから，還元性あり。

⑥　Kは，$CH_3CH_2CH_2OH$（C_3H_8O）

　　Fは，C_2H_5COOH（$C_3H_6O_2$）

　　分子量は一致しない。

問4．混合物は，Aがx mol，Dがy molから成るとする。

GとIの分子量は，それぞれ60，74である。

条件より，

　　$x+y = 6.96/116$，$60x + 74y = 4.30$

これより，$x = 0.010$，$y = 0.050$

Dの質量は，$116 \times 0.050 = 5.80$ g

生 物

解答
26年度

1

〔解答〕

問1 ④ 問2 ③ 問3 ⑤
問4 ③ 問5 ③

〔出題者が求めたポイント〕 生物の基礎知識

問1 ① × 後葉(誤)→前葉(正)。脳下垂体後葉には，視床下部から神経分泌細胞の軸索が直接伸びていて，脳下垂体後葉ホルモンはその神経分泌細胞の軸索末端に貯められている。視床下部から脳下垂体後葉ホルモンの分泌を促進するにはホルモンを間に介することなく，視床下部にある神経分泌細胞が刺激されると，脳下垂体後葉にある軸索末端から直接脳下垂体後葉ホルモンを分泌する。

② × Na^+(誤)→水(正)。Na^+の再吸収の促進は副腎皮質から分泌される鉱質コルチコイド(アルドステロン)による。

③ × インスリン，インスリン受容体(誤)→グルカゴン，グルカゴン受容体(正)。グルカゴンはグリコーゲンをグルコースに分解する酵素を活性化させ，血糖量を上げる働きをする。インスリンはグルコースをグリコーゲンに合成する酵素を活性化する。

④ ○ コルチコイドは脂質に溶けやすい性質をもち，リン脂質から構成される細胞膜を透過できる。

⑤ × Ca^{2+}の濃度が低くなると，パラトルモンの分泌量が増加し，Ca^{2+}の骨からの放出を活性化する。

問2 ③ × 細胞骨格はアクチンフィラメント，モータータンパク質はミオシンである。

問3 ⑤ × 反応速度は，酵素の濃度で上限が決まる。文中に「酵素濃度が一定」とあることから，基質濃度を上げることである程度までは反応速度は上がるが，反応速度に上限があるため，いずれ一定になる。

問4 ③ × 電子伝達系は還元型補酵素が消費される。

問5 ① × サバンナ：気温は高い。

② × ツンドラ：年間降水量は低い。

④ × 季節ごとの気温変化は小さい。

⑤ × 気温はやや低めである。

2

〔解答〕

問1 ア：8 イ：5 ウ：7 エ：4 オ：1
問2 ①，②，⑥ 問3 ⑤ 問4 ①，④，⑤，

〔出題者が求めたポイント〕 神経系

問1 シナプス小胞は軸索末端内の Ca^{2+} 濃度の上昇が必須である。

問2 副交感神経の作用，交感神経の作用は覚えておきたい。

問3 A：刺激後に静止電位よりも膜電位が下がっていることより，抑制性ニューロンが働いたことがわかる。

B：連続刺激により滑らかに膜電位が上昇し(時間的加重)，閾値を超えて活動電位が上昇した。

C：2つの刺激が加算されることで(空間的加重)，閾値を超えて活動電位が生じた。

問4 ② × 古皮質はヒトにある。

③ × 散在(誤)→かご(正)。

⑥ × 膝蓋腱反射では，伸筋は収縮が促進され，屈筋は収縮が抑制される。屈筋の収縮抑制には感覚神経から介在神経(抑制性ニューロン)が刺激され，介在神経は屈筋への運動神経を抑制することで，屈筋を弛緩させる。

3

〔解答〕

＜文1＞

問1 ①，②，③，④，⑥
問2 ア：②，イ：④，ウ：⑦
問3 ① 問4 十の位：⑤，一の位：⑩

＜文2＞

問5 ①，②，⑤，⑦ 問6 ②
問7 オ：②，カ：⑤ 問8 キ：⑨，ク：③
問9 十の位：②，一の位：③

〔出題者が求めたポイント〕

植物の生殖，遺伝の計算

問1 a：雄原細胞(n)，b：精細胞(n)，c：花粉管核(n)，d：卵細胞(n)，e：受精卵($2n$)，f：極核(n)，g：胚乳核($3n$)

問3 植物ホルモンの働きは覚えておきたい。

問4 めしべは $2n$ であり，めしべの細胞が持つ遺伝子型は S_2S_3 であるため，S_2 の遺伝子を持つ花粉は受粉しても花粉管の伸長が阻害されるため受精が行えず，S_4 をもつ花粉のみが受精を行える。減数分裂によって胚のう細胞が生成されるが，この時に卵細胞が S_2 をもつか S_3 をもつかは半分の確率であるので，受精によって得られる種子の遺伝子型は $S_2S_4：S_3S_4=1：1$。よって得られる種子全体の50%となる。

問5 ② ○ ジベレリン・オーキシン

③ × エチレン

④ × アブシシン酸

問6 胚乳は受精してできる F_1 の遺伝子型(YyBbPpGg)によるが，種皮の色は親の受精と関係ないため母親の遺伝子型(yybbppGG)に依存する。

問7 種皮の色は問6同様，母親の遺伝子型に依存する。この問題では F_1(YyBbPpGg)を親としているので，F_2 の種皮は全て褐色であり，②と⑤の選択にしぼられる。胚乳の色と花の色の遺伝子は文中から別の染色体上に連鎖しているとあり，配偶子に渡される遺伝子の組合せは独立の法則にもとづき，F_2 の胚乳と花の色の形質の組合せは4通り(黄：紫，黄：白，白：紫，白：白)となる。また，ヘテロ同士で交配すると，形質比は優性：劣性＝3：1＝オ：カ，よ

ってオの方が優性形質であることがわかる。

問8 問7より，胚乳と花の色の遺伝子について着目するだけでよいので，2対立遺伝子についてのヘテロ遺伝子同士から生まれるF_2の結果と同じであるので，結果は9：3：3：1である。

問9 F_1めしべ(YyBbPpGg)×花粉(yybbppgg)を受粉しても，種皮の色は母親の遺伝子型に依存するため，前個体の種皮は褐色であることがわかる。胚乳の色と花の色遺伝子の組合せについて独立の法則にもとづき，胚乳の色が黄色・花の色が紫色である個体は全体の25%であることがわかる。また花の色の遺伝子と，ジベレリン感受性の遺伝子は染色体上連鎖し，F_1は両親から受け継がれた染色体上の遺伝子の組合せをそのままもつため，F_1の片方の染色体には花の色の遺伝子・ジベレリン感受性の順番で「紫・あり」，もう片方の染色体上には「白・なし」の遺伝子群が存在するが，F_1が生殖細胞を作製する時には，8%の組換え率がある。そのため，胚乳の色が黄色・花の色が紫色である個体25%の内の92%はジベレリン感受性があり，残り8%はジベレリン感受性がない。よって25×0.92＝23%

4
〔解答〕
問1 ア：①，イ：⑤ 問2 ⑤
問3 ②，④，⑤，⑦ 問4 ②，③
問5 ③ 問6 ①，②，⑤ 問7 ③
〔出題者が求めたポイント〕
植物の生殖，遺伝の計算
問2 ビードルとテータム：一遺伝子一酵素説，
ハーシーとチェイス：放射性同位体とT2ファージを用いて，遺伝物質がDNAだと同定した，
メセルソンとスタール：半保存的複製，
ワトソンとクリック：DNAの二重らせんモデルを提唱した。
問3 ① × 複製起点は1つ。
③ × ヒストンタンパク質そのものは存在しないが，ヒストン様タンパク質(アルカリ性タンパク質)がDNAに結合している。
⑥ × $3×10^9$（誤）→$4.6×10^6$（正）。$3×10^9$はヒトの塩基対数である。
問4 トリプトファンオペロン：
トリプトファンが存在する：調節タンパク質をトリプトファンが活性化させ，オペレーターに調節タンパク質が結合し，トリプトファン合成酵素遺伝子の転写を阻害する。
トリプトファンが存在しない：調節タンパク質が活性化されないため，オペレーターに調節タンパク質が結合できず，トリプトファン合成酵素遺伝子は転写される。

ラクトースオペロン
ラクトースが存在する：ラクトースが調節タンパク質を

不活性化し，不活性化した調節タンパク質がオペレーターから外れて，β-ガラクトシダーゼ遺伝子は転写される。
ラクトースが存在しない：調節タンパク質は，オペレーターに結合し，β-ガラクトシダーゼ遺伝子の転写を阻害する。

問5 β-ガラクトシダーゼ遺伝子そのものが変異しているので，生産されない。
問6 表1 No.1：結果は問5の解説参照。
No.2：オペレーターのみ働かなければ，阻害されることがなく無条件でβ-ガラクトシダーゼを生産する。
No.3：調節タンパク質がなければ，オペレーターに結合しβ-ガラクトシダーゼ遺伝子発現を阻害するものがないため，無条件でβ-ガラクトシダーゼ遺伝子は発現する。
No.4：調節タンパク質が存在し，オペレーター，遺伝子が正常であるため，問4のラクトースオペロンの解説と同様の結果である。
表2 No.1：$a^+b^+c^-$はβ-ガラクトシダーゼ遺伝子が変異しているためβ-ガラクトシダーゼの生産は行わないが，調節タンパク質は合成する。しかし，$a^-b^-c^+$ではオペレーターが働かないため，無条件でβ-ガラクトシダーゼを生産する。
No.2：$a^+b^-c^+$はオペレーターのみが働かないので，無条件でβ-ガラクトシダーゼを生産する。
No.3：$a^+b^-c^-$が生産する調節タンパク質は，$a^-b^+c^+$のオペレーターに結合するため，ラクトースの有無により，β-ガラクトシダーゼの生産は正常通りに制御される。
No.4：$a^-b^-c^-$は全てが変異しているが，$a^+b^+c^+$は全て正常なので，β-ガラクトシダーゼの生産は正常通りに制御される。

① ○ 表2のNo.3参照。
② ○ 表2のNo.4参照。
③ × 調節タンパク質は，突然変異したオペレーターに結合しない。
④ × 表2のNo.3参照。
⑤ ○ 表2のNo.1，2参照。
問7 ① × 真核生物のDNA上にオペレーターはない。
② × DNAの遺伝子を転写した後のmRNAからイントロンが核内にて除去される。
④ × DNAは切り離されない。DNAの塩基配列はmRNAとして転写される。
⑤ × クロマチン凝集がほどけて，プロモーターは露出される。この時のDNAは二重らせんのままである。

平成25年度

問 題 と 解 答

平成25年度

英　語

問題　　25年度

第1問　次の　1　～　5　の各群の単語①～⑤のうちから，下線部の発音が他の4つと異なるものを1つずつ選びなさい。

1
① ache
② chaos
③ decade
④ relative
⑤ weight

2
① bribe
② crisis
③ fatigue
④ height
⑤ rely

3
① allow
② crowd
③ drought
④ eyebrow
⑤ knowledge

4
① cloth
② coast
③ photo
④ soul
⑤ toe

5
① breathe
② debt
③ endeavor
④ spread
⑤ thread

東京医科大学 25年度 (2)

第2問 次のa～fの各英文の空欄 6 ～ 11 に入れるのに最も適当なものを，それぞれ下の①～⑤のうちから1つずつ選びなさい。

a. Susan left school in 2005. I haven't seen her 6 .

 ① at that time   ② for   ③ nowadays

 ④ since   ⑤ then

b. Are both of you 7 to pay for yourselves?

 ① decide   ② eagerly   ③ surely

 ④ voluntary   ⑤ willing

c. There was nobody in the village. We 8 the whole area for hours, but could find no trace of residents.

 ① looked for   ② searched   ③ sought

 ④ saw   ⑤ witnessed

d. The manager asked the staff members 9 of the way Mary had handled the problem.

 ① how did they think   ② that they would think

 ③ what did they think   ④ what they thought

 ⑤ who would think

e. This house is big enough for the 10 , but we'll have to find a bigger one when we have children.

 ① day   ② instant   ③ minute

 ④ moment   ⑤ now

f . I tried hard to explain, but I could not ☐11☐ .

 ① be made understand   ② be made me understand

 ③ make myself understand   ④ make myself understood

 ⑤ make understand myself

東京医科大学 25 年度 (4)

第3問　次の対話 a ～ f の空欄 | 12 | ～ | 17 | に入れるのに最も適切なも
のを，それぞれ下の①～④のうちから１つずつ選びなさい。

a ．A：What a long day! So much work left to be done. I'm exhausted.

　　 B：Are you still going to the gym tonight?

　　 A：Of course.　| 12 |

　　 B：No wonder you are a fit person.

① That won't work.

② I still have to finish checking these documents by tomorrow.

③ I cannot leave that out.

④ I'm going straight home to get some sleep tonight.

b ．A：Good morning. Johnson International. Mary White speaking. How can
　　　 I help you?

　　 B：Hello, this is Mr. Taylor. David Taylor. Can you put me through to Mr.
　　　 Johnson?

　　 A：| 13 |

　　 B：Yes, thank you.

① Certainly. He's on his way to your place.

② He's on another line. Would you like to hold on?

③ Well, he's through with you.

④ You can come through the main entrance.

c ．A：I couldn't find any blue notebooks on the shelf. Do you have some at
　　　 the back?

　　 B：If there are no more on the shelf, I'm pretty sure we've run out of them.

　　 A：Could you check?

　　 B：Sure.　| 14 |

① I'll be right back.

② I'd like to check in later.

③ We don't keep stocks.

④ We'll place an order for you.

d．A：Do you accept credit cards?

B： 15

A：Really? Then, can I pay in Japanese yen?

B：Sure.

① Actually, we prefer credit cards.

② No problem.

③ Yes. We can give you a deposit.

④ You can pay by whatever means you like.

e．A：Do you know Mr. Trevor Smith?

B：Yes. What about him?

A：I've been trying to get in touch with him all week. How can I get hold
of him?

B： 16

① Leave it to me.

② Don't let it go.

③ I can't afford that.

④ I'll miss him.

f．A：How did the interview go?

B：Oh, my mind just went blank.

A： 17

B：Thanks.

① Do you mind if I go with you?

② I'm sorry to hear that.

③ How wonderful!

④ Don't worry. You can go to the interview.

第4問 次の英文を読み，下記の問いに答えなさい。

注：cardiovascular activity：心臓血管の働き ／ bed-ridden：寝たきりの
Alzheimer's disease patients：アルツハイマー病の患者

Pet owners of all ages are familiar with the joys of raising animals. For senior citizens, caring for a cat or dog ⟨ 18 ⟩ an especially important role since it has both emotional and physical advantages. In fact, so much data ⟨ 19 ⟩ confirming the benefits of pet ownership that "pet therapy" is now a well-established healthcare practice. Whether seniors own a pet or spend some time with an animal, they can experience a noticeable improvement in their ⟨ 20 ⟩ of life.

For elderly people, interacting with animals has several medical benefits such as ［ イ ］ blood pressure, ［ ロ ］ heart rate, and decreased stress. The act of caring for a pet, including feeding, patting, and walking it, establishes a regular physical routine that helps to ⟨ 21 ⟩ flexibility and blood flow through increased cardiovascular activity. There are also emotional benefits such as lower levels of depression, decreased loneliness, and a stronger sense of purpose and confidence.

If a senior citizen is unable to own an animal, volunteer organizations can provide pet-therapy services. These groups bring cats, dogs, birds, and other animals to hospitals and retirement homes. Since 1986, the Japanese Animal Hospital Association and their cute animals ⟨ 22 ⟩ to the faces of many elderly hospital patients. ［ ハ ］, in the USA, groups like Pets on Wheels ensure that even seniors who are house-bound or bed-ridden can enjoy the comfort of a loving animal.

Typically, smaller dogs and cats are involved since they are light and can ⟨ 23 ⟩ a senior's lap. Smaller animals also make ideal pet candidates for seniors who want an animal of their own. Experts suggest that elderly people adopt mature animals, since older pets' behavior is well-established and predictable. Yet there is no reason to ⎡ 24 ⎤ one's choices to dogs or cats. Indeed, a Purdue University study showed that caring for fish in an aquarium was beneficial to Alzheimer's disease patients, while another study in Italy ⎡ 25 ⎤ raising canaries led to lower levels of depression.

Pet-supply companies ⎡ 26 ⎤ the pet-therapy phenomenon and are producing a variety of devices to help seniors raise animals. [二], electronic feeders release a certain amount of food at set times of the day. There are also watering machines which automatically clean the pet's bowl and add fresh water. Mini pet-walkers (basically treadmills for dogs) make sure pets get enough ⎡ 27 ⎤ if their owners have mobility problems. Another device throws tennis balls to make it easier to play ⎡ 28 ⎤ with a dog.

And now, there is even a generation of robot pets. ⎡ 29 ⎤ companies like Sony and Matsushita Electric and increasingly lifelike, these cute robots show a range of emotions and interact extensively with their owners. Some, such as the "Robobear," have impressive functions. ⎡ 30 ⎤ with voice-recognition technology, Robobear immediately ⎡ 31 ⎤ an emergency response center when it hears its "owner" say phrases like "I am sick." For seniors unable to own pets or afford full-time medical care, these super-intelligent robot pets could provide a "best of both worlds" solution. Indeed, whether it barks, meows, or recharges in a wall socket, a pet can be a great companion for a senior citizen.

(*Reading Fusion 1* [南雲堂]より 一部改変)

A. 上の英文の $\boxed{18}$ ～ $\boxed{31}$ に入る最も適当な語または語句を下の①から⑰の中から1つずつ選びなさい。ただし，文頭に入る場合でも最初の文字は小文字になっています。

① can play
② catch
③ contacts
④ developed by
⑤ equipped
⑥ exercise
⑦ fit on
⑧ have brought smiles
⑨ have taken note of
⑩ has been collected
⑪ improve
⑫ intended that
⑬ limit
⑭ quality
⑮ refer to
⑯ require
⑰ revealed that

B. 上の英文の［　イ　］に入る最も適当な語を下の①～④の中から1つ選びなさい。

$\boxed{32}$

① deeper
② higher
③ lower
④ shallower

C. 上の英文の［　ロ　］に入る最も適当な語を下の①～④の中から1つ選びなさい。

$\boxed{33}$

① faster
② harder
③ slower
④ softer

D. 上の英文の［　ハ　］［　ニ　］に入る最も適当な語または語句を下の①～⑥の中から1つずつ選びなさい。

$\boxed{34}$ （［　ハ　］）　　$\boxed{35}$ （［　ニ　］）

① For example
② However
③ Likewise
④ Nevertheless
⑤ Otherwise
⑥ Therefore

E. 36 から 38 のそれぞれ3つの文章には上の英文の内容と合っているものが1つずつあります。その文章を選び，番号で答えなさい。

36
① Interaction with their owners can improve the blood pressure of the pets.
② Elderly people can gain self-esteem through caring for pets.
③ Pet-therapy was established first in Japan. Then the concept was adopted and became popular in the USA.

37
① Experts say that the smaller the pets are, the better they behave.
② The act of fishing has been known for its healthy effect on the states of mind of fishermen since centuries ago.
③ According to a study in Italy, caring for birds improved the condition of people with certain mental problems.

38
① One of the problems of robot pets is that they cannot show their own emotions.
② Robobear sends an alert to an emergency response center immediately when it acknowledges its owner's silent emotions.
③ Thanks to pet-supply companies, physically disabled seniors can give training to their pets by using mini pet-walkers.

第5問 次の英文の内容と合っていると思われるものを，下に示した①～⑱のなかから5つ選びなさい。ただし，解答の順序は問いませんが，同一番号を重複使用した解答は無効とします。 39 ～ 43

注：nutritional value：栄養価

turkey twizzler：「ターキートゥイズラー」英国加工食品の名称

junk food：ジャンクフード

obesity：（病的な）肥満

At the age of just 22, Jamie Oliver became well known across the UK as "The Naked Chef." He called himself this not because he cooked wearing no clothes, but because he wanted to simplify food preparation so that everybody could follow his recipes. He wanted to "strip down" the idea of cooking. Since then he has had numerous TV shows, published many books, and has become a household name in the UK.

Today, one of the activities Jamie Oliver is best known for is his great effort to improve the school dinners that children eat every day. One day, he visited the kitchen of a typical London secondary school, and he was shocked to see how much processed junk food the kids were given to eat each day. Fat and sugar levels were extremely high, and nutritional values very low. The "turkey twizzler" became the symbol of these unhealthy meals: processed meat containing 21.2% fat and only 34% actual turkey. Oliver ran the school kitchen for one year and tried to show that it was possible to serve healthy meals on a limited budget — and that kids actually enjoyed eating them. His mission was to radically change the eating habits of children in that school, and across the country.

His project (the "Feed Me Better" campaign) has had some influence on school dinners in the UK. After watching the documentary *Jamie's School Dinners*, 271,677 people signed a petition calling for healthier school meals. This led the Prime Minister to agree to spend 280 million pounds (about 37 billion yen) on school dinners, to ban some junk food from school menus, and to create a School Food Trust to provide support and advice for people preparing school meals. Research, by the way, shows that children who stop eating sugary, fatty food and instead eat Oliver's school dinners are better behaved in class, and they get higher test scores, too.

Of course, the project has had some problems. At first, many students (and even parents) resisted the removal of the junk food they were so used to. In one famous instance, some parents were passing local takeaway food to their children through the school fence. Also schools that followed the plan for a while were often found to gradually drift back into bad habits. After all, it is easier and cheaper to just give the kids junk food. However, Oliver's efforts represent a positive start, and with obesity becoming such a huge problem, it's a very necessary start.

(*A Matter of Taste* [南雲堂] より)

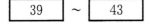

① British people started calling Jamie Oliver "The Naked Chef," focusing on the fact that he was making the idea of cooking as simple as possible.

② Jamie Oliver has not written any books himself, but many books have been written about his recipes and his personality.

③ Jamie Oliver is a prominent figure in household cooking.

④ Secondary schools in London used to provide processed junk food to the students because processed food was not only cheap but also believed to be healthy in those days.

⑤ Jamie Oliver was surprised to see the school meals with a lot of fat, sugar and nutritional values.

⑥ Jamie Oliver succeeded in preparing healthy meals for the school kids within a certain amount of money, but not really in satisfying their appetites.

⑦ The "turkey twizzler" is one example of unhealthy food the children in the UK were having at school.

⑧ Turkey meat contains 21.2% fat.

⑨ Jamie Oliver became a school's chef for one year before he started to make a bold experiment in order to change the contents of meals served at schools.

⑩ A School Food Trust was established as one of the results of the petition signed by 271,677 people who had been impressed by the documentary *Jamie's School Dinners*.

⑪ Jamie Oliver's campaign led people to sign a contract which enabled them to spend 280 million pounds on the School Food Trust.

⑫ No study shows the relation between children's eating habits and their behavior.

⑬ School meals seem to have a close connection with the students' behaviour as well as their test scores.

⑭ Junk food, according to one research mentioned in the article, was found to have a good effect at least on the students' physical health.

⑮ Jamie Oliver made up school meals that tasted like junk food but, in reality, were much healthier than that.

⑯ Not only some children but also some adults preferred junk food for school meals.

⑰ Every school that adopted Oliver's plan managed to continue serving healthy food.

⑱ Jamie Oliver's project helped improve school meals and promote obesity in the UK.

数　学

問題　　　　　25年度

1

(1) 数列 $\{a_n\}$ が関係式

$$a_1 = 1, \quad a_{n+1} = \frac{(n+1)a_n}{(3n+1)a_n+n} \quad (n=1, 2, 3, \cdots)$$

で定められているとき，

$$a_{200} = \frac{\boxed{\text{ア}}}{\boxed{\text{イウエ}}}$$

である。

(2) $0 < \theta < \dfrac{\pi}{2}$ かつ $\cos\theta = \dfrac{1}{8}$ のとき，

$$\sin\frac{3\theta}{2} = \frac{\boxed{\text{オ}}\sqrt{\boxed{\text{カ}}}}{\boxed{\text{キク}}}$$

である。

2

(1) 座標平面上の放物線 $C : y = a(x - b)^2$ $(a, b$ は正の定数$)$ が点 $A\left(\dfrac{4}{5}, \dfrac{3}{5}\right)$ を通り，点 A における C の法線が原点 $O(0, 0)$ を通るとき，

$$a = \frac{\boxed{\text{アイ}}}{\boxed{\text{ウエ}}}, \quad b = \frac{\boxed{\text{オカ}}}{\boxed{\text{キク}}}$$

である。

(2) 不等式

$$\log(n + 9) - \log(n + 8) < \frac{1}{100}$$

をみたす最小の正の整数 n の値は $n = \boxed{\text{ケコ}}$ である。ただし，対数は自然対数とする。

3

座標平面上の楕円 $C : \dfrac{(x-a)^2}{b} + \dfrac{(y-c)^2}{2} = 1$　（a, b, c は正の定数)は 3 点 O$(0, 0)$, A$(4, 0)$, B$(0, 2)$ を通るとする。

(1) 定数 a, b, c は $a = \boxed{}$, $b = \boxed{}$, $c = \boxed{}$ である。

(2) 点 P が楕円 C 上を動くとき，内積 $\overrightarrow{\mathrm{OP}} \cdot \overrightarrow{\mathrm{AP}}$ の最大値を M とすれば

$$M = \dfrac{\boxed{}}{\boxed{}}$$

である。

4

関数 $f(x) = \dfrac{1+4x}{1+\sqrt{x}}$ $(x \geqq 0)$ を考える。

(1) 関数 $f(x)$ は $x = \dfrac{\boxed{\text{ア}}}{\boxed{\text{イ}}} - \sqrt{\boxed{\text{ウ}}}$ のとき

最小値 $\boxed{\text{エ}}\sqrt{\boxed{\text{オ}}} - \boxed{\text{カ}}$ をとる。

(2) 座標平面上の曲線 $C : y = f(x)$ $(x \geqq 0)$ と x 軸，y 軸および直線 $x = 1$ とで

囲まれた部分の面積を S とすれば

$$S = \dfrac{\boxed{\text{キク}}}{\boxed{\text{ケ}}} - \boxed{\text{コサ}}\,\log 2$$

である。ただし，対数は自然対数とする。

物　理

問題　　　　　　　　　　　25年度

第1問

　地表からロケットを打ち上げたい。以下の問いに答えよ。ただし，地球の半径は6400 km とする。

(1)　ロケットを地表から高度1600 km の位置に到達させるために必要なロケットの初速の最小値はいくらか。

$$1 : \boxed{イ} . \boxed{ロ} \times 10^{\boxed{ハ}} \ \text{m/s}$$

(2)　地表から高度3400 km の円軌道を周回する人工衛星の速さはいくらか。

$$2 : \boxed{イ} . \boxed{ロ} \times 10^{\boxed{ハ}} \ \text{m/s}$$

第2問

真空中で電子を一様な電場や磁場の中で運動させた。以下の問いに答えよ。

(1) 下図のように，長さ $\ell = 2.5 \times 10^{-3}$ m の一様な電場(電界)の領域に，速さ 1.0×10^3 m/s の電子を入射させた。この領域へ入射した電子の進行方向と電場の方向とのなす角度が 45° のとき，電場の領域から出た電子の進行方向が電場の向きと垂直となるようにするためには，電場の強さをいくらにすればよいか。

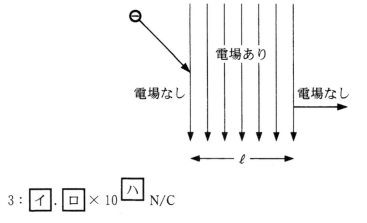

3： イ ． ロ × 10 ^ ハ N/C

(2) 下図のように，磁束密度 B の一様な磁場(磁界)の領域に，速さ 1.0×10^3 m/s の電子を磁場の方向と垂直に入射させた。電子は半円の軌道を描き，入射した場所から 0.50 m 離れた磁場の領域から出てきた。磁束密度の大きさはいくらか。

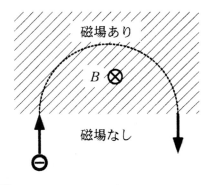

4： イ ． ロ × 10 ^ ハ T

第 3 問

3.00 mol のある気体を，圧力を一定に保ったまま温度を 300 K から 400 K に上げた。この気体の定圧モル比熱を 28.7 J/(mol·K) として以下の問いに答えよ。答えは有効数字 3 桁で解答すること。

⑴　この気体の定積モル比熱はいくらか。

5 : イ . ロ ハ × 10□ J/(mol·K)

⑵　この気体が吸収した熱量はいくらか。

6 : イ . ロ ハ × 10□ J

⑶　この気体の内部エネルギーの増加はいくらか。

7 : イ . ロ ハ × 10□ J

第4問

　カメラなどの光学レンズでは光の反射を少なくするため，ガラスに薄膜をコーティングする。屈折率1.7のガラスに屈折率1.2の物質の薄膜をコーティングした。空気中での波長が480 nmの光を薄膜に垂直に入射させた。以下の問いに答えよ。

(1)　薄膜中でのこの光の波長はいくらになるか。

　　8：□イ.□ロ×10^□ハ nm

(2)　入射させた光の反射を少なくするために必要な薄膜の厚さの最小値はいくらか。

　　9：□イ.□ロ×10^□ハ nm

第5問

文中の ア ～ カ に入る語は何か。もっとも適するものを①～⑩の中から選べ。

原子核の中には，ウランやラジウムのように不安定なものがあり，自然に放射線を出して他の原子核に変わる。これを原子核の崩壊または放射性崩壊という。このように，自然に放射線を出す性質を放射能という。放射能をもった原子核を放射性原子核という。

天然の放射性原子核から放出される放射線には，α 線，β 線そして γ 線の3種類がある。これらはもともと，磁場(磁界)中での曲がり方から区別された。α 線は ア であり，β 線は イ ，γ 線は ウ である。これらの放射線は，物質を透過する能力が異なり，原子をイオン化する電離作用の強さなども異なる。

放射能の強さの単位としては，1秒間に1個の原子核が崩壊するときの放射能の強さを1 エ という。放射能の強さは，放射性原子核の個数と，その半減期で決められる。同数の放射性原子核がある場合は，半減期が短いほど放射能が強い。

放射線が物質に吸収されるとき，放射線が物質に与えるエネルギーを吸収線量という。物質1kgあたり1Jのエネルギー吸収があるときの吸収線量を1 オ という。

人体が放射線を受けることを被曝という。被曝による放射線の吸収線量が同じでも，放射線の種類やそのエネルギーの違いによって人体への影響が異なる。その被曝量の影響の違い考慮した係数を吸収線量にかけて求めた量を等価線量という。その係数は，一般に α 線で大きく，β 線そして γ 線と小さくなっていく傾向がある。さらに，人体への影響は被曝する器官によっても異なるため様々な組織や臓器ごとに係数が決められている。等価線量にその係数をかけて，人体のすべての組織や臓器にわたって足しあわせたものが実効線量である。等価線量，実効線量ともに単位として通常 カ を用いる。

① ベクレル　　　　　② シーベルト　　　　③ グレイ
④ クーロン/キログラム　⑤ ガウス　　　　　　⑥ 陽　子
⑦ 電　子　　　　　　⑧ ヘリウム原子核　　　⑨ 電磁波
⑩ 中性子

物理定数表

名　称	数　値
重力加速度	$g \fallingdotseq 9.8 \, \text{m/s}^2$
空気の真空に対する屈折率（0℃，1 atm）	$n = 1.0003$
水の空気に対する屈折率	$n = 1.33$
熱の仕事当量	$4.19 \, \text{J/cal}$
絶対零度	$-273 \, ℃$
1 気圧	$1 \, \text{atm} = 1.01 \times 10^5 \, \text{Pa}$
気体定数	$R = 8.31 \, \text{J/(mol·K)}$
乾燥空気中の音速（0℃）	$V = 331.5 \, \text{m/s}$
空気の密度（0℃，1 atm）	$1.293 \, \text{kg/m}^3$
ヘリウムの密度（0℃，1 atm）	$1.785 \times 10^{-1} \, \text{kg/m}^3$
真空の誘電率	$\varepsilon_0 = 8.85 \times 10^{-12} \, \text{F/m}$
真空の透磁率	$\mu_0 = 1.26 \times 10^{-6} \, \text{H/m}$
電気素量	$e = 1.60 \times 10^{-19} \, \text{C}$
クーロンの法則の定数（真空中）	$k_0 = 8.99 \times 10^9 \, \text{N·m}^2/\text{C}^2$
電子の質量	$9.11 \times 10^{-31} \, \text{kg}$
電子の比電荷	$1.76 \times 10^{11} \, \text{C/kg}$
1 原子質量単位	$1 \, \text{u} = 1.66 \times 10^{-27} \, \text{kg}$
アボガドロ数	$N_0 = 6.02 \times 10^{23} \, \text{mol}^{-1}$
万有引力定数	$G = 6.67 \times 10^{-11} \, \text{N·m}^2/\text{kg}^2$
真空中の光速	$c = 3.00 \times 10^8 \, \text{m/s}$
プランク定数	$h = 6.63 \times 10^{-34} \, \text{J·s}$

化　学

問題

25年度

（注意）　解答にあたって必要ならば，次の数値を用いよ。

原子量：H = 1.0，He = 4.0，C = 12，N = 14，O = 16，Ne = 20，

Na = 23，Mg = 24，Cl = 35.5，K = 39，Zn = 65，Ag = 108

アボガドロ定数：6.0×10^{23} /mol；0 ℃ の絶対温度：$T = 273$ K

気体定数：$R = 8.3 \times 10^3$ Pa・L/(K・mol)

第1問　次の問1～5の各群には，①～⑤の中に誤りを含む文が1つあるか，①～⑤の全てに誤りがないかのいずれかである。誤りがある場合はその文の記号（①～⑤）を，誤りがない場合は⑥を選べ。

問1　　　　1

① 127 ℃，600 kPa で，830 mL を占める気体分子の数は 9.0×10^{22} 個である。

② 標準状態でヘリウム 1.0 g が占める体積は，標準状態でネオン 1.0 g が占める体積の 5 倍である。

③ シャルルの法則によれば，−273 ℃ では気体の体積は 0 になると予想される。

④ ボイルの法則から，温度一定のとき，圧力を n 倍にすると，一定量の気体の体積は $\dfrac{1}{n}$ 倍になることがわかる。

⑤ 分子量 70 の揮発性物質 1.40 g を 1.00 L の密閉真空容器に入れ，完全に蒸発させたところ，77 ℃ で 5.81×10^4 Pa の圧力を示した。

⑥ ①～⑤に誤りはない。

問 2 　　2

① 水の比熱を $4.2\,J/(g\cdot{}^\circ C)$，氷の融解熱を $6.0\,kJ/mol$，$100\,{}^\circ C$ での水の蒸発熱を $41\,kJ/mol$ とするとき，$0\,{}^\circ C$ の氷 $900\,g$ を $100\,{}^\circ C$ の水蒸気にするために必要な熱量は，$2.7\times10^3\,kJ$ である。

② 発熱反応では，生成物のもつエネルギーの総和と反応によって発生する熱量との和は，反応物のもつエネルギーの総和に等しい。

③ アセチレン(気)の燃焼熱および CO_2(気)と H_2O(液)の生成熱から，アセチレン(気)の生成熱を求めることができる。

④ 溶解熱には，発熱の場合も吸熱の場合もある。

⑤ $1\,mol/L$ の酸と $1\,mol/L$ の塩基の中和反応によって，水が生成するときの反応熱を中和熱という。

⑥ ①～⑤に誤りはない。

問 3 　　3

① 液体の蒸気圧は，容器内に他の気体が共存すると小さくなる。

② 一般に，気体分子の平均速度は，同じ温度では分子量が小さいほど大きい。

③ 一般に，粒子間に働く結合力が強い物質ほど，融解熱や蒸発熱が大きい。

④ 面積 $1\,m^2$ あたりに $1\,N$(ニュートン)の力が働いたときの圧力が $1\,Pa$ である。

⑤ ジエチルエーテル(沸点 $34\,{}^\circ C$)とエタノール(沸点 $78\,{}^\circ C$)の $20\,{}^\circ C$ における蒸気圧を比べると，エタノールのほうが低い。

⑥ ①～⑤に誤りはない。

問 4 ☐4☐

① イソプレンの付加重合で生成した高分子には，二重結合が残っている。

② アセチレンにシアン化水素を付加させると，アクリロニトリルが得られる。

③ ギ酸を酸化すると，二酸化炭素が発生する。

④ p-キシレンを酸化すると，フタル酸が生成する。

⑤ サリチル酸を炭酸水素ナトリウム水溶液に加えると，二酸化炭素が発生する。

⑥ ①〜⑤に誤りはない。

問 5 ☐5☐

① 塩化マグネシウムのみを不純物として含む塩化ナトリウム中のマグネシウムを分析したところ，マグネシウムは質量パーセントで 1 ％ 含まれていた。したがって，この塩化ナトリウムの純度は，質量パーセントでおよそ 96 ％ である。

② 塩化カリウムと塩素酸カリウムの混合物 2.72 g に酸化マンガン(IV)を加え，加熱して完全に反応させたところ，標準状態で 336 mL の気体が発生した。もとの混合物中の塩化カリウムと塩素酸カリウムの物質量は等しい。

③ 質量百分率で，亜鉛 41.4 ％，窒素 17.8 ％，酸素 40.8 ％ を含む化合物の組成式は ZnN_2O_4 である。

④ 炭酸ナトリウムの結晶 $(Na_2CO_3 \cdot 10 H_2O)$ 2.86 g を水に溶かして，全体の体積を 100 mL にしたときの水溶液の濃度は 0.100 mol/L である。

⑤ 質量モル濃度 A 〔mol/kg〕の溶液の密度を ρ〔g/mL〕，溶質の分子量を M とするとき，この溶液のモル濃度〔mol/L〕は $(A \times \rho \times 1000)/(1000 + A \times M)$ と表される。

⑥ ①〜⑤に誤りはない。

第2問 次の問い(問1〜6)に答えよ。

問 1 両性酸化物を，次の①〜⑧のうちからすべて選び，解答番号6の解答欄にマークせよ。

6

① Al_2O_3 ② CaO ③ CO_2 ④ CuO
⑤ Na_2O ⑥ SiO_2 ⑦ SO_3 ⑧ ZnO

問 2 アンモニア水と反応する両性水酸化物として最も適当なものを，次の①〜⑧のうちから選べ。

7

① $Al(OH)_3$ ② $Ba(OH)_2$ ③ $Ca(OH)_2$ ④ $Cu(OH)_2$
⑤ $Fe(OH)_2$ ⑥ $Fe(OH)_3$ ⑦ $Mg(OH)_2$ ⑧ $Zn(OH)_2$

問 3 共有結合からなる酸化物を，次の①〜⑧のうちからすべて選び，解答番号8の解答欄にマークせよ。

8

① Al_2O_3 ② CaO ③ Cl_2O_7 ④ Fe_2O_3
⑤ Na_2O ⑥ P_4O_{10} ⑦ SiO_2 ⑧ SO_3

問 4 水と反応し，酸性が最も強い化合物を生じるのはどれか。最も適当なものを，次の①〜⑧のうちから選べ。

9

① BaO ② CaO ③ CO_2 ④ Cl_2O_7
⑤ Na_2O ⑥ P_4O_{10} ⑦ SiO_2 ⑧ SO_2

問 5 元素の酸化数が ＋ 6 以上の第 3 周期元素の酸化物を，次の ①〜⑧ のうちからすべて選び，解答番号 10 の解答欄にマークせよ。

10

① Al_2O_3　　　② CaO　　　③ Cl_2O_7　　　④ Fe_2O_3

⑤ P_4O_{10}　　　⑥ SiO_2　　　⑦ SO_3　　　⑧ ZnO

問 6 次の記述のうち**誤っているもの**を，次の ①〜⑧ のうちから 2 つ選び，解答番号 11 の解答欄にマークせよ。

11

① 炭素を電極に用いて酸化アルミニウムを融解塩電解すると，陰極でアルミニウムの単体が得られる。

② 二酸化ケイ素に水酸化ナトリウムを加え融解すると，シリカゲルが生成する。

③ 鉛蓄電池では，正極に酸化鉛（Ⅳ）が用いられる。

④ 十酸化四リンは，吸湿性が強く，乾燥剤として利用される。

⑤ 有機化合物の元素分析では，試料を完全燃焼させるための酸化剤として，酸化銅（Ⅱ）を用いる。

⑥ マンガン乾電池では，酸化マンガン（Ⅳ）が酸化剤として電子を受け取る。

⑦ 赤さびの主成分は四酸化三鉄である。

⑧ ナトリウムの単体は空気中で速やかに酸化される。

東京医科大学 25年度 (28)

第3問 次の文章を読み，問い(問1～6)に答えよ。

硝酸は，工業的には次の方法でつくられる。

反応1：ハーバー・ボッシュ法で合成された化合物**ア**を空気と混合し，白金を触媒
　　　　として約800℃で反応させ，化合物**イ**をつくる。

反応2：化合物**イ**を空気中で酸化して化合物**ウ**とする。

反応3：化合物**ウ**を水に吸収させて硝酸とする。

問1 反応1で，化合物**ア** 1.00 mol を完全に反応させるのに必要な酸素の物質量
として最も適当な数値を，次の①～⑧のうちから選べ。

　　　　　　　　　 12 　mol

① 0.50　　　　② 0.75　　　　③ 1.00　　　　④ 1.25

⑤ 1.50　　　　⑥ 1.75　　　　⑦ 2.00　　　　⑧ 2.25

問2 化合物**イ**，**ウ**の記述として最も適しているものを，それぞれ次の①～⑧のう
ちから選べ。

　　　　　　イ： 13 　　　　**ウ**： 14

① 塩化アンモニウムと水酸化カルシウムの混合物を加熱すると得られる。

② 常温で二量化しやすく，一部は無色の化合物に変化する。

③ 亜硝酸アンモニウム水溶液を加熱すると得られる。

④ シアン酸アンモニウムの加熱によって得られる。

⑤ 亜硫酸ナトリウムに希硫酸を加えると得られる。

⑥ 水に溶けやすい無色の気体である。

⑦ 血管を拡張させる作用を示す。

⑧ 水に溶けて塩基性を示す。

問3 反応3で，化合物ウ 1.00 mol を完全に反応させた。生成した硝酸の物質量として最も適当な数値を，次の①～⑧のうちから選べ。

　　　　　15　mol

① 0.333　　② 0.500　　③ 0.667　　④ 1.00
⑤ 1.25　　⑥ 1.50　　⑦ 1.75　　⑧ 2.00

問4 反応1～3は，1つの化学反応式にまとめることができる。反応1～3が完全に進み，5.1 kg の化合物アが全て硝酸になったとすると，70 % 硝酸は何 kg 得られるか。最も適当な数値を，次の①～⑥のうちから選べ。

　　　　　16　kg

① 9.6　　② 14　　③ 19　　④ 27　　⑤ 38　　⑥ 54

問5 次の値を利用して窒素(N_2)の結合エネルギーを計算すると，何 kJ/mol になるか。最も適当な数値を，下の①～⑥のうちから選べ。

　生成熱〔kJ/mol〕：ア（気）46，　イ（気）−90，　ウ（気）−33
　結合エネルギー〔kJ/mol〕：H—H 436，　O＝O 498，　N—H 391

　　　　　17　kJ/mol

① 589　　② 810　　③ 858　　④ 946　　⑤ 978　　⑥ 1130

問6 銀に希硝酸を加えると，気体を発生しながら銀が完全に反応した。生成した気体をすべて水上置換で捕集したところ，27 ℃，996 hPa の大気圧のもとで 2.0 L の気体が得られた。ただし，27 ℃ での水蒸気圧は 36 hPa とし，全ての気体が捕集され，水への溶解や空気との反応はなかったものとする。反応した銀の質量(g)として最も適当な数値を，次の①～⑧のうちから選べ。

　　　　　18　g

① 0.083　　② 0.25　　③ 4.2　　④ 8.3
⑤ 13　　⑥ 17　　⑦ 25　　⑧ 28

第4問 次の文章を読み，問い(**問1～5**)に答えよ。

Ag$^+$，Al^{3+}，Cu^{2+}，Zn^{2+} の4種類の金属イオンを含む水溶液**ア**がある。各イオンを分離するために，次の操作を行った。

操作1：水溶液**ア**に塩酸を加え，生じた沈殿**イ**をろ過した。

操作2：操作1のろ液に硫化水素を通じた後，沈殿**ウ**とろ液に分けた。

操作3：操作2のろ液を煮沸して硫化水素を追い出した後，アンモニア水を過剰に加え，生じた沈殿**エ**をろ過した。

操作4：操作3のろ液に硫化水素を通じた後，沈殿**オ**とろ液**カ**に分けた。

このように，金属イオンを分離するために沈殿生成反応が利用される。また，沈殿が析出するかどうかは，溶解度積 K_{sp} から知ることができる。水に難溶性の塩化銀の飽和水溶液では，次の平衡が成り立つ。これを溶解平衡という。

$$AgCl(固) \rightleftharpoons Ag^+ + Cl^- \qquad (1)$$

これに化学平衡の法則を適用し，[AgCl(固)]を一定とみなすと，水溶液中の銀イオンのモル濃度[Ag$^+$]と塩化物イオンのモル濃度[Cl$^-$]の積は，温度が変わらなければ一定となる。

$$[Ag^+][Cl^-] = K_{sp} \qquad (2)$$

この K_{sp} を溶解度積という。AgCl の沈殿を含む飽和水溶液に塩化ナトリウムを加えると，(1)式の平衡が $\boxed{a}$ に移動して AgCl の沈殿の量は $\boxed{b}$ する。すなわち，$\boxed{c}$ の場合，AgCl の沈殿が生じる。

水溶液中に硫化水素を通じると，金属イオンを沈殿させることができる。硫化水素は，水に溶けると次のように電離する。

$$H_2S \rightleftharpoons 2H^+ + S^{2-} \qquad (3)$$

沈殿**ウ**と**オ**も難溶性の塩であり，これらの飽和水溶液でも，塩化銀と同様な溶解平衡が成り立っている。溶解度積の比較的 $\boxed{d}$ い沈殿**オ**は，[S^{2-}]が $\boxed{e}$ い酸性水溶液では $\boxed{f}$ となり $\boxed{g}$ が，水溶液を塩基性にすると，(3)式の平衡が $\boxed{h}$ に移動して[S^{2-}]が $\boxed{i}$ くなるため，$\boxed{j}$ となり $\boxed{k}$。一方，溶解度積の比較的 $\boxed{l}$ い沈殿**ウ**は，[S^{2-}]が $\boxed{m}$ い酸性水溶液でも，$\boxed{n}$ となり $\boxed{o}$。

問 1 Cu^{2+} イオンはどこに含まれるか。最も適当なものを，次の①～⑤のうちから選べ。

19

① 沈殿イ   ② 沈殿ウ   ③ 沈殿エ

④ 沈殿オ   ⑤ ろ液カ

問 2 沈殿エの色として最も適当なものを，次の①～⑥のうちから選べ。

20

① 淡桃色   ② 青白色   ③ 黒色

④ 暗褐色   ⑤ 黄色   ⑥ 白色

問 3 問題文中の d，k にあてはまる語句として最も適当なものを，次の①～④のうちから選べ。

d : 21   k : 22

① 沈殿する   ② 沈殿しない   ③ 小さ   ④ 大き

問 4 問題文中の f，n にあてはまるものとして最も適当なものを，次の①～⑧のうちから選べ。

f : 23   n : 24

① $[Ag^+][Cl^-] > K_{sp}$ ② $[Al^{3+}]^2[S^{2-}]^3 > K_{sp}$

③ $[Cu^{2+}][S^{2-}] > K_{sp}$ ④ $[Zn^{2+}][S^{2-}] > K_{sp}$

⑤ $[Ag^+][Cl^-] < K_{sp}$ ⑥ $[Al^{3+}]^2[S^{2-}]^3 < K_{sp}$

⑦ $[Cu^{2+}][S^{2-}] < K_{sp}$ ⑧ $[Zn^{2+}][S^{2-}] < K_{sp}$

問 5　次の記述のうち**誤っているもの**を，次の①～⑧のうちから 2 つ選び，解答番号 25 の解答欄にマークせよ。

$$\boxed{25}$$

① 塩化銀の飽和水溶液の濃度が 1.4×10^{-5} mol/L のとき，この温度での塩化銀の溶解度積は 2.0×10^{-10} mol^2/L^2 である。

② Ag_2S，MnS，FeS はいずれも中性～塩基性溶液でのみ沈殿する。

③ アンモニア水に塩化アンモニウムを加えると，溶液の塩基性が弱まる。

④ 塩化銀の沈殿を含む飽和水溶液に硝酸銀を加えると，塩化銀の沈殿は増加する。

⑤ 塩化ナトリウムの飽和水溶液に濃塩酸を加えると，塩化ナトリウムの結晶が析出する。

⑥ 硫酸バリウムの沈殿を水で洗うよりも，希硫酸で洗浄するほうが，硫酸バリウムは溶けにくくなる。

⑦ 塩化銀の沈殿を含む飽和水溶液にアンモニア水を加えると，塩化銀の沈殿は溶解する。

⑧ 溶解度積の大きい塩ほど，その塩は沈殿しやすい。

第5問 次の文章を読み，問い(問1～4)に答えよ。

　油脂A 6.42 gは，1.00 mol/Lの水酸化ナトリウム水溶液22.5 mLで完全に加水分解された。この反応液に塩酸を加え，十分に酸性にしてからジエチルエーテルを用いて抽出したところ，飽和脂肪酸Bと，いずれも三重結合を持たない2種類の不飽和脂肪酸C，Dが得られた。一方，油脂A 3.21 gを触媒存在下，完全に水素化したところ，標準状態で252 mLの水素が付加し，油脂Eが得られた。これを水酸化ナトリウム水溶液で完全に加水分解した後，塩酸を加え，十分に酸性にしてからジエチルエーテルで抽出したところ，飽和脂肪酸BとFが得られた。脂肪酸B 14.2 mgを完全燃焼させると，二酸化炭素39.6 mgと水16.2 mgが得られた。
　一般に，過マンガン酸カリウムを用いてアルケンの酸化開裂反応を行うと，次のような反応が起こる。

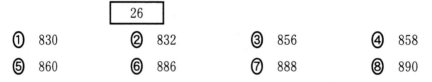

R―CH＝CH―R′ ⟶ R―COOH ＋ R′―COOH

　この反応を脂肪酸Dについて行うと，炭素原子数9の2価カルボン酸と炭素原子数7の1価カルボン酸が生成した。

問1　油脂Aの分子量として最も適当な数値を，次の①～⑧のうちから選べ。
　　　　　　　26
① 830　　② 832　　③ 856　　④ 858
⑤ 860　　⑥ 886　　⑦ 888　　⑧ 890

問2　脂肪酸C 4.20 gに触媒存在下で水素を完全に付加させた場合，反応した水素は標準状態で何mLか。最も適当な数値を，次の①～⑥のうちから選べ。
　　　　　　　27　mL
① 336　　② 504　　③ 672
④ 756　　⑤ 1008　　⑥ 1344

問 3　油脂 E 4.31 g を完全に加水分解するのに必要な 1.00 mol/L の水酸化ナトリウム水溶液は何 mL か。最も適当な数値を，次の①～⑥のうちから選べ。

28　mL

①　1.50　　　　②　3.00　　　　③　5.00
④　9.00　　　　⑤　12.0　　　　⑥　15.0

問 4　次の記述のうち**誤っているもの**を，次の①～⑤のうちからすべて選び，解答番号 29 の解答欄にマークせよ。

29

①　脂肪酸 B の融点は，脂肪酸 F の融点より高い。

②　脂肪酸 C の融点は，脂肪酸 B の融点より高い。

③　脂肪酸 D の融点は，脂肪酸 F の融点より高い。

④　油脂 A の融点より，油脂 E の融点のほうが高い。

⑤　同じ質量の油脂 A と油脂 E をけん化するために必要な水酸化ナトリウムの質量は，油脂 A の場合の方が少ない。

生 物

問題

25年度

第1問 問いに答えよ。

問1 光学顕微鏡による観察に関連した記述である。①～⑤のなかで, **正しくない**
記述を1つ選べ。 ☐1☐

① 対物ミクロメーター(1目盛り:1/100 mm)の10目盛り分と接眼ミクロ
メーターの25目盛り分が一致した。この倍率での接眼ミクロメーターの1
目盛り分の長さは4μm である。

② ユスリカ(2n=8)の幼虫のだ腺を, 酢酸カーミン溶液で染色して押しつ
ぶして観察した。核内にしま模様がある大きな染色体が4本みえた。

③ タマネギを縦に4等分して, 中心部の小さな鱗片葉と周辺部の大きな鱗片
葉のそれぞれの内側中央部に位置する表皮をはがして, 細胞の大きさを比べ
た。中心部の鱗片葉では周辺部のそれに比べて, 細胞の長径, 短径ともに短
かった。

④ タマネギの根端を固定・解離処理後, 酢酸オルセイン溶液で染色して押し
つぶして分裂組織を観察した。間期の細胞が分裂期の細胞より多かった。

⑤ ムラサキツユクサのつぼみ内の白色の葯を1つ取り出し, なかの粒を酢酸
オルセイン溶液で染色して軽く押しつぶして観察した。減数分裂の様々な段
階にある生殖細胞がみえた。

問2 原核生物に関連した記述である。①～⑤のなかで, **正しくない**記述を1つ選
べ。 ☐2☐

① 古細菌は, 真正細菌と真核生物の両方の特徴をもっている。

② 古細菌も真正細菌も一般的には膜で囲まれた細胞小器官をもたない。

③ 古細菌はメタン生成菌と好熱菌を含み, 陸上の環境には見つかっていな
い。

④ 真正細菌のラン藻類は単独または集団をつくり, 植物型の光合成を行う。

⑤ 古細菌も真正細菌も細胞膜の外側に細胞壁をもっている。

問 3 循環系に関連した記述である。①〜⑤のなかで, **正しくない記述**を 1 つ選べ。 ☐ 3

① 昆虫類や軟体動物の開放血管系では, 1 つ以上の心臓が器官を囲む間隙に血液(血リンパ)を押し出し, 血リンパと体細胞間で物質が交換される。

② 魚類では, 2 室からなる心臓と全身の単一の血流回路からなり, 酸素に富む血液は緩慢に流れる。

③ 両生類では, 3 室からなる心臓と肺─皮膚および全身の 2 つの血流回路からなり, 酸素に富む血液と酸素に乏しい血液の混合が単一の心室でいくらか生じる。

④ 爬虫類の心臓は 3 室からなり, 心室が隔壁によって部分的にわけられているので, 酸素に富む血液と酸素に乏しい血液の混合は両生類より少ない。

⑤ 哺乳類と鳥類では, 心室が左右の小室に完全にわけられ, 心臓の右側が酸素に富む血液のみを, 左側が酸素に乏しい血液のみを受け取って押し出す。

問 4 脊椎動物の筋収縮に関連した記述である。①〜⑤のなかで, **正しくない記述**を 1 つ選べ。 ☐ 4

① 骨格筋が収縮したとき, Z 膜間の距離が短縮する。

② ATP 分子がミオシンの頭部に結合すると, ミオシンはアクチンフィラメントと結合する。

③ ある一定頻度以上の連続刺激を運動神経からうけた骨格筋では, 単収縮が重ね合わさった強縮が起こる。

④ 骨格筋の収縮において, カルシウムイオンはトロポニンに結合してその構造を変化させ, アクチンフィラメント上のミオシン結合部を露出させる。

⑤ 短時間の急激な運動時には, 筋繊維(筋細胞)中の ATP だけでは筋収縮を維持できないので, クレアチンリン酸の分解により ATP の再合成が行われる。

問 5 少数の個体からなる個体群の遺伝的多様性を最もはやく上昇させる方策はどれか。最も適するものを，①～⑤のなかから1つ選べ。 [5]

① その個体群の生息場所を守る保護区をつくる。

② その個体群に対する捕食者や競争者の個体数を規制する。

③ その個体群のなかで適応していない個体を繁殖できないようにする。

④ その個体群に，より多数の個体で構成される同じ種の個体群から新しい個体をもってきて導入する。

⑤ その個体群の全個体を捕獲して飼育下で繁殖させて，その個体群の元の生息場所に戻す。

東京医科大学 25年度 (38)

第2問 ＜文Ⅰ＞, ＜文Ⅱ＞を読んで問いに答えよ。

＜文Ⅰ＞

　血管が外傷をおっても，ほとんどのヒトは血液に漏出を塞ぐ不活性型の血しょう
<u>タンパク質</u>がふくまれているので，死ぬような出血にはならない。このタンパク質
A)
は，血しょう中に常時存在し，血液凝固反応の最終段階で活性型の　　ア　　に転
B)
換される。　　ア　　分子は集まって繊維をつくる。この繊維は血球を絡めて血ぺ
いをつくり，血液が凝固して傷口をふさぐ。この血液凝固反応は，血管の損傷部に
凝集してきた血小板から凝固因子が放出されて始まる多数の凝固因子による連鎖反
応である。

　この連鎖反応に影響を及ぼす遺伝的変異は，わずかな切り傷や打撲傷でも過度の
出血をもたらす血友病の原因となる。血友病には，血友病Aと血友病Bがあり，
血友病Aは<u>凝固因子の第Ⅷ因子</u>が，血友病Bは第Ⅸ因子が欠損している。それぞ
C)
れの責任遺伝子はX染色体上に存在する。

問1　文中の　　ア　　に入る語は何か。最も適するものを，①～⑤のなかから1
　　つ選べ。　　6
　　① アルブミン　　　② プロトロンビン　　　③ フィブリン
　　④ フィブリノーゲン　　⑤ トロンビン

問2　文中の下線部A)の特徴として適する記述を，①～⑤のなかから2つ選び，
　　解答番号7の解答欄にマークせよ。　　7
　　① 水溶性の性質をもつ。
　　② 肥満細胞(マスト細胞)から放出される。
　　③ Bリンパ球から放出される。
　　④ 肝細胞の粗面小胞体で合成される。
　　⑤ ヒトの全血しょうタンパク質の約50％に相当する。

問 3 文中の下線部B)を生じさせる血しょうタンパク質の機能は何か。最も適するものを，①〜④のなかから１つ選べ。[8]

① 受容体　　　② 輸送体　　　③ ホルモン　　　④ 酵　素

問 4 文中の下線部C)は 2,332 個のアミノ酸からなる。この遺伝子は，26 個のエキソンをもち，9,036 塩基の mRNA に転写される。この遺伝子には，イントロンは何個あるか。また，下線部C)に翻訳されなかった mRNA の塩基の数はいくつか。イントロンの個数は，【A群】の①〜⑩のなかから，適するものを１つずつ選び，２桁で表せ。塩基の数は，【B群】の①〜④のなかから，最も適するものを１つ選べ。

イントロンの個数：十の位 [9]　　　一の位 [10]

塩基の数： [11]

【A群】

① 1　　　　② 2　　　　③ 3　　　　④ 4

⑤ 5　　　　⑥ 6　　　　⑦ 7　　　　⑧ 8

⑨ 9　　　　⑩ 0

【B群】

① 680　　　② 2,040　　　③ 4,372　　　④ 6,704

問 5 ある出生児集団の血友病 A の発生頻度は，出生男児のほぼ 10,000 人に１人である。この出生男児のデータから，この出生児集団における血友病 A の保因者の発生頻度は出生女児のほぼどのくらいと推定されるか。最も適するものを，①〜⑥のなかから１つ選べ。[12]

① 100 人に１人

② 500 人に１人

③ 1,000 人に１人

④ 5,000 人に１人

⑤ 10,000 人に１人

⑥ 50,000 人に１人

＜文Ⅱ＞

　哺乳類において肝臓は例外的に高い再生能力をもつ臓器で，マウスでは肝臓の
70％を切除しても1週間程度で元の大きさと機能を回復する。この肝再生は，
残った肝臓(残肝)での肝細胞の増殖と肥大によってなされる。

　マウスにおいて，血小板の凝集を阻害したり血小板を減少させたりすると肝再生
が抑制されることが知られている。血小板には，凝固因子のほかにセロトニン注)
をはじめとして様々な生理活性物質が蓄えられている。血小板は，小腸に存在する
内分泌細胞(EC細胞)が産生・分泌したセロトニンのほとんどを能動的に取り込ん
で，血液中の95％のセロトニンを蓄えている。

　研究者は，「血小板が凝集したときに放出されるセロトニンを介して肝切除後の
肝再生が進行する」という仮説をたてて，肝再生へのセロトニンの影響を肝臓の
70％を切除したマウスで検討した(実験1～3)。

　実験では，肝切除2日後の残肝を組織標本とし，光学顕微鏡の高倍率1視野のな
かに観察できる全肝細胞数に対する増殖中の肝細胞数の割合で肝再生を評価した。
増殖中と増殖中でない肝細胞の区別は，Ki67タンパクの発現の有無によって行っ
た。Ki67タンパクは増殖中の細胞の核や染色体上に特異的に発現する。これを発
現している細胞は，特殊な染色(免疫組織染色)を施すことにより光学顕微鏡で容易
に見分けることができる。

注) EC細胞，血小板，視床下部のセロトニンニューロン，松果体などに高濃度に
　存在する物質で，ホルモンや神経伝達物質として機能している。

問6　下線部D)に該当しないものを，①～⑤のなかから1つ選べ。　　[13]

　①　G_1期の細胞　　　②　S期の細胞　　　③　G_2期の細胞

　④　M期の細胞　　　⑤　G_0期の細胞

問7　次の①～④のなかで，血小板に**存在しない**ものはどれか。最も適するものを
　1つ選べ。　[14]

　①　セロトニン　　　②　Ki67タンパク　　　③　凝固因子

　④　セロトニンを通過させる運搬体タンパク質

―実験1―

野生型マウスに血小板数が90％程度減少する処理を施して，血小板減少マウスをつくった。この血小板減少マウスにセロトニンと同様な働きをするセロトニン作動薬を投与して肝再生を検討した。

無処理の野生型マウス（コントロール），血小板減少マウス，セロトニン作動薬投与血小板減少マウスのそれぞれについて，残肝の増殖中の肝細胞の割合を図1に示した。

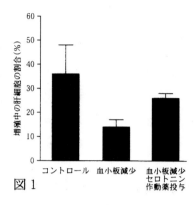

図1

―実験2―

肝細胞には，複数のセロトニン受容体が存在する。その中で，5HT2Aと5HT2Bと呼ばれる2種類のセロトニン受容体は，肝切除後の残肝で発現量が増加することが観察されている。

これらの受容体に結合してセロトニンの作用を遮断する5HT2A拮抗薬や5HT2B拮抗薬を野生型マウスに投与して肝再生を検討した。拮抗薬非投与の野生型マウス（コントロール），5HT2A拮抗薬投与マウス，5HT2B拮抗薬投与マウスのそれぞれについて，残肝の増殖中の肝細胞の割合を図2に示した。

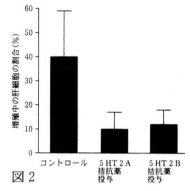

図2

―実験3―

EC細胞のセロトニンの産生が阻害されているマウスを用いた。このマウスは，セロトニンの生成過程にかかわる酵素の1つであるトリプトファン水酸化酵素1（TPH1）を欠損している。図3―1に示すように，TPH1欠損マウス（遺伝子型：$TPH1^{-/-}$）の血小板では，セロトニン含有量が著しく低下している。しかし，セロトニンの一連の生成過程に出現するセロトニン前駆物質を投与すると血小板のセロトニン含有量が
　　　　　　　　　　　　　　　E)
TPH1野生型マウス（遺伝子型：$TPH1^{+/+}$）のそれに近づく。

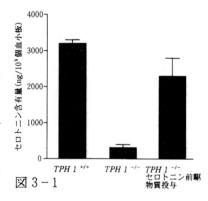

図3―1

TPH1欠損マウスとセロトニン前駆物質を投与したTPH1欠損マウスにおける肝再生を検討した。TPH1野生型マウス，TPH1欠損マウス，セロトニン前駆物質投与TPH1欠損マウスのそれぞれについて，残肝の増殖中の肝細胞の割合を図3−2に示した。

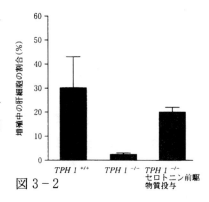

図3−2

問8 実験3で投与した文中の下線部E)は何と考えられるか。最も適するものを，①〜④のなかから1つ選べ。 15
① TPH1の触媒反応の基質　　② TPH1の触媒反応の産物
③ TPH1の触媒反応の補酵素　④ TPH1の触媒反応の阻害剤

問9 実験1〜3の結果の解釈として**不適切な**ものはどれか。最も適するものを，①〜⑤のなかから1つ選べ。 16
① 血小板減少マウスでは，残肝の肝細胞の増殖が抑制された。このことから，血小板が肝再生に重要な役割を果たしていると考えられる。
② セロトニン受容体の5HT2Aや5HT2Bの拮抗薬により，残肝の肝細胞の増殖が抑制された。このことから，肝細胞のこれらの受容体とセロトニンとの結合が肝再生を進行させると考えられる。
③ TPH1欠損マウスでは，残肝の肝細胞の増殖が阻害された。このことから，TPH1欠損マウス肝細胞のセロトニン受容体の発現量が減少していると考えられる。
④ 血小板減少マウスでは，残肝の肝細胞の増殖が阻害されたが，セロトニン作動薬の投与により，残肝の肝細胞の増殖がほぼ回復した。このことから，肝再生にはセロトニンが関与すると考えられる。
⑤ TPH1欠損マウスでは，残肝の肝細胞の増殖が阻害されたが，セロトニン前駆物質の投与により，残肝の肝細胞の増殖がほぼ回復した。このことから，肝再生は血小板のセロトニンを介してなされると考えられる。

問10 肝移植を受ける人の多くに血小板減少の状態がみられる。この人たちに，ドナーから肝臓の一部を移植した後，_____を投与することは有効な手段と考えられる。実験1～3の結果から，下線部F)にはいるものとして最も適するものを，①～④のなかから1つ選べ。　17

① 5HT2A 拮抗薬　　　　　　　② 5HT2B 拮抗薬

③ セロトニン作動薬　　　　　④ TPH1 の触媒反応の阻害剤

第3問　文を読んで問いに答えよ。

植物は，太陽エネルギーを利用して　a　を分解して　b　を発生させる。この　b　を葉緑体の　ア　にある光電子伝達系に渡して　c　の濃度差をつくりだして　d　を産生するとともに，補酵素（Zと表す）を還元する。この還元型補酵素Zの還元力と　d　のエネルギーを使って　e　を還元し，糖をつくりだす。この糖は　f　として蓄えられ，動物に食べられる。

動物は　f　を消化して　g　として吸収する。　g　は細胞の　イ　の解糖系によって　h　にまで分解され，さらにミトコンドリアで　e　になる。これらの過程で補酵素（Xと表す）が還元されて還元型補酵素X ができる。還元型補酵素Xはミトコンドリアの　ウ　にある電子伝達系に　b　を渡して　c　の濃度差をつくりだして　d　を産生する。

植物などの生産者に蓄積された有機物中の化学エネルギーを生態系のすべての生物が利用している。化学エネルギーは，物質と違って生態系内を循環するのではなく，食物連鎖の各段階で，その一部が代謝や運動などの生命活動に利用されたのち，最終的に熱となって生態系の外に出ていく（表）。

表

栄養段階ごとの項目	エネルギー量 $(10^3 \text{J/m}^2/日)$
地球表面に届く全光量	18,000
葉にあたらない部分	12,000
葉にあたる部分	6,000
植物の総生産量（同化量）	60
植食者の同化量	6
肉食者の同化量	1.2

問1　文中の　a　～　h　に入る語は何か。最も適するものを，①～⑩
のなかから1つずつ選べ。

a　18　　　b　19　　　c　20　　　d　21
e　22　　　f　23　　　g　24　　　h　25

①　グルコース　②　水　　　　③　酸　素　　　④　二酸化炭素
⑤　電　子　　　⑥　ピルビン酸　⑦　ATP　　　⑧　水素イオン
⑨　デンプン　　⑩　水　素

問2　文中の　ア　～　ウ　に入る語は何か。最も適するものを，①～⑥
のなかから1つずつ選べ。ア　26　　　イ　27　　　ウ　28

①　ストロマ　　　　②　内　膜　　　　③　外　膜
④　マトリックス　　⑤　細胞質基質　　⑥　チラコイド

問3　文中の下線部A)に関連する記述として正しくないものを，①～⑤のなかか
ら2つ選び，解答番号29の解答欄にマークせよ。　29

①　セロハン膜を透過する。
②　酵素に比べて熱に弱い物質である。
③　脱水素酵素の補酵素である。
④　ミトコンドリアだけに存在する。
⑤　ビタミンBの一種を成分とする。

問4　表の下線部B)に含まれないものを，①～⑥のなかから2つ選び，解答番号
30の解答欄にマークせよ。　30

①　成長量　　　　②　呼吸量　　　　③　最初の現存量
④　枯死量　　　　⑤　被食量　　　　⑥　不消化排出量

問5　表の植食者と肉食者のそれぞれのエネルギー効率(%)を表の値から求めよ。
最も適するものを①～⑦のなかから，1つずつ選べ。

植食者　31　　肉食者　32

①　0.1％　　　②　0.3％　　　③　0.5％　　　④　1％
⑤　2％　　　　⑥　10％　　　⑦　20％

第4問 問いに答えよ。

問1 次の①～⑥のなかで，カエルとウニの発生に共通する**現象ではないもの**を2つ選び，解答番号33の解答欄にマークせよ。　33

① 全割する　　　　　　　② 体外受精を行う
③ 幼生は餌を採る　　　　④ 胞胚期にふ化する
⑤ 卵割で卵割腔が生じる　⑥ 未受精卵では卵黄が一様に分布している

問2 ウニの4回目の卵割は，動物半球では等割であるが，植物半球では卵割面が植物極側に寄って起こる。その結果，中割球8個・大割球4個・小割球4個の16細胞期となる。正常に発生が進むと，16細胞期の胚は，胞胚期

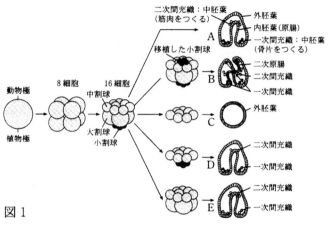

図1

を経て，中割球は外胚葉に，大割球は外胚葉・内胚葉(原腸)・二次間充織に，小割球は一次間充織に分化して原腸胚となる(図1A)。16細胞期の胚の動物極に別の胚の小割球を移植すると，二次原腸が形成され，移植した小割球由来の一次間充織が二次原腸をとり囲んだ(図1B)。中割球を分離して発生を続けさせると，永久胞胚になった(図1C)が，小割球と組み合わせて発生させると，原腸胚になった(図1D)。小割球を除去して中割球と大割球だけからなる胚を発生させると，原腸胚になった(図1E)。

この結果の解釈として**正しくない**記述を，①～④のなかから1つ選べ。
34

① 中割球は，外胚葉になるように運命づけられている。
② 小割球は，自律分化して一次間充織と二次間充織になる。
③ 正常発生では，小割球は大割球が一次間充織にならないように働いている。
④ 小割球は誘導能をもち，接している中割球から原腸と二次間充織を形成させる。

問 3 カエルの卵が受精すると，図2(a)のように，卵の表層部分が精子の進入した側に約30度ずれ，精子が進入した場所と反対の卵表面に灰色三日月環が形成される。その後卵割が進むと灰色三日月環のあった場所の中央植物極寄りに原口ができる。図2(b)は成体の頭尾，背腹，左右の軸を示している。

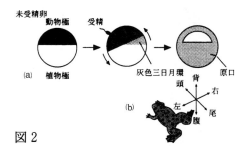
図2

カエルの発生について正しい記述を，①～⑤のなかから2つ選び，解答番号35の解答欄にマークせよ。　35

① 原口は，将来口になる。
② 灰色三日月環の領域は，将来脊索になる。
③ 受精卵では，背腹の軸が決まっている。
④ 頭尾の軸と左右の軸は，卵形成の時期に決まっている。
⑤ 灰色三日月環の領域の細胞質は，4細胞期の胚のそれぞれの割球に均等に分配される。

問 4 ヒトの生殖と発生に関する記述である。正しい記述を，①～⑤のなかから1つ選べ。　36

① 卵と精子は子宮内で出会い，受精する。
② 始原生殖細胞は，発生中の精巣や卵巣で形成される。
③ 胚性幹細胞(ES細胞)は，受精卵と同等で1細胞から1個体をつくる能力をもっている。
④ 卵は減数分裂第二分裂中期の状態で排卵され，精子が進入すると第二極体を放出する。
⑤ 精子は，頭部・中片部・尾部からなり，尾部にはミトコンドリアが取り巻いた鞭毛が存在する。

英　語

解答　25年度

1　出題者が求めたポイント
[解答]

(1)④　(2)③　(3)⑤　(4)①　(5)①

2　出題者が求めたポイント
[完成した英文の意味]

(a)スーザンは2005年に学校を去った。それ以来彼女に会っていない。

(b)別々のお支払いをご希望ですか。

(c)村には誰もいなかった。われわれは何時間も地域をくまなく探したが、居住者の痕跡を何も見つけることができなかった。

(d)マネージャーは職員たちに、メアリーがその問題を処理したやり方を、どう思うかと言った。

(e)この家の大きさはさしあたり十分だが、子供ができたらもっと大きい家を探さなければならないだろう。

(f)私は説明しようと頑張ったが、言うことを理解してもらえなかった。

[解答]

(6)④　(7)⑤　(8)②　(9)④　(10)④　(11)④

3　出題者が求めたポイント
[全訳]

(a)A：長い1日だったなあ。やることがまだたくさん残ってる。疲れたよ。

B：それでもまだ今晩ジムにいくつもり？

A：もちろん。(12)

B：道理で健康なわけだ。

　①それはうまくいかない。

　②僕はまだ明日までにこの書類のチェックを終わらせなければならない。

　③それは外せない。

　④今夜はまっすぐ家に帰って少し寝るよ。

(b)A：おはようございます。ジョンソンインターナショナルです。メアリー・ホワイトがお受けしてしています。どうされましたか？

B：私はテイラーです。デイヴィッド・テイラー。ジョンソンさんにつないでいただけますか。

A：(13)

B：はい。ありがとうございます。

　①わかりました。彼はそちらに向かっているところです。

　②彼は他の電話に出ています。そのままお待ちになりますか。

　③そうですね。彼はあなたにうんざりです。

　④正面玄関からお入り下さい。

(c)A：青いノートは棚にはありませんでした。在庫にありますか。

B：棚にもうないとしたら、きっと切らしているんだと思います。

A：調べてくれますか。

B：はい。(14)

　①すぐに戻ります。

　②後でチェックインします。

　③うちは在庫は置きません。

　④うちはあなたを注文します。

(d)A：クレジットカードで大丈夫ですか。

B：(15)

A：そうなんですか。では、日本円で払えますか。

B：はい。

　①実はクレジットカードの方がありがたいのです。

　②大丈夫です。

　③はい。私たちは手付金を払うことはできます。

　④なんでもお好きな払い方ができます。

(e)A：トレバー・スミスさんを知ってる？

B：うん。彼がどうかした？

A：今週ずっと連絡を取ろうとしているんだ。どうやったら彼がつかまる？

B：(16)

　①僕に任せて。

　②手放さないで。

　③僕にはその余裕がない。

　④彼がいなくて寂しい。

(f)A：面接はどうだった？

B：ああ、頭が真っ白になったよ。

A：(17)

B：ありがとう。

　①私が一緒に行ってもかまわない？

　②残念に思うよ。

　③なんて素晴らしい！

　④心配しないで。面接に行けるよ。

[解答]

(12)③　(13)②　(14)①　(15)④　(16)①　(17)②

4　出題者が求めたポイント
[全訳]

　どんな年齢の人でもペットを飼っている人たちなら、動物を育てる喜びがよくわかっているだろう。高齢者にとって、犬や猫を飼うことが大事な役割を(18)果たすことがある。感情的にも身体的にもメリットがあるからだ。実際、ペットを飼うメリットを裏づけるようなデータがたくさん(19)集められているので、「ペットセラピー」は今や確立された医療行為となっている。自分でペットを飼う場合でも、いくらかの時間をペットと共に過ごす場合でも、高齢者は生活の(20)質の顕著な向上を経験することができる。

　高齢の人たちにとって、ペットと交流することには、血圧が[イ]下がる、心拍数が[ロ]ゆっくりになる、ストレスが減るなど、いくつかの医学的なメリットがある。

たとえばエサをやるとか、なでるとか、散歩させるとかいう、ペットの世話をするという行為は、定期的に身体を動かす日課を作り上げ、これによって心臓血管の働きが活発になり、身体の柔軟性や血流が(21)改善する。また、うつのレベルが低くなる、孤独感が減る、目的意識や自信が強くなるというような、感情面でのメリットもある。

高齢者が動物を飼うことができなければ、ボランティア組織がペットセラピーのサービスを提供することができる。このようなグループは、猫や犬や鳥やその他の動物を、病院や高齢者施設に連れて行く。1986年以来、日本動物病院協会とそのかわいい動物たちは、多くの老人病院の患者たちの顔を(22)笑顔にさせてきた。[ハ]同じくアメリカでは、Pets on Wheelsのような団体が、家から出られない、あるいはベッドに寝たきりの高齢者でも、かわいい動物たちの癒しを楽しめるようにと活動している。

一般的には小さめの犬や猫のことが多い。軽くて高齢者の膝の(23)上に乗るのにちょうどいいからだ。小さい動物はまた、自分で動物を飼いたいと思う高齢者のペット候補としても理想的である。専門家は高齢者が大人の動物を選ぶことを勧めている。大人のペットの行動は確立していて予測可能だからである。しかも、選択を犬と猫に(24)限定する理由はない。実のところ、パデュー大学の研究は、水槽で魚を世話することはアルツハイマー病の患者に役立ったことを示し、イタリアの別の研究は、カナリアを育てることでうつ病のレベルが低くなったことを(25)明らかにした。

ペット供給会社はペットセラピー現象に(26)注目し、高齢者が動物を育てるのに役立つさまざまな装置を作っている。[ニ]たとえば、電気餌やり器は、ある量のエサを一日の決まった時間に出す。また、自動的にペットのボウルを洗って新しい水を入れる水やり器もある。ミニペットウォーカー(基本は犬用のトレッドミル)は、飼い主が動くのが困難な場合でも、ペットが十分に(27)運動できるようにする。別の装置は、犬とキャッチボールが楽にできるように、テニスボールを投げてくれる。

そして今や、ロボットペットさえ作り出されている。これらの可愛いロボットたちは、ソニーや松下電器のような会社(29)によって開発され、しだいに生きているかのようになり、いろいろな感情を見せてその所有者たちと広く交流する。中には「ロボットクマ」のように、驚くような機能を持っているものもある。ロボットクマには声認識テクノロジーが(30)備わっていて、たとえば「病気になった」と「飼い主」が言うのが聞こえたら、直ちに緊急時対応センターに(31)連絡するのである。ペットを飼うことができず、フルタイムの医療介護をしてもらう余裕のない高齢者にとって、このようなスーパー知性のロボットペットは、「両方のいいとこ取りの」解決策だろう。実際、ワンと言おうが、ニャーと言おうが、壁のソケットで充電しようが、ペットは高齢者のためのすばらしい伴侶になることができ

るのだ。

[設問の選択肢の意味]
設問E.
(36)①飼い主との交流はペットの血圧を改善することがある。
　②高齢者はペットの世話を通じて、自尊心を獲得することができる。
　③ペットセラピーは最初日本で作られた。それからこの概念はアメリカで取り入れられて広まった。
(37)①ペットの大きさが小さければ小さいほど行儀がいいと、専門家は言っている。
　②何世紀も前から、釣りをするという行為は、漁師の精神状態に良い影響を及ぼすことで知られている。
　③イタリアの研究によると、鳥を世話することが、ある種の精神的病を抱えた人々の状態を改善したということだ。
(38)①ロボットペットの問題のひとつは、それが自分の感情を見せることができないということである。
　②ロボットクマは飼い主の無言の感情を認識するとすぐに、緊急時対応センターに警報を送る。
　③ペット供給会社のおかげで、身体に障害のある高齢者は、ミニペットウォーカーを使うことで、ペットをトレーニングすることができる。

[解答]
(18)① 　(19)⑩ 　(20)⑭ 　(21)⑪ 　(22)⑧ 　(23)⑦
(24)⑬ 　(25)⑰ 　(26)⑨ 　(27)⑥ 　(28)② 　(29)④
(30)⑤ 　(31)③ 　(32)③ 　(33)③ 　(34)③ 　(35)①
(36)② 　(37)③ 　(38)③

⑤　出題者が求めたポイント

[全訳]
　22歳の時ジェイミー・オリバーは、「裸のシェフ」としてイギリス中で名を知られるようになった。彼が自分をこう呼んだのは、服を着ないで料理するからではなく、誰もが彼のレシピを使うことができるように料理の準備を簡略化したかったからである。彼は料理の概念を「丸裸に」したかった。それ以来、彼は数々のテレビ番組に出、多くの本を出版し、イギリスで知らない人はいない名前となった。

　今日、ジェイミー・オリバーが一番知られている活動のひとつは、子どもたちが毎日食べる学校給食を改善しようとした彼の大いなる努力である。ある日彼は、典型的なロンドンの中等学校の調理室を訪れた。そして、どれほど多くの加工ジャンクフードが毎日子どもたちに与えられているのかを見て、ショックを受けた。脂肪と糖分のレベルはとんでもなく高く、栄養価は非常に低かった。「ターキートゥイズラー」はこの健康に悪い食事のシンボルとなった。加工肉には21.2％の脂肪が含まれ、本物のターキー肉はたったの34％だった。オリバーは学校調理を1年間運営し、限られた予算でも体にいい食事を提供することが可能であること、そし

て実際子どもたちは楽しんでそれを食べることを示そうとした。彼の使命はその学校の子どもたちの、そして国中の子どもたちの食習慣を根本から変えることだった。

彼のプロジェクト(「良い食事を」キャンペーン)は、イギリスの学校給食にいくらかの影響を与えてきた。「ジェイムズの学校給食」というドキュメンタリーを見た後で、27万1677人の人々が、健康に良い学校給食を求める請願に署名した。これが発端となって、首相は、2億8000万ポンド(約370億円)を学校給食に費やし学校のメニューからジャンクフードをなくすこと、学校給食を用意する人々に援助と助言を提供するためのスクールフードトラストを創設することに同意した。ところで、調査の結果明らかになっているのは、糖分と脂肪の多い食品を食べるのをやめて代わりにオリバーの学校給食を食べている子どもたちは、授業態度が良くなり、テストの点数も良くなったということだ。

もちろんプロジェクトにはいくつか問題もある。まず第一に、多くの子どもたち(そして親たちさえも)慣れ親しんでいるジャンクフードをなくすのに抵抗を示したことである。ある有名な例では、地域のテイクアウトの食べ物を学校のフェンス越しに子どもたちに渡している親もいた。また、しばらくこのプランに従った学校で、次第に元の悪い習慣に戻ってしまったところもしばしば見受けられた。結局のところ、子どもたちにジャンクフードを与えるだけの方が、楽だし安上がりなのだ。しかし、オリバーの努力は前向きな始まりを象徴している。そして肥満が大きな問題になってきている時、それは絶対に必要な始まりなのである。

[選択肢の訳]
(下線部が本文の内容と合っていないところ)

①イギリスの人々は、ジェイミー・オリバーが料理の概念をできる限り簡単にしているという事実に注目して、彼を「裸のシェフ」と呼び始めた。

②ジェイミー・オリバーは自分では本を書いていないが、彼のレシピと人柄については多くの本が書かれている。

③ジェイミー・オリバーは家庭料理で有名な人物である。

④当時加工食品は安いだけでなく、体にいいと思われていたので、ロンドンの中等学校はかつて生徒たちにジャンクフードを与えていた。

⑤ジェイミー・オリバーは脂肪や糖分が多く栄養価の高い学校給食を見て驚いた。

⑥ジェイミー・オリバーは一定の費用以内で学校の子どもたちに体にいい食事を用意するのに成功したが、子どもたちの食欲を満足させることには実際成功しなかった。

⑦「ターキートゥイズラー」は、イギリスの子どもたちが学校で食べていた体に悪い食品の1例である。

⑧ターキーの肉は21.2％の脂肪を含んでいる。

⑨ジェイミー・オリバーは、学校で出される食事の内容を変えるために勇気ある実験を始める前、1年間ある

学校のシェフになった。

⑩27万1677人の人々が「ジェイミーの学校給食」というドキュメンタリーに感動して署名した、請願のひとつの結果として、スクールフードトラストが設立された。

⑪ジェイミー・オリバーのキャンペーンによって、人々は2億8000万ポンドをスクールフードトラストに使うことができるという契約に署名した。

⑫子どもたちの食習慣と行動との関連性を明らかにしている研究はない。

⑬学校給食は生徒たちのテストの点だけでなく生徒たちの行動にも密接な関係を持っているようだ。

⑭本文に述べられているある調査によると、ジャンクフードは、少なくとも生徒たちの身体の健康には、良い影響を及ぼすとわかった。

⑮ジェイミー・オリバーは、ジャンクフードのような味がするが実はそれよりもずっと健康的な学校給食を作り上げた。

⑯子どもたちの中だけでなく大人たちの中にも、学校給食にジャンクフードの方を好む人たちがいた。

⑰オリバーのプランを採用したすべての学校が、体に良い食事の提供を、なんとか続けた。

⑱ジェイミー・オリバーのプロジェクトは、学校給食を改善し、イギリスの肥満を促進するのに役立った。

[解答]

(39)～(43)　　①　⑦　⑩　⑬　⑯

東京医科大学 25年度 （50）

数　学

解答

25年度

1 出題者が求めたポイント

(1)（数学B・数列）

$\dfrac{n}{a_n}=b_n$とする。$\displaystyle\sum_{k=1}^{n}k=\dfrac{1}{2}n(n+1)$

$b_n=b_1+\displaystyle\sum_{k=1}^{n-1}(b_{k+1}-b_k)\ (n\geqq 2)$

(2)（数学II・三角関数）

$\dfrac{\theta}{2}=\alpha$とする。

$\cos 2\alpha=1-2\sin^2\alpha$

$\sin 3\alpha=-4\sin^3\alpha+3\sin\alpha$

〔解答〕

(1) $\dfrac{1}{a_{n+1}}=\dfrac{(3n+1)a_n+n}{(n+1)a_n}$

$\dfrac{n+1}{a_{n+1}}=3n+1+\dfrac{n}{a_n}$

ここで，$\dfrac{n}{a_n}=b_n$とする。$b_1=\dfrac{1}{a_1}=1$

$b_{n+1}-b_n=3n+1$

$b_n=1+\displaystyle\sum_{k=1}^{n-1}(3k+1)=1+\dfrac{3}{2}n(n-1)+(n-1)$

$\qquad=\dfrac{3}{2}n^2-\dfrac{1}{2}n$

$a_n=\dfrac{n}{b_n}=\dfrac{2}{3n-1}$

従って，$a_{200}=\dfrac{2}{600-1}=\dfrac{2}{599}$

(2) $\dfrac{\theta}{2}=\alpha$とする。$\cos 2\alpha=\dfrac{1}{8}$

$\sin\alpha>0$だから，

$1-2\sin^2\alpha=\dfrac{1}{8}$　より　$\sin\alpha=\dfrac{\sqrt{7}}{4}$

$\sin\dfrac{3}{2}\theta=\sin 3\alpha=-4\left(\dfrac{\sqrt{7}}{4}\right)^3+3\left(\dfrac{\sqrt{7}}{4}\right)$

$\qquad=\dfrac{-7\sqrt{7}+12\sqrt{7}}{16}=\dfrac{5\sqrt{7}}{16}$

（答）

(1)

ア	イ	ウ	エ
2	5	9	9

(2)

オ	カ	キ	ク
5	7	1	6

2 出題者が求めたポイント （数学III・微分法）

(1) $y=f(x)$の上の点$(a,f(a))$における法線の方程式は，

$y=-\dfrac{1}{f'(a)}(x-a)+f'(a)$

(2) $\log_e M-\log_e N=\log_e\dfrac{M}{N}$

$x>0$のとき，$x-\dfrac{x^2}{2}<\log(1+x)<x-\dfrac{x^2}{2}+\dfrac{x^3}{3}$

不等式の左側を使う。

〔解答〕

(1) $y'=2a(x-b)$

点Aの法線の方程式は，

$y=-\dfrac{1}{2a\left(\dfrac{4}{5}-b\right)}\left(x-\dfrac{4}{5}\right)+\dfrac{3}{5}$

法線が原点Oを通るので，$a\left(\dfrac{4}{5}-b\right)=-\dfrac{2}{3}$

放物線Cが点Aを通るので，$\dfrac{3}{5}=a\left(\dfrac{4}{5}-b\right)^2$

よって，$\dfrac{3}{5}=-\dfrac{2}{3}\left(\dfrac{4}{5}-b\right)$

$b=\dfrac{3}{2}\left(\dfrac{3}{5}+\dfrac{8}{15}\right)=\dfrac{17}{10}$

$\left(\dfrac{4}{5}-\dfrac{17}{10}\right)a=-\dfrac{2}{3}$　より　$a=\dfrac{20}{27}$

(2) $f(x)=\log(1+x)-x+\dfrac{x^2}{2}$　$(x>0)$とする。

$f'(x)=\dfrac{1}{1+x}-1+x=\dfrac{x^2}{1+x}>0$

$f(0)=\log 1-0+0=0$

よって，$x>0$のとき，$f(x)>0$

従って，$x-\dfrac{x^2}{2}<\log(1+x)$

$\log(n+9)-\log(n+8)=\log\left(\dfrac{n+9}{n+8}\right)$

$\qquad\qquad\qquad\qquad=\log\left(1+\dfrac{1}{n+8}\right)$

よって，

$\dfrac{1}{n+8}-\dfrac{1}{2(n+8)^2}<\dfrac{1}{100}$

$(n+8)^2-100(n+8)+50>0$

$n+8>8$　より　$50+35\sqrt{2}<n+8$

$\sqrt{2}\fallingdotseq 1.414$　より　$91.49<n$

最小の正の整数は，$n=92$

（答）

(1)

ア	イ	ウ	エ	オ	カ	キ	ク
2	0	2	7	1	7	1	0

(2)

ケ	コ
9	2

3 出題者が求めたポイント

（数学C・2次曲線，数学B・ベクトル）

(1) 通る点を代入し，連立方程式にする。

(2) $\overrightarrow{m}=(x_1,y_1)$，$\overrightarrow{n}=(x_2,y_2)$のとき，

$\overrightarrow{m}\cdot\overrightarrow{n}=x_1x_2+y_1y_2$

P(x,y)とし，$\overrightarrow{OP}\cdot\overrightarrow{AP}$を(1)の結果を利用して，$y$の2次式にして，平方完成する。

〔解答〕

(1) Oを通るので，$\dfrac{a^2}{b}+\dfrac{c^2}{2}=1\cdots\cdots$①

東京医科大学　25年度　(51)

Aを通るので，$\dfrac{(4-a)^2}{b}+\dfrac{c^2}{2}=1$……②

Bを通るので，$\dfrac{a^2}{b}+\dfrac{(2-c)^2}{2}=1$……③

①，②より　$a^2=(4-a)^2$　　∴$a=2$

①，③より　$c^2=(2-c)^2$　　∴$c=1$

①に代入，$\dfrac{4}{b}+\dfrac{1}{2}=1$　　　∴$b=8$

(2) $\dfrac{(x-2)^2}{8}+\dfrac{(y-1)^2}{2}=1$　より

$x^2-4x=-4(y-1)^2+4$

P(x,y)とする。

$\overrightarrow{OP}=(x,y)$，$\overrightarrow{AP}=(x-4,y)$

$\overrightarrow{OP}\cdot\overrightarrow{AP}=x(x-4)+y^2$

　　　　　$=-4(y-1)^2+4+y^2$

　　　　　$=-3y^2+8y=-3\left(y-\dfrac{4}{3}\right)^2+\dfrac{16}{3}$

従って，最大値Mは，$M=\dfrac{16}{3}$

(答)

(1)

ア	イ	ウ
2	8	1

(2)

エ	オ	カ
1	6	3

4 出題者が求めたポイント（数学Ⅲ・微分積分）

(1) $\left(\dfrac{u}{v}\right)'=\dfrac{u'v-uv'}{v^2}$

　$f(x)$を微分して，増減表をつくる。

(2) 定積分で面積を求める。

　$1+\sqrt{x}=t$とおいて置換積分する。

〔解答〕

(1) $f'(x)=\dfrac{4(1+\sqrt{x})-\dfrac{1}{2\sqrt{x}}(1+4x)}{\left(1+\sqrt{x}\right)^2}$

　　　$=\dfrac{4x+8\sqrt{x}-1}{2\sqrt{x}\left(1+\sqrt{x}\right)^2}=\dfrac{4\sqrt{x}^2+8\sqrt{x}-1}{2\sqrt{x}\left(1+\sqrt{x}\right)^2}$

$f'(x)=0$ のとき，$\sqrt{x}=\dfrac{-4\pm2\sqrt{5}}{4}=\dfrac{-2\pm\sqrt{5}}{2}$

$\sqrt{x}$	0		$\dfrac{\sqrt{5}-2}{2}$	
$f'(x)$		−	0	+
$f(x)$		↘	最小値	↗

$x=\left(\dfrac{\sqrt{5}-2}{2}\right)^2=\dfrac{9-4\sqrt{5}}{4}=\dfrac{9}{4}-\sqrt{5}$

$1+4x=1+9-4\sqrt{5}=10-4\sqrt{5}$

$1+\sqrt{x}=1+\dfrac{\sqrt{5}-2}{2}=\dfrac{\sqrt{5}}{2}$

$f\left(\dfrac{9}{4}-\sqrt{5}\right)=\dfrac{2}{\sqrt{5}}(10-4\sqrt{5})=4\sqrt{5}-8$

従って，関数$f(x)$は，$x=\dfrac{9}{4}-\sqrt{5}$ のとき，

最小値$4\sqrt{5}-8$をとる。

(2) $1+\sqrt{x}=t$とおく。

$\dfrac{dt}{dx}=\dfrac{1}{2\sqrt{x}}=\dfrac{1}{2(t-1)}$

よって，$dx=2(t-1)dt$

x	$0\to1$
t	$1\to2$

$\displaystyle\int_0^1\dfrac{1+4x}{1+\sqrt{x}}dx=\int_1^2\dfrac{1+4(t-1)^2}{t}2(t-1)dt$

$=2\displaystyle\int_1^2\left(4t^2-12t+13-\dfrac{5}{t}\right)dt$

$=2\left[\dfrac{4}{3}t^3-6t^2+13t-5\log t\right]_1^2$

$=2\left\{\left(\dfrac{38}{3}-5\log2\right)-\dfrac{25}{3}\right\}$

$=\dfrac{26}{3}-10\log2$

(答)

(1)

ア	イ	ウ	エ	オ	カ
9	4	5	4	5	8

(2)

キ	ク	ケ	コ	サ
2	6	3	1	0

物　理

解答　25年度

東京医科大学　25年度　（52）

第1問　出題者が求めたポイント…万有引力 円運動

(1) 地球の質量をM、ロケットの質量をm、万有引力定数をG、地球の半径をR、$h=1600\times10^3[m]$とおくと、万有引力によるエネルギー保存の法則より、

$$\frac{1}{2}mv^2-G\frac{mM}{R}=-G\frac{mM}{R+h}$$

ここで$mg=G\dfrac{mM}{R^2}$　より　$G\dfrac{M}{R}=gR$

$$\therefore \frac{1}{2}v^2-gR=-gR\times\frac{R}{R+h}$$

$$\to\ v^2=2gR\left(1-\frac{R}{R+h}\right)=\frac{2gRh}{R+h}$$

$$v=\sqrt{\frac{2gRh}{R+h}}$$

$$=\sqrt{\frac{2\times9.8\times6400\times10^3\times1600\times10^3}{(6400+1600)\times10^3}}$$

$$=1600\sqrt{9.8}\fallingdotseq5.0\times10^3$$

イ：5　ロ：0　ハ：3 ………答

(2) 万有引力が円運動の向心力になっていることより、

$$m\frac{v^2}{R+h}=G\frac{mM}{(R+h)^2}$$

$$v^2=\frac{GM}{(R+h)}=gR\cdot\frac{R}{R+h}=\frac{gR^2}{R+h}$$

$$v=R\sqrt{\frac{g}{R+h}}$$

$$=6400\times10^3\times\sqrt{\frac{9.8}{(6400+3400)\times10^3}}$$

$$=6.4\times10^3$$

イ：6　ロ：4　ハ：3 ………答

第2問　出題者が求めたポイント……磁場及び電場から荷電粒子が受ける力

(1) 電場と垂直方向には等速運動をするので、電場を横切るのにかかる時間tは、

$$t=\frac{\ell}{v\cos45°}=\frac{\sqrt2\,\ell}{v}$$

この間、磁場方向の加速度aは、

$$a=-\frac{eE}{m}$$

$v\sin45°+at=0$　より、

$$\frac{v}{\sqrt2}-\frac{eE}{m}\cdot\frac{\sqrt2\,\ell}{v}=0\to v^2=\frac{2eE\ell}{m}$$

$$\therefore E=\frac{mv^2}{2e\ell}=\frac{m}{e}\times\frac{v^2}{2\ell}$$

$$=\frac{1}{1.76\times10^{11}}\times\frac{(1.0\times10^3)^2}{2\times2.5\times10^{-3}}\fallingdotseq1.1\times10^{-3}$$

イ：1　ロ：1　ハ：－3 ………答

(2) 電子が磁場から受ける力が向心力になるので、

$$evB=m\frac{v^2}{r}$$

$$B=\frac{m}{e}\cdot\frac{v}{r}=\frac{1}{1.76\times10^{11}}\times\frac{1.0\times10^3}{0.25}\fallingdotseq2.3\times10^{-8}$$

イ：2　ロ：3　ハ：－8 ………答

第3問　出題者が求めたポイント…定積モル比熱と定圧モル比熱

(1) 定圧モル比熱C_pと定積モル比熱C_Vの関係は、気体定数Rを用いて、

$$C_V=C_p-R=28.7-8.31\fallingdotseq2.04\times10$$

イ：2　ロ：0　ハ：4　ニ：1 ………答

(2) $Q=nC_p\triangle T=3.00\times28.7\times(400-300)=8.61\times10^3$

イ：8　ロ：6　ハ：1　ニ：3 ………答

(3) $\triangle U=nC_V\triangle T=3.00\times20.4\times(400-300)$

$$=6.12\times10^3$$

イ：6　ロ：1　ハ：2　ニ：3 ………答

第4問　出題者が求めたポイント…薄膜の干渉

(1) $\lambda_1=\dfrac{\lambda_0}{n}=\dfrac{480}{1.2}=400\quad 4.0\times10^2nm$

イ：4　ロ：0　ハ：2 ………答

(2) 薄膜の表面でもガラスの表面でも固定端反射をするので、薄膜の厚さをdとおくと、反射光が打ち消し合う最小の条件は、

$$2d=\frac{\lambda_1}{2}$$

$$d=\frac{1}{4}\lambda_1=100$$

$$1.0\times10^2nm$$

イ：1　ロ：0　ハ：2 ………答

第5問　出題者が求めたポイント…放射線

ア、⑧　α線はヘリウム原子核の流れ

イ、⑦　β線は電子の流れ

ウ、⑨　γ線は波長の短い電磁波

エ、①　「ベクレル」は放射能の強さ（1秒間に原子核が崩壊する回数）の単位

オ、③　「グレイ」は吸収線量（物質1kgが吸収するエネルギー）の単位

カ、②　「シーベルト」は実効線量（組織や臓器が受ける影響の総和）の単位

化　学

解答　25年度

1 出題者が求めたポイント……正誤問題5題

問1. 気体の法則

① $600 \times 10^3 \times 0.830 = n \times 8.3 \times 10^3 \times (273 + 127)$
　　$n = 1.5 \times 10^{-1}$ mol
　分子数は，$6.0 \times 10^{23} \times 1.5 \times 10^{-1} = 9.0 \times 10^{22}$ 個

② He の物質量は，$\dfrac{1.0}{4.0} = 0.25$ mol
　Ne の物質量は，$\dfrac{1.0}{20} = 0.05$ mol
　体積比＝物質量比　であるから，
　$\dfrac{0.25}{0.05} = 5$ 倍

③ シャルルの法則は，$\dfrac{V}{T} = k$ （P＝一定）
　T ＝ 0　すなわち－273℃のとき V ＝ 0　となる。

④ PV ＝一定

⑤ $PV = \dfrac{w}{M}RT$　に代入すると
　$5.81 \times 10^4 \times 1.00 = \dfrac{1.40}{70} \times 8.3 \times 10^3 \times (273 + 77)$
　左辺＝右辺となる。
　以上からすべて正しい。

問2. 状態変化と熱量，エネルギー保存，反応熱

① 氷の物質量は，$\dfrac{900}{18} = 50$ mol
　氷→0℃の水　$6.0 \times 50 = 300$ kJ
　0℃の水→100℃の水　$900 \times 4.2 \times (100 - 0)$
　　　　　　　　　　　$= 3.78 \times 10^5$ J $= 378$ kJ
　100℃の水→100℃の水蒸気　$41 \times 50 = 2050$ kJ
　合計すると，
　$300 + 378 + 2050 = 2728 ≒ 2.7 \times 10^3$ kJ

② エネルギー図から考えるとわかりやすい。
　(反応系のもつエネルギー) ＝ (生成系のもつエネルギー) ＋ (反応熱)
　エネルギー保存則である。

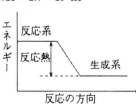

③　$C + O_2 = CO_2 + Q_1$ kJ　……(ア)
　　$H_2 + \dfrac{1}{2}O_2 = H_2O$(液) $+ Q_2$ kJ　……(イ)
　　$C_2H_2 + \dfrac{5}{2}O_2 = 2CO_2 + H_2O$(液) $+ Q_3$ kJ　……(ウ)
　[(ア)×2＋(イ)－(ウ)]を計算すると，
　$2C + H_2 = C_2H_2 + (2Q_1 + Q_2 - Q_3)$ kJ

④ 吸熱のものが多いが，$Ca(OH)_2$ の溶解熱は発熱である。

⑤ 誤り。中和熱は，
　H^+aq $+ OH^-$aq $= H_2O$(液) $+ Q$ kJ
　1 mol の水を生じるときの反応熱である。

問3. 蒸気圧，気体分子の平均速度，圧力の単位

① 誤り。他の気体があってもその温度における蒸気圧を示す。

② 気体分子の運動エネルギー(平均)は，$\dfrac{1}{2}Mv^2$
　温度が同じならば，どの気体も同じ値をもつ。したがって，分子量が小さいほど v は大きくなる。

③ 蒸発熱は，液体→気体の変化で吸収する熱量である。粒子間の結合力が強いほどこの変化は起こりにくいことは明らかである。

④ 正しい。

⑤ 両者の沸点を比較すると，ジエチルエーテルの方が低い。より低い温度で大気圧に等しい蒸気圧を示すからである。

問4. 有機化合物の反応

① ポリイソプレンの構造式は，
　$\left(\!\!-CH_2-\underset{\underset{CH_3}{|}}{C}=CH-CH_2-\!\!\right)_n$

② $CH\equiv CH + HCN \rightarrow CH_2=\underset{\underset{CN}{|}}{CH}$　アクリロニトリルを生成する。

③ $HCOOH \rightarrow 2H^+ + CO_2 + 2e^-$　と変化する。

④ $CH_3-\bigcirc\!\!\!-CH_3 \xrightarrow{(O)} HOOC-\bigcirc\!\!\!-COOH$
　テレフタル酸を生成する。
　フタル酸ではない。

⑤ $\bigcirc\!\!\!\!\overset{COOH}{\underset{OH}{}} + NaHCO_3 \rightarrow \bigcirc\!\!\!\!\overset{COONa}{\underset{OH}{}} + H_2O + CO_2$

問5. 純度，化学反応の量的関係，組成式，濃度

① $MgCl_2$ x (g)，$NaCl$ y (g) あるとする。
　$x \times \dfrac{24}{995} = (x + y) \times \dfrac{1}{100}$　が成り立つ。
　これより，$y = 24.3\,x$
　したがって，$\dfrac{24.3\,x}{24.3\,x + x} \times 100 = 96.0\%$

② $2KClO_3 \rightarrow 2KCl + 3O_2$
　発生した O_2 は，$\dfrac{0.336}{22.4} = 0.015$ mol
　したがって，反応した $KClO_3$ は，
　$0.015 \times \dfrac{2}{3} = 0.010$ mol，その質量は，0.010×122.5
　　　　　　　　　　　　　　　　　　　　　$≒ 1.23$ g
　KClは，$2.72 - 1.23 = 1.49$ (g)，その物質量は，
　$\dfrac{1.49}{74.5} = 0.020$ mol
　両者の物質量は等しくない。

③ 原子数比は，
　$Zn : N : O = \dfrac{41.4}{65} : \dfrac{17.8}{14} : \dfrac{40.8}{6}$
　　　　　　　$= 0.637 : 1.27 : 2.55 = 1 : 2 : 4$
　∴組成式は，ZnN_2O_4

④ $Na_2CO_3 \cdot 10H_2O = 286$

$$\frac{2.86}{286} = 0.010 \text{ mol} \quad 濃度は, \frac{0.0100}{0.100} = 0.100 \text{ mol/L}$$

⑤溶媒 $1000\,g$ に AM (g) 溶けている。

$$\frac{1000 + AM}{\rho}(mL) : A = 1000\,(mL) : x$$

$$\therefore x = \frac{1000A\rho}{1000 + AM}(mol)$$

これが $1\,L$ に溶けている。

[解答]
問1.⑥　問2.⑤　問3.①　問4.④　問5.②

2　出題者が求めたポイント……両性酸化物，両性水酸化物，共有結合から成る酸化物，正誤問題

問1.　両性酸化物は酸，アルカリどちらにも溶ける。
①酸化アルミニウム　⑧酸化亜鉛　が該当する。

問2.　⑧$Zn(OH)_2$
$Zn(OH)_2 + 4NH_3 \rightarrow [Zn(NH_3)_4]^{2+} + 2OH^-$
①$Al(OH)_3$はアンモニア水に溶けない。

問3.　非金属元素の酸化物である。

問4.　$Cl_2O_7 + H_2O \rightarrow 2HClO_4$　過塩素酸を生じる。

問5.　16族及び17族の元素が該当する。
③Cl_2O_7　$+7$　　⑦SO_3　$+6$

問6.
②$2NaOH + SiO_2 \rightarrow Na_2SiO_3 + H_2O$
ケイ酸ナトリウムを生じる。
⑦赤さびは，$Fe_2O_3 \cdot nH_2O$　と表わし，主成分は酸化鉄(Ⅲ)である。

[解答]
問1.①，⑧　問2.⑧　問3.③，⑥，⑦，⑧
問4.④　問5.③，⑦　問6.②，⑦

3　出題者が求めたポイント……硝酸の工業的製法，化学反応の量的関係，結合エネルギー，気体の状態方程式

問1.　$4NH_3 + 5O_2 \rightarrow 4NO + 6H_2O$
NH_3 $1.00\,mol$ と反応する O_2 は，
$$\frac{5}{4} \times 1.00 = 1.25 \text{ mol}$$

問2.　イ．NO，ウ．NO_2
① $2NH_4Cl + Ca(OH)_2 \rightarrow CaCl_2 + 2H_2O + 2NH_3$
② $2NO_2 \rightleftharpoons N_2O_4$　N_2O_4は無色の化合物
③ $NH_4NO_2 \rightarrow N_2 + 2H_2O$　N_2が得られる。
④ $NH_4OCN \rightarrow (NH_2)_2CO$　尿素の合成（ウェーラー）
⑤ $Na_2SO_3 + H_2SO_4 \rightarrow Na_2SO_4 + H_2O + SO_2$　SO_2の生成
⑥ NO_2は赤褐色の気体で水によく溶ける。
　NOは無色の気体で水に溶けにくい。
⑦ NOの働きである。
⑧ NO_2は水に溶け，HNO_3を生じる。
したがって，イ．⑦　ウ．②　が該当する。

問3.　$3NO_2 + H_2O \rightarrow 2HNO_3 + NO$

NO_2 $1.00\,mol$ が反応すると，HNO_3 は
$$\frac{2}{3} \times 1.00 = 0.667 \text{ mol} \qquad 生じる。$$

問4.　1つの化学反応式にまとめると，
$NH_3 + 2O_2 \rightarrow HNO_3 + H_2O$
$$\frac{5.1 \times 10^3}{17} \times 63 = 18.9 \times 10^3\,(g) = 18.9\,[kg]$$
の硝酸が得られる。
したがって，70% の硝酸は，
$$\frac{18.9}{0.70} = 27\,kg \qquad 得られる。$$

問5.　$\frac{1}{2}N \equiv N + \frac{3}{2}H - H \rightarrow N - N - H + 46\,kJ$
　　　　　　　　　　　　　　　　　$\underset{H}{|}$
窒素の結合エネルギーを $x\,(kJ/mol)$ とする。
$$3 \times 391 - \left(\frac{1}{2} \times x + \frac{3}{2} \times 436\right) = 46$$
$$\therefore x = 946\,kJ/mol$$

問6.　銀と希硝酸の反応を化学反応式で示すと，
$3Ag + 4HNO_3 \rightarrow 3AgNO_3 + NO + 2H_2O$
捕集した NO の物質量は，
$$(996 - 36) \times 10^2 \times 2.0 = n \times 8.3 \times 10^3 \times (273 + 27)$$
$$\therefore n = 7.7 \times 10^{-2}\,mol$$
したがって，反応した Ag は，
$$7.7 \times 10^{-2} \times 3 \times 108 = 24.9 \fallingdotseq 25\,g$$

[解答]
問1.④　問2.イ—⑦，ウ—②　問3.③　問4.④　問5.④
問6.⑦

4　出題者が求めたポイント……金属イオンの分離，溶解度積

操作 1〜4の結果を示す。
操作1.　$Ag^+ + Cl^- \rightarrow AgCl$ (沈殿イ)
操作2.　$Cu^{2+} + S^{2-} \rightarrow CuS$ (沈殿ウ)
操作3.　$Al^{3+} + 3OH^- \rightarrow Al(OH)_3$ (沈殿エ)
操作4.　$Zn^{2+} + S^{2-} \rightarrow ZnS$ (沈殿オ)

問1.　沈殿ウに含まれる。黒色沈殿として得られる。

問2.　沈殿エは，$Al(OH)_3$ であるから，ゲル状白色沈殿。

問3.　(ウ) CuS(固) $\rightleftharpoons Cu^{2+} + S^{2-}$
　　　(エ) ZnS(固) $\rightleftharpoons Zn^{2+} + S^{2-}$
操作2で，CuS は沈殿し，ZnS は沈殿していない。
　水溶液は塩酸で強い酸性になっている。この中にH_2Sを吹き込むと，
$H_2S \rightleftharpoons 2H^+ + S^{2-}$
の平衡は大きく左に片寄る。その結果，$[S^{2-}]$ は非常に小さくなる。この条件で CuS が沈殿したのは，
$$K_{sp} = [Cu^{2+}][S^{2-}] \cdots\cdots(A)$$
の値が非常に小さいためである。$[S^{2-}]$ が小さくても，
$$[Cu^{2+}][S^{2-}] > K_{sp}$$
になり沈殿する。
操作4で，ZnS が沈殿した。水溶液はアンモニア水で塩基性になっているので，この中に H_2S を吹き込むと，
$$H_2S + 2OH^- \rightarrow S^{2-} + 2H_2O$$

の反応で，$[S^{2-}]$ が大きくなる。
$$K_{sp} = [Zn^{2+}][S^{2-}] \cdots\cdots (B)$$
の値は，(A)の K_{sp} よりはるかに大きいが，$[S^{2-}]$ が大きくなったため，
$$[Zn^{2+}][S^{2-}] > K_{sp} \quad ((B)の値)$$
になり，沈殿する。
以上のことから，
　d；大きい，k；沈殿する
となる。

問4.
酸性水溶液では，$[S^{2-}]$ が小さいので，
$$[Zn^{2+}][S^{2-}] < K_{sp} \cdots\cdots f$$
となり，沈殿しない。
溶解度積が小さい沈殿ウは，酸性溶液でも，
$$[Cu^{2+}][S^{2-}] > K_{sp} \cdots\cdots n$$
となり，沈殿する。

問5.
②Ag_2S は酸性溶液中でも沈殿する。
⑧K_{sp} が大きい塩ほど，沈殿しにくい。
　具体的な数値を示すと，
$$K_{sp} = [Cu^{2+}][S^{2-}] = 6.5 \times 10^{-36}$$
$$K_{sp} = [Zn^{2+}][S^{2-}] = 1.0 \times 10^{-22}$$

[解答]
問1.②　問2.⑥　問3.d—④，k—①
問4.f—⑧，n—③　問5.②，⑧

5　出題者が求めたポイント……油脂，元素分析，化学反応の量的関係

問1. けん化反応は，
$$A + 3NaOH \rightarrow C_3H_5(OH)_3 + B + C + D$$
反応した NaOH は，$1.00 \times \dfrac{22.5}{1000} = 2.25 \times 10^{-2}$ mol

A の分子量を M とすると，
$$M : 6.42 = 3 : 2.25 \times 10^{-2}, \quad M = 856$$

問2.
油脂 A 3.2 g と反応した H_2 の物質量は，
$$\frac{0.252}{22.4} = 0.01125 = 1.125 \times 10^{-2} \text{ mol}$$
油脂の物質量は，
$$\frac{3.21}{856} = 0.00375 = 3.75 \times 10^{-3} \text{ mol}$$
したがって，$\dfrac{1.125 \times 10^{-2}}{3.75 \times 10^{-2}} = 3$

つまり，油脂 1 mol に H_2 3 mol 付加した。
したがって，1分子中に $>C=C<$ を3つもつことがわかる。
B の元素分析より，
$$C ; 39.6 \times \frac{12}{44} = 10.3 \text{ mg},$$
$$H ; 16.2 \times \frac{1.0 \times 2}{18} = 1.8 \text{ mg}$$
$$O ; 14.2 - (10.8 + 1.8) = 1.6 \text{ mg}$$
原子数比は，

$$C : H : O = \frac{10.8}{12} : \frac{1.8}{1.0} : \frac{1.6}{16} = 0.9 : 1.8 : 0.1$$
$$= 9 : 18 : 1$$
$$\therefore 組成式は，C_9H_{18}O$$
脂肪酸であるから O を2個持つので，分子式は，
$$C_{18}H_{36}O_2 \quad 示性式は，C_{17}H_{35}COOH$$
脂肪酸 D の開裂反応から，
$$C \sim C \fallingdotseq C \sim COOH$$
　　　　開裂　　　　C 9 の 2 価カルボン酸
　C 7 の 1 価カルボン酸

このことから，D は炭素数16の脂肪酸とわかる。
また，油脂 E から得られた脂肪酸が B と F であるから，C は B と同じ炭素数18の脂肪酸とわかる。この油脂1分子は $>C=C<$ を3個もつので，C は $>C=C<$ を2個もつことがわかる。
脂肪酸 C の示性式は，$C_{17}H_{31}COOH$　と表される。
この分子量は，280であるから，反応した H_2 は，
$$\frac{4.20}{280} \times 2 \times 22.4 \times 10^3 = 672 \text{ mL}$$

問3. 油脂 E は A に水素を付加して生じた油脂であるから，分子量は $856 + 2.0 \times 3 = 862$。
油脂 E 4.31 g を完全に加水分解するのに必要な NaOH aq の体積 V (ml) は，
$$\frac{4.31}{862} \times 3 = 1.00 \times \frac{V}{1000}, \quad V = 15.0 \text{ mL}$$

問4. ここで脂肪酸を示性式で示し，整理する。
　　B ($C_{17}H_{35}COOH$)，F ($C_{15}H_{31}COOH$)
　　C ($C_{17}H_{31}COOH$)
　　D ($C_{15}H_{29}COOH$)
①飽和脂肪酸の融点は分子量が大きいほど高い。
②B と C は同じ炭素数の脂肪酸。不飽和脂肪酸の方が融点は低い。故に誤り。
③②と同様の理由で誤り。
④E の脂肪酸はすべて飽和脂肪酸なので油脂 E の方が融点は高い。
⑤m (g) の油脂をけん化するとする。NaOH の物質量は，
　油脂 A ；　$\dfrac{m}{856} \times 3$ mol
　油脂 E ；　$\dfrac{m}{862} \times 3$ mol
したがって，油脂 A の方が多い。故に誤り。

[解答]
問1.③　問2.③　問3.⑥　問4.②，③，⑤

生 物

解答　25年度

Ⅰ　出題者が求めたポイント(ⅠⅡ・正誤選択)

問1.ムラサキツユクサの葯での減数分裂は同期しているので観察される分裂期の細胞は、つぼみの大きさごとにその時期が限られている。「様々な段階にある生殖細胞」は観察されない。

問2.①「両方の特徴」が何を示すかが曖昧である。③「陸上の環境」が何を示すかが曖昧である。

　　古細菌は、好熱菌やメタン生成細菌として発見され、当初は特殊な環境に生息する原核生物と考えられたが、身近な環境にも存在することが分かってきている。古細菌と真核生物には、リボソームの塩基配列の類似性や、DNAの転写過程でのイントロンの存在などの共通点があることが知られている。

問3.酸素に富む血液は肺から左心房に入り、左心室から全身に送り出される。

問4.ATPがミオシンに結合するとミオシン頭部はアクチンフィラメントから離れる。カルシウムイオンがアクチンフィラメントにあるトロポニンに結合すると、トロポニンによる阻害作用がなくなり、アクチンフィラメントとミオシン頭部の相互作用が起こる。

問5.異なる遺伝子構成を持つ同種個体を移入することで、遺伝的多様性を増加させることができる。

〔解答〕
問1.⑤　問2.③　問3.⑤　問4.②　問5.④

Ⅱ　出題者が求めたポイント(ⅠⅡ・血小板，遺伝子頻度)

問2.「不活性型の血しょうタンパク質」とは、フィブリノーゲンである。血しょう中のタンパク質の多くは肝臓によって作られる。血しょうタンパク質で最も多いのはアルブミンで約60%を占める。

問3.血しょう中のフィブリノーゲン(可溶性)はトロンビンの酵素作用によってフィブリン(不溶性)となる。

問4.イントロンはエキソンに挟まれて、DNAの転写後に除かれる部分であるので、25個である。2332このアミノ酸に対応する塩基数は6996である。よって、アミノ酸に翻訳されない塩基数は9036－6996＝2040

問5.血友病Aの遺伝子はX染色体上にあることから、この集団での遺伝子頻度は、1/10000である。よって、出生女児中の保因者(ヘテロ接合体)発生頻度は、

$$2 \times \frac{9999}{10000} \times \frac{1}{10000} = \frac{1}{5000}$$

問6.盛んに分裂している細胞は、G1→S→G2→Mの各期を繰り返している。分裂による増殖を停止している細胞の時期はG0と称される。

問7.問題文にあるとおり、Ki67タンパク質は増殖中の肝細胞で発現している。「小胞体はセロトニンを取り込む」と問題文中にあるので血小板の膜にはセロトニン運搬体のタンパク質があるはずである。

問8.TPH1はセロトニンを合成する一連の反応系の酵素の一つである。この酵素の働きがなくても、この酵素が関わる反応の後の物質(セロトニン前駆物質)を加えればセロトニンは合成される。

問9.TPH1はセロトニン合成反応系の酵素であるので、これを欠損するマウスではセロトニンが減少している。

問10.肝細胞の増殖促進のためには、不足しているセロトニンの働きを補うために、セロトニン作動薬が有効である。

〔解答〕
問1.③　問2.①，④　問3.④
問4.(9)②　(10)⑤　(11)②　問5.④　問6.⑤　問7.②
問8.②　問9.③　問10.③

Ⅲ　出題者が求めたポイント(ⅠⅡ・光合成，呼吸)

問3.脱水素酵素の補酵素であるNADは、ミトコンドリアだけでなく、細胞質基質での解糖系の脱水素反応の補酵素としてもはたらく。

問4.植物の総生産量は、光エネルギーによる光合成産物の総量である。現存量は含まれない。

問5.それぞれの栄養段階の同化量で算出する。

〔解答〕
問1.(a)②　(b)⑤　(c)⑧　(d)⑦　(e)④　(f)⑨
(g)①　(h)⑥
問2.(ア)⑥　(イ)⑤　(ウ)②
問3.②，④　問4.③，⑥　問5.(31)⑥　(32)⑦

Ⅳ　出題者が求めたポイント(Ⅰ・発生)

問1.④胞胚期にふ化するのはウニの場合である。⑥ウニは等黄卵、カエルは端黄卵である。

問2.小割球は二次間充織にはならない。

問3.精子の侵入点を基準に、位置関係が決まるので、受精卵では背腹軸が決まる。

問4.①ヒトでは、受精は輸卵管で起こる。
　②始原生殖細胞は生殖器官が形成される前に分化し、移動して精巣や卵巣に入る。
　③ES細胞は、分化の全能性を持つが、発生に必要な細胞質を十分に持たないため、個体形成にはいたらない。
　④ヒトの卵は、第一分裂前期を終えたところで休止期に入り、卵胞の成熟とともに分裂を再開して第二分裂中期に排卵されて受精する。受精後に極体を放出し、減数分裂が完了する。
　⑤ミトコンドリアは中片部にある。

〔解答〕
問1.④，⑥　問2.②　問3.②，③　問4.④

平成24年度

問 題 と 解 答

平成24年度

英　語

問題
24年度

第 1 問　次の | 1 | ～ | 5 | の各群の単語①～⑤のうちから，最も強いアクセント（第一強勢）の位置が，他の 4 つの場合と異なるものを 1 つずつ選びなさい。

| 1 |

① con-science　　② prom-ise　　③ rou-tine

④ se-quence　　⑤ tri-umph

| 2 |

① de-cent　　② ef-fort　　③ mea-sure

④ pres-tige　　⑤ sub-urb

| 3 |

① as-ton-ish　　② com-pen-sate　　③ il-lus-trate

④ in-te-grate　　⑤ sub-sti-tute

| 4 |

① ap-pe-tite　　② des-ti-ny　　③ fa-cul-ty

④ in-no-cence　　⑤ per-spec-tive

| 5 |

① de-moc-ra-cy　　② en-thu-si-asm　　③ hy-poth-e-sis

④ in-ter-fer-ence　　⑤ pub-lic-i-ty

第 2 問　次の a ～ f の各英文の空欄 | 6 | ～ | 11 | に入れるのに最も適当なものを，それぞれ下の①～⑤のうちから 1 つずつ選びなさい。

a．My cousin is suffering from breast cancer, which is a disease ⬚6⬚ to women.

① adequate   ② essential   ③ indispensable

④ popular   ⑤ specific

b．John is living on a ⬚7⬚ budget so that he can pay for his school fees.

① grand   ② poor   ③ perfect

④ severe   ⑤ tight

c．You must be in by eleven thirty; ⬚8⬚ you will be locked out.

① as   ② but   ③ besides

④ otherwise   ⑤ unless

d．He hopes that you won't have any objection ⬚9⬚ the piano.

① against him to play   ② for him playing   ③ for him to play

④ that he plays   ⑤ to his playing

e．Mike never does the cleaning himself, and ⬚10⬚ .

① so do I   ② nor do I   ③ neither do I

④ either do I   ⑤ I do, too

f．George is good at all kinds of sports, but, ⬚11⬚ , at swimming.

① above all   ② all the more   ③ as a matter of fact

④ if any   ⑤ to some extent

第3問 次のa～fの各英文の空欄を，それぞれ下の①～⑥の語または語句で埋めて最適な英文にするとき，⬚12⬚～⬚23⬚に入る語または語句を示しなさい。

a．I went to the hairdressers ＿＿ ⬚12⬚ ⬚13⬚ ＿＿ ＿＿ ＿＿ .

① to   ② short   ③ my

④ have   ⑤ hair   ⑥ cut

b. I did not go through all the data to find just one piece of information. I _____ _____ 14 _____ 15 _____ alone.

① to   ② not   ③ do it

④ could   ⑤ bothered   ⑥ be

c. I would not have accompanied him to the island, 16 _____ _____ 17 _____ _____.

① the risks   ② of   ③ me

④ informed   ⑤ he   ⑥ had

d. They sang as they marched, which _____ _____ 18 _____ _____ 19 .

① to forget   ② tired   ③ they were

④ them   ⑤ how   ⑥ helped

e. I do not know what delayed the train, but it _____ 20 _____, which _____ 21 _____.

① for my appointment   ② late   ③ made me

④ much slower   ⑤ than usual   ⑥ went

f. It is surprising that a person _____ 22 _____ _____ 23 _____ easily.

① taken   ② so   ③ should

④ of your intelligence   ⑤ in   ⑥ be

第4問 次の文を読み, 24 ～ 35 に入る最も適当な語句を下の ①～⑯の中から1つずつ選びなさい。ただし, 同一番号を重複使用した解答は無効 とします。

注:

Alzheimer's disease：アルツハイマー病

dementia：痴呆

In November of 1994, Ronald Reagan wrote a letter to the American people. He was probably the most famous person suffering from Alzheimer's disease. In his letter, America's 40th president described the fears and difficulties presented by Alzheimer's.

Alzheimer's disease is the most common form of a disability or mental sickness called dementia. Dementia is the loss of thinking ability that is severe enough to interfere with daily activities. Some forms of dementia can be cured or corrected. This is especially true if they are [24] by drugs, alcohol, infection, sight or hearing problems, heart or lung problems, or head injury. Other forms of dementia can be corrected by [25] of hormones or vitamins in the body. However, in victims of Alzheimer's disease, brain cells die and are not [26].

Probably the most common early sign of Alzheimer's disease is short-term memory loss. Another sign is difficulty in [27], such as what to do if food on a stove is burning. Later, victims struggle to [28] to express thoughts or understand what is being discussed. Finally, they may easily become angry and lose their ability to [29].

Alzheimer's is [30] an old people's disease. It normally affects people over sixty-five years old. However, a few rare cases have been discovered in people younger than forty. It attacks people of all races equally.

In his book *The Notebook*, Nicholas Sparks calls Alzheimer's disease "a barren disease, as empty and lifeless as a desert. It is a thief of hearts and souls and memories." British writer Iris Murdoch, who died of Alzheimer's disease, said it was a dark and terrible place.

Irene, also a writer, refused to [31]. She wrote in a letter, "We know that negative emotions can [32], and a strong will to live may well strengthen the body's defense system. So, it seems wise to not spend time looking into the future, but to [33] each day as it comes." At the end of her letter, Irene wrote about caregivers. She said she greatly honors those who take care of Alzheimer's patients, because that job is so very hard. Irene shared something in common with Mr. Reagan. In their letters, they each expressed hope, a desire to [34] as they had in the past, and concern for those who must care for them.

Still, there is nothing yet that can stop the disease or ease the pain of those caring for victims of Alzheimer's. But researchers are working to 35 and to cure or prevent it.

(*Nature and Science* 〔青踏社〕より)〔一部改変〕

① allowing them to stay in hospital   ② be harmful to health

③ caused   ④ changing levels

⑤ considered   ⑥ continue their lives

⑦ explained   ⑧ find the right words

⑨ find ways to treat the disease   ⑩ get the most from

⑪ need to resume a normal life   ⑫ prescribe drugs

⑬ replaced   ⑭ solving easy problems

⑮ surrender to that opinion   ⑯ trust others

第5問 次の文章の内容と合っていると思われるものを，下に示した①～㉕のなかから8つ選びなさい。ただし，解答の順序は問いませんが，同一番号を重複使用した解答は無効とします。 36 ～ 43

注：

a strain of E. coli：大腸菌の菌株

delirium：意識の混濁状態

fenugreek seeds/sprouts：コロハ(マメ科レイリョウコウ属の草本)の実/芽

The AP (The Associated Press)：米国連合通信社，AP通信

diarrhea：下痢

gastroenterologist：胃腸病学者

put him on fluids to rehydrate him：(脱水症状の患者に)点滴で水分補給する

dialysis：透析

the Centers for Disease Control and Prevention (CDC)：

  (米国)疾病対策予防センター

In early May, John Meyer stayed at a lakeside hotel in Hamburg, Germany. He attended a business conference, and he became one of the few U.S. victims in one of the worst food poisoning outbreaks in recent world history. Meyer went to the hospital a week later with what turned out to be a rare and deadly strain of E. coli that caused thousands of illnesses, mostly in Germany. He would spend the next month in a Massachusetts hospital, much of the time in a delirium, while doctors worked around the clock to save his life.

Meyer's is one of six U.S. cases linked to the German outbreak and he is the first to talk about his terrible experience, speaking by phone from his home in Franklin, Massachusetts. Meyer was in Hamburg as that city was emerging as the center of a food poisoning disaster that would be among the deadliest in memory. More than 4,000 people in Germany and other countries became ill since the outbreak was detected in May, including several hundreds who developed a serious complication that can lead to kidney failure. At least 53 died.

The outbreak ultimately was traced to a batch of fenugreek seeds from Egypt. The seeds, which taste a bit like burnt sugar, are sometimes used as a spice in cooking. Fenugreek sprouts are used in salads. Meyer believes he must have eaten fenugreek while attending a business meeting at the Hamburg hotel. He thinks the poisoned seeds, or sprouts, could have been in the fresh fruits and vegetables at a breakfast bar. There would be some irony if that was the case: It is hard to find good produce during hurried business trips, and Meyer had welcomed the opportunity to eat healthy. "In this case, it went wrong," he said.

Meyer's lawyer provided The AP with lab results and government investigation reports into his illness. Massachusetts state health officials also confirmed he was infected with the rare German E. coli strain. Meyer declined to allow his doctor to speak to The AP and he would not agree to be photographed.

Some common forms of food poisoning can cause symptoms within a day of eating poisoned food, but Meyer said he felt no ill effects during a six-day European business trip that included two days in Hamburg and a brief stop in France afterward. He returned home on May 13 feeling fine. However, this unique and dangerous E. coli strain takes a week to announce its presence. Meyer first became aware something was wrong on May 18. He was at his desk in his office that morning when his stomach began hurting.

At 52, he is a cyclist who eats two Greek yogurts each day. He says he has never had food poisoning, but on that day he went home in pain. By midafternoon, he was hit with bloody diarrhea and a dawning sense of alarm. "Whatever it was, it wasn't a minor thing," Meyer said. His wife Loreen, a high school biology teacher, was home by then and worried. She took him to nearby Milford Regional Medical Center.

Doctors there saw him quickly but were not able to diagnose him. They recommended follow-up with a gastroenterologist the next day and sent him home for the night. But when he got home the diarrhea accelerated. "Every hour, and then it started getting even closer," he recalled. Loreen took him back to the hospital that night and he was admitted.

Though it all happened less than two months ago, Meyer's memory is fuzzy on what happened the next several weeks. He had intense stomach pain and his kidneys stopped working. Doctors put him on fluids to rehydrate him. They treated him with different antibiotics, and cleansed his blood using dialysis and other measures. The infection affected his mind. He recalled staring at a clock in his hospital room and not being able to tell time. Meyer, in confusion, even believed that his doctors had written him off for dead. Doctors had not given up on him, but were perplexed.

A test for the most dangerous strain of E. coli familiar to Americans came back negative. They sent specimens for additional analysis to the Centers for Disease Control and Prevention lab in Atlanta. In early June, CDC confirmed it was the German strain. Around that time, he had begun to recover. His kidneys were improving. His awareness returned. He was moved out of intensive care more than three weeks later, and on June 17 he was sent home.

But he was far from normal. A man who had been an athletic 1.88 meters and 84 kilograms was down to 73 kilograms and able to walk only short distances using a cane. He was hungry, though, eating two breakfasts, two lunches and two dinners each day. Now he's up to 77 kilograms and working part days from home. He has been in physical therapy and regaining his strength, though he is months away from the kind of vigorous exercise he used to do. "He had a huge appetite because he was still not able to absorb as many nutrients," his wife said.

Meyer's lawyer is looking into the possibility of a lawsuit, with potential targets, including the company that owns the Hamburg hotel where Meyer stayed. He called Meyer's suffering "horrific," and echoed his wife in worrying that he may suffer long-term problems.

For his part, Meyer feels lucky to have survived, crediting his doctors for saving his life and his good health and fitness before the illness for helping him get through it. "Many unfortunate people didn't survive," he said. "It really is a frightening thing."

(*The Daily Yomiuri*, July 31, 2011) [一部改変]

| 36 | ～ | 43 |

① Meyer was infected with a new strain of E. coli in America.

② It was a few weeks after Meyer had left the Hamburg hotel that the E. coli outbreak started.

③ Severe complications killed hundreds of people all over Europe in the E. coli outbreak last spring, and 53 of them died of kidney failure.

④ It is possible that Meyer had fenugreek sprouts at breakfast in the Hamburg hotel he was staying at.

⑤ It has always been easy for Meyer to eat healthy even during hurried business trips.

⑥ Meyer's doctor revealed the facts about Meyer's infection and the difficult treatment Meyer went through in the hospital to the press.

⑦ Meyer did not want his picture to be shown in the media.

⑧ Meyer was not at all concerned about his privacy when he talked to the press because he thought he had to inform the world of the terrible experience he had.

⑨ If you have poisoned food, you will usually feel ill in a day or two, but that was not Meyer's case.

⑩ Patients who are infected with the rare German E. coli strain start to develop symptoms after many days as is often the case with other food poisonings.

⑪ Meyer was usually in good shape and had never experienced food poisoning before.

⑫ It was one of Meyer's colleagues who drove him to a nearby hospital when he had a terrible stomachache on May 18.

⑬ Meyer suddenly had bloody diarrhea during the first night at the hospital in Massachusetts.

⑭ The gastroenterologist in the hospital was able to identify the cause of Meyer's illness and Meyer was admitted to the hospital immediately that night.

⑮ Meyer developed severe diarrhea, stomachache, headache and lung failure.

⑯ The German E. coli infection affected Meyer not only physically but also mentally.

⑰ It was CDC that found out the new treatment to cure Meyer's illness.

⑱ When the test for the most dangerous strain of E. coli familiar to Americans came back negative, the doctors were convinced that Meyer's symptoms were caused by the rare German E. coli strain.

⑲ It was only after the doctors found the presence of the deadly German E. coli strain and began special treatment that Meyer took a turn for the better.

⑳ Meyer was in Milford Regional Medical Center for nearly one month.

㉑ After leaving the hospital, Meyer started his part-time job again while having physical therapy.

㉒ As Meyer's body had not yet recovered well enough to take in many nutrients, he ate meals many times a day.

㉓ Meyer will be able to do the kind of vigorous exercise he used to do in a month as he is doing physical therapy.

㉔ Meyer's lawyer thought it useless for Meyer to make an official complaint to the Hamburg hotel, because it would be difficult to prove that they were to blame.

㉕ Meyer used to be in very good health which he thought enabled him to get through the illness.

数 学

問 題

24年度

1

(1) a, b を定数とし，関数 $f(x) = x^5 - ax^3 + bx$ を考える。関数 $f(x)$ が $x=1$ で極小値 $\dfrac{1}{6}$ をとるとき，

$$a = \frac{\boxed{\text{アイ}}}{\boxed{\text{ウエ}}}, \quad b = \frac{\boxed{\text{オ}}}{\boxed{\text{カ}}}$$

である。

(2) ベクトル $\vec{a} = (3, 4)$ に対して，不等式

$$|\vec{p}|^2 - 2\vec{a} \cdot \vec{p} \leq 119$$

をみたすベクトル $\vec{p} = (x, y)$ の大きさ $|\vec{p}| = \sqrt{x^2 + y^2}$ の最大値を M とすれば $M = \boxed{\text{キク}}$ である。

2

(1) 座標平面上の 2 つの曲線 $C_1 : y = x^2$, $C_2 : y = x^4$ を考える。これら 2 つの曲線の交点 $\mathrm{A}(1, 1)$ における C_1, C_2 の接線をそれぞれ L_1, L_2 とする。2 直線 L_1, L_2 のなす角を $\theta \left(0 \leq \theta \leq \dfrac{\pi}{2} \right)$ とするとき，

$$\sin\theta = \frac{\boxed{\text{ア}}}{\sqrt{\boxed{\text{イウ}}}}$$

である。

(2) $x > 0$ のとき，関数

$$f(x) = x^2 + 4x + \frac{12}{x} + \frac{9}{x^2}$$

の最小値を m とすれば

$$m = \boxed{\text{エ}} + \boxed{\text{オ}}\sqrt{\boxed{\text{カ}}}$$

である。

東京医科大学 24年度 (11)

3

座標平面上の点 $P_n(a_n, b_n)$ $(n = 1, 2, 3, \cdots)$ が関係式

$$\begin{pmatrix} a_1 \\ b_1 \end{pmatrix} = \begin{pmatrix} 1 \\ 0 \end{pmatrix}, \qquad \begin{pmatrix} 4 & 4 \\ -4 & 4 \end{pmatrix} \begin{pmatrix} a_{n+1} \\ b_{n+1} \end{pmatrix} = \begin{pmatrix} a_n \\ b_n \end{pmatrix}$$

をみたしている。

(1) 原点 $O(0, 0)$ と点 $P_3(a_3, b_3)$ との距離を m とすれば

$$m = \frac{\boxed{\text{ア}}}{\boxed{\text{イウ}}}$$

である。

(2) 2点 $P_n(a_n, b_n)$, $P_{n+1}(a_{n+1}, b_{n+1})$ 間の距離を d_n とし, $S_n = \sum_{k=1}^{n} d_k$ とすれば

$$\lim_{n \to \infty} S_n = \frac{5 + \boxed{\text{エオ}} \sqrt{2}}{\boxed{\text{カキ}}}$$

である。

4

座標平面上の曲線 $C : y = \dfrac{1}{3x^2 + 4}$ を考える。

(1) 曲線 C と x 軸, y 軸および直線 $x = 2$ とで囲まれた部分の面積を S とすれば

$$S = \frac{\sqrt{\boxed{\text{ア}}}}{\boxed{\text{イウ}}} \pi$$

である。

(2) 任意の実数 t に対して, 曲線 C 上の点 $P\left(t, \dfrac{1}{3t^2 + 4}\right)$ における接線を L_t とし, L_t と y 軸との交点の y 座標を Y_t とする。t が実数全体を動くとき, Y_t の最大値を M とすれば

$$M = \frac{\boxed{\text{エ}}}{\boxed{\text{オカ}}}$$

である。

物理

問題   24年度

第 1 問

静止している $^{230}_{90}$Th が α 崩壊して $^{226}_{88}$Ra になった。このとき放出される α 粒子と $^{226}_{88}$Ra の運動エネルギーを求めよ。ただし，各粒子の質量は，$^{230}_{90}$Th が 230.033 u，$^{226}_{88}$Ra が 226.025 u，$^{4}_{2}$He が 4.003 u であるとする。ここでは，計算に用いる数値の有効数字は，答えの精度を損わないようにすること。

(1) α 粒子の運動エネルギー

　　　 1 : 　イ　.　ロ　× 10^　ハ　 eV

(2) $^{226}_{88}$Ra の運動エネルギー

　　　 2 : 　イ　.　ロ　× 10^　ハ　 eV

第 2 問

下図のように，交流電源，自己インダクタンス L のコイル，電気容量 C のコンデンサー，抵抗 R の抵抗をつなぎ，交流電圧を加えた。L は 50 mH，C は 4.0 μF，R は 50 Ω であった。交流電源の角周波数 ω を $5.0 × 10^3$ rad/s にして，しばらくした後に R の両端の電圧をはかったら 2.0 V であった。電圧や電流はすべて実効値であるとして，以下の問に答えよ。

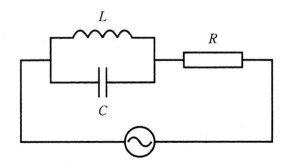

(1) コイルに流れる電流 I_L はいくらか。

3：$\boxed{イ}.\boxed{ロ} \times 10^{\boxed{ハ}}$ A

(2) コンデンサーに流れる電流 I_C はいくらか。

4：$\boxed{イ}.\boxed{ロ} \times 10^{\boxed{ハ}}$ A

(3) 角周波数 ω をゆっくり変化させたところ I_L の値と I_C の値が同じになった。このときの ω はいくらか。

5：$\boxed{イ}.\boxed{ロ} \times 10^{\boxed{ハ}}$ rad/s

第3問

下図の様な一辺の長さ $L=0.10$ m の立方体の容器の中に，質量 $m=3.4 \times 10^{-26}$ kg の気体分子が $N=5.4 \times 10^{22}$ 個入っている。それぞれの分子が速さ $v=6.0 \times 10^2$ m/s で，x, y, z 方向にそれぞれ $N/3$ 個ずつ運動していると考える。ただし気体は単原子分子の理想気体と見なすことができるものとする。以下の問に答えよ。

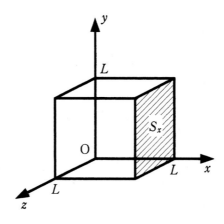

(1) x 方向に運動している分子1個が1回の衝突で壁 S_x に与える力積はいくらか。

6：$\boxed{イ}.\boxed{ロ} \times 10^{\boxed{ハ}\boxed{ニ}}$ kg·m/s

(2) x 方向に運動している分子 1 個が壁に及ぼす力の平均はいくらか。

7 : イ . ロ ×10^ハニ N

(3) 容器内の気体分子の温度はいくらに相当するか。

8 : イ . ロ ×10^ハ K

第 4 問

図のような高さ $d = 0.30$ m の段差がある。段差の端から水平方向の距離 $l = 0.60$ m, 高さ $h = 0.40$ m のところから小球を初速 v で水平に投げたところ上の段で 1 回だけ弾んだ後, 下の段に到達した。以下の問に答えよ。ただし, 小球と段の表面との反発係数 e は 0.55 とする。また, 小球の大きさと空気の抵抗などは無視できるものとする。

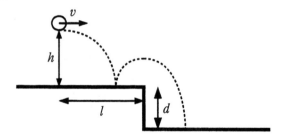

(1) 小球が上段で 1 回だけ弾むためには, 初速がある値よりも小さい必要がある。その値はいくらか。

9 : イ . ロ ×10^ハ m/s

(2) 小球が上段で 2 回以上弾まないためには, 初速がある値よりも大きい必要がある。その値はいくらか。

10 : イ . ロ ×10^ハ m/s

(3) 小球が下の段に到達したときの小球の鉛直下方の速度成分の大きさを求めよ。

11 : イ . ロ ×10^ハ m/s

東京医科大学 24年度 (15)

物理定数表

名 称	数 値
重力加速度	$g \fallingdotseq 9.8\,\mathrm{m/s^2}$
空気の真空に対する屈折率（$0\,℃$，$1\,\mathrm{atm}$）	$n = 1.0003$
水の空気に対する屈折率	$n = 1.33$
熱の仕事当量	$4.19\,\mathrm{J/cal}$
絶対零度	$-273\,℃$
1気圧	$1\,\mathrm{atm} = 1.01 \times 10^5\,\mathrm{Pa}$
気体定数	$R = 8.31\,\mathrm{J/(mol \cdot K)}$
定積モル比熱	$C_V = 3R/2 = 12.5\,\mathrm{J/(mol \cdot K)}$
定圧モル比熱	$C_P = 5R/2 = 20.8\,\mathrm{J/(mol \cdot K)}$
乾燥空気中の音速（$0\,℃$）	$V = 331.5\,\mathrm{m/s}$
空気の密度（$0\,℃$，$1\,\mathrm{atm}$）	$1.293\,\mathrm{kg/m^3}$
ヘリウムの密度（$0\,℃$，$1\,\mathrm{atm}$）	$1.785 \times 10^{-1}\,\mathrm{kg/m^3}$
真空の誘電率	$\varepsilon_0 = 8.85 \times 10^{-12}\,\mathrm{F/m}$
真空の透磁率	$\mu_0 = 1.26 \times 10^{-6}\,\mathrm{H/m}$ または $\mathrm{N/A^2}$
電気素量	$e = 1.60 \times 10^{-19}\,\mathrm{C}$
クーロンの法則の定数（真空中）	$k_0 = 8.99 \times 10^9\,\mathrm{N \cdot m^2/C^2}$
電子の質量	$9.11 \times 10^{-31}\,\mathrm{kg}$
電子の比電荷	$1.76 \times 10^{11}\,\mathrm{C/kg}$
1原子質量単位	$1\,\mathrm{u} = 1.66 \times 10^{-27}\,\mathrm{kg}$
アボガドロ定数	$N_0 = 6.02 \times 10^{23}\,\mathrm{mol^{-1}}$
万有引力定数	$G = 6.67 \times 10^{-11}\,\mathrm{N \cdot m^2/kg^2}$
真空中の光速	$c = 3.00 \times 10^8\,\mathrm{m/s}$
プランク定数	$h = 6.63 \times 10^{-34}\,\mathrm{J \cdot s}$

化　学

問題

24年度

(注意)　解答にあたって必要ならば，次の数値を用いよ。

原子量：H = 1.0，C = 12，N = 14，O = 16，Ag = 108，Al = 27，

Cu = 63.5，Fe = 56，Mg = 24，Na = 23，P = 31，S = 32，

Sn = 119，Pt = 195，Zn = 65

酢酸の電離定数：$K_a = 2.80 \times 10^{-5}\,mol/L$

アボガドロ定数：$6.0 \times 10^{23}/mol$；0℃の絶対温度：$T = 273\,K$

気体定数：$R = 8.3 \times 10^3\,Pa \cdot L/(K \cdot mol)$

第 1 問　次の問 1 ～ 5 の各群には，①～⑤の中に誤りを含む文が 1 つあるか，①～⑤の全てに誤りがないかのいずれかである。誤りがある場合はその文の記号（①～⑤）を，誤りがない場合は⑥を選べ。

問 1　　| 1 |

① 酢酸水溶液の濃度が $0.28\,mol/L$ のとき，酢酸は 1% 電離している。

② 水の電離は吸熱反応であるので，温度が高いほど水のイオン積は大きい。

③ 酢酸ナトリウム水溶液中の酢酸イオンの濃度とナトリウムイオンの濃度は等しい。

④ $0.1\,mol/L$ の塩酸と $0.1\,mol/L$ の酢酸水溶液では，塩酸のほうが電気を通しやすい。

⑤ 25℃ における純水のイオン積を $1.0 \times 10^{-14}\,mol^2/L^2$，純水 1 L の質量を 1000 g とすると，25℃ における純水の電離度は 1.8×10^{-9} である。

⑥ ①～⑤に誤りはない。

問 2　　| 2 |

① 放射性同位体の原子核は不安定であり，放射能を放出して壊れていく。

② 自然界には，2 種類以上の安定な同位体が存在しない元素もある。

③ 同素体は同じ元素からなるが，互いに性質の異なる単体である。

④ 同素体として存在する物質を構成する元素には，炭素，酸素，リン，硫黄がある。

⑤　硫化物イオンは，K 殻に 2 個，L 殻に 8 個，M 殻に 8 個の電子をもつ 2 価の陰イオンである。

⑥　①〜⑤に誤りはない。

問 3　　3

①　電気分解では，直流電源の負極につないだ電極を陰極，正極につないだ電極を陽極という。

②　電池では，電子が導線に流れ出る電極を正極，導線から電子が流れ込む電極を負極という。

③　電気分解では，陰極で還元反応が起こり，陽極で酸化反応が起こる。

④　電池は，化学エネルギーを電気エネルギーに変える装置である。

⑤　電池では，電流は正極から負極に流れる。

⑥　①〜⑤に誤りはない。

問 4　　4

①　十酸化四リン 14.2 g を水と完全に反応させると，19.6 g のリン酸が得られる。

②　窒素分子 0.75×10^{20} 個が標準状態で占める体積は $2.8 \, cm^3$ である。

③　98% 濃硫酸（密度 $1.8 \, g/cm^3$）を使って，0.20 mol/L の硫酸水溶液 1.0 L を調製するには，濃硫酸 11 mL が必要である。

④　炭酸ナトリウム 1 mol と炭酸水素ナトリウム 1 mol をそれぞれ塩酸と完全に反応させたときに生じる気体の物質量は等しい。

⑤　ある金属 M 2.8 g を酸素中で完全に酸化させ，M_2O_3 の化学式を有する金属酸化物 4.0 g を得た。金属 M の原子量は 56 である。

⑥　①〜⑤に誤りはない。

問 5　　5

①　タンパク質水溶液のように，流動性のあるコロイドをゾルとよぶ。

②　親水コロイドを取り囲み，凝析しにくくさせる疎水コロイドを保護コロイドという。

③　少量の電解質で凝析するコロイドを疎水コロイドという。

④　水酸化鉄（Ⅲ）のコロイド溶液に電極を浸して直流電圧をかけると，コロイド粒子は陰極に移動する。

⑤ 飽和溶液では，溶質が溶液中へ溶解する速さと，溶液中から溶質が析出する速さが等しい。

⑥ ①～⑤に誤りはない。

第2問 次の問い(問1～4)に答えよ。

問1 結晶は**ア**，**イ**，**ウ**，**エ**の4種類に分類できる。これら結晶に属する物質を化学式で表すとき，**ア**に属する物質だけ分子式で表すことができる。**イ**に属する物質は，一般に硬いがもろいものが多い。電気伝導性を示すのは一般に**ウ**に属する物質である。結晶**エ**に属する物質の融点は，一般に極めて高い。**イ**，**エ**に属する物質を，それぞれ次の①～⑧のうちからすべて選び，それぞれ解答番号6，7の解答欄にマークせよ。

イ： 6   エ： 7

① アルミニウム　　② 一酸化窒素　　③ ケイ素
④ 酸化マグネシウム　⑤ 水　晶　　　⑥ 炭化ケイ素
⑦ 硫化亜鉛　　　　⑧ 二酸化炭素

問2 次の物質が結晶として存在しているとき，粒子間に働く力として最も適当なものを，それぞれ次の①～⑧のうちから選べ。

ナフタレン： 8   アンモニア： 9

① 水素結合　　　　② 金属結合　　　　③ 共有結合
④ 配位結合　　　　⑤ イオン化エネルギー　⑥ 静電気力
⑦ 電子親和力　　　⑧ ファンデルワールス力

問3 ナトリウムの結晶は体心立方格子，銅の結晶は面心立方格子の結晶構造をとる。また，ナトリウムの単位格子の体積は銅の単位格子の1.7倍である。両者の結晶の密度の比として最も適当な数値を，次の①～⑧のうちから選べ。

ナトリウムの密度：銅の密度＝1： 10

① 0.36　　② 1.6　　③ 2.4　　④ 3.2
⑤ 4.7　　⑥ 6.4　　⑦ 9.4　　⑧ 27

問4 次の記述のうち**誤っているもの**を，①〜⑧のうちからすべて選び，解答番号11の解答欄にマークせよ。

11

① クロロホルムは極性分子である。
② 体心立方格子中の粒子の配位数は12である。
③ ベンゼンの固体の密度は，液体の密度より大きい。
④ 金属結合は1原子あたりの自由電子の数が多いほど強い。
⑤ 塩化ナトリウムの結晶では，1個のNa^+が6個のCl^-に囲まれている。
⑥ 1個の水分子は，最大4個の水分子と水素結合をつくることができる。
⑦ 最密構造の4層目が1層目と同じ位置にくる場合が六方最密構造である。
⑧ 氷の結晶は水よりすき間の少ない格子構造をとるため，氷の密度は水の密度より小さい。

第3問 次の文章を読み，問い(問1〜5)に答えよ。

A〜Hは次の金属元素の単体のいずれかである。

　　　Ag, Al, Cu, Fe, Mg, Sn, Pt, Zn

AとGは空気中で加熱しても酸化されず，金属光沢を保つ。水との反応を調べると，Cは熱水と反応するが，B，D，Hは熱水と反応せず高温の水蒸気と反応する。塩酸と反応するのはB，C，D，F，Hであり，このうちB，F，Hは強塩基とも反応する。濃硝酸に溶けるのは，A，C，E，F，Hである。

問1 B，Fとして最も適当なものを，それぞれ次の①〜⑧のうちから選べ。

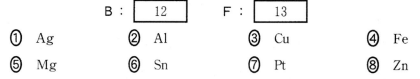

① Ag　② Al　③ Cu　④ Fe
⑤ Mg　⑥ Sn　⑦ Pt　⑧ Zn

問2 Aと濃硝酸との反応で発生する気体として最も適当なものを，次の①〜⑥のうちから選べ。

14

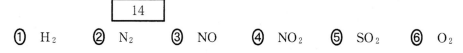

問 3 Dと塩酸との反応で生じた水溶液に塩素ガスを通じた。溶液はどのようになるか。最も適当なものを，次の①〜⑥のうちから選べ。

15

① 青色に変化する。

② 黄褐色に変化する。

③ 淡緑色に変化する。

④ 緑白色に変化する。

⑤ 赤褐色に変化する。

⑥ 変化しない。

問 4 Eと熱濃硫酸との反応で生じたEの化合物を水に溶かした。この水溶液の記述として**誤っているもの**を，①〜⑥のうちからすべて選び，解答番号 16 の解答欄にマークせよ。

16

① 青緑色の炎色反応を示す。

② 希塩酸を加えると，白色沈殿が生じる。

③ 硫化水素水を加えると，黒色沈殿が生じる。

④ 過剰のアンモニア水を加えると，暗褐色沈殿が生じる。

⑤ 水酸化ナトリウム水溶液を加えると，青白色沈殿が生じる。

⑥ 水酸化ナトリウム水溶液を加えたのち，加熱すると黒色の沈殿が生じる。

問 5 A〜Hの記述として**誤っているもの**を，①〜⑥のうちからすべて選び，解答番号 17 の解答欄にマークせよ。

17

① EとFとの合金は青銅とよばれる。

② C，D，E，F，Hは2価の陽イオンとなる。

③ 周期表 3 〜11 族に属している元素の単体は，A，D，E，Gである。

④ BとCのそれぞれ 1 mol を完全燃焼させるために必要な酸素量は，Cの方が多い。

⑤ 希硫酸中に導線で結んだEとHの板を離して浸すと，Hの板から水素が発生する。

⑥ Aの陽イオン水溶液に少量の水酸化ナトリウム水溶液を加えると，褐色沈殿が生じる。

第4問 次の文章を読み，問い(問1〜4)に答えよ。

炭化カルシウムに水を加えて発生させた気体Aに，硫酸水銀(II)を触媒として水を反応させると化合物Bが得られる。Bを酸化するとCが生成する。Aを鉄触媒存在下加熱するとDとなる。A 1 molにニッケル触媒存在下，水素を1 mol反応させるとEが生成する。Eはさらに水素と反応し，Fとなる。Eに酸触媒存在下で水蒸気を作用させるとGが生成する。Cに十酸化四リンを加えて加熱するとHが生成する。

問1 化合物あに濃硫酸を加えて加熱すると，麻酔作用のある化合物を生成した。一方，水に少量の化合物いを加えると二層になったが，しばらく放置すると均一溶液に変化した。あ，いとして最も適当な化合物を，次の①〜⑧のうちから選べ。

あ： 18   い： 19

① A   ② B   ③ C   ④ D
⑤ E   ⑥ F   ⑦ G   ⑧ H

問2 水素—炭素—炭素のなす結合角が最も小さい化合物として最も適当なものを，次の①〜④のうちから選べ。

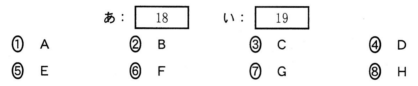

① A   ② D   ③ E   ④ F

問3 化合物Aの水素付加で化合物Eが生成する反応の反応熱として最も適当な数値を，次の①〜⑧のうちから選べ。ただし，A(気体)，炭素(黒鉛)，水素(気体)の燃焼熱はそれぞれ1300，394，286 kJ/molである。また，Eの生成熱は−53 kJ/molである。

21 kJ/mol

① −137   ② −173   ③ −226   ④ −279
⑤ 137   ⑥ 173   ⑦ 226   ⑧ 279

東京医科大学　24年度　(22)

問 4 AとCとの反応で得られる化合物を重合させると，鎖状の高分子化合物**ア**が得られる。**ア**を加水分解すると，合成繊維の原料となる高分子化合物**イ**が得られる。**ア** 50 g を部分的に加水分解すると 40 g の高分子化合物が得られた。**ア**の何パーセントが加水分解されたか。最も適当な数値を，次の**①**〜**⑥**のうちから選べ。

$$\boxed{22}\ \%$$

① 15　　**②** 20　　**③** 33　　**④** 41　　**⑤** 50　　**⑥** 62

第5問　次の文章を読み，問い(問1〜5)に答えよ。

ペプチドAは，表に示した 6 個の α-アミノ酸から構成されている。

ペプチドA：Ala ─ **ア** ─ **イ** ─ **ウ** ─ **エ** ─ Lys

ある酵素を用いてペプチドAを加水分解したところ，ペプチドB，Cが得られた。B，Cの水溶液に水酸化ナトリウム水溶液を加え塩基性にした後，薄い硫酸銅(Ⅱ)水溶液を少量加えたところ，Cのみ赤紫色になった。

表

名称	略号	側鎖	分子量
アラニン	Ala	$-CH_3$	89
システイン	Cys	$-CH_2SH$	121
グリシン	Gly	$-H$	75
グルタミン酸	Glu	$-(CH_2)_2COOH$	147
リシン	Lys	$-(CH_2)_4NH_2$	146
フェニルアラニン	Phe	$-CH_2-\bigcirc$	165

Cを部分的に加水分解したところ，3 種類のジペプチドD，E，Fが得られた。A〜Fの水溶液に水酸化ナトリウム水溶液を加えて熱し，酢酸で中和した後，酢酸鉛(Ⅱ)水溶液を加えたところ，A，Bのみ黒色沈殿が生じた。また，A〜Fに濃硝酸を加えて熱した後，アンモニア水を加えて塩基性にしたところ，橙黄色になったのは，A，C，D，Fであった。また，Eには不斉炭素原子を持たないアミノ酸が含まれていた。D，E，Fの混合物を pH 6.5 の緩衝溶液に溶かし，陽イオン交換樹脂を詰めたカラムに通したところ，Eのみが吸着した。その後，溶出した溶液を陰イオン交換樹脂を詰めたカラムに通したところ，Fのみが吸着した。

問 1 α-アミノ酸**ア**，**イ**，**ウ**として最も適当なものを，それぞれ次の**①**〜**⑥**のうちから選べ。

ア： $\boxed{23}$　　**イ：** $\boxed{24}$　　**ウ：** $\boxed{25}$

① Ala　　**②** Cys　　**③** Glu　　**④** Gly　　**⑤** Lys　　**⑥** Phe

問 2 酸触媒存在下，F 14.7 g に十分な量のメタノールを反応させた。得られる生成物は何 g か。最も適当な数値を，次の①〜⑥のうちから選べ。

$\boxed{26}$ g

① 15.4 ② 16.1 ③ 16.6 ④ 16.9 ⑤ 17.6 ⑥ 17.9

問 3 E に十分な量の無水酢酸を反応させて得られる化合物の分子量として最も適当な数値を，次の①〜⑥のうちから選べ。

$\boxed{27}$

① 245 ② 282 ③ 287 ④ 324 ⑤ 354 ⑥ 396

問 4 水溶液中でのアミノ酸エの電離平衡および電離定数は，次の(1)式，(2)式で表せる（R は側鎖を示す）。

$$\underset{[AH_2^+]}{\overset{+}{H_3N}-\underset{R}{CH}C\overset{O}{-}OH} \rightleftharpoons \underset{[AH]}{\overset{+}{H_3N}-\underset{R}{CH}C\overset{O}{-}O^-} + H^+ \qquad K_1 = 5 \times 10^{-3}\ mol/L \qquad (1)$$

$$\underset{[AH]}{\overset{+}{H_3N}-\underset{R}{CH}C\overset{O}{-}O^-} \rightleftharpoons \underset{[A^-]}{H_2N-\underset{R}{CH}C\overset{O}{-}O^-} + H^+ \qquad K_2 = 2 \times 10^{-10}\ mol/L \qquad (2)$$

水溶液の pH を 4 としたときのアミノ酸エのイオン $[AH_2^+]$ と $[A^-]$ との濃度比 $[AH_2^+]/[A^-]$ はいくらか。最も適当な数値を，次の①〜⑧のうちから選べ。

$\boxed{28}$

① 1 ② 10^2 ③ 10^4 ④ 2.5×10^7
⑤ 10^{-2} ⑥ 10^{-3} ⑦ 10^{-4} ⑧ 4×10^{-8}

問 5 アミノ酸イ，ウから構成される鎖状ポリペプチド 70.8 g を完全に加水分解すると，アミノ酸イ 29.4 g，ウ 49.5 g が得られた。このポリペプチドの分子量はいくらか。最も適当な数値を，次の①〜⑧のうちから選べ。

$\boxed{29}$

① 512 ② 708 ③ 954 ④ 1024
⑤ 1416 ⑥ 1908 ⑦ 2048 ⑧ 2832

生　物

問　題

24年度

第1問　問いに答えよ。

問 1　DNA に関連した記述である。①～⑤のなかで，正しい記述はどれか。最も適するものを1つ選べ。　　1

① DNA は，どの生物でも一つながりで端と端とがつながっている。

② DNA は，どの生物でもヒストンタンパク質と結合している。

③ DNA の塩基配列中に複製起点と呼ばれる領域が，どの生物にも多数存在する。

④ DNA を構成する塩基の数を分析すると，A＋G＝T＋Cの法則性がどの生物にも成り立つ。

⑤ ヒトのゲノムの塩基対の数は，大腸菌のゲノムの約60倍である。

問 2　ホルモンに関連した記述である。①～⑤のなかで，正しい記述はどれか。最も適するものを1つ選べ。　　2

① ステロイドホルモンは，標的細胞の細胞膜に存在する受容体タンパク質と結合する。

② 甲状腺ホルモンのチロキシンと副甲状腺ホルモン（パラトルモン）は，カルシウム平衡の恒常性に拮抗的に働く。

③ 視床下部が生産する放出ホルモンの標的器官は，甲状腺，生殖腺，副腎である。

④ 成長ホルモンは，グルカゴンの作用に対抗して血糖を下降させる代謝作用を働かす。

⑤ 昆虫ホルモンのエクジソン（エクジステロイド）は，幼虫の脱皮や蛹化を促進する。

問 3　光合成に関連した記述である。①～⑤のなかで，正しい記述はどれか。最も適するものを1つ選べ。　　3

① クロロフィル分子からの電子の放出は，光エネルギーが引き起こしている。

② 光リン酸化の機構は，解糖系におけるグルコースのリン酸化と類似している。

③ クロロフィルの色は，緑色光を吸収することに起因している。

④ チラコイドでの反応は，カルビン・ベンソン回路に CO_2 と ATP を供給している。

⑤ C_4 植物も CAM 植物も，カルビン・ベンソン回路を用いずに糖を生産している。

問4　魚類の浸透圧調節に関連した記述である。①～⑤のなかで，正しい記述はどれか。最も適するものを1つ選べ。　4

① 淡水生硬骨魚の尿の浸透圧は，海水生硬骨魚とほぼ等しい。

② 淡水生硬骨魚の体液の浸透圧は，海水生硬骨魚よりかなり高い。

③ 海水生硬骨魚の腎臓は，淡水生硬骨魚より腎単位が多く，糸球体も発達している。

④ 海水生および淡水生硬骨魚は，塩類を能動輸送する塩類細胞が鰓に発達している。

⑤ サメなどの海水生軟骨魚の体液の浸透圧は，塩類，アンモニアなどが体液に溶けているため海水より高い。

問5　化石や DNA の情報から得られた人類の進化に関連した記述である。①～⑤のなかで，正しい記述はどれか。最も適するものを1つ選べ。　5

① 現生類人猿の系統樹では，ヒトと最後に分岐したのはゴリラである。

② ネアンデルタール人は，今日のヨーロッパ人の祖先である。

③ ホモ・サピエンスは，アフリカ起源である。

④ ホモ・エレクトス(原人)は，アジア起源である。

⑤ アウストラロピテクス(猿人)類は，アフリカから世界中に拡散した。

第2問　文を読んで問いに答えよ。

　ヒトの眼球は，球形で3層の被膜と内部の通光装置からなる。

　被膜の最外層は強膜と透明な　ア　で，眼球を保護する役割をもつ。中間層は脈絡膜と　イ　と　ウ　などで，　イ　には，瞳孔括約筋と瞳孔散大筋があって，眼に入る光の量を調節している。最内層は網膜である。
A)

　内部の通光装置は，眼房水と　エ　と　オ　からなる。眼房水は　ア　と　エ　の間を満たしている透明の液体で，それらに栄養を与えている。　エ　は弾性に富み，様々な距離にあるものの像を網膜上で結ぶために，その厚さを　ウ　とチン小帯の働きで変えて，遠近調節をしている。この

弾性は，年齢とともに失われて遠近調節がしにくくなり，壮年期後半から，
B) _____ ぼやけて見えるようになる。　オ　は細胞成分に乏
しいゼリー状の透明な物質からなる。

問1　文中の　ア　～　エ　に入る語は何か。最も適するものを，①～⑥
のなかから1つずつ選べ。
　　　　ア　6　　イ　7　　ウ　8　　エ　9
　①　水晶体　　　　　　②　毛様体　　　　　③　角　膜
　④　結　膜　　　　　　⑤　こう彩　　　　　⑥　ガラス体

問2　文中の下線部A)を支配する神経は何か。最も適するものを，①～④のなか
から1つ選べ。　10
　①　感覚神経　　②　運動神経　　③　交感神経　　④　副交感神経

問3　次の①～④のなかで，文中の下線部B)に入る句として最も適するものを，
1つ選べ。　11
　①　目から20cmの距離で新聞を読むと，焦点が網膜より前に結ばれて，文
字が
　②　目から20cmの距離で新聞を読むと，焦点が網膜より後ろに結ばれて，
文字が
　③　100m先の高層ビルを見上げると，焦点が網膜より前に結ばれて，高層ビ
ルが
　④　100m先の高層ビルを見上げると，焦点が網膜より後ろに結ばれて，高層
ビルが

問4　脊椎動物の眼の発生過程に関する記述である。①～⑤のなかで，誤っている
ものを1つ選べ。　12
　①　角膜は表皮から生じる。
　②　網膜は神経管から生じる。
　③　水晶体は表皮から生じる。
　④　眼杯は角膜を誘導する。
　⑤　眼杯は水晶体を誘導する。

問5 図1はヒトの視細胞の分布を示している。①～⑦のなかで，図中のA～Cに関する記述として，**誤っているもの**を2つ選び，解答番号13の解答欄にマークせよ。　13

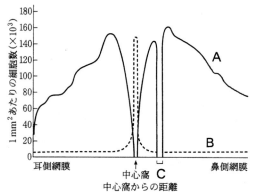

図1　ヒトの視細胞の分布

① Aは1種類の細胞である。
② Bは2種類の細胞である。
③ Aの細胞は，青緑の光をよく吸収する。
④ Aの細胞は，Bの細胞よりも弱い光に対する感度が高い。
⑤ Bの細胞は，光を吸収するロドプシンと呼ばれる視物質をもつ。
⑥ ビタミンA欠乏による夜盲症のヒトは，Aの細胞の働きが弱くなっている。
⑦ Cでは，視神経細胞の軸索が束になって網膜を内側から外側に貫いている。

第3問　＜文Ⅰ＞，＜文Ⅱ＞を読んで問いに答えよ。

＜文Ⅰ＞

真核生物の酵母の生活環には，一倍体と二倍体の世代がみられる。一倍体は体細胞分裂によって増殖し，動物の性に相当する2つの接合型の個体間で接合を行い，二倍体になる。この二倍体も体細胞分裂によって増殖するが，ある環境条件になると減数分裂によって一倍体になる。
　　A)
　　　　　　　　　　　　　　　　　　　　　　　　　　　　　　　　　　　　　　
　　　　　　　　　　　　　　　　B)
C)

問1　次の①～⑦のなかで，文中の下線部A)に最も適するものを2つ選び，解答番号14の解答欄にマークせよ。　14

① 藻　類　　② 菌　類　　③ 植　物　　④ 細　菌
⑤ 単細胞生物　⑥ 多細胞生物　⑦ 原生動物

問2　ある酵母での細胞1個あたりのDNA量の変化の例を図1に示した。
　　この酵母が文中の下線部B)のためにDNA複製を行った期間，また，文中の下線部C)の第二分裂の期間は，図1の(1)～(9)のどれに相当するか。最も適するものを，(1)～(9)のなかから1つずつ選べ。ただし，酵母は真核細胞にみられる一般的な体細胞分裂や減数分裂を行うものとする。

下線部B)のためにDNA複製を行った期間： 15

下線部C)の第二分裂の期間： 16

① (1) ② (2) ③ (3) ④ (4) ⑤ (5) ⑥ (6) ⑦ (7) ⑧ (8) ⑨ (9)

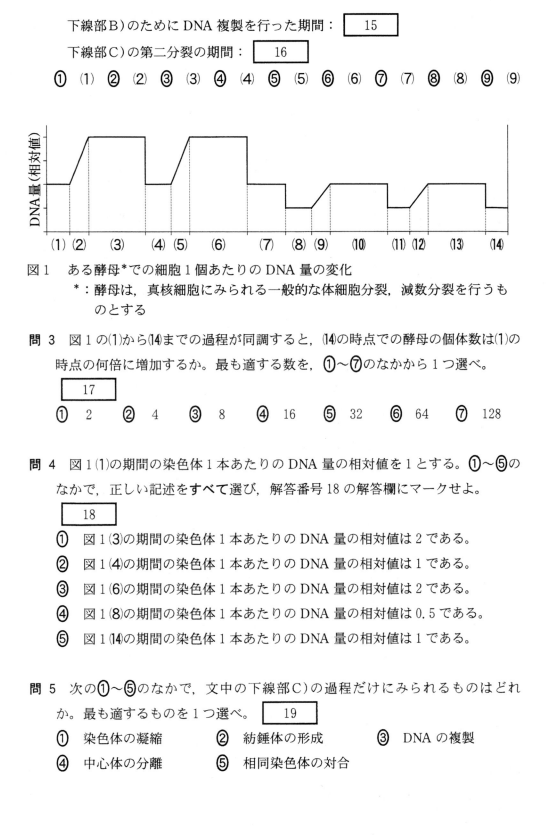

図1　ある酵母*での細胞1個あたりのDNA量の変化
　　*：酵母は，真核細胞にみられる一般的な体細胞分裂，減数分裂を行うものとする

問3　図1の(1)から(14)までの過程が同調すると，(14)の時点での酵母の個体数は(1)の時点の何倍に増加するか。最も適する数を，①～⑦のなかから1つ選べ。

17

① 2　② 4　③ 8　④ 16　⑤ 32　⑥ 64　⑦ 128

問4　図1(1)の期間の染色体1本あたりのDNA量の相対値を1とする。①～⑤のなかで，正しい記述をすべて選び，解答番号18の解答欄にマークせよ。

18

① 図1(3)の期間の染色体1本あたりのDNA量の相対値は2である。
② 図1(4)の期間の染色体1本あたりのDNA量の相対値は1である。
③ 図1(6)の期間の染色体1本あたりのDNA量の相対値は2である。
④ 図1(8)の期間の染色体1本あたりのDNA量の相対値は0.5である。
⑤ 図1(14)の期間の染色体1本あたりのDNA量の相対値は1である。

問5　次の①～⑤のなかで，文中の下線部C)の過程だけにみられるものはどれか。最も適するものを1つ選べ。　19

① 染色体の凝縮　　② 紡錘体の形成　　③ DNAの複製
④ 中心体の分離　　⑤ 相同染色体の対合

<文Ⅱ>

　酵母では，温度感受性の細胞周期変異体が多く見つかっている。この変異体は，適温に保てば変異タンパク質が正しく働いて増殖できるが，温度が上がると変異タンパク質の構造が壊れて機能しなくなり，細胞周期の特定の段階が欠損して増殖できなくなる。

　一倍体酵母の温度感受性細胞周期変異体のなかから，一つの遺伝子の突然変異が
原因で23℃では増殖できるが，36℃では増殖できない2種類の変異株(M1, M2)を単離して，実験1，2を行った。

―実験1―　液体培地が入ったフラスコ内で，野生株とM1，M2変異株のそれぞれを23℃で培養した。それらが十分に増殖した後，培養温度を36℃に変えて培養を続けた。36℃に変えた直後から経時的にそれぞれの株の細胞数，DNA量，RNA量，タンパク質量を測定し，その結果を図2に示した。

―実験2―　36℃に変えて5～6時間経過した細胞を顕微鏡で観察し，次の結果を得た。

・野生株：様々な大きさの出芽を1つもっていた。
・M1変異株：核を1つもち，出芽していなかった。
・M2変異株：多核で，伸長した出芽を数個もっていた。

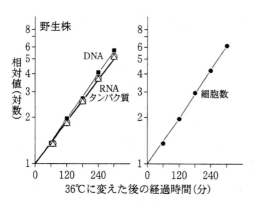
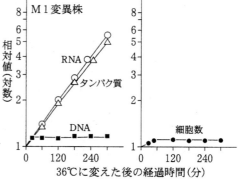
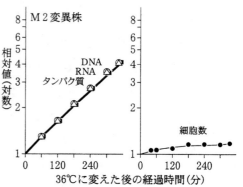

図2　野生株およびM1，M2変異株の温度環境変化に伴うDNA量，RNA量，タンパク質量，細胞数の相対的変化

縦軸：23℃で増殖させた野生株およびM1，M2変異株を36℃に培養温度を変えた直後(0分)のそれぞれのDNA量，RNA量，タンパク質量，細胞数を1とした相対値
横軸：36℃に培養温度を変えた直後(0分)からの経過時間

■：DNA，○：RNA，△：タンパク質，●：細胞数

問6 次の①～⑤のなかで，**実験1**（図2）と**実験2**の結果から推察できる 36 ℃ での野生株の挙動はどれか。最も適するものを 2 つ選び，解答番号 20 の解答欄にマークせよ。 20

① 細胞周期を同調させた。

② 細胞の倍加に約 4 時間を要した。

③ 細胞の増殖率は，一定であった。

④ DNA，RNA，タンパク質の合成率は，細胞の増殖率と相関した。

⑤ 個体群の密度効果が働いた。

問7 次の①～④のなかで，**実験1**（図2）と**実験2**の結果から推察できる 36 ℃ でのM1，M2変異株のそれぞれの挙動とその考察として，**適切でないもの**はどれか。1つ選べ。 21

① M1変異株では，RNA，タンパク質の合成は阻害されていない。

② M2変異株では，DNA，RNA，タンパク質の合成が継続している。

③ M1変異株は，細胞の増殖と DNA 合成が停止し，染色体が凝縮している。

④ M2変異株は，細胞質分裂が欠損した状態で，細胞周期の過程が進行している。

問8 野生株とM1，M2変異株の間で互いに交配して二倍体酵母をつくり，それらの表現型を観察した。その結果を表1に示した。

この結果から，文中の下線部D）(p.26)に関する考察として最も適するものを，①～④のなかから 2 つ選び，解答番号 22 の解答欄にマークせよ。 22

表1 一倍体酵母を互いに交配して生じた二倍体酵母の表現型

	野生株	M1変異株	M2変異株
野生株	＋	＋	＋
M1変異株	＋	－	＋
M2変異株	＋	＋	－

＋：36 ℃ で増殖ができる
－：36 ℃ で増殖できない

① M1，M2変異株は共に，優性の変異である。

② M1，M2変異株は共に，劣性の変異である。

③ M1，M2変異株のそれぞれの変異は，同一遺伝子内の異なるところで起きている。

④ M1，M2変異株のそれぞれの変異は，異なる 2 つの遺伝子で起きている。

第4問 文を読んで問いに答えよ。

　ヒトでは，ウイルスや細菌などの病原体の目印となる特定の抗原を認識して攻撃する特異的生体防御機構（免疫）がよく発達している。免疫には，体液性免疫と細胞性免疫がある。リンパ球のうち ア が前者を，細胞障害性 イ が後者を担当する。

　A) ア は， ウ や樹状細胞が提示する抗原を認識したヘルパー イ によって活性化される。活性化した ア は増殖したのち， エ へと分化し，その抗原に対する抗体を産生して体液中に分泌する。分泌された抗体は，抗原と特異的に結合して抗原の機能を抑える。さらに，増殖した B) ア の一部は オ となって体内に残る。

　一方，細胞障害性 イ は，ウイルスに感染した細胞を攻撃したり，他人からの移植組織片や器官を拒絶したりする。 C)

問 1 文中の ア ～ ウ に入る細胞は何か。最も適するものを，①～⑥のなかから1つずつ選べ。ア 23 イ 24 ウ 25

① B細胞　　　　　② 好中球　　　　　③ NK細胞

④ マクロファージ　⑤ T細胞　　　　　⑥ マスト細胞（肥満細胞）

問 2 次の①～④のなかで，文中の下線部A)の細胞間相互作用が行われるのはどこか。最も適するものを2つ選び，解答番号 26 の解答欄にマークせよ。

26

① 骨　髄　　　② 胸　腺　　　③ 脾　臓　　　④ リンパ節

問 3 次の①～⑤のなかで，文中の エ の構造や代謝の特徴では**ないもの**を，2つ選び，解答番号 27 の解答欄にマークせよ。 27

① DNA複製を活発に行なっている。

② RNA合成を活発に行なっている。

③ 多層の粗面小胞体が発達している。

④ タンパク質合成を活発に行なっている。

⑤ 異物を取り込んだ多数の小胞がみられる。

問 4 次の①～⑤のなかで，文中の下線部B）の構造として**誤っているもの**を，2つ選び，解答番号 28 の解答欄にマークせよ。 28

① 抗原と結合する部位は 1 分子中に 2 つある。

② 抗原に対応して，可変部の立体構造が異なる。

③ H 鎖と L 鎖の可変部のアミノ酸配列は相同である。

④ 相同な 2 本の H 鎖と相同な 2 本の L 鎖からなる。

⑤ H 鎖は可変部と定常部からなり，L 鎖は可変部のみからなる。

問 5 次の①～⑤のなかで，文中の オ の特徴では**ないもの**を 2 つ選び，解答番号 29 の解答欄にマークせよ。 29

① 寿命が長い。

② 増殖・分化しない。

③ 二次応答において抗体を産生する。

④ ツベルクリン反応の引き金を引く。

⑤ 細胞表面に免疫グロブリンを抗原受容体としてもつ。

問 6 次の①～⑤のなかで，長期間免疫が生じるのはどれか。最も適するものを，1 つ選べ。 30

① とげに対する炎症反応

② ポリオワクチンの接種

③ 母性抗体の胎盤を介した胎児への投与

④ 母性抗体の母乳を介した乳児への投与

⑤ 恐水病（狂犬病）患者への免疫個体から得た血清の投与

問 7 文中の下線部C）の基礎研究は，純系マウス間での皮膚移植実験により大きく発展した。純系マウスの 3 つの系統（A 系統，B 系統，C 系統）と A 系統と B 系統の

表 1 皮膚の交換移植

| | | レシピエント | | | |
		A 系統	B 系統	C 系統	A × B マウス*
ド ナ ー	A 系統	生着	脱落	脱落	**ア**
	B 系統	脱落	生着	脱落	**イ**
	C 系統	脱落	脱落	生着	**ウ**
	A × B マウス*	**エ**	**オ**	**カ**	生着

＊：A 系統と B 系統の雑種第一代（F_1）

雑種第一代（F_1）（A × B マウス）の間で皮膚の交換移植を行った。その結果を表 1 にまとめた。表 1 の**ア～カ**のなかで，生着するものはどれか。適するもの

を，①～⑥のなかから**すべて**選び，解答番号 31 の解答欄にマークせよ。

| 31 |

① ア   ② イ   ③ ウ   ④ エ   ⑤ オ   ⑥ カ

問 8　**問 7** の純系マウスの 3 つの系統間で，i)～iv)の皮膚の移植実験を行った。表 1 の移植片の脱落は，移植後 7 ～10 日で起こる。i)～iv)の移植実験のなかで，移植後 7 ～10 日で移植片が脱落するのはどれか。適するものを，①～④のなかから**すべて**選び，解答番号 32 の解答欄にマークせよ。| 32 |

i) A 系統の皮膚を拒絶した B 系統のマウスに，A 系統の皮膚を再び移植した。

ii) A 系統の皮膚を拒絶した B 系統のマウスのリンパ球を，無処理の B 系統のマウスの静脈に注射した。注射されたマウスに，A 系統の皮膚を移植した。

iii) A 系統の皮膚を拒絶した B 系統のマウスの血清を，無処理の B 系統のマウスの静脈に注射した。注射されたマウスに，A 系統の皮膚を移植した。

iv) A 系統の皮膚を拒絶した B 系統のマウスのリンパ球を，無処理の B 系統のマウスの静脈に注射した。注射されたマウスに，C 系統の皮膚を移植した。

① i 　　　　　　② ii 　　　　　　③ iii 　　　　　　④ iv

英　語

解答

24年度

❶ 出題者が求めたポイント

[アクセントの位置]
(1)③は第2音節　他は第1音節
(2)④は第2音節　他は第1音節
(3)①は第2音節　他は第1音節
(4)⑤は第2音節　他は第1音節
(5)④は第3音節　他は第2音節

[解答]
(1)③　(2)④　(3)①　(4)⑤　(5)④

❷ 出題者が求めたポイント

[正解を入れた全訳]
a. 私のいとこは乳がんにかかっているが、これは女性に特有の病気である。
b. ジョンは学費を払うために、逼迫した予算で生活している。
c. あなたは11時半までに入らなければなりません。でないと、閉め出されますよ。
d. 彼がピアノを弾くことにあなたが反対しないことを、彼は願っている。
e. マイクは自分で掃除したことがなく、私もそうだ。
f. ジョージはあらゆる種類のスポーツが得意だが、とりわけ水泳が得意だ。

[解答]
(6)⑤　(7)⑤　(8)④　(9)⑤　(10)②または③　(11)①

❸ 出題者が求めたポイント

[完成した英文とその意味]
a. I went to the hairdressers to have my hair cut short.
　　私は髪を短く切ってもらうために美容院に行った。
b. I did not go through all the data to find just one piece of information. I could not be bothered to do it alone.
　　私はたったひとつの情報を見つけるためにすべてのデータに目を通すなんてしなかった。1人でそれをやるのはごめんだ。
c. I would not have accompanied him to the island, had he informed me of the risks.
　　彼がリスクのことを教えてくれていたら、私は彼に付き添ってその島まで行かなかったのに。
d. They sang as they marched, which helped them to forget how tired they were.
　　彼らは行進しながら歌った。それがどれほど疲れているかを忘れるのに役立った。
e. I do not know what delayed the train, but it went much slower than usual, which made me late for my appointment.
　　どうして電車が遅れたのかわからないが、いつもよりかなりゆっくり走ったので、私は約束に遅れてしまった。
f. It is surprising that a person of your intelligence should be taken in so easily.
　　あなたみたいに頭のいい人がそんなに簡単にだまされるなんて驚きだ。

[解答]
(12)④　(13)③　(14)⑥　(15)①　(16)⑥　(17)③
(18)①　(19)③　(20)④　(21)②　(22)③　(23)⑤

❹ 出題者が求めたポイント

[全訳]
　1994年11月ロナルド・レーガンはアメリカ国民に手紙を書いた。彼はおそらくアルツハイマー病を患っている最も有名な人物であった。手紙の中で、アメリカの第40代大統領はアルツハイマー病によってもたらされる恐怖と困難を語った。

　アルツハイマー病は、ディメンシアと呼ばれる障害あるいは精神病の最もよくある種類である。ディメンシアは、日常生活に支障をきたすくらい重度の思考力の損失である。ディメンシアの中には治療または矯正できる種類のものもある。薬物、アルコール、感染、視覚や聴覚の病気、心臓や肺の病気、頭部のけがなどが(24)原因のものは特にそうである。また別の種類のディメンシアは、体内のホルモンやビタミンの(25)レベルを変えることによって治療できる。ところが、アルツハイマー病の患者では、脳の細胞が死んで(26)取り換え不能になるのだ。

　おそらく最もよく見られるアルツハイマー病の初期症状は、短期記憶の欠落である。また、たとえばコンロにかけている食べ物が燃えていたらどうするかというような(27)簡単な問題を解くのが困難になるという症状もある。その後患者は、考えを表現するための(28)適切な言葉をみつけるのに、また今話されていることを理解するのに苦労するようになる。ついには、怒りやすくなったり、(29)人を信用する能力をなくすようになることもある。

　アルツハイマー病は老人の病気と(30)思われている。普通は60歳以上の人々が罹る。しかし、非常に稀なケースでは、40歳以下の人で発見されたという報告もある。この病気はあらゆる人種の人々を等しく襲う。

　ニコラス・スパークスは「The Notebook」という彼の本の中で、アルツハイマー病を「不毛の病、砂漠のように空っぽで生命がない。心と魂と記憶の泥棒」と呼んだ。アルツハイマー病で死んだイギリスの作家アイリス・マードックは、それは暗くて恐ろしい場所だと言った。

　同じく作家であるアイリーンは、(31)この意見に屈するのを拒んだ。彼女は手紙の中で「私たちは、否定的な感情は(32)体に害になるかもしれない、生きようとする強い意志はおそらく体の防御システムを強化するだ

ろうと知っています。だから、将来に目を向けて時間を過ごすのではなく、やって来る1日1日から(33)最大限に得るのが賢明のように思われます。」と書いた。手紙の最後で、アイリーンは介護者のことを書いた。彼女はアルツハイマー患者の世話をする人々を高く評価している。なぜなら、この仕事はは非常にきつい仕事だからだ。アイリーンにはレーガン氏と共通するものがある。手紙の中で彼らはそれぞれ、希望と、それまでと同じ(34)生活を続けたいという望みと、世話をしなければならない人たちへの気がかりを述べた。

　それでも、この病気を止められるものやアルツハイマー病の患者を世話する人たちの苦しみを和らげられるものはまだない。しかし研究者たちは、病気を治療し、治し、予防するための(35)方法を見つけるために、今研究中である。

[解答]
(24)③　(25)④　(26)⑬　(27)⑭　(28)⑧　(29)⑯
(30)⑤　(31)⑮　(32)②　(33)⑩　(34)⑥　(35)⑨

5　**出題者が求めたポイント**

[全訳]
　5月の初め、ジョン・メイヤーはドイツのハンブルグにある湖畔のホテルに滞在した。彼はビジネスの会議に出席し、そして、現代世界史上最悪の食中毒発生のひとつにおける、数少ないアメリカ人患者のひとりとなった。メイヤーは1週間後病院に行ったが、彼が持っていたのは、ほとんどがドイツで数千人の病気を引き起こした、希少で致命的な大腸菌の菌株だとあとでわかった。彼は次の月をマサチューセッツ病院で過ごしたが、ほとんどの時間意識混濁の状態で、医師たちは彼の命を救うために不眠不休で働いた。

　メイヤーはドイツの発生と関連する6人のアメリカ人の症例のひとつであり、自分の恐ろしい体験を語ってくれた初めての人である。話はマサチューセッツ州フランクリンの彼の自宅からの電話によるものである。メイヤーがハンブルグにいたのは、その町が記憶に残る最も恐ろしい食中毒事件の中心地として浮かび上がってきているときだった。5月に発生がわかってから、ドイツその他で4000人以上の人が病気になり、その中の数百人は、腎不全になるかもしれない重症の合併症を起こした。少なくとも53人が亡くなった。

　発生は最終的にはエジプトから来たひと山のコロハの種にたどり着いた。わずかに焼いた砂糖のような味がするこの種は、時々料理のスパイスとして使われている。コロハの芽はサラダに入れて使われる。メイヤーは、ハンブルグホテルでのビジネス会議に出席していた時にコロハを食べたに違いないと思っている。彼は、毒性の種か芽が朝食の台の生鮮野菜や果物の中に入っていたのかもしれないと思っている。これが本当だとすると、皮肉なものがある。急ぎの出張ではおいしい野菜果物を見つけることは難しいので、メイヤーは体に良いものを食べるチャンスがあるのを喜んだ。「この場合は、それが良くなかったのです。」と彼は言

った。

　メイヤーの弁護士は、検査結果と政府によるメイヤーの病気の調査報告を、AP通信に提供した。マサチューセッツ州の健康管理官も、彼が珍しいドイツ大腸菌に感染したことを確認した。メイヤーは、主治医にAP通信に話す許可を出すことを断り、写真に撮られることに同意しなかった。

　よくある種類の食中毒の中には、毒性の食べ物を食べてから1日以内に症状が出るものもあるが、メイヤーは、ハンブルグの2日間とその後のフランス立ち寄りを含む全部で6日間のヨーロッパ出張の間、何の異常も感じなかったと言った。彼は5月13日に元気に帰国した。しかし、この特殊で危険な大腸菌は存在を主張するまでに1週間かかる。メイヤーは18日に何かおかしいと気づくようになった。彼が会社のデスクに座っていたその朝、胃が痛み始めた。

　52歳の彼は、毎日2つギリシャヨーグルトを食べるサイクリストである。今まで食中毒に罹ったことはないと彼は言うが、その日は痛みを抱えて帰宅した。午後の中程、彼は血性の下痢と悪いことが起きそうな予感に襲われた。「それが何であれ、小さなことではありませんでした。」とメイヤーは言った。高校の生物の教師をしている妻のローリーンは、その頃までには家にいて心配をしていた。彼女は彼を、ミルフォード地域医療センターに連れて行った。

　そこの医師たちは彼をすぐに診察したが、診断を下すことはできなかった。彼らは翌日に胃腸病学者の再診察を受けるように勧め、その夜は彼を家に帰した。だが、家に着くと、彼の下痢はさらにひどくなった。「1時間毎、やがてさらに近くなってきたのです。」と彼は思い起こした。ローリーンはその夜また彼を病院に連れて行き、彼は入院した。

　これらはすべて2か月足らず前に起こったのだが、メイヤーの記憶は次の数週間何が起こったかについて曖昧模糊としている。彼には激しい胃痛があり、彼の腎臓は機能を停止した。医師たちは点滴で水分補給を行った。彼らはさまざまな抗生物質で彼を治療し、透析機などの装置で血液をきれいにした。感染は彼の頭に影響した。彼が思い出したのは、病室の時計をじっと見るのだが時間がわからなかったことである。メイヤーは混乱し、医者たちが彼を死んでいるものと見なしているとさえ思った。医者たちは彼を諦めてはいなかったが、ただ、困惑していた。

　アメリカ人によくいる危険な大腸菌のほとんどを検査しても、陰性であると返ってきた。彼らは更なる分析のために、試料をアトランタにある疾病対策予防センター(CDC)の研究室に送った。6月の初めにCDCは、これがドイツの菌株であることを確認した。その頃には彼は回復し始めていた。彼の腎臓は良くなってきていた。意識は戻った。彼は3週間以上たって集中治療室を出て、6月17日に家に帰された。

　だが、彼は普通とは程遠い。がっしりした188センチ、84キロであった人は73キロにまで落ち、杖を使って短

い距離しか歩けない。彼は2回の朝食、2回の昼食、2回の夕食を食べても空腹だった。今は77キロにまで回復し、家でパートで仕事をしている。彼は理学療法を受け、以前やっていた激しい運動からは数か月の隔たりがあるけれども、強さを取り戻しつつある。「彼はまだそれほど多くの栄養を吸収することができなかったので、食欲が旺盛にありました。」と妻は言った。

メイヤーの弁護士は訴訟の可能性をさぐっているが、考えられる相手としては、メイヤーが滞在したハンブルグホテルを所有する会社などである。彼らはメイヤーの病気を「おぞましい」と言い、彼が長期の問題を抱えるかもしれないと心配している彼の妻に同調を示した。

メイヤーとしては、自分が生き延びたのはラッキーだったと感じ、医師たちのおかげで命が救われた、そして病気前の健康と元気の助けがあったおかげでなんとか切り抜けられたと思っている。「たくさんの不運な人々は生き延びなかったのです。これは本当に恐ろしいことです。」と彼は言った。

[選択肢の訳]
① メイヤーはアメリカで新種の大腸菌に感染した。
② 大腸菌の大発生が始まったのは、メイヤーがハンブルグホテルを発って2、3週間後だった。
③ 昨年春の大腸菌大発生では、重度の合併症がヨーロッパ中で数百人を死に至らしめ、その内の53人は腎不全で亡くなった。
④ メイヤーは、滞在していたハンブルグホテルの朝食で、コロハの芽を食べたかもしれない。
⑤ 忙しい出張であっても、健康にいい食事をするのは、メイヤーにとって簡単だった。
⑥ メイヤーの主治医は、メイヤーの感染と彼が病院で受けた難しい治療についての事実を、通信社に語った。
⑦ メイヤーは彼の写真がメディアに載せられるのを望まなかった。
⑧ メイヤーは自分の恐ろしい体験を世界に知らせなければならないと思ったので、通信社に話した時、プライバシーを気にすることは全くなかった。
⑨ もしあなたが毒のある食べ物を食べたら、普通は1日か2日で具合が悪くなるだろうが、これはメイヤーの場合にはあてはまらなかった。
⑩ 珍しいドイツ大腸菌に感染した患者は、他の食中毒によくあるように、何日も経ってから症状が出始める。
⑪ メイヤーはいつもは健康で、それまで食中毒を経験したことはなかった。
⑫ メイヤーが5月18日にひどい胃痛に襲われた時、彼を近くの病院まで車で連れて行ったのは彼の同僚のひとりだった。
⑬ メイヤーはマサチューセッツの病院に入院した最初の夜に、突然血性の下痢になった。
⑭ 病院の胃腸病学者がメイヤーの病気の原因を特定できたので、メイヤーはその夜すぐに入院させられた。

⑮ メイヤーは重症の下痢、胃痛、頭痛、肺機能不全を起こした。
⑯ ドイツ大腸菌感染は、メイヤーの体だけでなく頭にも影響した。
⑰ メイヤーの病気を治すための新しい治療法を発見したのはCDCであった。
⑱ アメリカ人によくあるもっとも危険な菌株の大腸菌の検査が陰性で戻ってきた時、医師たちはメイヤーの症状の原因は珍しいドイツ大腸菌だとの確信を得た。
⑲ 医師たちが危険なドイツ大腸菌があるのを発見して、特別な治療を始めてからやっと、メイヤーは快方に向かった。
⑳ メイヤーはミルフォード地域医療センターにほぼ1か月いた。
㉑ 病院を退院した後、メイヤーは理学療法を受けながら、またパートタイムの仕事を始めた。
㉒ メイヤーの体はまだ多くの栄養を吸収できるほどには回復していなかったので、彼は一日に何回も食事をした。
㉓ メイヤーは理学療法をしているので、ひと月もたてば、以前やっていた激しい運動をやれるようになるだろう。
㉔ メイヤーの弁護士は、ホテルに非があるのを証明するのは難しいだろうから、ハンブルグホテルを正式に告訴することはメイヤーにとって益がないと思った。
㉕ メイヤーはかつてとても健康だったのだが、そのおかげで病気を切り抜けることができたとメイヤーは思った。

[解答]
④　⑦　⑨　⑪　⑯　⑳　㉒　㉕

数　学

解答　　24年度

1 出題者が求めたポイント

(1)（数学II・微分法）

$f(1)=\dfrac{1}{6}$, $f'(1)=0$ より a, b を求める。

(2)（数学B・ベクトル）

不等式を x, y で表わし，平方完成する。

$(x-a)^2+(y-b)^2\leqq r^2$ は円とその内部で中心Aは (a,b)，半径 r

Mの最大値は原点Oと中心Aとの距離 $+r$

〔解答〕

(1) $f(1)=\dfrac{1}{6}$ より，$1-a+b=\dfrac{1}{6}$

$f'(x)=5x^4-3ax^2+b$

$f'(1)=0$ より，$5-3a+b=0$

従って，$a=\dfrac{25}{12}$, $b=\dfrac{5}{4}$

(2) $\vec{a}\cdot\vec{p}=3x+4y$

$x^2+y^2-6x-8y\leqq119$

$(x-3)^2+(y-4)^2\leqq144(12^2)$

中心A$(3,4)$，半径 $r=12$ の円周とその内部。

原点O$(0,0)$ と距離が最大になる点の距離は，

$OA+r=\sqrt{3^2+4^2}+12=17$

（答）

(1)	ア	イ	ウ	エ	オ	カ	(2)	キ	ク
	2	5	12	5	4			1	7

2 出題者が求めたポイント

(1)（数学II・微分法，三角関数）

$y=f(x)$ の $x=a$ における接線の傾きは，$f'(a)$

傾き m の直線と x 軸の正方向となる角 θ は，

$\tan\theta=m$

$\tan(\alpha-\beta)=\dfrac{\tan\alpha-\tan\beta}{1+\tan\alpha\tan\beta}$

$1+\tan^2\theta=\dfrac{1}{\cos^2\theta}$, $\sin\theta=\cos\theta\tan\theta$

(2)（数学II・不等式の証明，数学I・2次関数）

$x+\dfrac{3}{x}=t$ とおく。

$a>0$, $b>0$ のとき，$a+b\geqq2\sqrt{ab}$

等号が成り立つのは，$a=b$ のとき。

$f(x)$ を t で表わして，平方完成して最小値を求める。

〔解答〕

(1) $C_1:y'=2x$, Aにおける接線の傾きは，2

$C_2:y'=4x^3$, Aにおける接線の傾きは，4

L_1, L_2 と x 軸の正方向とのなす角を θ_1, θ_2 とする。

$\tan\theta_1=2$, $\tan\theta_2=4$

$\tan(\theta_2-\theta_1)=\dfrac{4-2}{1+4\cdot2}=\dfrac{2}{9}$

$\dfrac{1}{\cos^2(\theta_2-\theta_1)}=1+\left(\dfrac{2}{9}\right)^2=\dfrac{85}{81}$

$\cos^2(\theta_2-\theta_1)=\dfrac{81}{85}$, $\cos(\theta_2-\theta_1)=\dfrac{9}{\sqrt{85}}$

$\sin(\theta_2-\theta_1)=\dfrac{9}{\sqrt{85}}\cdot\dfrac{2}{9}=\dfrac{2}{\sqrt{85}}$

(2) $x+\dfrac{3}{x}=t$ とおく。

$x>0$ より，

$t=x+\dfrac{3}{x}\geqq2\sqrt{x\dfrac{3}{x}}=2\sqrt{3}$

$f(x)=\left(x+\dfrac{3}{x}\right)^2-6+4\left(x+\dfrac{3}{x}\right)$

$=t^2+4t-6$

$=(t+2)^2-10$

$f(x)$ は $-2\leqq t$ で単調に増加する。

$2\sqrt{3}\leqq t$ なので，$t=2\sqrt{3}$ のとき最小となる。

$m=(2\sqrt{3})^2+4(2\sqrt{3})-6=6+8\sqrt{3}$

（答）

(1)	ア	イ	ウ	(2)	エ	オ	カ
	2	8	5		6	8	3

3 出題者が求めたポイント

（数学C・行列，数学B・数列）

(1) $\begin{pmatrix} a & b \\ c & d \end{pmatrix}\begin{pmatrix} x \\ y \end{pmatrix}=\begin{pmatrix} X \\ Y \end{pmatrix}$ は，$\begin{cases} X=ax+by \\ Y=cx+dy \end{cases}$

$m_n=\sqrt{a_n^2+b_n^2}$ とする。

m_{n+1} と m_n の関係を表わし，m_n を n で表わす。

m_3 を求める。

(2) d_n を m_n で表わす。

初項 a，公比が r の等比数列の一般項を a_n，初項から第 n 項までの和を S_n とすると，

$a_n=ar^{n-1}$, $S_n=a\dfrac{1-r^n}{1-r}=a\dfrac{r^n-1}{r-1}$

$|r|<1$ のとき，$\displaystyle\lim_{n\to\infty}S_n=\dfrac{a}{1-r}$,

〔解答〕

(1) $4a_{n+1}+4b_{n+1}=a_n$, $-4a_{n+1}+4b_{n+1}=b_n$

よって，$a_{n+1}=\dfrac{1}{8}(a_n-b_n)$, $b_{n+1}=\dfrac{1}{8}(a_n+b_n)$

$OP_n=m_n$ とすると，

$m_{n+1}^2=\dfrac{1}{64}\{(a_n-b_n)^2+(a_n+b_n)^2\}$

$=\dfrac{2}{64}(a_n^2+b_n^2)=\dfrac{2}{64}m_n^2$

よって，$m_{n+1}=\dfrac{\sqrt{2}}{8}m_n$

$m_1=\sqrt{1^2+0}=1$ より $m_n=\left(\dfrac{\sqrt{2}}{8}\right)^{n-1}$

$$m_3 = \left(\frac{\sqrt{2}}{8}\right)^2 = \frac{2}{64} = \frac{1}{32}$$

(2) $d_n = \sqrt{\left(\frac{1}{8}a_n - \frac{1}{8}b_n - a_n\right)^2 + \left(\frac{1}{8}a_n + \frac{1}{8}b_n - b_n\right)^2}$

$\qquad = \sqrt{\left(-\frac{7}{8}a_n - \frac{1}{8}b_n\right)^2 + \left(\frac{1}{8}a_n - \frac{7}{8}b_n\right)^2}$

$\qquad = \sqrt{\frac{50}{64}(a_n^2 + b_n^2)} = \frac{5\sqrt{2}}{8}m_n = \frac{5\sqrt{2}}{8}\left(\frac{\sqrt{2}}{8}\right)^{n-1}$

$\displaystyle \lim_{n\to\infty}\sum_{k=1}^{n}\frac{5\sqrt{2}}{8}\left(\frac{\sqrt{2}}{8}\right)^{k-1} = \frac{5\sqrt{2}}{8}\cdot\frac{1}{1-\dfrac{\sqrt{2}}{8}}$

$\qquad = \frac{5\sqrt{2}\ (8+\sqrt{2})}{(8-\sqrt{2})(8+\sqrt{2})} = \frac{5+20\sqrt{2}}{31}$

(答)

(1)	ア	イ	ウ
	1	3	2

(2)	エ	オ	カ	キ
	2	0	3	1

4 出題者が求めたポイント (数学III・微分積分)

(1) yを0〜2まで定積分する。

$\qquad x = \frac{2}{\sqrt{3}}\tan\theta$ とおいて，置換積分する。

$\qquad \frac{d}{d\theta}\tan\theta = \frac{1}{\cos^2\theta},\ (1+\tan^2\theta)\cos^2\theta = 1$

(2) $y = f(x)$の上の点$(t, f(t))$における接線の方程式は，

$\qquad y = f'(t)(x-t) + f(t)$

$\qquad t^2 = z$とし，Y_tをzで表わし，zで微分し増減表をつくる。

$\qquad (z \geqq 0)$

〔解答〕

(1) $S = \displaystyle\int_0^2 \frac{1}{3x^2+4}dx$

$\qquad x = \frac{2}{\sqrt{3}}\tan\theta$ とおく，$\tan\theta = \sqrt{3}$ のとき $\theta = \frac{\pi}{3}$

$\qquad$ よって，$x = 0 \to 2$のとき，$\theta = 0 \to \frac{\pi}{3}$

$\qquad \frac{dx}{d\theta} = \frac{2}{\sqrt{3}}\frac{1}{\cos^2\theta}$

$\qquad S = \displaystyle\int_0^{\frac{\pi}{3}} \frac{1}{4(\tan^2\theta+1)}\frac{2}{\sqrt{3}}\frac{1}{\cos^2\theta}d\theta$

$\qquad = \frac{1}{2\sqrt{3}}\displaystyle\int_0^{\frac{\pi}{3}} 1\,d\theta = \frac{1}{2\sqrt{3}}\big[\theta\big]_0^{\frac{\pi}{3}} = \frac{\sqrt{3}}{18}\pi$

(2) $y' = \frac{-6x}{(3x^2+4)^2}$

$\qquad L_t : y = -\frac{6t}{(3t^2+4)^2}(x-t) + \frac{1}{3t^2+4}$

$\qquad y = -\frac{6t}{(3t^2+4)^2}x + \frac{9t^2+4}{(3t^2+4)^2}$

$$Y_t = \frac{9t^2+4}{(3t^2+4)^2}$$

$t^2 = z\ (z \geqq 0)$ とする。

$$Y_t = \frac{9z+4}{(3z+4)^2}$$

$\frac{dY_t}{dz} = \frac{9}{(3z+4)^2} - \frac{2\cdot 3(9z+4)}{(3z+4)^3}$

$\qquad = \frac{-27z+12}{(3z+4)^3} = \frac{-3(9z-4)}{(3z+4)^3}$

z	0		$\dfrac{4}{9}$	
$\dfrac{dY_t}{dz}$		$+$	0	$-$
Y_t		↗		↘

よって，$z = \frac{4}{9}$ のとき，最大となる。

$$M = \frac{9\cdot\frac{4}{9}+4}{\left(3\cdot\frac{4}{9}+4\right)^2} = \frac{8}{\left(\frac{16}{3}\right)^2} = \frac{8\cdot 9}{16^2} = \frac{9}{32}$$

(答)

(1)	ア	イ	ウ
	3	1	8

(2)	エ	オ	カ
	9	3	2

物　理

解答　24年度

第1問 出題者が求めたポイント…核エネルギー，運動量の保存

RaとHeの質量と分裂後の速さ，運動エネルギーをそれぞれm_R, m_H, v_R, v_H, K_R, K_Hとおくと，運動量の保存より，

$m_R : m_H \fallingdotseq 226 : 4 = 113 : 2$

$v_R : v_H \fallingdotseq 2 : 113$

$K_R : K_H \fallingdotseq 2 : 113$

また，RaとHeの運動エネルギーの和をeVで求めると，

$\Delta m c^2 =$

$$\frac{(230.033 - 226.025 - 4.003) \times 1.66 \times 10^{-27} \times (3.00 \times 10)^8}{1.60 \times 10^{-19}}$$

$\fallingdotseq 4.67 \times 10^6 (eV)$

(1) $K_R = 4.67 \times 10^6 \times \dfrac{2}{2+113} \fallingdotseq 4.6 \times 10^6 (eV)$ ……(答)

(2) $K_H = 4.67 \times 10^6 \times \dfrac{113}{2+113} \fallingdotseq 8.1 \times 10^4 (eV)$ ……(答)

第2問 出題者が求めたポイント…コイルとコンデンサーを含む回路

(1) コイルとコンデンサーの両端の電圧は常に等しく，それぞれを流れる電流I_LとI_Cの位相は常に逆になる。抵抗の端子電圧をV_R，抵抗を流れる電流をI_Rとおくと，

$$\begin{cases} I_R = I_L + I_C & \cdots ① \\ \omega L I_L = -\dfrac{1}{\omega C} I_C & \cdots ② \end{cases}$$

②より $I_C = -\omega^2 LC I_L$ これを①へ代入

$I_R = (1 - \omega^2 LC) I_L$

$\therefore I_L = \dfrac{I_R}{1 - \omega^2 LC} = \dfrac{V_R}{R(1 - \omega^2 LC)}$

$$= \frac{2.0}{50 \times (1 - (5.0 \times 10^3)^2 \times 4.0 \times 10^{-6} \times 50 \times 10^{-3})}$$

$= -1.0 \times 10^{-2}$ ここでI_Lは実行値なので絶対値をとって

$1.0 \times 10^{-2} (A)$ …(答)

(2)(1)より

$I_C = -\omega^2 LC I_L$

$= -(5.0 \times 10^3)^2 \times 4.0 \times 10^{-6} \times 50 \times 10^{-3}$

$\times (-1.0 \times 10^{-2}) = 5.0 \times 10^{-2} (A)$ …(答)

(3) $\omega L = \dfrac{1}{\omega C}$ より

$\omega = \dfrac{1}{\sqrt{LC}} = \dfrac{1}{\sqrt{40 \times 10^{-6} \times 50 \times 10^{-3}}}$

$= \sqrt{5} \times 10^3 \fallingdotseq 2.2 \times 10^3 (rad/s)$ …(答)

第3問 出題者が求めたポイント…気体の分子運動

(1) $2mv = 2 \times 3.4 \times 10^{-26} \times 6.0 \times 10^2$

$= 4.08 \times 10^{-23} \fallingdotseq 4.1 \times 10^{-23} (Ns)$ …(答)

(2) 1個の分子が1秒間に壁にぶつかる回数をn'，壁に及ぼす平均の力の大きさを$\bar{f}$とおくと，

$n' = \dfrac{v}{2L} = \dfrac{6.0 \times 10^2}{2 \times 0.10} = 3.0 \times 10^3$

$\bar{f} = 2mv \times n' = 4.08 \times 10^{-23} \times 3.0 \times 10^3$

$= 1.224 \times 10^{-19} \fallingdotseq 1.2 \times 10^{-19} (N)$ …(答)

(3) $\begin{cases} pV = nRT \\ p = \dfrac{1}{3} N \times \bar{f} \end{cases}$ より

$T = \dfrac{N \bar{f} V}{3nR} = \dfrac{N \times (m v_x^2 / L) \times L^3}{3 \times (N/N_0) \times R} = \dfrac{N_0 m v_x^2 L^2}{3R}$

$$= \frac{6.02 \times 10^{23} \times 3.4 \times 10^{-26} \times (6.0 \times 10^2)^2 \times 0.10^2}{3 \times 8.31}$$

$= 2.95566\cdots \times 10^2 \fallingdotseq 3.0 \times 10^2 (K)$ …(答)

第4問 出題者が求めたポイント…落体の運動，反発係数

(1) 小球がはじめに床に衝突するまでの時間をt_1とおくと，

$\dfrac{1}{2} g t_1^2 = h$ ここで$t_1 > 0$なので

$t_1 = \sqrt{\dfrac{2h}{g}}$

題意より$v_0 t_1 < \ell$でなくてはならないので

$v_0 < \dfrac{\ell}{t_1} = \ell \sqrt{\dfrac{g}{2h}}$

$= 0.60 \times \sqrt{\dfrac{9.8}{2 \times 0.40}} = 2.1 (m/s)$ …(答)

(2) 小球が床上段で弾んで，再び上段の高さにいたるまでの時間をt_2，1回弾んだ後の最高点の上段から見た高さをh_2とおくと，$h_2 = e^2 h$

$t_2 = 2\sqrt{\dfrac{2h_2}{g}} = 2\sqrt{\dfrac{2e^2 h}{g}} = 2e\sqrt{\dfrac{2h}{g}}$

2回目の着地までの時間tは

$t = t_1 + t_2 = (1 + 2e)\sqrt{\dfrac{2h}{g}}$

題意より$v_0 t > \ell$でなくてはならないので

$v_0 > \dfrac{\ell}{t} = \dfrac{\ell}{1 + 2e}\sqrt{\dfrac{g}{2h}} = \dfrac{2.1}{1 + 2 \times 0.55}$

$= 1.0 (m/s)$ …(答)

(3) 小球が下段に到達した時の鉛直下向き速度成分をv_y，1回弾んだ後の最高点から下段に到達するまでの時間をt_3とおくと，

$$\begin{cases} \dfrac{1}{2}gt_3^2 = h_2 + d \\ v_y = gt_3 \end{cases} \text{より}$$

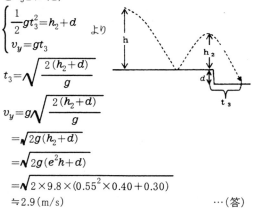

$$t_3 = \sqrt{\dfrac{2(h_2+d)}{g}}$$

$$\begin{aligned} v_y &= g\sqrt{\dfrac{2(h_2+d)}{g}} \\ &= \sqrt{2g(h_2+d)} \\ &= \sqrt{2g(e^2h+d)} \\ &= \sqrt{2 \times 9.8 \times (0.55^2 \times 0.40 + 0.30)} \\ &\fallingdotseq 2.9 \,(\text{m/s}) \qquad \cdots (\text{答}) \end{aligned}$$

化　学

解答 　　24年度

1 出題者が求めたポイント……集合問題(小問5題)

問1.

① $CH_3COOH \rightleftharpoons CH_3COO^- + H^+$　濃度をC (mol/L)とする。

$$K_a = \frac{[CH_3COO^-][H^+]}{[CH_3COOH]} = \frac{C\alpha \cdot C\alpha}{C(1-\alpha)} = \frac{C\alpha^2}{1-\alpha}$$

$1 - \alpha \fallingdotseq 1$　とみなすと，

$$\alpha = \sqrt{\frac{K_a}{C}}$$

ここで，$K_a = 2.80 \times 10^{-5}$，$C = 0.28$　を代入すると，

$\alpha = 1.0 \times 10^{-2}$

したがって，1.0%電離している。

② $[H^+][OH^-] = 1.0 \times 10^{-14}(25℃)$より大きくなる。

③ $CH_3COONa \rightarrow CH_3COO^- + Na^+$

$CH_3COO^- + H_2O \rightarrow CH_3COOH + OH^-$

わずかながら加水分解するので，

$[CH_3COO^-] \neq [Na^+]$　∴誤りである。

④塩酸の電離度は100倍位大きい。イオンが多いので電気を通しやすい。

⑤ $K_w = [H^+] \cdot [OH^-] = 1.0 \times 10^{-14}$

$[H^+] = 1.0 \times 10^{-7} (mol/L)$　である。

水の濃度は，

$\frac{1000}{18} = 55.6 (mol/L)$　であるから，

電離度は，　$\frac{1.0 \times 10^{-7}}{55.6} \fallingdotseq 1.8 \times 10^{-9}$

問2.

①放射能と放射線を区別する必要がある。放射能は，ある種の原子が放射線を出して，別の種類の原子に変ってしまう性質のことを意味する。この文章は，「放射能を放出して…」と表現しているので誤りである。

②〜⑤は正しい。

②安定同位体が1種類しかないものは，NaやAlなどである。ただし，自然界に存在する元素という条件がついている。

問3.

②誤り。電子が流れ出る電極を負極という。

③水の電気分解を考える。希硫酸水溶液とすると，

陽極；$2H_2O \rightarrow O_2 + 4H^+ + 4e^-$　(酸化)

陰極；$2H^+ + 2e^- \rightarrow H_2$　(還元)

問4.

① $P_4O_{10} + 6H_2O \rightarrow 4H_3PO_4$

$P_4O_{10} = 284$　として，

$\frac{14.2}{284} = 5.0 \times 10^{-2} (mol)$

生じるリン酸は，$H_3PO_4 = 98$　として，

$5.0 \times 10^{-2} \times 4 \times 98 = 19.6 (g)$

② $\frac{0.75 \times 10^{20}}{6.02 \times 10^{23}} \times 22.4 \times 10^3 = 2.8 (cm^3)$

③濃硫酸の体積を$V(cm^3)$　とする。

$\frac{V \times 1.8 \times 0.98}{98} = 0.20 \times 1.0$　が成り立つ。

∴ $V = 11.1 \fallingdotseq 11 (mL)$

④ $Na_2CO_3 + 2HCl \rightarrow 2NaCl + H_2O + CO_2$

$NaHCO_3 + HCl \rightarrow NaCl + H_2O + CO_2$

したがって，正しい。

⑤ $4M + 3O_2 \rightarrow 2M_2O_3$

金属Mの物質量は，

$\frac{2.8}{56} = 0.050 mol$

これから得られるM_2O_3は，

$0.050 \times \frac{1}{2} \times 160 = 4.0 (g)$

以上から，すべて正しい。

問5.

②誤り。疎水コロイドを親水コロイドで取り囲み，凝析しにくくする。この親水コロイドを保護コロイドという。

④水酸化鉄(III)のコロイド粒子が正に帯電しているという事実を知らないと判定できない。

[解答]

問1.③　問2.①　問3.②　問4.⑥　問5.②

2 出題者が求めたポイント……結晶の分類，粒子間に働く力，単位格子，正誤問題

問1.ア. 分子結晶　イ. イオン結晶　ウ. 金属結晶

エ. 共有結合結晶

イ. MgO，ZnS

エ. Si，SiO_2，SiC

問2.

ナフタレン$(C_{10}H_8)$は，分子結晶で，ファンデルワールス力で結晶を作っている。

アンモニア(NH_3)は，分子結晶で，水素結合で結晶を作っている。水素結合はファンデルワールス力より強い。

問3.

ナトリウムの密度は，銅の単位格子の体積をVとすると，

$$d_1 = \frac{\frac{23}{N_A} \times 2}{1.7V} (g/cm^3)$$

銅の密度は，　$d_2 = \frac{\frac{63.5}{N_A} \times 4}{V} (g/cm^3)$

比をとると，

$$\frac{d_1}{d_2} = \frac{23 \times 2}{63.5 \times 4 \times 1.7} \fallingdotseq \frac{1}{9.4}$$

問4.

① $CHCl_3$極性分子である。CH_4やCCl_4は無極性。

②誤り。配位数は8である。

③水を除き，密度は固体の方が大きい。

④正しい。

⑤正しい。

⑥正しい。氷の結晶中では，1個の水分子は他の4個の水分子と水素結合して正四面体構造をとっている。

⑦誤り。これは面心立方格子の場合である。

⑧誤り。氷の結晶は，水素結合によりできており，すき間の多い構造をとるため氷の密度は水の密度より小さい。

[解答]

問1. イ. ④，⑦　　エ. ③，⑤，⑥

問2. ナフタレン：⑧　　アンモニア：①

問3. ⑦　　問4. ②，⑦，⑧

3 出題者が求めたポイント……金属の反応性

問1. Bは両性元素で，濃硝酸に溶けないので，Alとわかる。Fも両性元素で，高温の水蒸気と反応しないのでSnとわかる。

問2. Aは空気中で加熱しても酸化されないが，濃硝酸には溶ける。塩酸とも反応しない。このことより，Agと推定できる。

$Ag + 2HNO_3 \rightarrow AgNO_3 + H_2O + NO_2$

NO_2が発生する。

問3. Dは塩酸と反応し，濃硝酸に溶けない。高温の水蒸気と反応するので，Feとわかる。

$Fe + 2HCl \rightarrow FeCl_2 + H_2$　（Fe^{2+}により淡緑色）

$2FeCl_2 + Cl_2 \rightarrow 2FeCl_3$　（Fe^{3+}により黄褐色）

淡緑色から黄褐色に変化する。

問4. Eは塩酸と反応せず，濃硝酸と反応する。空気中で加熱すると酸化されるので，EはCuである。

$Cu + 2H_2SO_4 \rightarrow CuSO_4 + 2H_2O + SO_2$

②誤り。沈殿を生じない。

④誤り。$[Cu(NH_3)_4]^{2+}$を生じ，深青色になる。

⑥ $Cu^{2+} + 2OH^- \rightarrow Cu(OH)_2$

$Cu(OH)_2 \rightarrow CuO + H_2O$　酸化銅(II)を生成し黒色になる。

問5. A〜Hは，

A-Ag，B-Al，C-Mg，D-Fe，E-Cu，F-Sn，G-Pt，H-Zn

①CuとSnの合金で青銅という。正しい。

②Mg，Fe，Cu，Sn，Znはいずれも2価の陽イオンになる。正しい。

③遷移元素は，Ag，Fe，Cu，Ptである。正しい。

④B；$4Al + 3O_2 \rightarrow 2Al_2O_3$

1molを完全に燃焼させるのに$\frac{3}{4}$molのO_2が必要である。

C；$2Mg + O_2 \rightarrow 2MgO$

1molを完全に燃焼させるのに，$\frac{1}{2}$molのO_2が必要である。

従って，Bの方が多い。誤りである。

⑤ $(-)$ Zn｜H_2SO_4aq｜Cu$(+)$ ボルタの電池である。

Cu板上で，$2H^+ + 2e^- \rightarrow H_2$　の反応が起こる。

従って，誤りである。

⑥ $2Ag^+ + 2OH^- \rightarrow Ag_2O + H_2O$

酸化銀(I)の褐色沈殿を生じる。正しい。

[解答]

問1. B—②，F—⑥　　問2. ④　　問3. ②

問4. ②，④　　問5. ④，⑤

4 出題者が求めたポイント……アセチレン誘導体，結合角，熱化学方程式，高分子化合物

文中の反応を化学反応式で示すと，

$CaC_2 + 2H_2O \rightarrow Ca(OH)_2 + CH\equiv CH$

(A)

$CH\equiv CH + H_2O \rightarrow CH_3CHO$

(B)

$CH_3CHO + (O) \rightarrow CH_3COOH$

(C)

$3CH\equiv CH \rightarrow C_6H_6$

(D)

$CH\equiv CH + H_2 \rightarrow CH_2=CH_2$

(E)

$CH_2=CH_2 + H_2 \rightarrow CH_3-CH_3$

(F)

$CH_2=CH_2 + H_2O \rightarrow C_2H_5OH$

(G)

$2CH_3COOH \rightarrow (CH_3CO)_2O + H_2O$

(H)

問1. 化合物あ　の変化

$2C_2H_5OH \rightarrow C_2H_5OC_2H_5 + H_2O$
　　　　　　　　ジエチルエーテル

化合物い　の変化

水に溶けないので，水と分離して下に沈む。

徐々に水と反応し，均一になる。

問2.

A. $H-C\equiv C-H$　直線形，結合角は180°

D. ベンゼン　正六角形，結合角は120°

E. 平面構造，結合角は120°

F. 正四面体構造，結合角は109°28′

したがって，Fのエタンが最も小さい。

問3. この反応の熱化学方程式は，

$C_2H_2(気) + H_2(気) = C_2H_4(気) + QkJ$

Qを求めればよい。

各気体の燃焼熱が与えられている。

$C_2H_2(気) + \frac{5}{2}O_2(気)$

$= 2CO_2(気) + H_2O(液) + 1300kJ \cdots\cdots$①

$$C(黒鉛) + O_2(気) = CO_2(気) + 394\,kJ \quad\cdots\cdots②$$
$$H_2(気) + \frac{1}{2}O_2(気) = H_2O(液) + 286\,kJ \cdots\cdots③$$

エチレンの生成熱が与えられているので，
$$2C(黒鉛) + 2H_2(気) = C_2H_4(気) - 53kJ\cdots\cdots④$$
[②×2＋③－①]を計算すると，
$$2C(黒鉛) + H_2(気) = C_2H_2(気) - 226kJ\cdots\cdots⑤$$
[④－⑤]を計算すると，
$$C_2H_2(気) + H_2(気) = C_2H_4(気) + 173kJ$$
よって，$Q = 173\,kJ/mol$

問4.
$$CH≡CH + CH_3COOH → CH_2=CHOCOCH_3$$
$$nCH_2=CH \quad → \quad -(CH_2-CH)_n-$$
$$\quad\quad\quad OCOCH_3 \quad\quad\quad OCOCH_3$$
ア.(ポリ酢酸ビニル)

加水分解すると，
$$-(CH_2-CH)_n- → \overset{A}{-(CH_2-CH)_x}\overset{B}{(CH_2-CH)_y-}n$$
$$\quad OCOCH_3 \quad\quad OH \quad\quad OCOCH_3$$
と変化したとする。
ここで，$x + y = n$
[　]内の式量は，
$$A = 44,\ B = 86$$
これより，
$$86n : 50 = (44x + 86y) : 40$$
が成り立つ。2式から，
$$x = \frac{17.2}{42}n,\ y = \frac{24.8}{42}n$$
したがって，
$$\frac{\frac{17.2}{42}n}{n} × 100 = 40.9 ≒ 41\%$$

[解答]
問1.あ：⑦　　い：⑧　　問2.④
問3.⑥　　問4.④

5 出題者が求めたポイント……アミノ酸，ペプチド，電離平衡，化学反応の量的関係
問1.文中の加水分解を整理すると，
$$A→B+C,\ C→D+E+F$$
ビウレット反応の有無から，
　Bはジペプチド，Cはペプチド結合を2つ以上もつことがわかる。
　酢酸鉛(II)水溶液を加えたとき黒色沈殿(CuS)を生じたのはBのみであるから，Bはシステインを含む。
　キサントプロテイン反応の有無から，
　C，D，Fはフェニルアラニンを含む。B，Eにはフェニルアラニンは含まれない。
　不斉炭素原子を持たないアミノ酸はグリシンのみで，Eはグリシンを含むことがわかる。
　D，E，Fの混合物をpH6.5の緩衝溶液に溶かし，イオン交換樹脂に通すと，
①陽イオン交換樹脂にEのみ吸着

　この結果，Eは pH＝6.5で陽イオンのアミノ酸を含むことがわかるので，リシンを含む。
②陰イオン交換樹脂にFのみ吸着
　この結果，Fは pH＝5.6で陰イオンのアミノ酸を含むことがわかるので，グルタミン酸を含む。
Dは中性アミノ酸のみから成るジペプチドとわかる。
以上のことを考慮すると，
$$\underset{(ア)}{Ala}-\underset{(イ)}{Cys}-\underset{(ウ)}{Glu}-\underset{(エ)}{Phe}-Gly-Lys$$
の配列順序になる。
問2.Fは，Glu-Phe のジペプチドで，分子量は，
$$147 + 165 - 18 = 294$$
この構造式は，
$$H_2N-CH-C-N-CH-COOH$$
$$\quad CH_2\ O\ H\ CH_2-CH_2-COOH$$

この他にも結合の仕方はあるが，いずれも1分子中に，-COOHを2つもつ。
したがって，
$$F + 2CH_3OH→エステル + 2H_2O$$
エステルの分子量は，
$$294 + 2×32 - 2×18 = 322$$
いま，生成物がx(g)得られたとすると，
$$294 : 322 = 14.7 : x,\ x = 16.1(g)$$
問3.Eは，Gly-Lys のジペプチドである。
　分子量は，$75 + 146 - 18 = 203$
この構造式は，
$$H_2N-CH_2-C-N-CH-COOH$$
$$\quad\quad\quad O\ H\ CH_2-CH_2-CH_2-CH_2-NH_2$$
1分子中に -NH₂ を2つ持つ。アセチル化すると，
$$-NH_2 + (CH_3CO)_2O → -NHCOCH_3 + CH_3COOH$$
したがって，分子量は，$CH_3CO- = 43$ として
$$203 + 43×2 - 1×2 = 287$$
問4.アミノ酸エはグリシンである。K_1，K_2 が与えられているので，
$$K_1 \cdot K_2 = \frac{[A^-][H^+]^2}{[AH_2^+]} = 1×10^{-12}$$
ここで，$[H^+] = 1×10^{-4}$ を代入すると，
$$\frac{[AH_2^+]}{[A^-]} = \frac{(1×10^{-4})^2}{1×10^{-12}} = 10^4$$
問5.イはグルタミン酸，ウはフェニルアラニンである。
ポリペプチド70.8gを加水分解すると
$$グルタミン酸；\frac{29.4}{147} = 0.20\,mol$$
$$フェニルアラニン；\frac{49.5}{165} = 0.30\,mol$$
得られた。したがって，このペプチドは，グルタミン酸：フェニルアラニン＝2：3(個数比)で構成されている。グルタミン酸x個，フェニルアラニンy個から成るとする。
$x = 2$，$y = 3$とすると，分子量は
$$147×2 + 165×3 - 4×18 = 717$$

$x = 4$, $y = 6$とすると，分子量は

$147 \times 4 + 165 \times 6 - 9 \times 18 = 1416$

したがって⑤が一致する。

[解答]

問1.ア.②　イ.③　ウ.⑥　　問2.②

問3.③　　問4.③　　問5.⑤

生　物

解答　24年度

I　出題者が求めたポイント（I II・正誤選択）

問1.一般的に，原核生物のDNAは環状DNAであるが，真核生物のDNAは線状DNAである。原核生物でDNAと結合しているタンパク質はヒストンではない。大腸菌ゲノムの塩基数は，ヒトゲノムのそれよりもかなり少ない。
④塩基の相補性から，A＋G＝T＋Cが成り立つ。

問2.ステロイドホルモンは細胞の核内に到達し，遺伝子発現を調節する。カルシウム調節に関与する甲状腺のホルモンはカルシトニンである。視床下部の放出ホルモンは脳下垂体に作用する。血糖量減少にはたらくホルモンはインスリンのみである。

問3.解糖系のATP合成は「基質レベルのリン酸化」と呼ばれ，光合成でのATP合成とは異なる。クロロフィルの吸収波長は青，赤の領域にある。チラコイドでの反応で生じたATPとNADPHとH⁺がカルビンベンソン回路での二酸化炭素固定に使われる。C_4，CAM植物の特徴は二酸化炭素の吸収のしかたである。

問4.淡水硬骨魚の体液の浸透圧，尿の浸透圧は海水魚に比べて低張である，軟骨魚類は尿素を用いて海水とほぼ等張な体液の浸透圧を保っている。

問5.現世人類の起源はアフリカである。ヒトに最も近い類人猿はチンパンジーである。

〔解答〕
問1.④　問2.⑤　問3.①　問4.④　問5.③

II　出題者が求めたポイント（I・目）

問2.副交感神経の働きによって虹彩の瞳孔括約筋が収縮すると瞳孔の大きさは小さくなる。

問3.いわゆる老眼は遠視で，焦点が網膜よりも奥に結ばれるので老眼鏡は凸レンズである。

問4.目の形成では，眼杯が水晶体を誘導し，水晶体が角膜を誘導する。

問5.Bには吸収する波長の違いで，青，赤，緑の3種類の錐体細胞がある。桿体細胞はロドプシンをもち，青緑の波長をよく吸収する細胞である。

〔解答〕
問1.(ア)③　(イ)⑤　(ウ)②　(エ)①
問2.④　問3.②　問4.④　問5.②，⑤

III　出題者が求めたポイント（II・DNAと遺伝子）

問1.酵母は菌類(カビ，キノコの仲間)で，単細胞生物である。

問2.問題文中のグラフは，(1)～(3)が体細胞分裂のG1期から分裂期の終わりまでである。次いで(5)は減数分裂前のDNA合成期，(6)がG2期から減数分裂第一分裂期。(7)は減数分裂第二分裂期。その後の(8)からは一倍体の体細胞分裂期を示している。

問3.分裂は5回行われているので，$2^5＝32$

問4.染色体1本あたりのDNA量は，S期の前は1で，S期の後から分裂期の中期までが2、分裂期の後期(染色体が分離する)からS期までが1と考えることができる。
①の時期(3)はG2期から分裂期の終わりまでなので、この間に染色体1本あたりのDNA量は2から1に変化している。
③の時期(6)はG2期から減数分裂第一分裂期の終わりまでなので、この間に染色体1本あたりのDNA量は変化している。④の時期(8)は一倍体のS期の前なので、染色体1本あたりのDNA量は1である。

問5.減数第一分裂の特徴は相同染色体の対合による二価染色体の形成である。

問6.グラフが直線的になっていることから、細胞周期の同調はない。また、各量が倍加するのに2時間ほどかかっている。Y軸は対数目盛でグラフが直線的なので増殖率はほぼ一定で、密度効果は見られない。

問7.M1変異株は核が増えていないのでDNA複製の阻害が起こっていると推定される。M2変異株は核が増えているが、細胞質の分裂が阻害されていると推定される。

問8.野生株との交配結果がすべて(＋)なので、変異形質は劣性である。また、M1とM2の交雑結果がすべて(＋)なので、M1とM2は異なる遺伝子の形質である。

〔解答〕
問1.②、⑤　問2.(15)②　(16)⑦　問3.⑤　問4.②、⑤
問5.⑤　問6.③、④　問7.③　問8.②、④

IV　出題者が求めたポイント（I II・免疫）

問2.B細胞とヘルパーT細胞の相互作用である。

問3.(エ)は抗体産生細胞である。分泌タンパク質である抗体を盛んに作っている。

問5.(オ)はB細胞の記憶細胞である。記憶細胞の動態はまだ分かっていないこと(増殖など)もある。②記憶細胞の抗原特異性が変化しないと意味で、分化はしないと考える。④ツベルクリン反応は細胞性免疫のはたらきである。二次応答において抗体を産生するのは「記憶細胞」ではなく、記憶細胞から増殖した抗体産生細胞であるので③の表現がやや微妙である。

問6.③、④、⑤は抗体の投与による受動免疫である。

問7.A×Bマウスは、A系統とB系統の移植皮膚を抗原(異物)として認識しない。

問8.ii) iii)移植皮膚の拒絶は細胞性免疫のはたらきによるので、リンパ球の移植は拒絶反応を早めるが、血清の投与は効果が薄いと考えられる。
iv)C系統の皮膚は初回移植と同じである。

〔解答〕
問1.(ア)①　(イ)⑤　(ウ)④　問2.③、④　問3.①、⑤
問4.③、⑤　問5.②、④　問6.②　問7.①、②
問8.③、④

平成23年度

問 題 と 解 答

平成23年度

英 語

問題

23 年度

第 1 問　次の　1　～　5　の各群の単語①～⑤のうちから，最も強いアクセント(第一強勢)の位置が，ほかの 4 つの場合と異なるものを 1 つずつ選びなさい。

1

① in-come　　② in-form　　③ in-put

④ in-sight　　⑤ in-stant

2

① be-long　　② con-vey　　③ de-lay

④ ig-nore　　⑤ log-ic

3

① an-ces-tor　　② cir-cum-stance　　③ col-o-ny

④ dis-ci-pline　　⑤ in-i-tial

4

① de-vel-op　　② in-ter-pret　　③ pro-ce-dure

④ im-ag-ine　　⑤ in-di-cate

5

① cur-ric-u-lum　　② des-per-ate-ly　　③ e-mer-gen-cy

④ e-qual-i-ty　　⑤ hu-man-i-ty

第 2 問　次の a ～ f の各英文の空欄　6　～　11　に入れるのに最も適当なものを，それぞれ下の①～⑤のうちから 1 つずつ選びなさい。

a. Since I missed the last bus yesterday, I had no ⬜6⬜ but to take a taxi home.

① chance   ② choice   ③ measure

④ method   ⑤ possibility

b. In spite of the ⬜7⬜ traffic, I managed to get to the airport in time.

① heavy   ② high   ③ large

④ many   ⑤ much

c. The popularity of the telephone has led to ⬜8⬜ people writing letters these days.

① almost   ② fewer   ③ hardly

④ least   ⑤ nearly

d. I've got a stomachache. I must have had something that ⬜9⬜ with me.

① disagreed   ② disgusted   ③ disordered

④ distrusted   ⑤ disturbed

e. Don't you think it's time we ⬜10⬜ something different for Sunday dinner?

① are having   ② had   ③ have

④ will have   ⑤ would have

f. Barbara was absent from school, ⬜11⬜ was often the case.

① as   ② so   ③ such

④ than   ⑤ that

第3問 次のa～fの各英文の空欄を，それぞれ下の①～⑥の語または語句で埋めて最適な英文にするとき，⬜12⬜ ～ ⬜23⬜ に入る語または語句を示しなさい。

a. Julia wore _____ _____ _____ | 12 | | 13 | _____ everybody stared at it in amazement.

① a   ② bright   ③ hat

④ such   ⑤ that   ⑥ yellow

b. A decision _____ _____ | 14 | _____ _____ | 15 | may create a new problem.

① a problem   ② as   ③ made

④ that is   ⑤ the solution   ⑥ to

c. The President called upon the people to | 16 | | 17 | _____ _____ _____ _____ their country.

① ask themselves   ② could   ③ do

④ for   ⑤ they   ⑥ what

d. There was said to be about one in every five new graduates this spring, who had | 18 | _____ _____ _____ _____ | 19 | _____ higher education.

① a job   ② found   ③ gone on

④ neither   ⑤ nor   ⑥ to

e. When she _____ the house, she smelled _____ | 20 | _____ _____ | 21 | rising.

① and   ② approached   ③ burning

④ saw   ⑤ smoke   ⑥ something

f. Physicians should behave toward their patients, colleagues, and other professionals as _____ | 22 | _____ _____ _____ | 23 | .

① behave   ② have   ③ them

④ themselves   ⑤ they would   ⑥ toward

第4問 次の文章を読み，$\boxed{24}$ ～ $\boxed{37}$ に入る最も適当な語句を下の①～⑯の中から１つずつ選びなさい。ただし，同一番号を重複使用した解答は無効とします。

注：

electroconvulsive therapy：電気痙攣療法

from neuroscience to Tibetan Buddhism：神経科学からチベット仏教にまで及ぶ

functional magnetic resonance imaging (fMRI)：機能性磁気共鳴画像法

prefrontal cortex：前前頭皮質

Jonathan Cott's *On the Sea of Memory — A Journey from Forgetting to Remembering* is a serious and wonderful book about the author's experience of losing and then recovering his memory. In 1998, Cott fell into a deep depression following his mother's death. He was subjected to electroconvulsive therapy, receiving thirty-six electroshock treatments in all, $\boxed{24}$ of the fifteen years from 1985 to 2000. Fifteen years of his life — friends he had known, places he had lived, books he had written — had been $\boxed{25}$ wiped out. But he has kept his talent $\boxed{26}$, and he is now picking up the pieces of his forgotten past. In attempting to grasp $\boxed{27}$, he has interviewed experts in many different fields — from neuroscience to Tibetan Buddhism — about various aspects of memory.

In the book, Cott says that it is our memory that makes us $\boxed{28}$ and that constitutes our identity. Our memory is $\boxed{29}$ linked to older memories of ancestors, cultures, and places. It works both currently and $\boxed{30}$. Memory is the most essential part of us.

If memory is so important, then $\boxed{31}$, which we all do unconsciously? Two Stanford psychologists, Brice Kuhl and Anthony Wagner, have discovered that forgetting is the brain's way of helping people remember the important stuff. They carried out an experiment on twenty Stanford students using functional magnetic resonance imaging (fMRI) and recorded the students' prefrontal cortex activity on a scanner. According to Wagner, "The brain is plastic — adaptive — and one feature of that is not just [32] some memories but also suppressing or weakening others." So the brain's ability to suppress irrelevant memories makes it easier for us to remember what is really significant. As Wagner puts it, "Any act of remembering adjusts memories, making slight changes to them to try to be more adaptive for the next time you try to remember something."

Forgetting, then, is a defect in our memory, but at the same time it is a tool that allows us to live more [33] . A computer may be a more reliable and accurate storehouse of information and knowledge because it never forgets. But our memory is more sensitive and better at remembering [34] , and at retrieving and targeting [35] . Although strengthening memory and learning [36] in more detail and more [37] are still goals for many people, we should keep in mind that the great difference between a computer and the human brain is that the brain can forget as well as remember.

① accurately   ② as a writer and magazine editor

③ completely   ④ deeply

⑤ efficiently   ⑥ historically

⑦ how to forget things   ⑧ how to remember things

⑨ selectively   ⑩ strengthening

⑪ what happened to him   ⑫ what is necessary for life

⑬ what is the use of forgetting   ⑭ what is the use of remembering

⑮ which robbed him of his memory   ⑯ who we are

第5問 次の文章の内容と合っていると思われるものを，下に示した①～㉕のなか
から8つ選びなさい。ただし，解答の順序は問いませんが，同一番号を重複使用し
た解答は無効とします。[38] ～ [45]

注：

a typically polarized society：典型的な二極化を示す社会

the average life expectancy：平均寿命

The United States annually spends the equivalent of about ¥240 trillion, or 17% of its gross domestic product (GDP), on health care — about twice as much as the comparable Japanese total of about ¥40 trillion a year, or 8% of the Japanese GDP. However, it is widely known that about 20% of Americans are without health care insurance coverage. There is not much dispute that the U.S. health care system has major problems. As a matter of fact, in the 2008 presidential election, all major candidates presented their health care reform plan. The difficulty starts with the question of how to fix the problems. No past U.S. presidents have offered a convincing solution. For example, Bill Clinton, a two-term president, tried but failed to realize universal health care insurance. Why is it such a laborious task to reform the U.S. health care system? The reason is essentially linked to Americans' traditional attachment to the freedom of spending their income on medical services.

Rising medical care costs are also a cause of strong concern in Japan. Systemic flaws in the health care regime are often singled out as a major reason for the increasing cost of medical care in our country. However, the real cause resides elsewhere. In an opinion survey conducted in the U.S., about 80% of health care economists have cited "the progress in medical science" as the primary reason for the increasing costs of medical services in the past three decades. Naturally, not all progress in science and technology leads to increased costs. The development of information technology is an obvious example of cost-reducing technological progress. However, advances in medical science are different, resulting mainly in the form of expensive innovative technological advances to prolong human life. In other words, as medical science advances, life spans increase, causing medical care expenses to continue to soar. Society cannot rid itself of increasing medical care costs unless people somehow control their natural and strong desire to prolong their lives.

With regard to consumer spending in general, each country leaves it up to the individual to decide how much to spend on most products and services. For example, high-income consumers generally buy superior clothes. However, medical care is an exception, with countries divided into two groups. The U.S. allows people to choose how much they spend on medical care — just like purchasing clothes. Affluent Americans can spend as much as they want on treatment to survive potentially fatal diseases, something low-income Americans find almost impossible to do. Unlike the U.S., most countries do not allow such inequalities in medical treatment. These are two different traditions based on solid philosophies so that there is absolutely no way to judge which side is right. However, one thing is certain. People living with one tradition based on a solid philosophy will violently resist if the government forces on them an alien system, which is a common practice in a society with a different tradition based on another solid philosophy.

The U.S. is a typically polarized society with a purchasing power gap between high-income and low-income individuals. Since people would not feel happy wearing fine clothes if their health was poor, the wealthy tend to place priority in their spending on medical services if the government does not impose constraints on it — a situation that in turn causes overall medical costs to soar. As a result, medical services become so expensive that low-income citizens cannot afford even basic health care. In reality, Americans who cannot afford medical services are young and middle-aged people in the lower middle-income bracket, because the programs of the U.S. government guarantee health insurance for the elderly and the poor. This explains why 20% of Americans cannot afford health care insurance and why the average life expectancy in the U.S. is lower than that in other developed countries. However, the U.S. health care system has advantages. As the U.S. spends the equivalent of ¥240 trillion a year — versus ¥40 trillion in Japan — on health care, the U.S. health services have become a giant market that attracts all kinds of research and development efforts, making the country the world leader in innovative medical science. In other words, when measured by contributions to advancements in medical science, the U.S. health care system is way ahead of other countries.

The Japanese health care system can be characterized as a public system which, at least in principle, guarantees the same medical treatments to all citizens. However, in contrast to the health care systems in Scandinavian countries and the United Kingdom, it is not the government itself that runs the entire system. The major providers of health insurances are the health care organizations run by either big companies or local governments. The result is that the premiums paid for health insurance differ according to which health care organization a person belongs to. With medical care costs soaring due to the aging population, many health care organizations, especially those run by local governments, have been plunged into grave financial difficulties. The Japanese government, therefore, had to adjust the system so that the health organizations run by big companies are now compelled to support their financially damaged fellow organizations. This adjustment naturally annoyed big companies that, under the current scheme, share insurance premium payments with employees. Major employers' organizations, therefore, have been considering a thorough reform of the Japanese health care system.

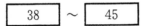

① Japan annually spends about half as much as the total amount of money spent by the U.S. on health care.
② Very few people know the fact that about 20% of Americans are not covered by health care insurance.
③ Many people know that about 20% of Americans are covered by health care insurance.
④ Most candidates in the 2008 presidential election realized that the U.S. health care system was anything but ideal.
⑤ The problems of the American health care insurance are so formidable that no past U.S. presidents have ever attempted to solve them.
⑥ What makes the reform of the U.S. health care system so laborious is basically related to Americans' traditional inclination to spend freely their incomes on medical services.
⑦ The author is very concerned about the attitudes of Americans who maintain their traditions and prefer freedom to equality.
⑧ Fortunately, Japan is free from the problem of rising costs of medical care because it has a different health care system from that of the U.S.
⑨ The author agrees with many Japanese who put the blame for the rising medical care costs on the defects in the Japanese health care system.
⑩ The great majority of U.S. health care economists has referred to the

progress in medical science as the main reason for the increasing costs of medical services in recent decades.

⑪ Many U.S. health care economists believe that medical care costs have risen since the beginning of the 21st century, mainly because of progress in medical science.

⑫ While some technologies become more expensive as they advance, others become less expensive as shown by the recent advancement in medical technology.

⑬ Advances in medical science result in increasing costs of medical services because they prolong life which, in turn, causes medical care expenses to continue to soar.

⑭ Countries are divided into two types with regard to spending in general: countries that entrust the decision to the individual on how much to spend on most products and services, and countries that impose severe constraints on the amount to spend.

⑮ The author assumes that there are two different traditions based on solid philosophies which make each country force an alien system on people.

⑯ The U.S., unlike most countries, believes that balance between freedom and equality in medical treatment will solve the problem of its health care system.

⑰ The author assumes that the purchasing power gap between high-income and low-income individuals in the U.S. lowers the quality of medical services.

⑱ About 20% of Americans who are covered by health care insurance are young and middle-aged people in the lower middle-income bracket.

⑲ In the U.S., the victims of the current medical care insurance system are the poor and the elderly, because every American is supposed to pay their own medical expenses.

⑳ In principle, the U.S. government allows Americans to spend as much money as they wish on their medical care.

㉑ The average life expectancy of Americans is not very high despite the fact that the U.S. is the top country in terms of modern medical science.

㉒　The U.S. health care system, in effect, contributes to advancements in medical science, because its health service market is so big that all kinds of research and development efforts are drawn to it.

㉓　The Japanese health care system can be classified as a typical public system which assures all citizens of the same medical treatments covered by the same health insurance.

㉔　The increasing number of elderly people in Japan is causing serious financial difficulties to many health care organizations.

㉕　The author makes a proposal to solve the financial difficulties of health care organizations in Japan: Japanese people will have to pay higher premiums than what they are paying now for their health insurance.

数 学

問題

23年度

1

(1) 座標平面上の曲線 $C : y = 3|x|^3$ と直線 $L : y = 7x + 10$ とで囲まれた部分の面積を S とすれば

$$S = \frac{\boxed{アイウ}}{\boxed{エ}}$$

である。

(2) ベクトル $\vec{a} = (2, 2)$, $\vec{b} = (2, 1)$ に対して, 関数 $f(t)$ を

$f(t) = |t\vec{a} + \vec{b}|$ (t は実数)と定める。このとき,

$$f(t) = f'(t) \quad かつ \quad t > 0$$

であるような t の値を t_0 とすれば

$$t_0 = \frac{\boxed{オカ} + \sqrt{\boxed{キ}}}{\boxed{ク}}$$

である。ただし, $f'(t)$ は関数 $f(t)$ の導関数である。

2

(1) すべての正の数 x, y に対して不等式

$$\frac{K}{x+y} \leqq \frac{1}{x} + \frac{49}{y}$$

が成り立つような定数 K の最大値を K_0 とすれば $K_0 = \boxed{アイ}$ である。

(2) 等式

$$\cos\frac{5x}{12} + \cos\frac{30x}{7} = 2$$

をみたす最小の正の数 x を x_0 とすれば

$$x_0 = \frac{\boxed{ウエオ}}{\boxed{カ}}\pi$$

である。

東京医科大学 23年度 (12)

3

座標平面の3点 $O(0, 0)$, $A(1, 0)$, $B(1, 5)$ を考える。直線 OA 上の動点 P と直線 OB 上の動点 Q が実数 t を用いて,

$$\overrightarrow{OP} = t\,\overrightarrow{OA} \quad \text{かつ} \quad \overrightarrow{OQ} = (1-t)\overrightarrow{OB}$$

と表されている。

(1) $t = \dfrac{1}{4}$ のとき, $\overrightarrow{PQ} = \left(\dfrac{\boxed{\text{ア}}}{\boxed{\text{イ}}}, \dfrac{\boxed{\text{ウエ}}}{\boxed{\text{オ}}} \right)$ である。

(2) t が実数全体を動くとき, $|\overrightarrow{PQ}|$ が最小値をとるような t の値を t_0 とし, $t = t_0$ のときの $|\overrightarrow{PQ}|$ の値を m とすれば

$$t_0 = \dfrac{\boxed{\text{カキ}}}{\boxed{\text{クケ}}}, \quad m = \dfrac{\boxed{\text{コ}}}{\sqrt{\boxed{\text{サシ}}}}$$

である。

4

座標平面上の曲線 $C : y = \dfrac{\sqrt{x}}{1 + 3x}$ $(x > 0)$ と直線 $L_n : x = n^2$

$(n = 1, 2, 3, \cdots)$ を考える。曲線 C と x 軸, および2直線 L_n, L_{n+1} とで囲まれた部分の面積を S_n とすれば $\displaystyle\lim_{n \to \infty} S_n$ が存在する。$a = \displaystyle\lim_{n \to \infty} S_n$ とおく。

(1) $a = \dfrac{\boxed{\text{ア}}}{\boxed{\text{イ}}}$ である。

(2) 不等式 $|S_n - a| < \dfrac{1}{1014}$ をみたす正の整数 n の最小値を n_0 とすれば $n_0 = \boxed{\text{ウエ}}$ である。

物　理

第1問

波長 3.0×10^{-10} m の X 線を結晶のある格子面に照射した。照射方向をはじめ結晶の格子面と平行（角度ゼロ）にして，しだいに角度を大きくしていったところ，角度 22° のときに最初の強い反射が観測された。以下の問に答えよ。

(1) この反射を生じた結晶の格子面の間隔はいくらか。

1 : ボックス.ボックス × 10^(ボックスボックス) m

(2) 角度をさらに大きくしていったとき，次に反射が観測される角度はいくらか。

2 : ボックス.ボックス × 10^ボックス °

第2問

水平面となす角が 40° の斜面を持った台が，水平面上に静止していた。斜面上に質量 1.0 kg の物体 A を静かに置いて手を離したところ，斜面に沿って斜め左下方向に滑り始めた。以下の問に答えよ。ただし，物体 A と台の斜面との間に働く摩擦力は無視できるものとする。

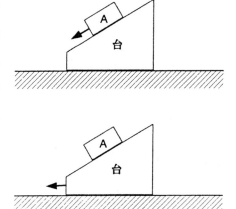

(1) 物体 A の加速度の大きさはいくらか。
　　ただし，台は静止したままであった。

3 : ボックス.ボックス × 10^ボックス m/s²

(2) 台を図の左方向へ水平面に沿って加速度 a で加速させながら斜面上に物体 A を静かに置いて手を離したところ，斜面を滑り落ちずに斜面上で静止した。加速度 a はいくらか。

4： $\boxed{イ}.\boxed{ロ} \times 10^{\boxed{ハ}}$ m/s^2

第3問

ある一定の周波数の音を発している飛行機が，高度 50 m のところを水平，直線状に飛行しながら，地表にある観測点の真上を通過していった。飛行機の速さは一定で，時速 403 km であった。以下の問に答えよ。ただし音速を 340 m/s とする。

(1) 飛行機が水平距離で 100 m まで観測点に近づいて来たとき，観測点で観測された音の周波数は 2000 Hz であった。飛行機が発した音の周波数はいくらか。

5： $\boxed{イ}.\boxed{ロ} \times 10^{\boxed{ハ}}$ Hz

(2) 飛行機が観測点からじゅうぶん遠ざかっていったとき，観測点で観測される音の周波数はいくらか。

6： $\boxed{イ}.\boxed{ロ} \times 10^{\boxed{ハ}}$ Hz

第4問

ピストン付きの容器の中に，n〔mol〕の単原子分子理想気体を封じ込め，図のような4つの過程をくり返して状態を変化させた。ここで，$p_A = 1.0 \times 10^5$ Pa，$p_B = 4.0 \times 10^5$ Pa，$V_A = 0.10$ m^3，$V_C = 0.30$ m^3 としたとき，以下の問に答えよ。

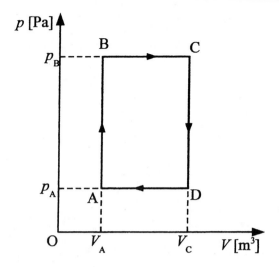

(1) A→B→Cの過程で、気体が外部から吸収した熱量はいくらか。

7：$\boxed{イ}.\boxed{ロ} \times 10^{\boxed{ハ}}$ J

(2) A→B→Cの過程で、気体の内部エネルギーはどれだけ変化したか。増加の場合は＋、減少の場合は－で解答せよ。

8：$\boxed{イ}.\boxed{ロ} \times 10^{\boxed{ハ}}$ J

(3) 1サイクルで気体が外部にした正味の仕事はいくらか。

9：$\boxed{イ}.\boxed{ロ} \times 10^{\boxed{ハ}}$ J

第5問

下図のように、磁束密度 $B = 1.0$ T の一様で鉛直上向きの磁界の中に、導線でできた半径 0.10 m の円環が水平に置かれており、抵抗 R の一端と電気的につながれている。長さ 0.20 m の導体棒 POQ が中点 O を中心に円環に接触しながら一定の回転数（毎秒 20 回転）で回転している。導体棒 POQ の中点には電流を取り出すための別の導体棒が磁場の方向に沿って取り付けられており、抵抗 R のもう一つの端子と電気的につながれている。抵抗 R の値は 10 Ω で、導線と導体棒の間の接触抵抗、導線などの抵抗は無視できるものとする。以下の問に答えよ。

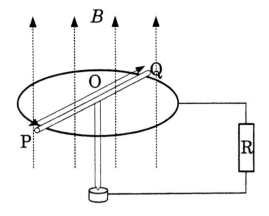

(1) 抵抗Rの両端の電圧の大きさはいくらか。

10： イ . ロ × 10^ハ V

(2) 導体棒のOP間を流れる電流の大きさはいくらか。

11： イ . ロ × 10^ハ A

三角関数表

角		正弦	余弦	正接	角		正弦	余弦	正接
度 [°]	ラジアン [rad]	sin	cos	tan	度 [°]	ラジアン [rad]	sin	cos	tan
0	0.0000	0.0000	1.0000	0.0000	45	0.7854	0.7071	0.7071	1.0000
1	0.0175	0.0175	0.9998	0.0175	46	0.8029	0.7193	0.6947	1.0355
2	0.0349	0.0349	0.9994	0.0349	47	0.8203	0.7314	0.6820	1.0724
3	0.0524	0.0523	0.9986	0.0524	48	0.8378	0.7431	0.6691	1.1106
4	0.0698	0.0698	0.9976	0.0699	49	0.8552	0.7547	0.6561	1.1504
5	0.0873	0.0872	0.9962	0.0875	50	0.8727	0.7660	0.6428	1.1918
6	0.1047	0.1045	0.9945	0.1051	51	0.8901	0.7771	0.6293	1.2349
7	0.1222	0.1219	0.9925	0.1228	52	0.9076	0.7880	0.6157	1.2799
8	0.1396	0.1392	0.9903	0.1405	53	0.9250	0.7986	0.6018	1.3270
9	0.1571	0.1564	0.9877	0.1584	54	0.9425	0.8090	0.5878	1.3764
10	0.1745	0.1736	0.9848	0.1763	55	0.9599	0.8192	0.5736	1.4281
11	0.1920	0.1908	0.9816	0.1944	56	0.9774	0.8290	0.5592	1.4826
12	0.2094	0.2079	0.9781	0.2126	57	0.9948	0.8387	0.5446	1.5399
13	0.2269	0.2250	0.9744	0.2309	58	1.0123	0.8480	0.5299	1.6003
14	0.2443	0.2419	0.9703	0.2493	59	1.0297	0.8572	0.5150	1.6643
15	0.2618	0.2588	0.9659	0.2679	60	1.0472	0.8660	0.5000	1.7321
16	0.2793	0.2756	0.9613	0.2867	61	1.0647	0.8746	0.4848	1.8040
17	0.2967	0.2924	0.9563	0.3057	62	1.0821	0.8829	0.4695	1.8807
18	0.3142	0.3090	0.9511	0.3249	63	1.0996	0.8910	0.4540	1.9626
19	0.3316	0.3256	0.9455	0.3443	64	1.1170	0.8988	0.4384	2.0503
20	0.3491	0.3420	0.9397	0.3640	65	1.1345	0.9063	0.4226	2.1445
21	0.3665	0.3584	0.9336	0.3839	66	1.1519	0.9135	0.4067	2.2460
22	0.3840	0.3746	0.9272	0.4040	67	1.1694	0.9205	0.3907	2.3559
23	0.4014	0.3907	0.9205	0.4245	68	1.1868	0.9272	0.3746	2.4751
24	0.4189	0.4067	0.9135	0.4452	69	1.2043	0.9336	0.3584	2.6051
25	0.4363	0.4226	0.9063	0.4663	70	1.2217	0.9397	0.3420	2.7475
26	0.4538	0.4384	0.8988	0.4877	71	1.2392	0.9455	0.3256	2.9042
27	0.4712	0.4540	0.8910	0.5095	72	1.2566	0.9511	0.3090	3.0777
28	0.4887	0.4695	0.8829	0.5317	73	1.2741	0.9563	0.2924	3.2709
29	0.5061	0.4848	0.8746	0.5543	74	1.2915	0.9613	0.2756	3.4874
30	0.5236	0.5000	0.8660	0.5774	75	1.3090	0.9659	0.2588	3.7321
31	0.5411	0.5150	0.8572	0.6009	76	1.3265	0.9703	0.2419	4.0108
32	0.5585	0.5299	0.8480	0.6249	77	1.3439	0.9744	0.2250	4.3315
33	0.5760	0.5446	0.8387	0.6494	78	1.3614	0.9781	0.2079	4.7046
34	0.5934	0.5592	0.8290	0.6745	79	1.3788	0.9816	0.1908	5.1446
35	0.6109	0.5736	0.8192	0.7002	80	1.3963	0.9848	0.1736	5.6713
36	0.6283	0.5878	0.8090	0.7265	81	1.4137	0.9877	0.1564	6.3138
37	0.6458	0.6018	0.7986	0.7536	82	1.4312	0.9903	0.1392	7.1154
38	0.6632	0.6157	0.7880	0.7813	83	1.4486	0.9925	0.1219	8.1443
39	0.6807	0.6293	0.7771	0.8098	84	1.4661	0.9945	0.1045	9.5144
40	0.6981	0.6428	0.7660	0.8391	85	1.4835	0.9962	0.0872	11.4301
41	0.7156	0.6561	0.7547	0.8693	86	1.5010	0.9976	0.0698	14.3007
42	0.7330	0.6691	0.7431	0.9004	87	1.5184	0.9986	0.0523	19.0811
43	0.7505	0.6820	0.7314	0.9325	88	1.5359	0.9994	0.0349	28.6363
44	0.7679	0.6947	0.7193	0.9657	89	1.5533	0.9998	0.0175	57.2900
45	0.7854	0.7071	0.7071	1.0000	90	1.5708	1.0000	0.0000	

物理定数表

名　称	数　値
重力加速度	$g \fallingdotseq 9.8 \, \mathrm{m/s^2}$
空気の真空に対する屈折率（0℃，1 atm）	$n = 1.0003$
水の空気に対する屈折率	$n = 1.33$
熱の仕事当量	$4.19 \, \mathrm{J/cal}$
絶対零度	$-273 \, \text{℃}$
1気圧	$1 \, \mathrm{atm} = 1.01 \times 10^5 \, \mathrm{Pa}$
気体定数	$R = 8.31 \, \mathrm{J/mol \cdot K}$
定積モル比熱	$C_V = 3R / 2 = 12.5 \, \mathrm{J/mol \cdot K}$
定圧モル比熱	$C_P = 5R / 2 = 20.8 \, \mathrm{J/mol \cdot K}$
乾燥空気中の音速（0℃）	$V = 331.5 \, \mathrm{m/s}$
空気の密度（0℃，1 atm）	$1.293 \, \mathrm{kg/m^3}$
ヘリウムの密度（0℃，1 atm）	$1.785 \times 10^{-1} \, \mathrm{kg/m^3}$
真空の誘電率	$\varepsilon_0 = 8.85 \times 10^{-12} \, \mathrm{F/m}$
真空の透磁率	$\mu_0 = 1.26 \times 10^{-6} \, \mathrm{H/m}$
電気素量	$e = 1.60 \times 10^{-19} \, \mathrm{C}$
クーロンの法則の定数（真空中）	$k_0 = 8.99 \times 10^9 \, \mathrm{N \cdot m^2/C^2}$
電子の質量	$9.11 \times 10^{-31} \, \mathrm{kg}$
電子の比電荷	$1.76 \times 10^{11} \, \mathrm{C/kg}$
1原子質量単位	$1 \, \mathrm{u} = 1.66 \times 10^{-27} \, \mathrm{kg}$
アボガドロ定数	$N_0 = 6.02 \times 10^{23} \, \mathrm{mol^{-1}}$
万有引力定数	$G = 6.67 \times 10^{-11} \, \mathrm{N \cdot m^2/kg^2}$
真空中の光速	$c = 3.00 \times 10^8 \, \mathrm{m/s}$
プランク定数	$h = 6.63 \times 10^{-34} \, \mathrm{J \cdot s}$

化　学

問題

23年度

（注意）　解答にあたって必要ならば，次の数値を用いよ。

原子量：H $= 1.0$，C $= 12$，N $= 14$，O $= 16$，Br $= 80$，Ca $= 40$，

Cl $= 35.5$，Fe $= 56$，K $= 39$，Na $= 23$，Ne $= 20$，

S $= 32$

アボガドロ定数：6.0×10^{23}/mol；0℃の絶対温度：$T = 273$ K

気体定数：$R = 8.3 \times 10^3$ Pa・L/(K・mol)

第1問　次の問1〜5の各群には①〜⑤の中に誤りを含む文が1つあるか，①〜⑤の全てに誤りがないかのいずれかである。誤りがある場合はその文の記号（①〜⑤）を，誤りがない場合は⑥を選べ。

問1　　| 1 |

① 酸化物イオンのイオン半径のほうがマグネシウムイオンのイオン半径よりも大きい。

② 一般に，イオン化エネルギーの小さな原子ほど陽性が強い。

③ 水分子や窒素分子の電子式には，ともに2組の非共有電子対が存在する。

④ エタノール，スクロースは非電解質である。

⑤ 原子核に中性子をもたない原子も存在する。

⑥ ①〜⑤に誤りはない。

問2　　| 2 |

① 溶液の温度が変わると，モル濃度の値も変化する。

② 質量パーセント濃度25％，密度1.18 g/cm³の硫酸の質量モル濃度は3.4 mol/kgである。

③ 5.16 gのセッコウ（$CaSO_4 \cdot 2H_2O$）を120〜140℃に加熱して，全て焼きセッコウとした。焼きセッコウの質量は4.08 gである。

④ 硫酸銅（Ⅱ）$CuSO_4$（式量160）の溶解度（g/水100 g）は60℃で40.0である。硫酸銅（Ⅱ）五水和物 $CuSO_4 \cdot 5H_2O$ は60℃の水100 gに80.6 gまで溶ける。

⑤　塩化ナトリウムとマルトースの混合物 50 g を分析したところ，20 ％ の塩素が含まれていた。混合物に含まれるマルトースは 33.5 g である。

⑥　①～⑤に誤りはない。

問 3 　　3

①　標準状態において気体の密度を測定すると，水素の密度はネオンの密度の $\frac{1}{10}$ である。

②　高圧では，実在気体の実測された体積は状態方程式による計算値に比べ小さくなる。

③　－ 273 ℃ 以下の温度は存在しない。

④　圧力一定で，0 ℃ における物質量 n の気体の体積を V_0 とすると，273 ℃ での気体の体積は $2V_0$ と表せる。

⑤　混合気体の平均分子量は，成分気体の分子量とそのモル分率の積の総和である。

⑥　①～⑤に誤りはない。

問 4 　　4

①　$H_2 + I_2 \longrightarrow 2HI$ の反応で H_2 が減少する反応速度は，HI が生成する反応速度の 2 倍である。

②　触媒を加えることによって活性化エネルギーは小さくなるが，反応熱は変化しない。

③　正反応の活性化エネルギーを E，反応熱を Q とすると，逆反応の活性化エネルギーは E ＋ Q で表せる。

④　発熱反応でも吸熱反応でも，反応物の温度を上げると反応速度は大きくなる。

⑤　気体どうしの反応では，反応物の分圧が大きいほど，一般に反応速度も大きくなる。

⑥　①～⑤に誤りはない。

問 5 　 5

① セッケンの水溶液は弱塩基性を示す。

② アミノ基とカルボキシ基が同一の炭素原子に結合したアミノ酸を α-アミ
ノ酸という。

③ セルロースはヨウ素デンプン反応も還元作用も示さない。

④ 陽イオン交換樹脂に塩化ナトリウム水溶液を通すと，樹脂中の水酸化物イ
オンが塩化物イオンと交換する。

⑤ ポリ塩化ビニルやポリスチレンなどの熱可塑性樹脂は熱を加えると軟らか
くなり，冷やすと硬くなる性質をもつプラスチックである。

⑥ ①〜⑤に誤りはない。

第2問 次の文章を読み，問い(問1〜5)に答えよ。

炭酸ナトリウムの工業的製法であるソルベー法の優れた点は，副生成物を再利用
できることである。

アの飽和水溶液に**イ**を十分吸収させてから**ウ**を吹き込むと，**エ**が生成するととも
に，水に比較的溶けにくい**オ**が沈殿する(反応1)。この沈殿を熱分解すると炭酸ナ
トリウムが得られる(反応2)。反応2で生成した**ウ**は回収され，反応1に再び利用
されるが，不足分は**カ**の熱分解でつくられる(反応3)。一方，反応3で生成した**キ**
に水を加えると**ク**が得られる(反応4)。そこで，**イ**を反応1に再利用できるように
するため，反応5をおこなう。このように，**イ**と**ウ**は回収して，原料として再利用
できる。

問1 化合物**ア**，**イ**，**ウ**として最も適当なものを，次の①〜⑧のうちから選べ。

　　　　　　ア： 6 　　　イ： 7 　　　ウ： 8

① アンモニア　　　② 一酸化炭素　　　③ 塩化ナトリウム

④ 酸　素　　　⑤ 水酸化ナトリウム　　⑥ 水　素

⑦ 二酸化炭素　　　⑧ 水

問2 二酸化炭素を**発生しない**反応を，次の①〜⑥のうちから2つ選び，解答番号
9の解答欄にマークせよ。

9

① 化合物**オ**に塩酸を加える。

② 化合物**カ**に塩酸を加える。

③ 化合物**キ**にコークスを混ぜて強熱する。

④ 化合物**ク**に硫酸を加える。

⑤ 炭酸ナトリウムに硫酸を加える。

⑥ 炭酸ナトリウムに二酸化ケイ素を加えて高温で融解する。

問 3 化合物**イ**を回収するために，反応 5 で用いられる化合物を，次の①～⑦のうちからすべて選び，解答番号 10 の解答欄にマークせよ。

$$\boxed{10}$$

① ア　② ウ　③ エ　④ オ　⑤ カ　⑥ キ　⑦ ク

問 4 反応 1 から反応 5 を 1 つにまとめて得られる反応式での生成物は，炭酸ナトリウムと化合物**ケ**である。化合物**ケ**の記述として最も適当なものを，次の①～⑥のうちから選べ。

$$\boxed{11}$$

① 酸性塩である。

② 水溶液は中性を示す。

③ 水に溶けにくい白色固体である。

④ 強酸と反応し，二酸化炭素を発生する。

⑤ ベーキングパウダーとして用いられる。

⑥ 工業的には，塩化ナトリウム水溶液の電気分解により製造される。

問 5 この製法で 10 kg の炭酸ナトリウムを製造するのに必要な化合物**ア**の質量は何 kg か。最も適当な数値を，次の①～⑥のうちから選べ。ただし，すべての反応は完全に進行するものとする。

$$\boxed{12}\ \text{kg}$$

① 3.2　② 5.5　③ 7.0　④ 9.4　⑤ 11　⑥ 14

第3問 次の反応A～Fについて，問い（問1～5）に答えよ。

A：硫酸で酸性にした<u>過酸化水素水</u>にヨウ化カリウム水溶液を加えた。

B：硫酸で酸性にした二クロム酸カリウム水溶液に<u>過酸化水素水</u>を加えた。

C：二酸化硫黄の水溶液に<u>硫化水素水溶液</u>を加えた。

D：<u>過酸化水素水</u>に二酸化硫黄を吹き込んだ。

E：硫酸で酸性にした過マンガン酸カリウム水溶液に<u>二酸化硫黄</u>の水溶液を加えた。

F：<u>過酸化水素水</u>に硫酸で酸性にした過マンガン酸カリウム水溶液を加えた。

問1 反応AおよびDの観測結果として最も適当なものを，それぞれ次の①～⑥のうちから選べ。

A： 13   D： 14

① 溶液が白く濁った。

② 反応中に気体が発生した。

③ 溶液の色が紫から無色に変化した。

④ 溶液の色が無色から褐色に変化した。

⑤ 溶液の色が赤橙色から暗緑色に変化した。

⑥ 反応の前後で，溶液の色に変化はなかった。

問2 反応Bにおいて，クロム原子の酸化数は反応の前後でどのように変化するか。最も適当な数値を，次の①～⑧のうちから選べ。

反応前： 15   反応後： 16

① ＋1   ② ＋2   ③ ＋3   ④ ＋4

⑤ ＋5   ⑥ ＋6   ⑦ ＋7   ⑧ ＋8

問3 反応Cにおける二酸化硫黄の変化を，電子を含むイオン反応式で表すと，その左辺は次のようになる。 $SO_2 + aH^+ + be^- \rightarrow$

係数aとbの和として最も適当な数値を，次の①～⑧のうちから選べ。

17

① 1   ② 2   ③ 3   ④ 4

⑤ 5   ⑥ 6   ⑦ 7   ⑧ 8

問 4 反応 A〜F で，下線部が酸化剤として作用している反応を，次の①〜⑥の
うちからすべて選び，解答番号 18 の解答欄にマークせよ。

$$\boxed{18}$$

① A   ② B   ③ C   ④ D   ⑤ E   ⑥ F

問 5 濃度が不明の過酸化水素水の濃度を求めるため，以下の実験をおこなった。
試料の過酸化水素水 20 mL をビーカーに取り，硫酸酸性とした。2.0×10^{-2}
mol/L の過マンガン酸カリウム水溶液を 18 mL 滴下したところで過酸化水素
水が過不足なく反応した。過酸化水素水のモル濃度として最も適当な数値を，
次の①〜⑥のうちから選べ。

$$\boxed{19}\ \text{mol/L}$$

① 3.6×10^{-3} ② 7.2×10^{-3} ③ 9.0×10^{-3}

④ 1.8×10^{-2} ⑤ 3.6×10^{-2} ⑥ 4.5×10^{-2}

第 4 問 次の文章を読み，問い（**問 1 〜 4**）に答えよ。

気体の窒素と水素からアンモニアが生成する反応は(1)式で表される。

$$N_2 + 3H_2 \rightleftharpoons 2NH_3 \tag{1}$$

この反応の平衡状態での各気体の分圧をそれぞれ p_{N_2}，p_{H_2}，p_{NH_3} とすると，圧平
衡定数 K_p は次のように表される。

$$K_p = \frac{p_{NH_3}{}^2}{p_{N_2} \cdot p_{H_2}{}^3} \tag{2}$$

また，この反応の熱化学方程式は(3)式で表される。

$$N_2(気) + 3H_2(気) = 2NH_3(気) + 92\,kJ \tag{3}$$

工業的には，鉄を主成分とした触媒存在下，高温高圧の条件でアンモニアが合成
されている。

アンモニアを水に溶かすと，一部が(4)式のように電離し，電離平衡の状態とな
る。

$$NH_3 + H_2O \rightleftharpoons NH_4^+ + OH^- \tag{4}$$

問 1 アンモニア分子の N–H 結合の結合エネルギーとして最も適当な数値を，次の①～⑥のうちから選べ。ただし，水素分子および窒素分子の結合エネルギーは，それぞれ 436 kJ/mol，946 kJ/mol である。

$$\boxed{20}\ \text{kJ/mol}$$

① 360   ② 376   ③ 391   ④ 737   ⑤ 1081   ⑥ 1173

問 2 (1)式の反応が平衡状態に達しているとき，次の①～⑥の操作を行なうと，平衡が生成物の方(右方向)に移動するのはどの場合か。次の①～⑥のうちからすべて選び，解答番号 21 の解答欄にマークせよ。

$$\boxed{21}$$

① 温度を一定に保ちながら，圧力を高くする。

② 圧力を一定に保ちながら，温度を高くする。

③ 温度と圧力を一定に保ちながら，ヘリウムガスを加える。

④ 温度と圧力を一定に保ちながら，触媒を加える。

⑤ 温度と体積を一定に保ちながら，水素ガスを加える。

⑥ 温度と体積を一定に保ちながら，ヘリウムガスを加える。

問 3 密閉容器に窒素分子 2.0 mol と水素分子 4.0 mol を加え，一定温度に保って反応させた。平衡に達した時，アンモニア 1.0 mol が生成し，容器内の全圧は 2.0×10^7 Pa であった。このときの圧平衡定数 K_p の値として最も適当な数値を，次の①～⑥のうちから選べ。

$$\boxed{22}\ \text{Pa}^{-2}$$

① 5.0×10^{-15} ② 2.7×10^{-15} ③ 1.0×10^{-13}

④ 5.4×10^{-13} ⑤ 4.4×10^{-8} ⑥ 8.8×10^{-8}

問 4 0.200 mol/L のアンモニア水の pH の値として最も適当な数値を，次の①～⑥のうちから選べ。ただし，アンモニアの電離定数 K_b を 2.00×10^{-5} mol/L，水のイオン積 $K_w = 1.00 \times 10^{-14}\ \text{mol}^2/\text{L}^2$ とせよ。必要があれば次の数値を用いよ。

$$\log_{10} 2 = 0.30,\ \log_{10} 5 = 0.70$$

$$\boxed{23}$$

① 6.92   ② 9.55   ③ 10.3   ④ 11.3   ⑤ 12.4   ⑥ 13.6

第5問 次の文章を読み，問い(問1〜4)に答えよ。

　ベンゼンに濃硝酸と濃硫酸の混合物を加えて加熱すると，化合物Aが生成する。これに塩酸とスズを作用させた後，水酸化ナトリウムを加えると化合物Bが得られる。

　ベンゼンに濃硫酸を加えて加熱すると化合物Cが得られる。これを水酸化ナトリウムと混合して高温で融解すると化合物Dが生成する。化合物Dに高温高圧下で二酸化炭素を反応させた後，希硫酸を加えると化合物Eが生成する。一方，室温で化合物Dの水溶液と二酸化炭素との反応をおこなうと化合物Fが得られる。

　トルエンを穏やかに酸化すると化合物Gが得られる。これはさらに酸化され化合物Hになる。

問1　次の記述a〜cに相当する化合物として最も適当なものを，それぞれ次の①〜⑦のうちから選べ。
　　a：空気中に放置しておくと，徐々に褐色になる。　　24
　　b：水に溶け，強い酸性を示す。　　25
　　c：臭素水を加えると，ただちに白色沈殿を生じる。　　26

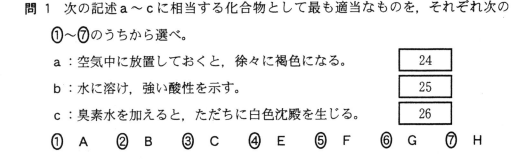

問2　無水酢酸と反応する化合物を，次の①〜⑦のうちからすべて選び，解答番号27の解答欄にマークせよ。

27

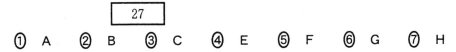

問3　炭酸水素ナトリウム水溶液を加えると気体を発生する化合物を，次の①〜⑦のうちからすべて選び，解答番号28の解答欄にマークせよ。

28

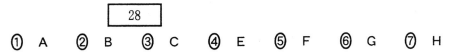

問 4 化合物Bの希塩酸溶液に 0～5℃ で亜硝酸ナトリム水溶液を加えると，化合物 I が得られる。化合物 I の水溶液に化合物Dの水溶液を加えると化合物 J が生成する。これらの反応に関する記述として**誤りを含むもの**を，次の①～⑥のうちからすべて選び，解答番号 29 の解答欄にマークせよ。

29

① 反応が完全に進行したとすると，化合物 I 2.81 g から化合物 J が 3.96 g 生成する。

② 化合物 I の水溶液を加熱すると，分解してベンゼンが生成する。

③ 化合物 J は橙赤色の固体である。

④ 化合物 J の窒素の質量パーセントは 14％ である。

⑤ 化合物 I とDの反応をジアゾカップリングという。

⑥ 化合物 I をアゾ化合物という。

生　物

問　題

第1問　問いに答えよ。

問1　真核細胞の構造と機能に関する記述である。正しいものを，①～⑤のなかから1つ選べ。　[　1　]

① ミトコンドリアと葉緑体では，それぞれの内膜にあるATP合成酵素が働いてATPが合成される。

② 核内で転写された伝令RNA(mRNA)は，細胞質に移動してスプライシングされる。

③ リボソームは，大小のサブユニットからなるRNAとタンパク質の複合体で，1枚の膜で囲まれている。

④ リソソームは1枚の膜で構成され，内部がアルカリ性の環境で酸化還元酵素を多く含んでいる。

⑤ 分泌タンパク質は小胞体上のリボソームで合成され，小胞体，ゴルジ体を経由して細胞外に分泌される。

問2　生物の進化に関する記述である。**誤りのあるもの**を，①～⑤のなかから1つ選べ。　[　2　]

① 古生代の三葉虫や中生代のアンモナイトのように，地理的分布が広く，特定の地質年代の地層に含まれる化石を示準化石という。

② 三葉虫の這い跡や恐竜の足跡のように，生物が残した生活の跡が化石化したものを示相化石という。

③ 魚竜，イルカ，サメの外形がよく似ているのは，高速遊泳生活に適応して収れんした結果である。

④ ヒトの結膜半月ひだは痕跡器官で，鳥類の瞬膜に対応するものである。

⑤ ヒトの腕とコウモリの翼は相同器官で，働きは異なっているが骨の基本構造がよく似ている。

問 3 胎児は胎盤で母親の血液から酸素の供給を受けることができる。理由として最も適切なものを，①～⑤のなかから1つ選べ。 3

① 胎児のヘモグロビンは母親のヘモグロビンに比べて，低い酸素分圧下で酸素との結合力が弱い。

② 胎児のヘモグロビンは母親のヘモグロビンに比べて，高い酸素分圧下で酸素との結合力が弱い。

③ 胎児のヘモグロビンは母親のヘモグロビンに比べて，高い二酸化炭素分圧下で酸素との結合力が弱い。

④ 胎児のヘモグロビンは母親のヘモグロビンに比べて，低い酸素分圧下で酸素との結合力が強い。

⑤ 胎児のヘモグロビンは母親のヘモグロビンに比べて，高い酸素分圧下で酸素との結合力が強い。

問 4 遺伝子の操作に関する記述である。正しいものを，①～⑤のなかから1つ選べ。 4

① 制限酵素はDNAを特定の部位で切断するが，その部位は必ず遺伝子と遺伝子の間にある。

② DNAリガーゼはある種の細菌に特異的に存在する酵素で，2つのDNA断片をつなぎ合わせる。

③ PCR法では，二本鎖DNAを熱によって変性させなければならないので，熱に安定なDNAポリメラーゼ(DNA合成酵素)を利用する。

④ バクテリオファージは，植物細胞の遺伝子組換えのベクターとして広く利用される。

⑤ 寒天ゲルでDNA断片を電気泳動すると，小さな断片は大きな断片より移動距離が短い。

問 5 水界の生物群集の特徴の記述である。**誤りのあるもの**を，①～⑤のなかから1つ選べ。 5

① 外洋は，貧栄養の状態で植物プランクトンが少なく，水の透明度が高い。

② サンゴ礁は，水がきれいで暖かい浅海に発達し，生産量が高く，多くの動物が生活していて種多様性が極めて高い。

③ 河川は，流れの穏やかな下流や河口域を除いて植物プランクトンは少なく，流入した有機物に依存する消費者の割合が高い。

④ 深海底は，硫化水素やメタンをエネルギー源として有機物を合成する化学
合成細菌や光合成細菌が生産者で，有機物量は多い。

⑤ 潮間帯は，波によって運ばれてくる有機物やプランクトンを食べる固着動
物のほかに懸濁物をろ過して食べる動物も多く，種多様性が高い。

第2問 文を読んで問いに答えよ。

脊椎動物の骨格筋の筋細胞（筋繊維）内には，多数の筋原繊維が束になって詰まっ
ている。この筋原繊維は，両端をZ膜で仕切られたサルコメア（筋節）という収縮
単位が多数連なった構造をしている。<u>筋原繊維を電子顕微鏡で観察すると，暗帯
A)
（A帯），明帯（I帯）と呼ばれる明暗の帯がみえ，それらは多数のフィラメントで構
成されていることがわかる。</u>

骨格筋の収縮は，運動神経によって収縮の指令がもたらされ，軸索末端から
_____が放出されることで始まる。<u>その結果，筋細胞膜が興奮し，興奮が細胞内
B)   C)
部に伝わる。</u>この興奮によって，筋小胞体からCa^{2+}が筋細胞内に放出され，<u>これ
D)
が刺激になって，ミオシンとアクチンの結合・解離がATPを用いて繰り返しおこ
り，筋肉は収縮する。</u>やがて，<u>Ca^{2+}が筋小胞体内に取り込まれると筋肉は弛緩す
E)
る。</u>

問1 文中の下線部A)に関連する記述として適切なものを，①〜⑤のなかから2
つ選び，解答番号6の解答欄にマークせよ。 ⬚6⬚

① 太いフィラメントは，サルコメアの中央部にある。

② 細いフィラメントの両端は，Z膜と結合している。

③ 暗帯にあるフィラメントは，太いフィラメントのみである。

④ 暗帯の中央には，細いフィラメントと太いフィラメントがある。

⑤ 暗帯とZ膜の間にあるフィラメントは，細いフィラメントのみである。

問2 骨格筋の収縮時に起こる変化として適切なものを，①〜⑤のなかからすべて
選び，解答番号7の解答欄にマークせよ。 ⬚7⬚

① 明帯の幅が狭くなる。

② 暗帯の幅が狭くなる。

③ サルコメアが短縮する。

④　細いフィラメントが短縮する。

⑤　太いフィラメントが短縮する。

問3　文中の下線部B)に入る物質は何か。最も適切なものを，①〜⑤のなかから
1つ選べ。　　8

① ドーパミン　　② セロトニン　　③ ノルアドレナリン

④ アセチルコリン　　⑤ グルタミン酸

問4　文中の下線部C)に関連する記述として適切なものを，①〜⑤のなかから2
つ選び，解答番号9の解答欄にマークせよ。　　9

① 電気的興奮は，数秒のうちに筋細胞内に伝わる。

② 運動神経の軸索末端は，筋細胞とシナプスを形成する。

③ 筋細胞の神経伝達物質の受容体は，電気シグナルを化学シグナルに変換する。

④ 活動電位は普通，細胞膜の脱分極に応じて開くナトリウムチャネルによって伝わる。

⑤ 興奮していない筋細胞では，相対的に細胞外は細胞内に対して電気的に負の状態である。

問5　文中の下線部D)に関わる物質の特徴の記述として誤っているものを，①〜
⑤のなかから2つ選び，解答番号10の解答欄にマークせよ。　　10

① ミオシン分子はATP分解酵素で，その頭部にはアクチンに結合する部位がある。

② 生きている細胞では，ATPは常時再合成されているので，枯渇することはない。

③ 哺乳類において，Ca^{2+} は正電荷をもったイオン(陽イオン)として細胞外に最も多い。

④ 太いフィラメントの構成要素であるミオシンは，アクチンフィラメントに沿って動くモータータンパク質である。

⑤ ミオシンとアクチンの結合・解離の繰り返しに利用されるATPの化学エネルギーは，力学的エネルギーに100％変換される。

問6 文中の下線部E)の Ca^{2+} の輸送の機構として最も適切なものを, ①~④のなかから1つ選べ。　11

① Ca^{2+} が濃度勾配に従って, 筋小胞体の膜を拡散する。

② 筋小胞体の膜にあるカルシウムポンプがATPを用いて能動輸送する。

③ 筋小胞体の膜にある神経伝達物質の受容体が, カルシウムチャネルとして機能して受動輸送する。

④ 筋小胞体の膜にあるカルシウムチャネルが, 筋小胞体の膜の電位が変化することで開いて受動輸送する。

問7 カエルの新鮮な骨格筋に処理を施し, a~cの筋標本を作製した。これらの標本に, Ca^{2+} の存在下でATPを加えたとき, 収縮する筋標本はどれか。最も適切なものを, ①~⑦のなかから1つ選べ。　12

a 筋細胞に特別な処理をしていない筋標本

b 筋細胞の細胞膜だけを除去した筋標本

c 冷やした50％グリセリンに長時間浸し, 膜構造が消失している筋標本（グリセリン筋）

① aのみ　　　　② bのみ　　　　③ cのみ

④ aとb　　　　⑤ aとc　　　　⑥ bとc

⑦ aとbとc

第3問　文を読んで問いに答えよ。

　真核細胞の細胞表面には, 細胞膜を構成する脂質や膜タンパク質に結合している糖鎖がある。ヒトの赤血球の表面にもこのような糖鎖があるが, そのなかに個人によって異なるものがある。ABO式血液型もこの違いにより生じる。ABO式血液型に関連する糖鎖抗原は3種類あり, I^A, I^B, I^O の3つの対立遺伝子によって決定される。ABO式血液型に関連する糖鎖抗原の構造と代謝の過程を図1に示す。

　A型糖鎖とB型糖鎖は, H型(O型)糖鎖にそれぞれ特定の単糖が付加されたもので, I^A, I^B は, 単糖を付加する酵素A, 酵素Bを指令する。それらの酵素は共にアミノ酸354個から成るが, そのうち, 4つのアミノ酸が異なっている。

　H型(O型)糖鎖は, その前駆体にフコースが付加されたもので, フコースを付

加する酵素HはABO式血液型遺伝子とは別の対立遺伝子 H, h によって決定される。h をホモにもつとH型糖鎖ができず，そのため I^A, I^B があってもA型糖鎖やB型糖鎖はつくられず，O型を表現することになる。この血液型をボンベイ型とよび，H型糖鎖に対する抗体を生産する。

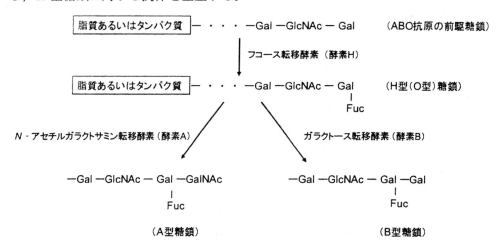

図1　ABO式血液型に関連する糖鎖抗原の構造と代謝

問1　誤りの記述を，①～⑥のなかから2つ選び，解答番号13の解答欄にマークせよ。　13

① O型の赤血球は，ボンベイ型の血清で凝集する。
② ボンベイ型の赤血球は，O型の血清で凝集する。
③ A型，B型，AB型の赤血球は，O型の血清で凝集する。
④ A型，B型，AB型の赤血球表面にもH型糖鎖がある。
⑤ O型の赤血球は，A型，B型，AB型の血清で凝集しない。
⑥ A型，B型，AB型の赤血球は，ボンベイ型の血清で凝集しない。

問2　文中の下線部は I^A と I^B との塩基配列の間にある4ヶ所の塩基の違いに起因している。そのうちの1つは，それぞれの転写されたmRNAの翻訳開始コドンの最初の塩基を1番とすると，796番目の塩基が違っている。この変異によって，翻訳開始コドンが指定するアミノ酸から数えて何番目のアミノ酸が変化したか。適切な数を，①～⑩のなかから1つずつ選べ。なお，必要であれば同じ番号を複数回使用せよ。

百の位 [14]　十の位 [15]　一の位 [16]

① 1　　② 2　　③ 3　　④ 4　　⑤ 5
⑥ 6　　⑦ 7　　⑧ 8　　⑨ 9　　⑩ 0

問3　文中の下線部は，酵素の働きにどのような影響をおよぼしたと考えられるか。最も適切なものを，①～⑤のなかから1つ選べ。　[17]

① 異なる基質特異性を示す。
② 双方が酵素としての活性を失う。
③ 一方が酵素としての活性を失う。
④ 酵素Aの酵素活性が高くなる。
⑤ 酵素Bの酵素活性が高くなる。

問4　I^0 は，I^A の転写された mRNA の翻訳開始コドンの最初の塩基を1番とすると261番目のG塩基が欠失している。この I^0 の変異は，遺伝子産物や酵素の働きにどのような影響をおよぼしたと考えられるか。適切なものを，①～⑤のなかから2つ選び，解答番号18の解答欄にマークせよ。　[18]

① 酵素量が増加する。
② 酵素活性が失われる。
③ 基質特異性が変化する。
④ 1つのアミノ酸が変化する。
⑤ 分子量が変化する。

問5　図2は，爪膝蓋骨症候群*の家系図である。爪膝蓋骨症候群の遺伝子座はABO式血液型の遺伝子座と連鎖している。家系図からどのようなことが読み取れるか。適切なものを，①～⑤のなかから3つ選び，解答番号19の解答欄にマークせよ。　*：異常な爪の発達と膝蓋骨の不発達あるいは欠失をともなう疾患

　[19]

① 爪膝蓋骨症候群は劣性の形質である。
② 爪膝蓋骨症候群は優性の形質である。
③ 世代Ⅲの矢印の男性は組換え型である可能性が高い。
④ 世代Ⅰの男性は爪膝蓋骨症候群の発端者であるので，爪膝蓋骨症候群遺伝子のホモ接合体である。

⑤ 世代Ⅱの男性は，一方の染色体に I^A と爪膝蓋骨症候群遺伝子をもっている。

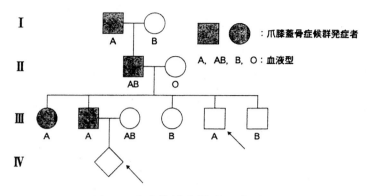

図2 爪膝蓋骨症候群の家系図

問6 爪膝蓋骨症候群の遺伝子座とABO式血液型の遺伝子座の距離は，組換え価 10％である。図2の世代Ⅳの矢印の人が，血液型A型であって，かつ家系図に示されているように正常である確率は何％か。適切な数を，①〜⑩のなかから1つずつ選べ。ただし，性別は問わない。なお，必要であれば同じ番号を複数回使用せよ。

　十の位　[20]　一の位　[21]

① 1　　② 2　　③ 3　　④ 4　　⑤ 5
⑥ 6　　⑦ 7　　⑧ 8　　⑨ 9　　⑩ 0

問7 ある集団のABO式血液型の遺伝子 I^A, I^B, I^O の頻度は，0.2，0.3，0.5である。この集団において，A型とAB型のそれぞれの血液型が占める割合は何％か。適切な数を，①〜⑩のなかから1つずつ選べ。ただし，この集団はハーディ・ワインベルグの法則に従うものとする。なお，必要であれば同じ番号を複数回使用せよ。

　A型：十の位　[22]　一の位　[23]
　AB型：十の位　[24]　一の位　[25]

① 1　　② 2　　③ 3　　④ 4　　⑤ 5
⑥ 6　　⑦ 7　　⑧ 8　　⑨ 9　　⑩ 0

第4問 文Ⅰ,Ⅱを読んで問いに答えよ。

<文Ⅰ>

線虫では,受精卵から成虫になる発生の過程で,細胞がどのように分裂し,どのような組織の細胞に分化するかという細胞系譜が完全に解明されている。また,発生の過程であらかじめ死ぬことが決まっている細胞も解明されている(図1)。線虫を用いた次の3つの実験から,細胞間のシグナル伝達と細胞質含有物質の不均等な分配により,細胞が分化することが明らかにされた。

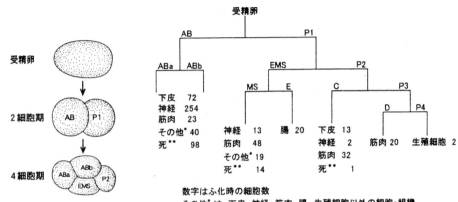

図1　線虫の胚の細胞系譜
左図：側面からみた受精卵, 2細胞期胚, 4細胞期胚
右図：細胞の呼称と発生運命を示す系譜

細胞間のコミュニケーションの機構を調べるために実験1,2を行った。

―実験1―

第一卵割直後の2細胞期胚から細胞を分離して,それらを単独で培養した。

AB細胞は神経と下皮だけをつくった。一方,P1細胞は,正常の発生過程でP1細胞から生じるすべての細胞と組織をつくった(図1)。

―実験2―

シクロヘキシミド(翻訳を阻害する作用をもつ)またはアクチノマイシンD(転写を阻害する作用をもつ)を含む培地で,第一卵割直後から第二卵割直前まで培養した。この2細胞期胚から細胞を分離して,それらを洗浄し薬剤を除去した後,薬剤を含まない培地で単独で培養した。

シクロヘキシミドを含む培地で培養した胚から分離したAB細胞は,神経と下皮だけをつくった。一方,アクチノマイシンDを含む培地で培養した胚から分離したAB細胞は,正常の発生過程でAB細胞から生じるすべての細胞と組織をつくった(図1)。

線虫では，図1の細胞系譜から腸はE細胞だけに由来していることがわかる。A)この腸の特異化[注]は，卵割によって細胞質の特定の物質が偏って分配される結果と考えられている。この機構を調べるために実験3を行った。

―実験3―

4細胞期胚が次の卵割を開始するまでに，ほぼ15分を要した。この間に，種々の時間で4細胞期胚から細胞を分離し，直ちに単独または再結合して培養し，腸が分化するかどうかを調べた。実験の概要と結果を図2に示す。

注）：未分化の細胞が腸になる発生経路を進むように方向づけられる。

問1　実験1のどのような結果から，細胞間のコミュニケーションが細胞の運命を決定することがわかるか。最も適切なものを，①～④のなかから1つ選べ。

　　　26

①　分離されたAB細胞の分化が，正常の発生におけるAB細胞と異なる。

②　分離されたP1細胞の分化が，正常の発生におけるP1細胞と見分けがつかない。

③　2細胞期に分離されたそれぞれの細胞が分裂して分化することができる。

④　2細胞期に分離されたそれぞれの細胞が神経と筋肉をつくることができる。

問2　実験1と実験2の結果から考察できる細胞間のコミュニケーションのシグナル伝達の機構として最も適切なものを，①～④のなかから1つ選べ。

　　　27

①　P1細胞が自身の核の遺伝子を発現してタンパク質をつくり，これがAB細胞へのシグナルとなる。

②　AB細胞の細胞質には卵形成の際につくられたタンパク質があって，これがP1細胞へのシグナルとなる。

③　P1細胞の細胞質には2細胞期になる前から存在するmRNAがあって，このmRNAから翻訳されたタンパク質がAB細胞へのシグナルとなる。

④　AB細胞の細胞質には2細胞期になる前から存在するmRNAがあって，このmRNAから翻訳されたタンパク質がABa細胞とABb細胞へのシグナルとなる。

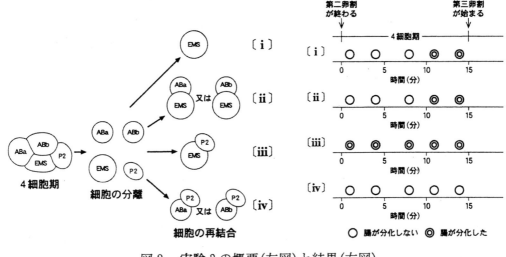

図2 実験3の概要(左図)と結果(右図)

左図：〔i〕〜〔iv〕は培養した組合せ。
右図：〔i〕〜〔iv〕の処理を行った時間(分)とその運命。

問3 実験3の結果から考察できる腸の特異化と4細胞期胚の細胞間のコミュニケーションの関係について最も適切なものを，①〜④のなかから1つ選べ。

28

① 腸の特異化には，細胞間のコミュニケーションは必要ない。
② 腸の特異化には，P2細胞とEMS細胞間のコミュニケーションが必要である。
③ 腸の特異化には，P2細胞とABa細胞間あるいはP2細胞とABb細胞間のコミュニケーションが必要である。
④ 腸の特異化には，ABa細胞とEMS細胞間あるいはABb細胞とEMS細胞間のコミュニケーションが必要である。

問4 腸の分化のために必要な物質を受精卵が細胞質に含有していると仮定した場合，この物質は卵割で，受精卵→ ア → イ → ウ の順に受け継がれていく(図1参照)。 ア 〜 ウ に入る語として最も適切なものを，①〜⑩のなかから1つずつ選べ。

ア 29 イ 30 ウ 31

① AB細胞   ② ABa細胞   ③ ABb細胞   ④ P1細胞
⑤ P2細胞   ⑥ EMS細胞   ⑦ E細胞   ⑧ MS細胞
⑨ P3細胞   ⑩ C細胞

問5 図1において，文中の下線部A)のように，単一の割球に由来が限定される腸以外の細胞あるいは組織はどれか。最も適切なものを，①〜④のなかから1つ選べ。　32

① 筋　肉　　　② 神　経　　　③ 下　皮　　　④ 生殖細胞

＜文Ⅱ＞

　線虫では，アポトーシスの異常による細胞死異常変異体がみつかっている。B) アポトーシスは，細胞が自身の死のプログラムを活性化して自殺する細胞死で，プログラム細胞死ともいう。アポトーシスを行うのは，カスパーゼと呼ばれるタンパク質分解酵素で，アポトーシスを誘導するシグナルで活性化したカスパーゼが，細胞内の主要なタンパク質を分解する。アポトーシスのプログラムは，いったん活性化すると後戻りがきかなくなる。そのためアポトーシスの制御は，カスパーゼやその活性化を調節する細胞内タンパク質C)によって厳重に行われている。

問6 文中の下線部B)が**関与しない**現象として適切なものを，①〜⑤のなかから2つ選び，解答番号33の解答欄にマークせよ。　33

① ヒトの発生中に手足の指が，5本に形づくられる。
② 脳血管の血流障害により，ヒトの脳組織が軟化する。
③ オタマジャクシからカエルに変態する際に尾が退縮する。
④ 火傷した部位の皮膚が，赤くなり熱をもってひりひりと痛い。
⑤ 古くなって働きの衰えたヒトの腸上皮細胞が除かれ，働きが活発な新しい細胞と入れ替わる。

問7 表1は，文中の下線部C)の機能が失われた線虫の細胞死異常変異体の遺伝子型と表現型である。ced-3^-，ced-4^-，ced-9^- のそれぞれの対立遺伝子の野生型遺伝子が指令するタンパク質の働きとして，表1から考察できるものはどれか。適切なものを，①〜⑤のなかから2つ選び，解答番号34の解答欄にマークせよ。ただし，野生型遺伝子が指令するタンパク質のそれぞれをCED-3，CED-4，CED-9とする。　34

① CED-3とCED-4はアポトーシスのプログラムを進行させる。
② CED-9はアポトーシスのプログラムを進行させる。
③ CED-4は，CED-3，CED-9よりも下流(アポトーシスのプログラムの後の段階)で働いてアポトーシスを制御している。

④ CED-3とCED-4は，CED-9よりも上流(アポトーシスのプログラムの前の段階)で働いてアポトーシスを制御している。

⑤ CED-9は，CED-3とCED-4よりも上流(アポトーシスのプログラムの前の段階)で働いてアポトーシスを制御している。

表1 線虫の細胞死異常変異体の遺伝子型と表現型

遺　伝　子　型	表　現　型
$ced-9^-/ced-9^-$	過剰な細胞死が生じて，生存すべき細胞も死ぬ
$ced-3^-/ced-3^-$	予定された細胞死が起こらず，死ぬべき細胞がすべて生存する
$ced-4^-/ced-4^-$	
$ced-3^-\,ced-9^-/ced-3^-\,ced-9^-$	
$ced-4^-\,ced-9^-/ced-4^-\,ced-9^-$	

i) $ced-9^-$, $ced-3^-$, $ced-4^-$：機能欠失型変異遺伝子

ii) 野生型は，それぞれの機能欠失型変異遺伝子の対立遺伝子である野生型遺伝子をホモかヘテロにもつ

英　語

解答　　　　　　　23 年度

① 出題者が求めたポイント

[解法のヒント]

1. ②のみ第2音節にアクセント。他は第1音節。
2. ⑤のみ第1音節にアクセント。他は第2音節。
3. ⑤のみ第2音節にアクセント。他は第1音節。
4. ⑤のみ第1音節にアクセント。他は第2音節。
5. ②のみ第1音節にアクセント。他は第2音節。

[解答]

1. ②　2. ⑤　3. ⑤　4. ⑤　5. ②

② 出題者が求めたポイント

[正しい選択肢を入れた英文の意味と解法のヒント]

a. 昨日私は最終のバスを逃したので、家までタクシーで帰るほかなかった。
　　have no choice but ～：～するしかない

b. 道が混んでいたにもかかわらず、なんとか空港に着くのに間に合った。
　　traffic には形容詞 heavy を使う。

c. 最近、電話の普及のせいで手紙を書く人が減った。

d. 胃が痛い。何か体質に合わないものを食べたにちがいない。
　　disagree with ～：(食べ物などが)～の体質に合わない

e. 日曜日の食事は何か違うものを食べたほうがいいと思いませんか？
　　「～する時間」it is time の後は仮定法過去時制

f. バーバラは学校を休んだ。それはよくあることだった。
　　「よくあることだ」：as is often the case　ここでは過去時制。

[解答]

6. ②　7. ①　8. ②　9. ①　10. ②　11. ①

③ 出題者が求めたポイント

[完成した英文とその意味]

a. Julia wore <u>such a bright yellow hat that</u> everybody stared at it in amazement.
（ジュリアはとても鮮やかな黄色の帽子をかぶっていたので、だれもが驚いてそれを見た。）

b. A decision <u>that is made as the solution to a problem</u> may create a new problem.
（ある問題の解決策としてなされた決定は、新たな問題を引き起こすかもしれない。）

c. The President called upon the people to <u>ask themselves what they could do for</u> their country.
（大統領は国民に、国のために何ができるかを自分に問うてほしいと言った。）

d. There was said to be about one in every five new graduates this spring, who had <u>neither found a job nor gone on to</u> higher education.
（今春の新卒者で、就職が見つからずもっと上に進学することもかなわなかったのは約5人に1人いると言われた。）

e. When she <u>approached</u> the house, she smelled <u>something burning and saw smoke</u> rising.
（彼女が家に近づいて行ったとき、何か燃えているにおいがして、煙が上がっているのが見えた。）

f. Physicians should behave toward their patients, colleagues, and other professionals as <u>they would have them behave toward themselves</u>.
（医者は患者や同僚や他の専門家に対して、自分自身がその人たちにしてもらいたいと思うような行動をとるべきである。）

[解答]

12. ⑥　13. ③　14. ②　15. ①　16. ①　17. ⑥
18. ④　19. ③　20. ③　21. ⑤　22. ②　23. ④

④ 出題者が求めたポイント

[全訳]

　ジョナサン・コットの On the Sea of Memory － A Journey from Forgetting to Remembering(記憶の海で－忘却から記憶への旅）は、記憶を失いそして回復した著者の経験をつづったまじめなすばらしい本である。1998年、コットは母の死の後で深いうつ状態に陥った。彼は電気痙攣療法にかけられ、全部で36回の電気ショック治療を受けたのだが、(24)<u>これが</u>、1985年から2000年までの15年間の<u>記憶を彼から奪ってしまったのだ</u>。彼の人生の15年－知っていた友だち、住んでいた場所、書き記した本－が(25)<u>すっかり拭い去られてしまっ</u>ていた。しかし彼は、(26)<u>作家そして雑誌編集者としての才能</u>を持ち続け、そして今、自分の失われた過去の断片を拾い集めている。彼は(27)<u>自分に起こったこと</u>を把握しようとして、神経科学からチベット仏教にまで及ぶ多くの異なる分野の専門家たちに、記憶のさまざまな側面についての話を聞いてきた。

　本の中でコットは、私たちを(28)<u>今の自分</u>たらしめ、私たちのアイデンティティーを形作るのは記憶であると言っている。私たちの記憶は先祖たちの古い記憶、文化、場所と(29)<u>深く</u>結びついている。これは現代のことにも(30)<u>歴史的な</u>ことにも関係している。記憶は私たちの最も本質の部分なのである。

　では、記憶がそれほど大事なものだとすれば、私たちみんなが無意識の内に行っている(31)<u>忘れることの効用</u>とは何なのだろうか。スタンフォード大学の2人の心理学者、ブライス・キュールとアンソニー・ワグナーは、忘れることは人が大事なことを記憶するのを助けるための脳の働きであることを発見した。彼らはスタンフォードの20人の学生に、機能性磁気共鳴画像法(fMRI)を用いて実験を行い、スキャナー上の学生たちの前前頭皮質の活動を記録した。ワグナーによると、

「脳は可塑性、つまり適応性があり、そのひとつの機能は、記憶に応じてそれを(32)強化したり、または抑制したり弱めたりすることである。」よって、無関係な記憶を抑制するという脳の能力は、私たちが本当に大事なことを記憶するのを容易にする。ワグナーが言うように、「記憶するという行為は、どんな場合でも、次にあることを思いだそうとするときにもっと応用が利くように、覚えていることを調整してそれにわずかな変更を加える」のである。

　よって、忘れることは私たちの記憶の欠陥ではあるが、と同時に、これがあるから、私たちはより(33)効率よく生きることができるようになる。コンピューターの方が、決して忘れることがないので、情報と知識の頼りになる正確な宝庫なのかもしれない。しかし、私たちの記憶の方がより繊細で、(34)選択しながら思い出すのに長け、(35)人生に必要なことを検索してそれに向かわせるのに長けている。記憶力を強化して、より詳細により(37)正確に(36)物事を思い出す方法を学ぶことは、今なお多くの人々の目標ではあるが、私たちは、コンピューターと人間の脳の大きな違いが、脳は記憶するだけでなく忘れることもできるというところにあるのだと、心に留めておくべきである。

[解答]
24.⑮　25.③　26.②　27.⑪　28.⑯　29.④　30.⑥
31.⑬　32.⑩　33.⑤　34.⑨　35.⑫　36.⑧　37.①

5　出題者が求めたポイント

[全訳]
　アメリカ合州国は年間に約240兆円相当、国内総生産(GDP)の17％を医療に使っている。これは比較できる日本の総額年間約40兆円、日本のGDPの8％のおよそ2倍である。しかし、アメリカ人の約20％が医療保険でカバーされていないことは、広く知られている。アメリカの医療制度が大きな問題を持っているという議論はあまりない。実は、2008年の大統領選挙では、すべての有力候補者が医療改革プランを提示した。問題をどのように解決するのかとうことからしてそもそも困難なのだ。過去のアメリカ大統領のだれも、説得力ある解決策を出したことはない。たとえばビル・クリントンは大統領を2期務めたが、全員に行き渡る医療保険の実現を図ろうとして失敗した。アメリカの医療制度を改革することは、なぜそのように骨の折れる仕事なのだろうか。理由は本質的には、自分の収入を医療サービスに使う自由に対する、アメリカ人の伝統的な愛着に関連している。

　医療コストの上昇も、日本では強い懸念材料となっている。医療制度の組織上の欠陥が、わが国の医療コスト増大の大きな理由としてしばしば取り上げられる。しかし、真の理由は別のところに存在する。アメリカで行われた世論調査では、約80％の医療エコノミストが「医学の進歩」を、ここ30年間の医療サービスコスト増大の第1原因と言っている。当然、科学技術の進歩のすべてがコスト増大につながるわけではない。情報技術の発達は、コストが低下していく技術進歩の明らかな例である。しかし、医学の発展はこれとは違い、結果として、主に人の命を延ばすための、お金のかかる革新的な技術発展の形となる。言い換えると、医学が発展するにつれて寿命が延び、結果、医療経費は高騰しつづけることになる。人々が寿命をもっと長くしたいという自然の強い欲求をなんとか抑えない限り、社会は増大する医療コストから逃れることはできないのだ。

　一般的にお金を使う消費者に関しては、どの国も、ほとんどの商品とサービスに対してどれくらいお金を使うか決めるのは個人任せである。たとえば高収入の消費者は普通、上等な服を買う。だが、医療は例外で、国々は2つのグループに分かれる。アメリカは医療にどれくらいお金を使うかを人々に選ばせる。ちょうど服を買うのと同じである。裕福なアメリカ人は、死に至る可能性のある病気を治す治療に、お金を好きなだけ使うことができる。これは、低収入のアメリカ人にはほとんど不可能なことである。アメリカと違って、たいていの国は医療におけるこのような不平等を認めてはいない。これらは確固たる哲学に基づく2つの異なる伝統であるので、どちらの側が正しいかを判断することは絶対にできない。だが、ひとつのことは確かである。ある確固たる哲学に基づく伝統の中に生きている人々は、別の確固たる哲学に基づく別の伝統の社会では当たり前の慣例であっても、よその制度を政府が押しつけるならば激しく抵抗するだろうということだ。

　アメリカは、高所得者と低所得者の購買力に差のある、典型的な二極化型の社会である。人々は立派な服を着ても健康でなければ幸せを感じないので、金持ちは、政府が制限を課さなければ、医療サービスにお金を使うことを優先する傾向にある。この状況が今度は、全体の医療コストを高騰させることになる。その結果、医療サービスは非常に高価になるので、低所得の市民は基本的な医療さえ買うことができない。現実には、医療サービスを買うことのできないアメリカ人は、低中所得層の若者と中年の人々である。なぜなら、アメリカ政府の施策が、高齢者と貧困者のための医療保険を保証するからである。これがアメリカ人の20％がなぜ医療保険を買うことができないのか、なぜアメリカの平均寿命が他の先進諸国より短いのかを説明している。しかし、アメリカの医療制度には利点がある。アメリカが年間に240兆円相当額－対して日本は40兆円－を医療に使うので、アメリカの医療サービスは、あらゆる種類の研究開発努力を引きつける巨大市場となっていて、この国を革新的医学の分野での世界的リーダーにしている。別の言い方をすれば、医学の発展への貢献度で測れば、アメリカの医療制度は他国の先を行っているのである。

　日本の医療制度は公共システムと特徴づけることができる。これは、少なくとも原則的には、すべての市民に同じ医学治療を保証する。しかし、スカンジナビア諸国やイギリスの医療制度とは対照的に、システム

全体を運営するのは政府自身ではない。医療保険の主な提供者は大企業か地方自治体に運営される保険機関である。その結果、医療保険に支払われる掛け金はその人がどの機関に属しているかによって違ってくる。高齢化による医療費高騰を受けて、多くの機関、特に地方自治体運営の機関が、重大な財政困難に陥っている。よって、日本政府はシステムを調整して、大企業に運営されている保険機関に対し、財政的にダメージを受けている仲間の機関の支援をやらせなければならなかった。この調整は当然、現在の仕組みの下で従業員と掛け金支払いを分担している大企業を当惑させた。よって主だった経営者組織は、日本の医療制度の徹底改革を模索中である。

[選択肢の英文の意味]

下線部が内容と合っていないところ。

(1) 日本は年間に、アメリカが医療に使う<u>総額の約半分のお金</u>を使っている。

(2) アメリカ人のおよそ20％には医療保険がないという事実を知っている人は、<u>ごくわずかしかいない。</u>

(3) アメリカ人のおよそ20％は医療保険に<u>入っている</u>ことを多くの人が知っている。

(4) 2008年の大統領選挙の候補者のほとんどは、アメリカの医療制度は決して理想的ではないとわかっていた。

(5) アメリカの医療保険の問題は厖大なので、過去のアメリカ大統領のだれもそれを解決しようと<u>試みたことはない。</u>

(6) アメリカの医療制度改革を困難にしているものは、自分の収入を自由に医療サービスに使いたいというアメリカ人の伝統的な傾向と基本的に関連している。

(7) 筆者は、伝統を維持し平等よりも自由を好むアメリカ人の考え方に、<u>非常に関心を持っている。</u>

(8) 幸いにして、日本はアメリカとは異なる医療制度を持っているので、<u>医療費増大の問題はかかえていない。</u>

(9) 筆者は、医療費の増大を日本の医療制度の欠陥のせいにする多くの日本人の意見に<u>賛成している。</u>

(10) アメリカの医療エコノミストの大多数は、医学の進歩がここ数十年の医療サービスコスト上昇の原因だとしている。

(11) アメリカの多くの医療エコノミストは、主に医学の進歩のせいで、<u>21世紀初頭以降医療コストが上昇</u>していると考えている。

(12) 進歩するにつれてコストが高くなる技術がある一方で、医療技術の最近の進歩からわかるように、<u>コストが低くなる技術もある。</u>

(13) 医学の進歩によって寿命が延びるので医療サービスのコストが増え、それによって今度は、医療にかかる経費が増え続けることになる。

(14) <u>一般的な出費に関しては</u>2つのタイプの国に分けられる。ほとんどの商品とサービスに対してどれくらい払うかを個人の裁量に任せる国と、支払いの額に厳しい制約を課す国である。

(15) 筆者は、他国のシステムを人々に押し付けることを国に強いるような、確固とした哲学に基づく異なる2つの伝統があると想定している。

(16) アメリカはほとんどの国々と違って、<u>医療における自由と平等のバランスが</u>国の医療制度の問題を解決するだろうと信じている。

(17) 筆者は、アメリカの高収入の人々と低収入の人々の間の購買力の差が、<u>医療サービスの質を低下させている</u>と想定している。

(18) <u>医療保険に入っている</u>アメリカ人の約20％が、低中所得者グループの若者や中年である。

(19) アメリカでは、今日の医療保険制度の犠牲者は<u>貧しい人たちと高齢者である。</u>なぜなら、アメリカ人はだれでも自分自身の医療経費を支払うことになっているからである。

(20) 原則的には、アメリカ政府は、アメリカ人が医療に好きなだけお金をかけてもいいとしている。

(21) アメリカは現代医療という点ではトップの国であるという事実にもかかわらず、アメリカ人の平均寿命はそれほど高くない。

(22) アメリカの医療サービス市場はとても大きくて、すべての種類の研究と発展の努力がそこに引き寄せられるので、アメリカの医療制度は事実上医学の発展に貢献している。

(23) 日本の医療制度は、すべての市民に<u>同じ医療保険でカバーされた</u>同じ治療を保証する、典型的な公的医療制度に分類することができる。

(24) 日本の高齢者数の増加は、多くの医療組織に深刻な財政上の問題を引き起こしている。

(25) 筆者は、日本の医療組織の財政上の問題を解決するための提案をしている。それは、<u>日本人は、今医療保険に支払っている額より高い保険料を払わなければならなくなるだろう</u>というものだ。

[解答]

(4)　(6)　(10)　(13)　(20)　(21)　(22)　(24)

数　　学

解答　　23年度

1 出題者が求めたポイント

(1)（数学II・積分法）

　　$x<0$ と $0\leqq x$ に分けて，絶対値をはずし，交点を求めて，定積分で面積を求める。

(2)（数学III・微分法）

　　$\overrightarrow{a}=(x_1,\ y_1)$ のとき，$|\overrightarrow{a}|=\sqrt{x_1^2+y_1^2}$

　　$f(t)=f'(t)$ より $t>0$ となる解を求める。

〔解答〕

(1) $x<0$ のとき，

　　$-3x^3=7x+10$　より　$3x^3+7x+10=0$

　　$(x+1)(3x^2-3x+10)=0$

　　$3x^2-3x+10=0$ の $D<0$より　$x=-1$

　　$0\leqq x$ のとき，

　　$3x^3=7x+10$　より　$3x^3-7x-10=0$

　　$(x-2)(3x^2+6x+5)=0$

　　$3x^2+6x+5=0$ の$D<0$　より　$x=2$

　　$\displaystyle\int_{-1}^{0}(3x^3+7x+10)\,dx+\int_{0}^{2}(-3x^3+7x+10)\,dx$

　　$=\left[\dfrac{3}{4}x^4+\dfrac{7}{2}x^2+10x\right]_{-1}^{0}+\left[-\dfrac{3}{4}x^4+\dfrac{7}{2}x^2+10x\right]_{0}^{2}$

　　$=-\left(\dfrac{3}{4}+\dfrac{7}{2}-10\right)+(-12+14+20)=\dfrac{111}{4}$

(2) $t\overrightarrow{a}+\overrightarrow{b}=(2t+2,\ 2t+1)$

　　$f(t)=\sqrt{(2t+2)^2+(2t+1)^2}=\sqrt{8t^2+12t+5}$

　　$f'(t)=\dfrac{16t+12}{2\sqrt{8t^2+12t+5}}=\dfrac{8t+6}{\sqrt{8t^2+12t+5}}$

　　$\sqrt{8t^2+12t+5}=\dfrac{8t+6}{\sqrt{8t^2+12t+5}}$　より

　　$8t^2+4t-1=0$

　　$t=\dfrac{-2\pm\sqrt{12}}{8}=\dfrac{-1\pm\sqrt{3}}{4}$

　　$t>0$ より $t_0=\dfrac{-1+\sqrt{3}}{4}$

（答）

(1)

ア	イ	ウ	エ
1	1	1	4

(2)

オ	カ	キ	ク
−	1	3	4

2 出題者が求めたポイント

(1)（数学II・不等式の証明）

　　両辺に $xy(x+y)$ をかける。

　　$a>0$，$b>0$のとき，$a+b\geqq2\sqrt{ab}$

　　等号が成り立つのは，$a=b$のとき。

(2)（数学I・整数）

　　右辺が2ということは，cosの値がともに1。

　　よって，$\dfrac{5}{12}x$も$\dfrac{30}{7}x$も2πの倍数である。

〔解答〕

(1) 両辺に$xy(x+y)$をかけると，

　　$Kxy\leqq y(x+y)+49x(x+y)$

　　$y^2+49x^2\geqq(K-50)xy$

　　一方，$y^2+49x^2\geqq2\sqrt{y^2\cdot49x^2}=14xy$

　　よって，$K+50=14$

　　従って，$K_0=64$

(2) $\cos\dfrac{5}{12}x=1$，$\cos\dfrac{30}{7}x=1$　である。

　　よって，$\dfrac{5}{12}x=2n\pi$，$\dfrac{30}{7}x=2k\pi$

　　$n,\ k$は自然数。

　　$x=\dfrac{24}{5}n\pi$，$x=\dfrac{7}{15}k\pi$

　　$\dfrac{24}{5}n\pi=\dfrac{7}{15}k\pi$　より　$k=\dfrac{72}{7}n$

　　nの最小値は7，$k=72$

　　従って，$x=\dfrac{168}{5}\pi$

（答）

(1)

ア	イ
6	4

(2)

ウ	エ	オ	カ
1	6	8	5

3 出題者が求めたポイント（数学B・ベクトル）

(2) $\overrightarrow{a}=(x_1,\ y_1)$ のとき，$|\overrightarrow{a}|=\sqrt{x_1^2+y_2^2}$

　　$|\overrightarrow{PQ}|^2$ をtについて平方完成させる。

〔解答〕

(1) $\overrightarrow{OP}=(t,\ 0)$，$\overrightarrow{OQ}=(1-t,\ 5-5t)$

　　$\overrightarrow{PQ}=(1-t-t,\ 5-5t)=(1-2t,\ 5-5t)$

　　$=\left(1-\dfrac{2}{4},\ 5-\dfrac{5}{4}\right)=\left(\dfrac{1}{2},\ \dfrac{15}{4}\right)$

(2) $|\overrightarrow{PQ}|^2=(1-2t)^2+(5-5t)^2$

　　$=29t^2-54t+26$

　　$=29\left(t-\dfrac{27}{29}\right)^2+\dfrac{25}{29}$

　　従って，$t_0=\dfrac{27}{29}$ のとき，$m=\dfrac{5}{\sqrt{29}}$

（答）

(1)

ア	イ	ウ	エ	オ
1	2	1	5	4

(2)

カ	キ	ク	ケ	コ	サ	シ
2	7	2	9	5	2	9

4 出題者が求めたポイント（数学III・積分法）

$\sqrt{x}=t$ とおいて置換積分する。

$\displaystyle\int_{n}^{n+1}\dfrac{1}{(t+1)^2}\,dt<\int_{n}^{n+1}\dfrac{1}{t^2+k}\,dt<\int_{n}^{n+1}\dfrac{1}{t^2}\,dt$

を利用する。

〔解答〕

(1) $\sqrt{x}=t$ とする。

$x=n^2 \to (n+1)^2$ は, $t=n \to n+1$

$\dfrac{dt}{dx}=\dfrac{1}{2\sqrt{x}}$ より $2t\,dt=dx$

$S_n=\displaystyle\int_{n^2}^{(n+1)^2}\dfrac{\sqrt{x}}{1+3x}dx=\int_{n}^{n+1}\dfrac{2t^2}{1+3t^2}dt$

$=\displaystyle\int_{n}^{n+1}\left(\dfrac{2}{3}-\dfrac{2}{3}\cdot\dfrac{1}{3t^2+1}\right)dt$

$=\left[\dfrac{2}{3}t\right]_{n}^{n+1}-\dfrac{2}{3}\displaystyle\int_{n}^{n+1}\dfrac{1}{3t^2+1}dt$

$=\dfrac{2}{3}-\dfrac{2}{9}\displaystyle\int_{n}^{n+1}\dfrac{1}{t^2+\dfrac{1}{3}}dt$

$\displaystyle\int_{n}^{n+1}\dfrac{1}{t^2+\dfrac{1}{3}}dt=Z$ とする。

$\displaystyle\int_{n}^{n+1}\dfrac{1}{(t+1)^2}dt<Z<\int_{n}^{n+1}\dfrac{1}{t^2}dt$

$\displaystyle\int_{n}^{n+1}\dfrac{1}{t^2}\,dt=\left[-\dfrac{1}{t}\right]_{n}^{n+1}=-\dfrac{1}{n+1}+\dfrac{1}{n}=\dfrac{1}{n(n+1)}$

$\displaystyle\int_{n}^{n+1}\dfrac{1}{(t+1)^2}\,dt=\left[-\dfrac{1}{t+1}\right]_{n}^{n+1}=\dfrac{1}{(n+1)(n+2)}$

$\displaystyle\lim_{n\to\infty}\int_{n}^{n+1}\dfrac{1}{t^2}\,dt=\lim_{n\to\infty}\dfrac{1}{n(n+1)}=0$

$\displaystyle\lim_{n\to\infty}\int_{n}^{n+1}\dfrac{1}{(t+1)^2}\,dt=\lim_{n\to\infty}\dfrac{1}{(n+1)(n+2)}=0$

よって, $\displaystyle\lim_{n\to\infty}Z=0$

従って, $a=\displaystyle\lim_{n\to\infty}\left(\dfrac{2}{3}-\dfrac{2}{9}Z\right)=\dfrac{2}{3}$

(2) $|S_n-a|=\dfrac{2}{9}Z$

$\dfrac{2}{9}Z<\dfrac{1}{1014}$ より $Z<\dfrac{3}{676}\left(\dfrac{1}{225.33}\right)$

$\dfrac{1}{(n+1)(n+2)}<Z<\dfrac{1}{n(n+1)}$ で,

n が大きいと $Z≒\dfrac{1}{n(n+1)}$ なので,

$n=14$ のとき, $\dfrac{1}{240}<Z<\dfrac{1}{210}$

$n=15$ のとき, $\dfrac{1}{272}<Z<\dfrac{1}{240}<\dfrac{3}{676}$

従って, $n=15$

(答)

(1)

ア	イ
2	3

(2)

ウ	エ
1	5

物　理

解答　23年度

1 出題者が求めたポイント……X線の反射

(1) 格子面の間隔をdとおくと、下図より、
$$2d\sin 22° = \lambda = 3.0 \times 10^{-10}$$
$$\therefore d = \frac{3.0 \times 10^{-10}}{2\sin 22°} \fallingdotseq \frac{3.0 \times 10^{-10}}{2 \times 0.375}$$
$$= 4.0 \times 10^{-10}$$

イ、4　ロ、0　ハ、−　ニ、10…答

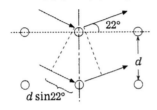

(2) 2つ目の反射波が強め合う条件は、
$$2d\sin\theta = 2\lambda = 2 \times 3.0 \times 10^{-10}$$
これと(1)の条件式より、
$$\sin\theta = 2\sin 22° \fallingdotseq 2 \times 0.375 = 0.75$$
$$\therefore \theta \fallingdotseq 49[°] = 4.9 \times 10^1 [°]$$

イ、4　ロ、9　ハ、1…答

2 出題者が求めたポイント……斜面に置かれた物体の加速度、慣性力

(1) 求める加速度の大きさをa_0とおくと、下図より、
$$ma_0 = mg\sin 40°$$
$$\therefore a_0 = 9.8 \times \sin 40° \fallingdotseq 9.8 \times 0.64 \fallingdotseq 6.3$$

イ、6　ロ、3　ハ、0…答

(2) 慣性力の上向き成分が、重力の斜面下向き成分と釣り合うと考えて、
$$ma\cos 40° = mg\sin 40°$$
$$\therefore a = 9.8 \times \tan 40° \fallingdotseq 9.8 \times 0.84 \fallingdotseq 8.2$$

イ、8　ロ、2　ハ、0…答

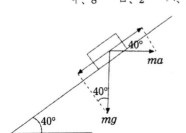

3 出題者が求めたポイント……音のドップラー効果

(1) $403\ km/h \fallingdotseq 112\ m/s$
飛行機の速度の観測点向き成分v_sは、
$$v_s = 112 \times \frac{100}{\sqrt{100^2+50^2}} = \frac{224}{\sqrt{5}} \fallingdotseq 100$$
$$f' = \frac{340}{340-100}f_0$$
$$\therefore f_0 = \frac{340-100}{340} \times 2000 \fallingdotseq 1412 \fallingdotseq 1.4 \times 10^3$$

イ、1　ロ、4　ハ、3…答

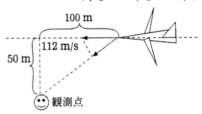

(2) 飛行機の遠ざかる速度は$112 m/s$と考えられるので、
$$f'' = \frac{340}{340+112} \times 1412 \fallingdotseq 1.1 \times 10^3$$

イ、1　ロ、1　ハ、3…答

4 出題者が求めたポイント……等圧変化と定積変化の$p-V$図

(1) A点での温度をT_A、C点での温度をT_Cとおくと、それぞれの点での状態方程式は、
$$p_A V_A = nRT_A$$
$$p_B V_C = nRT_C$$
よって、A点とC点での温度差ΔTは、
$$\Delta T = T_C - T_A = \frac{p_B V_C - p_A V_A}{nR}$$
内部エネルギーの増加量
$$\Delta U = \frac{3}{2}nR\Delta T = \frac{3}{2}(p_B V_C - p_A V_A)$$
熱力学の第1法則より、気体が吸収した熱量Qは、
$$Q = \Delta U + p_B\Delta V = \frac{3}{2}(p_B V_C - p_A V_A) + p_B(V_C - V_A)$$
$$= \frac{3}{2}(4.0 \times 10^5 \times 0.30 - 1.0 \times 10^5 \times 0.10)$$
$$+ 4.0 \times 10^5 \times 0.20 \fallingdotseq 2.5 \times 10^5$$

イ、2　ロ、5　ハ、5…答

(2) (1)より、
$$\Delta U = \frac{3}{2}(p_B V_C - p_A V_A) \fallingdotseq 1.7 \times 10^5$$

イ、1　ロ、7　ハ、5…答

(3) 求める仕事は$p-V$図でA→B→C→Dで囲まれた面積に等しいので、
$$(p_B - p_A)(V_C - V_A) = 3.0 \times 10^5 \times 0.20 = 6.0 \times 10^4$$

イ、6　ロ、0　ハ、4…答

5 出題者が求めたポイント……誘導起電力

(1) OQ 間の起電力と OP 間の起電力は等しく、電池を2個並列につないだのと同じ状態だと考えればよい。PQ の回転数を n とおくと、OQ 間, OP 間それぞれの起電力 V は、

$$V = \frac{\Delta\Phi}{\Delta t} = \frac{B\Delta S}{\Delta t} = B \times n\pi r^2$$
$$= 1.0 \times 20 \times 3.14 \times 0.10^2 \fallingdotseq 6.3 \times 10^{-1}$$

イ、6 　ロ、3 　ハ、−1…答

(2) R を流れる電流は

$$I = \frac{V}{R} = \frac{6.3 \times 10^{-1}}{10} = 6.3 \times 10^{-2}$$

電流は OP, OQ に等しく流れるので、

$$I_{OP} = \frac{I}{2} = 3.14 \times 10^{-2} \fallingdotseq 3.1 \times 10^{-2}$$

イ、3 　ロ、1 　ハ、−2…答

化　学

解答　23年度

1 出題者が求めたポイント……小問集

問1. 全て正しい。

問2. ③焼きセッコウは $CaSO_4 \cdot \dfrac{1}{2}H_2O$

問3. ②

問4. ①H_2が減少する反応速度が，HIの生成する反応速度の2倍。

問5. ④陽イオン交換樹脂では，樹脂中のH^+と水溶液中の他の陽イオンが交換される。

[解答]

(1)⑥　(2)③　(3)⑥　(4)①　(5)④

2 出題者が求めたポイント……ソルベー法

(反応1) $NaCl + H_2O + NH_3 + CO_2 \rightarrow NH_4Cl + NaHCO_3$

(反応2) $2NaHCO_3 \rightarrow Na_2CO_3 + H_2O + CO_2$

(反応3) $CaCO_3 \rightarrow CaO + CO_2$

(反応4) $CaO + H_2O \rightarrow Ca(OH)_2$

(反応5) $2NH_4Cl + Ca(OH)_2 \rightarrow CaCl_2 + 2H_2O + 2NH_3$

問1. 塩化ナトリウムの飽和水溶液にアンモニアを十分吸収させてから二酸化炭素を吹き込むと，塩化アンモニウムが生成するとともに，水に比較的溶けにくい炭酸水素ナトリウムが沈殿する。

問2. ③$CaO + 3C \rightarrow CaC_2 + CO$
④$Ca(OH)_2 + H_2SO_4 \rightarrow CaSO_4 + 2H_2O$

問3. NH_4Cl と $Ca(OH)_2$

問4. $2NaCl + CaCO_3 \rightarrow Na_2CO_3 + CaCl_2$
$CaCl_2$の水溶液は中性を示す

問5. $\dfrac{x \times 10^3}{58.5} = \dfrac{10 \times 10^3}{106} \times 2$

$\therefore x \fallingdotseq 11\,kg$

[解答]

(6)③　(7)①　(8)⑦　(9)③,④　(10)③,⑦

(11)②　(12)⑤

3 出題者が求めたポイント……酸化還元反応

問1. A : $H_2O_2 + H_2SO_4 + 2KI \rightarrow I_2 + 2H_2O + K_2SO_4$
D : $H_2O_2 + SO_2 \rightarrow H_2SO_4$

問2. B : $K_2Cr_2O_7 + 4H_2SO_4 + 3H_2O_2$
$\rightarrow Cr_2(SO_4)_3 + 7H_2O + 3O_2 + K_2SO_4$
Crの酸化数は$+6 \rightarrow +3$

問3. C : $SO_2 + 2H_2S \rightarrow 2H_2O + 3S$
SO_2は酸化剤として働くので
$SO_2 + 4H^+ + 4e^- \rightarrow S + 2H_2O$

問5. $2.0 \times 10^{-2} \times \dfrac{18}{1000} \times 5 = x \times \dfrac{20}{1000} \times 2$

$\therefore x = 4.5 \times 10^{-2}\,mol/L$

[解答]

(13)④　(14)⑥　(15)⑥　(16)③　(17)⑧

(18)①,④　(19)⑥

4 出題者が求めたポイント……熱化学，化学平衡

問1. $3x \times 2 - (946 + 436 \times 3) = 92$

$\therefore x = 391\,kJ$

問2. ルシャトリエの原理で考える。

問3. 平衡時 N_2 は $1.5\,mol$，H_2 は $2.5\,mol$，NH_3 は $1.0\,mol$ なので

$p_{NH_3} = 2.0 \times 10^7 \times (1.0/5.0) = 4.0 \times 10^6$

$p_{N_2} = 2.0 \times 10^7 \times (1.5/5.0) = 6.0 \times 10^6$

$p_{H_2} = 2.0 \times 10^7 \times (2.5/5.0) = 1.0 \times 10^7$

これを(2)式に代入すると

$K_p \fallingdotseq 2.7 \times 10^{-15}\,Pa^{-2}$

問4. $[H^+] = \dfrac{K_W}{\sqrt{cK_b}} = \dfrac{1}{2} \times 10^{-11}$

$pH = -\log\left(\dfrac{1}{2}\right) - \log 10^{-11}$

$= \log 2 + 11 = 11.3$

[解答]

(20)③　(21)①,⑤　(22)②　(23)④

5 出題者が求めたポイント……有機物の反応

化合物Aはニトロベンゼン，Bはアニリン，Cはベンゼンスルホン酸，Dはナトリウムフェノキシド，Eはサリチル酸，Fはフェノール，Gはベンズアルデヒド，Hは安息香酸である。

問2. アニリンからはアセトアニリド，サリチル酸からはアセチルサリチル酸，フェノールからは酢酸フェニル，安息香酸からは無水安息香酸が生じる。

問3. 炭酸よりも強い酸を反応させると二酸化炭素が生じる。

問4. 化合物Iは塩化ベンゼンジアゾニウム，Jはp-ヒドロキシアゾベンゼンである。
②塩化ベンゼンジアゾニウムの水溶液を加熱すると，分解してフェノールが生成する。
⑥塩化ベンゼンジアゾニウムはジアゾニウム塩である。

[解答]

(24)②　(25)③　(26)⑤

(27)②,④,⑤　　(28)③,④,⑦　(29)②,⑥

生　物

解答　　23年度

■　出題者が求めたポイント(Ⅰ, Ⅱ・正誤選択)

問1.①葉緑体はチラコイド(膜)。
②スプライシングは核内で起こる。
③リボソームは膜構造をもたない。
④リソソームに含まれる酵素にはいろいろあるが加水分解酵素が多く含まれる。
問2.②生活の跡が残ったものは，生痕化石。
問3.胎盤で，母胎のヘモグロビンは酸素との結合が弱いが，胎児のヘモグロビンは酸素との結合が強いので，酸素の受け渡しが行われる。
問4.①塩基配列に対して特異的である。
②DNAリガーゼは様々な細胞に見られる。
④バクテリオファージの宿主はバクテリアである。
⑤DNAの電気泳動では小さな断片ほどよく移動する。
問5.④深海底には光合成細菌は存在しない。
〔解答〕
問1.⑤　問2.②　問3.④　問4.③　問5.④

■　出題者が求めたポイント(Ⅱ・筋収縮)

問1.暗帯はミオシンフィラメント(太いフィラメント)のある部分である。ミオシンフィラメントのみある部分と，アクチンフィラメントもある部分とがある。
問2.筋収縮では，ミオシンフィラメントとアクチンフィラメントの位置関係が変わる(滑り込む)ので，それぞれのフィラメントは短縮しない。
問4.①興奮の伝導は0.01秒レベルで伝わる。
③シナプスでの興奮の伝達は神経伝達物質による。
⑤平静時の細胞は，細胞内が細胞外に対して負の電荷である。
問5.③細胞外に最も多いのはナトリウムイオンである。
⑤エネルギーの変換時にエネルギー効率が100％ということはない。
問6.拡散したカルシウムの回収は，能動輸送である。
問7.細胞膜があるとATPは細胞内に入らない。
〔解答〕
問1.①, ⑤　問2.①, ③　問3.④　問4.②, ④
問5.③, ⑤　問6.②　問7.⑥

■　出題者が求めたポイント(Ⅱ・遺伝子)

問1.①O型の赤血球はH型糖鎖(抗原)をもつので，ボンベイ型の血清にある抗体で凝集する。
②ボンベイ型の赤血球は抗原となる糖鎖をもたないのでO型血液に含まれる抗体で凝集しない。
⑥ボンベイ型の血清にはH型糖鎖に対する抗体が含まれるので，A型, B型, AB型の赤血球(H型糖鎖をもつ)を凝集する。
問2.　796÷3＝265.3　よって266番目のアミノ酸。
問3.異なる単糖が付加されることから，基質特異性が変化したと考えることができる。
問4.塩基の欠失によって，翻訳の読み枠が変化(フレー

ムシフト)しアミノ酸配列が大きく変化(酵素活性が失われる)したか，終止コドンが生じた(分子量が小さくなる)と考えられる。
問5.①世代Ⅰの女性と世代Ⅱの女性がともにヘテロ接合体とは考えにくい。
④優性形質であれば世代Ⅰの男性はホモ接合体である必要はない。
問6.爪膝蓋骨症候群の遺伝子をT，正常遺伝子をtとする。世代Ⅲ男 AT Ot，世代Ⅲ女 At Bt

	9AT	1At	10T	9Ot
At	9A 爪	1A 正	1A 爪	9A 正
Bt	9AB 爪	1AB 正	1B 爪	9B 正

問7. A型　$0.2^2 + 2 \times 0.2 \times 0.5 = 0.24$
　　 AB型　$2 \times 0.2 \times 0.3 = 0.12$
〔解答〕
問1.②, ⑥　問2.⑭②, ⑮⑥, ⑯⑥　問3.①
問4.②, ⑤　問5.②, ③, ⑤　問6.⑳②, ㉑⑤
問7.㉒②, ㉓④, ㉔①, ㉕②,

■　出題者が求めたポイント(Ⅱ・細胞の分化)

問1.AB細胞は，正常発生では下皮と神経以外にも分化するが，単独培養では下皮と神経だけに分化する。
問2.実験1で，分離したAB細胞が正常発生しないことから，P1細胞がAB細胞の分化を調節していると考える。シクロヘキシミドによってP1細胞のタンパク質合成が阻害された場合に，単独培養と同じ結果になることから，P1細胞が合成するタンパク質がAB細胞の分化を調節していると考えることができる。細胞質内にあらかじめmRNAが存在すると考えれば，アクチノマイシンの作用を受けないことも説明できる。
問3.(i)(ii)(iii)から，EMS細胞を早い時期に分離するとP2細胞と組み合わせた場合以外は腸が形成されない。つまり，P2細胞からシグナルを受け取って腸が分化すると考えられる。
問4.シグナルはP2細胞から受け取るが，分化のために必要な物質を細胞がもつ必要があると考えると，腸が分化するE細胞の細胞質は，受精卵→P1細胞→EMA細胞→E細胞の順に伝わる。
問5.生殖細胞はP4細胞にのみ由来する。
問6.外的要因で細胞が死ぬことはネクローシスと呼ばれ，アポトーシスと区別される。
問7.CED-3とCED-4の両者が揃わないとアポトーシスは起こらないが，CED-3とCED-4の両者が揃ってもCED-9があるとアポトーシスが起こらないと考えられる。
〔解答〕
問1.①　問2.③　問3.②　問4.(ア)④ (イ)⑥ (ウ)⑦
問5.④　問6.②, ④　問7.①, ⑤

平成22年度

問 題 と 解 答

平成22年度

東京医科大学　22年度　(1)

英　語

問題　　　　　　　　22 年度

第1問　次の　1　～　5　の各群の単語①～⑤のうちから，下線部の発音が冒頭に示された単語の下線部と同じであるものを1つずつ選びなさい。

1

r<u>ui</u>n

① br<u>u</u>sh　　② c<u>u</u>shion　　③ f<u>u</u>rious

④ r<u>u</u>de　　⑤ <u>u</u>seful

2

t<u>o</u>mb

① m<u>o</u>bile　　② m<u>o</u>tion　　③ m<u>o</u>tive

④ m<u>o</u>tor　　⑤ m<u>o</u>ve

3

<u>o</u>nion

① d<u>o</u>nor　　② h<u>o</u>ney　　③ j<u>o</u>ckey

④ <u>o</u>nly　　⑤ p<u>o</u>ny

4

smoo<u>th</u>

① fil<u>th</u>y　　② sou<u>th</u>　　③ streng<u>th</u>

④ weal<u>th</u>y　　⑤ wor<u>th</u>y

5

e<u>x</u>ecution

① e<u>x</u>amination　　② e<u>x</u>haustion　　③ e<u>x</u>hibition

④ e<u>x</u>istence　　⑤ e<u>x</u>otic

第2問　次のa～fの各英文の空欄　6　～　11　に入れるのに最も適当なものを，それぞれ下の①～⑤のうちから1つずつ選びなさい。

a．Her next question　6　me completely by surprise.

① did　　　　② left　　　　③ made

④ shook　　　⑤ took

東京医科大学　22 年度　(2)

b．You look worried. Do you have something on your ⬚7⬚ ?

① heart   ② mind   ③ spirit

④ soul   ⑤ thought

c．I'd like to have him ⬚8⬚ us with the work.

① help   ② helped   ③ helping

④ to be helping   ⑤ to help

d．⬚9⬚ being angry, he listened to me patiently.

① Although   ② As for   ③ Because of

④ In spite of   ⑤ On account of

e．I wish I ⬚10⬚ back the clock and do it all over again.

① can turn   ② could turn   ③ had turned

④ have turned   ⑤ turned

f．The question ⬚11⬚ at today's meeting is whether we should postpone the plan till next month.

① discussing   ② is discussed   ③ to be discussed

④ to be discussing   ⑤ to discussing

第 3 問　次の a～f の各英文の空欄を，それぞれ下の①～⑥の語または語句で埋めて最適な英文にするとき，⬚12⬚ ～ ⬚23⬚ に入る語または語句を示しなさい。

a．He turned out the light ＿＿ ⬚12⬚ ⬚13⬚ ＿＿ ＿＿ ＿＿ .

① as   ② electricity   ③ not

④ so   ⑤ to   ⑥ waste

b．Someone threw a stone at the speaker. It ＿＿ ＿＿ ⬚14⬚ ＿＿ and ＿＿ his glasses ⬚15⬚ .

① him   ② hit   ③ knocked

④ off   ⑤ on   ⑥ the head

c. I saw the accident, but it _____ _____ 16 _____ 17 _____

evidence as there were plenty of other witnesses.

① for　　　　　② give　　　　　③ me

④ necessary　　⑤ to　　　　　　⑥ wasn't

d. It surprised him that there were 18 _____ _____ _____ 19

_____ ambition is to get married.

① many　　　　② only　　　　　③ people

④ so　　　　　⑤ whose　　　　⑥ young

e. The Japanese prime minister broke 20 _____ _____ _____ _____

with the American president without 21 .

① a meeting　　② an interpreter　③ by

④ having　　　⑤ precedent　　　⑥ with

f. At the time of being 22 _____ _____ of the medical profession, he

solemnly _____ 23 _____ to the service of humanity.

① admitted　　② a member　　③ as

④ his life　　　⑤ promised　　⑥ to dedicate

第4問　次の文章を読み，□ 24 □〜□ 37 □に入る最も適当な語句を下の ①〜⑰の中から1つずつ選びなさい。ただし，同一番号を重複使用した解答は無効 とします。

注：

"Raindrops Keep Falling on My Head"： B. J. Thomas が歌った「雨にぬれても」
　　　　　　　という曲で，映画 *Butch Cassidy and the Sundance Kid*（『明日に
　　　　　　　向って撃て』：1969年）の主題歌。

meteorologist：気象学者。

　　In the movie *Butch Cassidy and the Sundance Kid*, there's a famous song called "Raindrops Keep Falling on My Head". 24 , raindrops also fall on the front and back and sides of your body — and you get wet. [25], people prefer not to get wet in the rain, and run away from some raindrops that they would have otherwise caught. When most of us get caught in the rain without an umbrella, we make a mad instinctive dash for the nearest [26]. But is our natural instinct to run correct? [27], what is the best tactic to use when you're caught in the rain — run or walk? It's actually quite a tricky question. [28], you'll spend less time in the rain. [29], you'll run into some raindrops that would have otherwise [30] you. Which effect is greater?

Two meteorologists, Thomas C. Peterson and Trevor W.R. Wallis, from the National Climatic Data Center in North Carolina in the USA decided to do an experiment. [31] they were roughly the same build, so they bought two identical sets of sweat shirts, pants and hats. They also bought two large plastic bags to wear underneath these clothes, so that any rain which ended up on their clothes would not get soaked into their underclothes. They then measured out a 100-meter track behind their office and waited for some rain. [32], some heavy rain came along — falling at around 18 millimeters per hour. They made sure that they weighed the clothes both [33] the rain.

Dr. Wallis ran the hundred meters at around 4 meters per second (about 14.4 kilometers per hour), and his clothes absorbed 130 grams of water. Dr. Peterson walked his hundred meters at a much more leisurely 1.4 meters per second (about 5 kilometers per hour), but his clothes soaked up 217 grams of water. [34], running meant that you got 40 percent [35], which was pretty close to their predicted 44 percent. So if you run in heavy rain (as compared with walking), you'll stay somewhere between 30 percent and 50 percent drier. The greatest [36] is achieved by running in heavy windy rainy conditions, and by leaning forward. There is [37] in light rain, with no wind, and when you stay nearly vertical.

① before and after ② benefit ③ caught

④ If you run ⑤ Instead of walking ⑥ less dry

⑦ less improvement ⑧ less wet ⑨ Luckily

⑩ missed ⑪ On the other hand ⑫ Scientifically

⑬ shelter   ⑭ shutter   ⑮ Soon

⑯ Unfortunately   ⑰ Usually

第5問 次の文章の内容と合っていると思われるものを，下に示した①〜㉔のなか
から8つ選びなさい。ただし，解答の順序は問いませんが，同一番号を重複使用し
た解答は無効とします。 ⬚38⬚ 〜 ⬚45⬚

注：

cram schools：詰め込み主義の学校，学習塾，予備校。

pharmaceutical faculty：薬学部。

protein：プロテイン，タンパク質。

Japan is increasingly feeling the pain of an acute shortage of medical
doctors. In an effort to perform first aid, the Education, Science and Technology
Ministry recently decided to expand the annual quota for medical students
accepted by universities. This is a bold and complete change on the part of the
government, which has been capping the overall number of doctors in the
country. In other words, the sudden decision to offer a structural remedy to ease
the situation indicates how bad it has become.

From the point of view of patients, the ministry's decision is a welcome one.
But this reminds me of an idea I have cherished for many years: The medical
care crisis is a unique opportunity for us to review the qualifications of future
doctors. I don't mean that the existing criteria to become a qualified doctor are
wrong, but my long-cherished idea is that medical students should be chosen
from a more diverse talent pool.

Under the current university entrance examination criteria, schools of
medicine are seen as the peak of science studies. Cram schools offer special
teaching programs for students aiming to enter medical schools, providing
extensive studies in mathematics and physics, which constitute the basics of
science. I hear that talented students taking medical school exams tend to feel a
particular satisfaction in passing the two most difficult tests — math and
physics. However, once they enter medical schools, math and physics knowledge

is not required so much as in the cases of students at science, technology and pharmaceutical faculties. What they have to learn, instead, are the complex physical and mental aspects of people.

In a sign that the emphasis on math and physics for medical students is shifting, at least one school of medicine no longer includes the two subjects in its exams. Instead, it places importance on Japanese ability and the interview portion of the screening. Similarly, another school of medicine has been keen to accept applications from university students studying in other departments. This school also does not place priority on math and physics, instead focusing on the applicants' breadth of general academic knowledge.

It is possible to say that whereas all science studies pursue universal truth, medicine represents knowledge that has to apply to individual patients. Of course, humans are nothing but matter, in a sense, simply following the mathematical and physical arrangement of proteins and fat. But the individual patients doctors treat are not so simple. Patients have physical constitutions and symptoms specific to each of them. Even if general treatment methods are used, it is indispensable for doctors to tailor such treatment to meet each patient's unique conditions. In addition, personal histories and living environments differ from person to person. Medicine, therefore, is defined as not only part of science but also part of integrated human studies.

To understand each patient's condition, it is not enough to apply analytical methods based purely on math and physics. Such analyses are fit for something that can be broken down into its component parts and then reassembled and restored to its original state. A mechanical approach such as this cannot be applied to human beings. What is necessary for treating people is a method that enables a doctor to immediately gauge a patient's entire condition and intuitively determine the nature of the problem — which is often very subtle.

In fact, doctors diagnose cases by seeing and touching the affected parts of patients or by laboring through the results of X-rays and other tests. In essence, they apply a comprehensive and intuitive diagnostic approach. Advanced technologies, such as the magnetic resonance imaging (MRI) system that produces highly analytical images of affected parts, can be used, but the intuition of a doctor fostered through experience is indispensable to accurately and quickly read those MRI data. Such an intuition obviously has nothing to do with the talent required to pass required math and physics exams. It is regrettable that the existing medical school entrance exam system ignores from the very start a key indicator of the great potential in students striving to be doctors.

Another point we should keep in mind with regard to medicine is that people are different from the objects of pure science — human beings speak and express themselves. Patients tell doctors of their symptoms because they want doctors to understand their problems. Also, patients want doctors to learn of their mental state on top of diagnoses of their illnesses.

As a clinical philosopher emphasizes in his book *Kiku Koto no Chikara* (*The Power to Listen*), listening to patients itself can be perceived as part of the cure from a patient's point of view. A situation in which patients feel that their problems are understood and shared by doctors can be as much a source of relief for them as medicine. This was the situation commonly seen a long time ago, before the development of modern medicine, and practitioners were not as busy as today's doctors. In those days, many of those who were famous as excellent doctors earned that reputation thanks to their willingness to listen to patients. Doctors need to have excellent speaking skills. Human beings are so sensitive that they readily sense who is truly willing to understand them and tend to speak only to such people. To be a good listener, a doctor has to be a good speaker. In this regard, it makes sense to add Japanese lessons to medical education to help students develop a good bedside manner.

While the lack of doctors is an acute issue that must be remedied urgently, medical education does take time. One emergency step to cope with the matter is to raise the quota of medical students accepted from other university departments. If this were to happen, the gap between science students and liberal arts students would be narrowed — and the door for the latter should be opened as widely as possible.

| 38 | ~ | 45 |

① The government has always been trying to increase the number of medical students, but medical universities have not been ready for it.

② It is not surprising that the Education, Science and Technology Ministry decided to expand the annual quota for medical students, because the ministry has been increasing the overall number of doctors gradually.

③ The government decided to expand the annual quota for medical students accepted by universities because a severe shortage of medical doctors has affected social life in the country.

④ The shortage of medical doctors in Japan is too serious for the government to make a move about it at this stage.

⑤ The author thinks that patients should welcome the ministry's sudden decision to increase the number of doctors, because doctors will start to compete with each other and thus lower medical fees.

⑥ The author thinks of the problem of lack of doctors as a good opportunity to change the qualifications of doctors to be.

⑦ The author has cherished the idea that medical students should be chosen from a more diverse talent pool because he realizes that the current criteria to qualify as doctors cannot function any more.

⑧ The author thinks that math and physics ability is required more of medical students than of students at science, technology and pharmaceutical faculties.

⑨ According to the author, medical students have to learn the complex physical and mental aspects of people more than math and physics.

⑩ A few schools of medicine do not place priority on math and physics because they consider that the two subjects have nothing to do with medical education.

⑪ The author considers that medicine represents knowledge concerning universal truth that individuals patiently pursue.

⑫ Medical doctors have to keep in mind that each individual patient they treat is nothing but matter simply following the mathematical and physical arrangement of proteins and fat.

⑬ When medical doctors apply general treatment methods, they have to modify them to individual patients' conditions.

⑭　The author defines medicine as not only part of science but also part of integrated human studies, because individual patients are extremely complex and different from each other.

⑮　Human beings are so fragile that they can be broken down into their component parts but the development of modern medicine makes it possible to assemble the parts again and restore them to their original state.

⑯　The author considers that the intuition of a doctor fostered through experience is indispensable but that intuition cannot have anything to do with human nature.

⑰　The author regrets that most schools of medicine do not recognize the importance of intuition in students striving to be doctors at screening.

⑱　The intuition of a doctor fostered through experience is essential because it can be obtained through an accumulation of math and physics knowledge.

⑲　Math and physics ability is required of students at entrance exams because that ability will still be necessary for them to apply an intuitive diagnostic approach.

⑳　Patients tell doctors of their symptoms because they want doctors to diagnose their illnesses, to understand their problems, and to learn of their mental state.

㉑　A long time ago, many doctors who were considered excellent could earn much money as well as fame just by listening to their patients.

㉒　A good doctor has to be a good listener by learning to be a good speaker, because patients readily sense who is truly willing to speak to them and to apply several remedies to them.

㉓　The author thinks that the introduction of Japanese lessons into medical education can help produce better doctors who are good speakers and listeners with good bedside manners.

㉔　The author suggests as one emergency step to remedy the lack of doctors that schools of medicine should accept more applicants from other university departments, in particular science, technology and pharmaceutical departments.

数　学

問題　22年度

1

(1) 数列 $\{a_n\}$ が関係式

$$a_1 = 3, \quad a_{n+1} = 3a_n + 1 \quad (n = 1, 2, 3, \cdots)$$

で定められているとき，

$$\sum_{n=1}^{\infty} \frac{a_n}{5^n} = \frac{\boxed{\text{アイ}}}{\boxed{\text{ウ}}}$$

である。

(2) 座標平面上の曲線 $C : y = \dfrac{x+1}{x^2+1}$ と直線 $L : y = 1$ とで囲まれた部分の面積を S とすれば

$$S = \frac{\boxed{\text{エ}}}{\boxed{\text{オ}}} \log 2 + \frac{\pi}{\boxed{\text{カ}}} - \boxed{\text{キ}}$$

である。ただし，対数は自然対数とする。

2

(1) $f(x)$ は定義域が実数全体であるような関数であり，t についての2次方程式

$$t^2 + 10(x+2)t + x^2 + f(2x+3) = 0$$

がすべての実数 x に対して重解をもつとする。このとき

$$f(x) = \boxed{\text{ア}}\, x^2 + \boxed{\text{イウ}}\, x + \boxed{\text{エ}}$$

である。

(2) a を定数とし，関数

$$f(x) = ax + \cos 2x + \sin x + \cos x$$

を考える。任意の値 u, v について，

$$u < v \quad \text{ならば} \quad f(u) < f(v)$$

が成り立つような a の値の範囲は

$$a \geqq \frac{\boxed{\text{オカ}}}{\boxed{\text{キ}}}$$

である。

$\boxed{3}$

座標平面の4点 $O(0, 0)$，$A(1, 0)$，$B(0, 1)$，$C(1, 1)$ を考える。直線 OA，OB，OC それぞれの上に動点 P，Q，R がある。正の数 t に対して，動点 P，Q，R が

$$\overrightarrow{OP} = 45t\overrightarrow{OA}, \quad \overrightarrow{OQ} = 60t\overrightarrow{OB}, \quad \text{かつ} \quad \overrightarrow{OR} = (1-t)\overrightarrow{OC}$$

により表されている。

(1) $f(t) = |\overrightarrow{PQ}|$ とおくとき，関数 $f(t)$ の $t = 1$ における微分係数は

$$f'(1) = \boxed{\text{アイ}} \quad \text{である。}$$

(2) 3点 P，Q，R が一直線上にあるのは

$$t = \frac{\boxed{\text{ウ}}}{\boxed{\text{エオカ}}}$$

のときである。

$\boxed{4}$

座標平面上の曲線 $C_1 : x = \sqrt{2y^2 + \dfrac{25}{2}}$ と放物線 $C_2 : y = ax^2$ がただ1つの共有点 P をもつように正の定数 a が定められている。

(1) $a = \dfrac{\boxed{\text{ア}}}{\boxed{\text{イウ}}}$ である。

(2) 点 P の座標は $\left(\boxed{\text{エ}}, \dfrac{\boxed{\text{オ}}}{\boxed{\text{カ}}} \right)$ である。

(3) 点 P における曲線 C_1 の接線の方程式は

$$\boxed{\text{キ}}\, x - \boxed{\text{ク}}\, y - 5 = 0$$

である。

物　理

問題　　　22年度

第1問

　水平な粗い面上にある質量 2000 kg の物体にロープを付けて，複数の人が水平に引いて動かす。人の質量は1人あたり 60 kg とし，粗い面と物体の間の静止摩擦係数は 0.44，動摩擦係数は 0.15，粗い面と人の靴の間の静止摩擦係数は 0.70，動摩擦係数は 0.50 とする。また，物体を動かすために，人が出すことのできる力の最大値は1人あたり 500 N とする。また，ロープの質量は無視できるものとする。

(1)　物体を動かすためには最低何人の人が必要か。2桁の整数で答えよ。答えが1桁の場合は $\boxed{イ}$ をゼロとせよ。

　　　1：$\boxed{イ}\boxed{ロ}$ 人

(2)　100人の人がこの物体を引いたとしたら加速度は最大いくらになるか。

　　　2：$\boxed{イ}.\boxed{ロ} \times 10^{\boxed{ハ}}$ m/s^2

第2問

　厚さ 3.0×10^{-3} m，密度 2.8×10^3 kg/m^3 のアルミ合金で球形の気球を作って空気中に浮かせたい。気球の半径をいくら以上にすればよいか。ただし，気球の中にはヘリウムガスを 1.0 気圧で入れるものとし，空気の気圧は 1.0 気圧，気温は空気，ヘリウムガスともに 0 ℃ であるものとする。また，球の半径と比べて球の外皮の厚さがじゅうぶん小さい場合，球の外皮の体積は球の表面積に厚さをかけて求めてもよい。

　　　3：$\boxed{イ}.\boxed{ロ} \times 10^{\boxed{ハ}}$ m

第3問

断熱材でできた二つの容器A，Bをコックの付いた細管でつないである。容器Aの体積は$6.00 \times 10^{-3}\,\mathrm{m^3}$であり，容器Bの体積は$2.00 \times 10^{-3}\,\mathrm{m^3}$である。コックを開く前，容器Aには，圧力$p_A$〔Pa〕，温度270 K，容器Bには，圧力$1.25 \times 10^5\,\mathrm{Pa}$，温度$T_B$〔K〕の単原子分子の理想気体がそれぞれ入っていた。コックを開いてじゅうぶん時間がたったとき，両容器とも，内部の気体の温度は264 K，圧力は$1.10 \times 10^5\,\mathrm{Pa}$であった。

(1) コックを開く前，容器Aに入っていた気体の圧力p_Aはいくらか。有効数字2桁で答えよ。

4：$\boxed{イ}.\boxed{ロ} \times 10^{\boxed{ハ}}$ Pa

(2) コックを開く前，容器Bに入っていた気体の温度T_Bはいくらか。3桁の整数で答えよ。

5：$\boxed{イ}\boxed{ロ}\boxed{ハ}$ K

第4問

下図のように，水平で平行な導線でできたレール上に，導体の棒をレールに直角に乗せて，直流モーターを作った。2本のレールの間隔lは10 cmであり，この間隔で導体棒の電気抵抗$r = 0.50\,\Omega$である。鉛直上向きに磁束密度$B = 1.0\,\mathrm{T}$の磁界をかけ，スイッチSを入れたところ，滑車を介してひもで導体棒に結びつけられた質量$m = 100\,\mathrm{g}$のおもりが上昇し始めた。じゅうぶん時間がたった後ではおもりは等速に上昇した。ここで，電池の起電力Eを10 Vとする。また，導線の電気抵抗は充分小さく，回路を流れる電流がつくる磁界は無視できるものとする。導体棒は常にレールに垂直に接したままレール上を運動するものとし，レールと導体棒の間の摩擦は無視できるものとする。

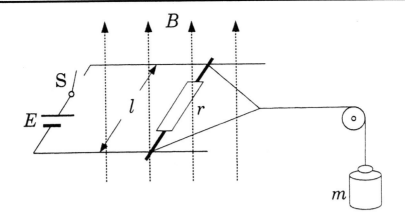

(1) スイッチを入れた直後，回路を流れる電流はいくらか。

6：[イ].[ロ]×10^[ハ] A

(2) おもりの移動する速さが一定になったとき，導体棒に発生する誘導起電力はいくらか。

7：[イ].[ロ]×10^[ハ] V

第5問

仕事関数が 2.16 eV の金属に，波長 400 nm の単色光を照射した。

(1) この金属の限界振動数はいくらか。

8：[イ].[ロ]×10^[ハ][ニ] Hz

(2) このとき放出される電子の運動エネルギーの最大値はいくらか。

9：[イ].[ロ]×10^[ハ] eV

物理定数表

名　称	数　値
重力加速度	$g \fallingdotseq 9.8 \, \text{m/s}^2$
空気の真空に対する屈折率（$0\,℃$，$1\,\text{atm}$）	$n = 1.0003$
水の空気に対する屈折率	$n = 1.33$
熱の仕事当量	$4.19 \, \text{J/cal}$
絶対零度	$-273\,℃$
1気圧	$1\,\text{atm} = 1.01 \times 10^5 \, \text{Pa}$
気体定数	$R = 8.31 \, \text{J/mol·K}$
定積モル比熱	$C_V = 3R/2 = 12.5 \, \text{J/mol·K}$
定圧モル比熱	$C_P = 5R/2 = 20.8 \, \text{J/mol·K}$
乾燥空気中の音速（$0\,℃$）	$V = 331.5 \, \text{m/s}$
空気の密度（$0\,℃$，$1\,\text{atm}$）	$1.293 \, \text{kg/m}^3$
ヘリウムの密度（$0\,℃$，$1\,\text{atm}$）	$1.785 \times 10^{-1} \, \text{kg/m}^3$
真空の誘電率	$\varepsilon_0 = 8.85 \times 10^{-12} \, \text{F/m}$
真空の透磁率	$\mu_0 = 1.26 \times 10^{-6} \, \text{H/m}$
電気素量	$e = 1.60 \times 10^{-19} \, \text{C}$
クーロンの法則の定数（真空中）	$k_0 = 8.99 \times 10^9 \, \text{N·m}^2/\text{C}^2$
電子の質量	$9.11 \times 10^{-31} \, \text{kg}$
電子の比電荷	$1.76 \times 10^{11} \, \text{C/kg}$
1原子質量単位	$1\,\text{u} = 1.66 \times 10^{-27} \, \text{kg}$
アボガドロ定数	$N_0 = 6.02 \times 10^{23} \, \text{mol}^{-1}$
万有引力定数	$G = 6.67 \times 10^{-11} \, \text{N·m}^2/\text{kg}^2$
真空中の光速	$c = 3.00 \times 10^8 \, \text{m/s}$
プランク定数	$h = 6.63 \times 10^{-34} \, \text{J·s}$

化　学

問題　　　　22 年度

（注意）　解答にあたって必要ならば，つぎの数値を用いよ。

原子量：H ＝ 1.0，C ＝ 12，N ＝ 14，O ＝ 16，Br ＝ 80，Ca ＝ 40，

Cl ＝ 35.5，Cu ＝ 63.5，Fe ＝ 56，K ＝ 39，Na ＝ 23，S ＝ 32

ファラデー定数：$F = 9.65 \times 10^4$ C/mol

アボガドロ定数：6.0×10^{23}/mol；0 ℃ の絶対温度：$T = 273$ K

気体定数：$R = 8.3 \times 10^3$ Pa·L/(K·mol)

第 1 問　次の問 1 ～ 5 の各群には①～⑤の中に誤りを含む文が一つあるか，①～⑤の全てに誤りがないかのいずれかである。誤りがある場合はその文の記号（①～⑤）を，誤りがない場合は⑥を選べ。

問 1　　| 1 |

① 空気，天然ガス，石油，食塩水は，いずれも混合物である。

② ドライアイス，生石灰，ミョウバンは，いずれも化合物である。

③ 液体空気の分留で酸素と窒素が得られる。

④ ヨウ素と塩化ナトリウムの混合物からヨウ素を分離するには，昇華を用いる。

⑤ 少量の塩化ナトリウムを含む硝酸カリウムから硝酸カリウムだけを取り出すには，再結晶を用いる。

⑥ ①～⑤に誤りはない。

問 2　　| 2 |

① 弱塩基水溶液を強酸水溶液で滴定するとき，中和点付近での pH 変化は酸性側にかたよるため，メチルオレンジが指示薬として用いられる。

② 弱酸や弱塩基では，濃度が大きくなるにつれ，電離度も大きくなる。

③ 酢酸水溶液中では，電離していない酢酸分子の数は，電離して生じた酢酸イオンの数に比べ，多い。

④ 酸性塩である炭酸水素ナトリウムの水溶液は，塩基性を示す。

⑤ 一般に，弱酸や弱塩基の電離定数は，温度一定ならば濃度に関係なく一定の値となる。

⑥ ①～⑤に誤りはない。

問3 ☐3☐

① 液体の蒸気圧は，一定温度で一定の値をとり，温度が高いほど高い。

② 温度が一定で気液平衡の状態にあれば，気体の占める体積を変化させても液体の蒸気圧は変化しない。

③ 溶媒に不揮発性物質を溶かした溶液の蒸気圧は，同じ温度の純粋な溶媒に比べ低くなる。

④ 融点で液体が凝固して固体になるとき，融解熱に等しい熱量を放出する。

⑤ 0℃の氷 1 mol を加熱して，100℃の水蒸気にするときに必要な熱量は，氷の融解熱と水の蒸発熱の和で表される。

⑥ ①～⑤に誤りはない。

問4 ☐4☐

① Ag^+，Fe^{3+}，Cu^{2+} を含む水溶液に塩酸を加えると，Ag^+ のみが AgCl として沈殿する。

② Pb^{2+}，Ag^+ は，いずれも希塩酸によって白色沈殿を生成するが，Pb^{2+} の塩化物は熱水に溶けるため，両者を区別できる。

③ Al^{3+}，Zn^{2+}，Pb^{2+} とアンモニア水との反応で生じる水酸化物はいずれも白色の沈殿で，過剰のアンモニア水に溶ける。

④ Al^{3+}，Zn^{2+} を含む水溶液に水酸化ナトリウム水溶液を加えると，白色沈殿を生じるが，さらに水酸化ナトリウム水溶液を加えると，無色溶液となる。

⑤ Zn^{2+} を含む中性水溶液に硫化水素を通じたとき，白色の沈殿が生じた。

⑥ ①～⑤に誤りはない。

問5 ☐5☐

① 黒鉛 1 mol からダイヤモンド 1 mol をつくるときの反応熱は，黒鉛とダイヤモンドの燃焼熱から求めることができる。

② N_2（気）や C（黒鉛）の生成熱は 0 である。

③ 二酸化炭素 CO_2（気）の生成熱から一酸化炭素 CO（気）の燃焼熱を引いた値が CO（気）の生成熱である。

④ シクロプロパン(気)とプロピレン(気)の燃焼熱を測定すると，それぞれ 2091 kJ/mol，2058 kJ/mol であった。この実験結果から，プロピレンの方が シクロプロパンよりも 33 kJ/mol 安定であることがわかる。

⑤ H_2(気) 1 mol の燃焼熱は，水 H_2O(液)の生成熱である。

⑥ ①〜⑤に誤りはない。

第2問　次の文章を読み，問い(問1〜5)に答えよ。

塩化ナトリウム水溶液を電気分解した。陽極では， a が ア されて， b が生じた。一方，陰極では c が イ されて， d と e が生じた。したがって，水溶液中の a が ウ し，陰極付近では， e 濃度は エ する。この陰極付近の 水溶液を濃縮すると化合物Xが得られる。

問1　本文中の空欄a，c，eに相当するものを，次の①〜⑧のうちから選べ。

a : 6 　　　c : 7 　　　e : 8

① H^+ 　　② Na^+ 　　③ OH^- 　　④ Cl^-

⑤ Na 　　⑥ H_2 　　⑦ Cl_2 　　⑧ H_2O

問2　本文中の空欄ア〜エに当てはまる語句の組合せとして最も適当なものを， 次の①〜⑥のうちから選べ。

9

	ア	イ	ウ	エ
①	酸 化	還 元	増 加	減 少
②	酸 化	還 元	減 少	増 加
③	酸 化	酸 化	減 少	減 少
④	還 元	酸 化	減 少	増 加
⑤	還 元	酸 化	増 加	減 少
⑥	還 元	還 元	増 加	増 加

問3 陽極で生じたbの記述として**誤りを含むもの**を，次の①〜⑥のうちから一つ選べ。

　　　10

① 酸化作用を示す。
② 空気より重い気体である。
③ エチレンと付加反応する。
④ 加熱した銅と激しく反応する。
⑤ 水と反応して酸素を発生する。
⑥ 水でぬらしたヨウ化カリウムデンプン紙を近づけると，青紫色に変化する。

問4 化合物Xを保存する方法として最も適当なものを，次の①〜⑥のうちから選べ。

　　　11

① 水中に保存する。
② 石油中に保存する。
③ アルコール中に保存する。
④ 褐色のガラス瓶に保存する。
⑤ 無色透明のガラス瓶に保存する。
⑥ ポリエチレンの容器に保存する。

問5 1.00 Aの電流を10分間流して，塩化ナトリウム水溶液を電気分解した。両極に発生する気体の合計体積は，標準状態で何Lか。最も適当な数値を，次の①〜⑥のうちから選べ。

　　　12　L

① 0.002　　　② 0.005　　　③ 0.070
④ 0.139　　　⑤ 0.278　　　⑥ 0.557

第3問　気体Ａ～Ｆの発生法についての記述を読み，次の問い(問1～5)に答え
よ。

Ａ：ギ酸を濃硫酸とともに加熱する。
Ｂ：銅に熱濃硫酸を加える。
Ｃ：銅に濃硝酸を加える。
Ｄ：硫化鉄(Ⅱ)に希硫酸を加える。
Ｅ：銅に希硝酸を加える。
Ｆ：亜硝酸アンモニウム水溶液を加熱する。

問1　気体Ａ～Ｆの捕集法として下方置換を用いるのは何種類あるか。最も適当な
　　数値を，次の①～⑥のうちから選べ。

　　　　　　　　　　│　13　│種類
　　①　0　　　②　1　　　③　2　　　④　3　　　⑤　4　　　⑥　5

問2　水に溶けて酸性を示す気体を，次の①～⑥のうちからすべて選び，解答番号
　　14の解答欄にマークせよ。

　　　　　　　　　　│　14　│
　　①　Ａ　　　②　Ｂ　　　③　Ｃ　　　④　Ｄ　　　⑤　Ｅ　　　⑥　Ｆ

問3　気体Ｄの水溶液に気体Ｂを吹き込んだとき起こる変化として最も適当なもの
　　を，次の①～⑥のうちから選べ。

　　　　　　　　　　│　15　│
　　①　溶液が白濁する。
　　②　溶液が紫色になる。
　　③　溶液が無色透明になる。
　　④　褐色の沈殿が生成する。
　　⑤　褐色の気体が発生する。
　　⑥　無色の気体が発生する。

問 4 先をゴム栓で閉じた注射器に気体Cを捕集し，温度を一定に保ったところ，平衡状態に達した。この容器の体積を変化させたときの記述として最も適当なものを，次の①～⑥のうちから選べ。

16

① ピストンを引き容器の体積を大きくした瞬間，気体の色が濃くなり，その後色に変化はみられなかった。

② ピストンを引き容器の体積を大きくした瞬間，気体の色が薄くなり，その後色に変化はみられなかった。

③ ピストンを押し容器の体積を小さくした瞬間，気体の色が濃くなり，その後色に変化はみられなかった。

④ ピストンを押し容器の体積を小さくしても，気体の色に変化は無かった。

⑤ ピストンを押し容器の体積を小さくした瞬間，気体の色が濃くなったが，徐々に薄くなった。

⑥ ピストンを引き容器の体積を大きくした瞬間，気体の色が濃くなったが，徐々に薄くなった。

問 5 酸化鉄(III)8.0 gに気体Aを加えて完全に反応させると，固体が得られた。この反応に関する記述として誤りを含むものを，次の①～⑧のうちから二つ選び，解答番号 17 の解答欄にマークせよ。

17

① 気体Aは還元剤である。

② 二酸化炭素が生成する。

③ コークスCが生成する。

④ 得られた固体は，5.6 gである。

⑤ 得られた固体は，濃硝酸には溶けない。

⑥ 得られた固体は，希硫酸と反応し水素を発生する。

⑦ 得られた固体は，熱水と反応して水素を発生する。

⑧ 得られた固体は，高温の水蒸気と反応して水素を発生する。

第4問 次の問い（問1～5）に答えよ。

問1 分子内にカルボキシル基を二つ持つ化合物として最も適当なものを、次の①～⑥のうちから選べ。

$$\boxed{18}$$

① リシン   ② グリシン   ③ グリセリン
④ アデノシン三リン酸   ⑤ グルタミン酸   ⑥ 乳酸

問2 不斉炭素原子を持つ化合物を、次の①～⑥のうちからすべて選び、解答番号19の解答欄にマークせよ。

$$\boxed{19}$$

① スクロース   ② グリシン   ③ グリセリン
④ アデノシン三リン酸   ⑤ ステアリン酸   ⑥ 乳酸

問3 次の①～⑥の記述のうちから誤りを含むものを、一つ選べ。

$$\boxed{20}$$

① グリシンは結晶中で双性イオンとして存在する。
② 乳酸と乳酸ナトリウムの混合水溶液は緩衝液となる。
③ リシンにニンヒドリン水溶液を加えて温めると、赤紫色になる。
④ グルコースが環状構造をとると、不斉炭素原子の数が一つ増える。
⑤ ラクトースやマルトースの水溶液は還元性を示す。
⑥ pH 6 のグルタミン酸水溶液に電圧をかけると、グルタミン酸は陰極に移動する。

問4 グルコース 0.9 g を水 100 g に溶かした溶液の沸点は、水の沸点より 0.026 K 高い。硫酸ナトリウム 7.1 g を水 1 kg に溶かした溶液の沸点は、水の沸点より何 K 高いか。最も適当な数値を、次の①～⑥のうちから選べ。

$$\boxed{21} \ \text{K}$$

① 0.026   ② 0.052   ③ 0.078
④ 0.15   ⑤ 0.26   ⑥ 0.52

問 5　グリシンとアラニンからなる鎖状ポリペプチド 43.6 g を完全に加水分解すると，グリシン 37.5 g とアラニン 17.8 g が得られた。ポリペプチドの分子量として最も適当な数値を，次の①～⑥のうちから選べ。

22

① 445　　② 872　　③ 956
④ 1299　　⑤ 1317　　⑥ 1726

第5問　次の文章を読み，問い（問1～5）に答えよ。

炭化カルシウムに水を加えると，気体アと化合物イが生成した。気体ア 1 mol に触媒存在下，水素 1 mol を反応させると化合物ウが得られた。化合物ウに酸触媒存在下，水を反応させると，化合物エとなった。これを酸化すると刺激臭のある液体オが得られ，これをさらに酸化すると化合物カが生成した。カを化合物イと反応させて得た物質を熱分解し，無色液体キを得た。一方，化合物クに触媒存在下，水素 1 mol を反応させると，化合物ケが得られた。また，化合物クに酸触媒存在下，水を反応させると，化合物コが生成した。これを酸化すると化合物キが得られた。

問 1　化合物エ，オ，カ，キ，ケ，コにそれぞれヨウ素と水酸化ナトリウム水溶液を加えて温めた。黄色結晶が生じる化合物は何種類あるか。最も適当な数値を，次の①～⑥のうちから選べ。

23 種類

① 0　　② 1　　③ 2　　④ 3　　⑤ 4　　⑥ 5

問 2　化合物イの記述として最も適当なものを，つぎの①～⑥のうちから選べ。

イ：24

① 潮解性をもつ。
② 乾燥剤として利用される。
③ 酸を加えると CO₂ を発生する。
④ 空気中に放置すると風解する。
⑤ 水によく溶け，水溶液は酸性を示す。
⑥ 水溶液に二酸化炭素を通すと，白色沈殿を生じる。

問 3　化合物カの記述として最も適当なものを，つぎの①〜⑥のうちから選べ。

カ：　25

① 炭酸より弱い酸である。

② 第一級アルコールである。

③ フェーリング液を還元する。

④ 2組の非共有電子対をもつ。

⑤ 水に溶け，炭酸水素ナトリウムを加えると CO_2 が発生する。

⑥ 濃硫酸を加えて 130〜140 ℃ に加熱すると，揮発性で引火しやすい液体が
生成する。

問 4　化合物クから化合物キを合成する方法として 3 段階で合成する方法もある。
各段階に最も適当なものを，つぎの①〜⑧のうちから選べ。

段階 1　　段階 2　　段階 3
ク ──→　　──→　　──→ キ

段階 1：　26　　段階 2：　27　　段階 3：　28

① 酸素で酸化する。

② 水酸化ナトリウム水溶液で処理する。

③ 硫酸水銀(Ⅱ)を触媒として，水と反応させる。

④ 希硫酸を加えて分解する。

⑤ ニッケルを触媒として水素と反応させる。

⑥ 酸触媒の存在下，水と反応させる。

⑦ 酸化亜鉛を触媒に用いて，一酸化炭素と反応させる。

⑧ 触媒存在下，ベンゼンと反応させる。

問 5　化合物ウ，ク，ケの混合物 14.2 g に臭素を作用させると，臭素 48.0 g が消
費された。一方，この混合物を完全燃焼させると，二酸化炭素と水が物質量比
10：11 で生成した。混合物に含まれるクの質量パーセントはいくらか。最も
適当な数値を，次の①〜⑧のうちから選べ。

ク：　29　　％

① 15　　　　② 20　　　　③ 25　　　　④ 30

⑤ 35　　　　⑥ 40　　　　⑦ 45　　　　⑧ 50

生　物

問題　22年度

第1問　次の問いに答えよ。

問 1　実験の結果が適切であるものを，①～⑤のなかから2つ選び，解答番号1の解答欄にマークせよ。　　　1

① 無水アルコールで固定したユスリカのだ液腺染色体を，メチルグリーン・ピロニン混合液で染色し，カバーガラスをかけ，押しつぶして顕微鏡観察した。

　　結果：だ液腺染色体の縞模様は赤桃色に，パフは緑青色に染色された。

② ニンジン根の皮層の組織片を，植物ホルモンを含まない植物組織培養用培地で，無菌的に数週間25℃で培養した。

　　結果：不定形の細胞塊（カルス）ができた。

③ 20％スクロース水溶液または蒸留水に15分間浸したユキノシタの葉の裏面の表皮片を，浸していた液で封じてプレパラートにして，赤い色素をもった表皮細胞を顕微鏡観察した。

　　結果：いずれの液でも，すべての細胞に原形質分離を認めた。

④ ウニの未受精卵を，核を含むようにして動物半球と植物半球に切り分け，それぞれを受精させて，発生の過程を実体顕微鏡で観察した。

　　結果：動物半球は胞胚で発生が停止し，植物半球はプルテウス様幼生になった。

⑤ 納豆菌を塗布したスライドガラスに，凝固しないように処理して遠心分離したヒトの血液の白色層と血漿を数滴のせ，カバーガラスをかけて顕微鏡観察した。

　　結果：納豆菌を捕食する白血球がみえた。

問 2　遺伝子発現に関する記述である。正しいものを，①～⑤のなかから2つ選び，解答番号2の解答欄にマークせよ。　　　2

① DNAは二本鎖なので，ある遺伝子の伝令RNA（mRNA）を合成するには二本鎖のどちらの鎖を鋳型にしてもよい。

② 原核生物では，mRNAの転写が終了する前に，mRNAにリボソームが付着して翻訳が同じ細胞区画内で起こる。

③ 真核生物では，遺伝子の情報が mRNA に転写されるとき，エキソンだけ
が選択的に転写される。

④ mRNA の 61 種類のコドンが 20 種類のアミノ酸を指定し，複数のコドン
が 1 種類のアミノ酸に対応することが多い。

⑤ UUC の塩基配列を繰り返しもつ人工の mRNA を，開始コドンなしにタン
パク質の合成ができる無細胞翻訳系に加えると，単一アミノ酸からなるペプ
チドが 1 種類合成される。

問 3 光合成に関する記述である。正しいものを，①～⑤のなかから 2 つ選び，解
答番号 3 の解答欄にマークせよ。　　3

① 葉緑体に一時的に蓄えられた同化デンプンは，やがてグルコースとなって
植物体の各部に運ばれる。

② カルビン・ベンソン回路では，二酸化炭素を取り込んで最初にできる物質
は炭素数 4 のオキザロ酢酸である。

③ 葉緑体では，光合成色素に吸収された光エネルギーによって，電子伝達系
に電子が流れ，還元型補酵素 X・2 [H] と ATP が生成される。

④ バクテリオクロロフィルをもつ光合成細菌のなかには，還元型補酵素
X・2 [H] の生成に水を用い，酸素を発生するものがある。

⑤ 光と温度の条件が光合成に十分な場合，二酸化炭素濃度が現在の大気中の
濃度(0.037 %)より高くなると，多くの植物の光合成速度は増加する。

問 4 骨格筋とその収縮に関する記述である。正しいものを，①～⑤のなかから 2
つ選び，解答番号 4 の解答欄にマークせよ。　　4

① 筋繊維(筋細胞)は小さな細胞が多数融合した巨大な単一の細胞で，元に
なった個々の細胞の核は融合して，筋繊維の中心部に残っている。

② 筋収縮はすべてのサルコメア(筋節)が短くなって起こるが，ミオシンフィ
ラメントとアクチンフィラメントの長さの変化はない。

③ ミオシンの頭部には，ATP を加水分解する部位とアクチンフィラメント
と結合する部位がある。

④ サルコメアでは，アクチンフィラメントがサルコメアの中央に，ミオシン
フィラメントが端から中央に向かって伸びている。

⑤ 運動神経末端から放出されたノルアドレナリンは，筋細胞膜に活動電位を
引き起こし，この電気的興奮が筋肉を収縮させる。

問5 ヒトの心臓に関する記述である。正しいものを、①〜⑤のなかから2つ選び、解答番号5の解答欄にマークせよ。 5

① 心臓は左右の心房と心室の4つの部屋からなり、右心室壁は左心室壁に比べて厚い。

② 激しい運動の後、血液中の二酸化炭素濃度が増えると、交感神経が興奮して、心臓の拍動数が増加する。

③ 心音の低くかつ長い第1音は、心室収縮時初めに、大動脈弁と肺動脈弁が閉じることによって生じる。

④ 心臓拍動の自動性の中枢は、右心房の上側にある洞房結節(ペースメーカー)で、ほぼ一定の周期で興奮する性質をもつ。

⑤ 心臓に出入りする血管のなかで、血管内の酸素濃度が高いのは、大動脈と肺動脈である。

問6 植物の系統に関する記述である。**誤りのあるもの**を、①〜⑤のなかから2つ選び、解答番号6の解答欄にマークせよ。 6

① シダ植物と種子植物の胞子体は、根、茎、葉に分化しており、それらの器官には維管束がみられる。

② 植物の生活環には配偶体の世代がみられ、シダ植物では前葉体が、種子植物では胚嚢母細胞と花粉母細胞が配偶体に相当する。

③ クロロフィルa、cは、緑藻類と植物界に共通の光合成色素で、緑藻類のなかから植物界の祖先が出現したことを示す1つの証拠である。

④ コケ植物では、通常目にする植物体は配偶体で、胞子体はあまり発達せず、配偶体に依存した状態で生活する。

⑤ イチョウやソテツでは、花粉管内に繊毛をもった精子ができ、これが水を介して卵細胞と受精するので、裸子植物とシダ植物は近縁と考えられる。

問7 生物の集団に関する記述である。**誤りのあるもの**を、①〜⑤のなかから2つ選び、解答番号7の解答欄にマークせよ。 7

① 夜行性のフクロウと昼行性のタカは、食物連鎖上の位置と生活空間が似ているので、生態的同位種である。

② シロアリやミツバチなどの社会性昆虫は、利他的行動がみられる集団で、生存に必要な活動を分業し、2つ以上の世代が同居している。

③ トノサマバッタでは，密度効果が同一種の形態や行動様式に現われ，個体群密度の小さいときの状態を孤独相，大きいときの状態を群生相という。

④ 気候や餌量などの変動が激しく幼生期の死亡率が高い環境条件に適応した生物種では，1個の卵や種子，子のサイズを大きくし，大きな個体に育て資源を確実に獲得できるように競争力をもたせたほうが有利となる。

⑤ ある池に生息する魚 1,000 匹を捕獲してひれの一部を切って標識し，再び池に放した。数日後，2,000 匹を捕獲したところ，うち 10 匹が標識個体であったとすると，この池の魚の全個体数は 20 万匹と推定される。

第2問　文を読んで，問いに答えよ。

ハーシーとチェイスは，放射性リン ^{32}P または放射性硫黄 ^{35}S をそれぞれ培地に加え，そのなかで大腸菌 H 株を培養した。これに T2H ファージを感染させてさらに培養し，^{32}P または ^{35}S で標識した T2H ファージ（^{32}P-T2H ファージ，^{35}S-T2H ファージ）をつくった[注]。この標識したファージを用いたハーシーとチェイスの2つの実験（実験1，2）を示す。

なお，実験に用いられた遠心分離の条件では細菌は沈殿するが，ファージ，核酸およびタンパク質は上澄み（上清）にとどまる。ただし，ファージ，核酸，タンパク質をあらかじめ酸で処理すると，これらも沈殿する。

注）ファージが細菌細胞の表面に吸着することが，ファージによる細菌感染の第一歩である。吸着して数 10 分後には，細菌が壊れて（溶菌），100 個以上のファージが放出される。

実験1

T2H ファージを高濃度食塩水に懸濁しておいて急に水で希釈すると，浸透圧の急激な変化によって，ファージ粒子から DNA が出てくる。DNA が出た後のファージ粒子はタンパク質からなり，ゴーストと呼ばれる。この急激な浸透圧変化処理あるいは非処理の ^{32}P-T2H および ^{35}S-T2H ファージのそれぞれに i）〜iv）の実験を行った。それぞれの遠心分離による画分の放射性同位元素の割合を測定して（表1），ファージ粒子の構造と機能を調べた。

＜実験＞

ⅰ）酸で処理して遠心分離した。

ⅱ）DNA分解酵素で処理（37℃，15分間）した後，酸で処理して遠心分離した。

ⅲ）大腸菌H株に感染（37℃，10分間）させて遠心分離した。

ⅳ）抗ファージ血清と反応（37℃，2時間）させて遠心分離した。

表1

実験	各画分での放射性同位元素の割合（%）	非処理		浸透圧変化処理	
		^{32}P	^{35}S	^{32}P	^{35}S
ⅰ）	上清（酸可溶性画分）	—	—	1	—
ⅱ）	上清（酸可溶性画分）	1	1	80	1
ⅲ）	沈殿（細菌画分）	85	90	2	90
ⅳ）	沈殿（抗ファージ血清沈殿画分）	90	99	5	97

問1 ^{32}Pまたは^{35}Sで標識されたT2Hファージを構成する物質は何か。それぞれに適するものを，①〜⑤のなかから1つずつ選べ。

^{32}P ⬚ 8 ^{35}S ⬚ 9

① タンパク質　　　② 脂　質　　　③ 糖　質

④ DNA　　　⑤ RNA

問2 表1のⅱ）の実験で，ほとんど沈殿しなかったものはどれか。適切なものを，①〜⑤のなかから1つ選べ。 ⬚ 10

① ファージ粒子

② ファージ粒子のゴースト

③ ファージ粒子から出てきたDNA

④ ファージ粒子のゴーストが消化されて生じたアミノ酸

⑤ ファージ粒子から出てきたDNAが消化されて生じたヌクレオチド

問3 実験1の考察として**不適切なもの**を，①〜⑥のなかから2つ選び，解答番号11の解答欄にマークせよ。 ⬚ 11

① ファージ粒子のゴーストは，DNA分解酵素からDNAを守っている外殻である。

② ファージ粒子のゴーストだけでは，ファージに感受性のある細菌に吸着しない。

③ ファージ粒子のゴーストには，抗ファージ血清で検出されるファージ粒子の抗原がある。

④ ファージ粒子から出てきたDNAだけでは，ファージに感受性のある細菌に吸着しない。

⑤ ファージ粒子から出てきたDNAは，抗ファージ血清と反応する抗原性物質である。

⑥ T2Hファージのほとんどは，急激な浸透圧変化によりファージ粒子のゴーストとDNAにわかれる。

実験2

大腸菌H株に ^{32}P-T2Hまたは ^{35}S-T2Hファージをそれぞれ感染させ，未吸着ファージは遠心分離で除去した。ファージが吸着した大腸菌の懸濁液を実験用ミキサーで一定時間(0.5，1.0，1.5，2.0，4.0，8.0分)撹拌した後，遠心分離して，それらの上清に存在する ^{32}Pと ^{35}Sの割合を測定した。なお，この一連の操作によって，感染した大腸菌のほとんどは壊れることはなく，生きていた。

この実験からハーシーとチェイスは，ファージは細菌に吸着するとDNAだけが菌体内に入り，外殻タンパク質は菌体外に残ると結論した。

問4 文中の下線部の測定値を示した実験結果のグラフとして，適切なものを，①〜④のなかから1つ選べ。 12

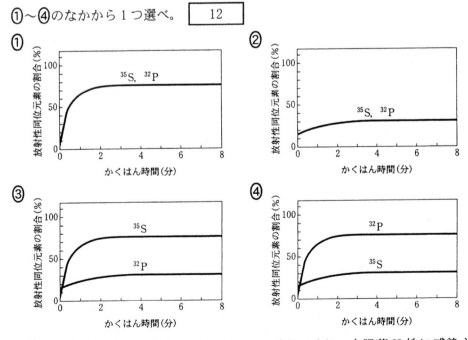

問5 ^{32}Pと ^{35}Sの両方で標識したT2Hファージをつくり，大腸菌H株に感染させた場合，この大腸菌からどのような子孫ファージが放出されると考えられるか。適切なものを，①〜④のなかからすべて選び，解答番号13の解答欄にマークせよ。 13

① 非標識ファージ

② ^{32}P のみで標識されたファージ

③ ^{35}S のみで標識されたファージ

④ ^{32}P と ^{35}S の両方で標識されたファージ

問6 ハーシーとチェイスの実験の前に，DNA が遺伝物質であることを証明した研究者は誰か，また，その実験材料は何か。研究者として適切なものを，①〜⑤のなかから，実験材料として適切なものを，⑥〜⑩のなかから１つずつ選び，解答番号 14 の解答欄にマークせよ。 | 14 |

① ビードルとテータム　　　　② グリフィス

③ ニーレンバーグ　　　　　　④ ワトソンとクリック

⑤ アベリー(エイブリー)　　　⑥ アカパンカビ

⑦ 肺炎双球菌　　　　　　　　⑧ ショウジョウバエ

⑨ 大腸菌　　　　　　　　　　⑩ ウイルス

第3問　文を読んで，問いに答えよ。

　ショウジョウバエのある種では，劣性突然変異の５つの形質 a, b, c, d, e は，いずれも X 染色体上に遺伝子座があり，これらの遺伝子座は動原体に近いほうからアルファベット順に並んでいる。さらに，これらの遺伝子座の間のどこかに発生初期に死んでしまう致死遺伝子をもっている。

　この種の表現型 abcde で致死遺伝子をもつ雌と野生型の雄を P として F$_1$ を，さらに F$_1$ どうしを交配して F$_2$ を得たとする。表1に F$_2$ 雄の成虫(ハエ)の表現型とその個体数の理論値を示した。

　形質 a, b, c, d, e の対立遺伝子を (a^+, a), (b^+, b), (c^+, c), (d^+, d), (e^+, e)，致死の対立遺伝子を (l^+, l) とする。なお，右肩に＋の記号がついているものが正常(野生型)遺伝子である。

問1　F$_1$ 雌のハエの遺伝子型として適切なものを，①〜⑦のなかから２つ選び，解答番号 15 の解答欄にマークせよ。なお，実線は X 染色体，破線は Y 染色体である。また，遺伝子はアルファベット順に並べてあり，致死遺伝子の位置を示すものではない。 | 15 |

① $\dfrac{a^+\ b^+\ c^+\ d^+\ e^+\ l^+}{\text{----------------------------}}$　②　$\dfrac{a\ \ b\ \ c\ \ d\ \ e\ \ l}{\text{----------------------------}}$　③　$\dfrac{a\ \ b\ \ c\ \ d\ \ e\ \ l^+}{\text{----------------------------}}$

④　$\dfrac{a\ \ b\ \ c\ \ d\ \ e\ \ l^+}{a^+\ b^+\ c^+\ d^+\ e^+\ l^+}$　⑤　$\dfrac{a\ \ b\ \ c\ \ d\ \ e\ \ l^+}{a^+\ b^+\ c^+\ d^+\ e^+\ l}$　⑥　$\dfrac{a\ \ b\ \ c\ \ d\ \ e\ \ l}{a\ \ b\ \ c\ \ d\ \ e\ \ l^+}$

⑦　$\dfrac{a\ \ b\ \ c\ \ d\ \ e\ \ l}{a^+\ b^+\ c^+\ d^+\ e^+\ l^+}$

問 2　F_1 雄のハエの遺伝子型として適切なものを，**問 1** の①～⑦のなかから 1 つ選べ。　⬚16⬚

問 3　F_2 のハエの性比はいくつか。適切なものを，①～⑥のなかから 1 つ選べ。　⬚17⬚

①　雌：雄＝ 1 : 1　　②　雌：雄＝ 2 : 1

③　雌：雄＝ 3 : 1　　④　雌：雄＝ 3 : 2

⑤　雌：雄＝ 4 : 1　　⑥　雌：雄＝ 4 : 3

表1　F_2 雄の成虫(ハエ)の表現型とその個体数の理論値

表現型	理論値
野生型	552
a	40
ab	64
abc	48
abcd	36
e	72
de	60
cde	32
bcde	20
abcde	276
計	1,200

注：多重乗換えは生じないものとする。

問 4　表 1 から，遺伝子 $a-b$ 間，$b-c$ 間，$c-d$ 間，$d-e$ 間のそれぞれの組換え価は何％か。適切な数を，①～⑨のなかから 1 つずつ選べ。なお，同じ数を複数回使用してもよい。

$a-b$ 間 ⬚18⬚　　$b-c$ 間 ⬚19⬚

$c-d$ 間 ⬚20⬚　　$d-e$ 間 ⬚21⬚

①　1　　②　2　　③　3　　④　4　　⑤　5

⑥　6　　⑦　7　　⑧　8　　⑨　9

問 5　表 1 から，致死遺伝子 l の位置はどこか。適切なものを，①～④のなかから 1 つ選べ。　⬚22⬚

①　$\underset{\overset{\longleftarrow (\mathrm{あ}) \longrightarrow}{}}{a\quad l\quad b\quad c\quad d\quad e}$　　②　$\underset{\overset{\longleftarrow (\mathrm{あ}) \longrightarrow}{}}{a\quad b\quad l\quad c\quad d\quad e}$

③　$\underset{\overset{\longleftarrow (\mathrm{あ}) \longrightarrow}{}}{a\quad b\quad c\quad l\quad d\quad e}$　　④　$\underset{\overset{\longleftarrow (\mathrm{あ}) \longrightarrow}{}}{a\quad b\quad c\quad d\quad l\quad e}$

問 6 問5の(あ)の距離，すなわち組換え価は何％か。適切な数を，①～⑨のなかから1つ選べ。 23

① 1   ② 2   ③ 3   ④ 4   ⑤ 5

⑥ 6   ⑦ 7   ⑧ 8   ⑨ 9

第4問 ＜文Ⅰ＞，＜文Ⅱ＞を読んで，問いに答えよ。

＜文Ⅰ＞

腎臓は，尿の生成と排泄を通じて体液の恒常性を維持する重要な臓器である。ヒトの尿生成の単位構造はネフロンで，腎小体とそれに続く細尿管（腎細管）からなる。腎小体では，輸入細動脈から分枝した毛細血管からなる糸球体で血漿がろ過される。このろ過は，糸球体に一般の毛細血管より例外的に高い内圧が均一にかかっていることでなされる。糸球体の内圧を主に調節するのは，輸入細動脈および糸球体が再び合流した輸出細動脈で，輸入細動脈が収縮すると＿＿＿＿。また，輸出細動脈
a)
が収縮すると＿＿＿＿。
b)

ボーマン嚢中へろ過された血漿のろ液（原尿）は，細尿管中へ運ばれる。細尿管では，その部位によって再吸収される物質が異なる。なかでも腎小体に続く太い部位
A)
（近位細尿管）は，多様な物質が大量に再吸収される部位で，原尿中の Na^+，Cl^- や水の60～70％が，また，　ア　がほぼ完全に再吸収される。残りの Na^+ と水の大部分は，近位細尿管に続く細尿管と集合管で再吸収されるが，その再吸収の最終調整はホルモンによってなされている。

　イ　にある神経分泌細胞で産生され，　ウ　から放出されるバソプレシン（抗利尿ホルモン）は，＿＿＿＿。血中に最大のバソプレシン分泌があるときは，
c)
＿＿＿＿が排出される。
d)

問 1 ヒトの腎臓に関する記述として適切なものを，①～⑤のなかから2つ選び，解答番号24の解答欄にマークせよ。 24

① 1つの腎臓に約100万個のネフロンがある。

② 糸球体は皮質と髄質に点在している。

③ 鉱質コルチコイドを分泌する内分泌機能を有する。

④ にぎりこぶし程度の大きさで，腰部の脊柱の左右に1個ずつある。

⑤ 腎動脈と腎静脈は腎臓の内側面から，輸尿管は外側面から出入りする。

問 2　文中の下線 a)，b)に入る適切な句を，①～④のなかから 1 つずつ選べ。

a)　25 　　b)　26

①　糸球体の内圧が上昇し，ろ過量が増加する

②　糸球体の内圧が低下し，ろ過量が減少する

③　糸球体の内圧が上昇し，ろ過量が減少する

④　糸球体の内圧が低下し，ろ過量が増加する

問 3　文中の　ア　に入る適切な語を，①～⑤のなかからすべて選び，解答番号 27 の解答欄にマークせよ。　27

①　アミノ酸　　　　　②　タンパク質　　　　　③　尿　素

④　クレアチニン　　　⑤　グルコース

問 4　平均的な成人ヒトの 1 日の尿量は 1.5 l で，原尿は毎分 125 ml でつくられるとする。腎臓における 1 日の水の再吸収率は何％か。適切な数を，①～⑩のなかから 1 つずつ選べ。ただし，原尿，尿の密度を 1 g/ml とし，小数点以下を四捨五入せよ。なお，同じ数を複数回使用してもよい。

十の位　28 　　一の位　29

①　1　　　　②　2　　　　③　3　　　　④　4　　　　⑤　5

⑥　6　　　　⑦　7　　　　⑧　8　　　　⑨　9　　　　⑩　0

問 5　文中の　イ　，　ウ　に入る適切な語を，①～⑥のなかから 1 つずつ選べ。イ　30 　　ウ　31

①　脳下垂体前葉　　　②　脳下垂体後葉　　　③　副腎皮質

④　副腎髄質　　　　　⑤　中　脳　　　　　　⑥　視床下部

問 6　文中の下線 c)に入る適切な句を，①～④のなかから 1 つ選べ。　32

①　集合管の Na^+ の透過性を高くする

②　集合管の水の透過性を高くする

③　集合管の Na^+ の透過性を悪くする

④　集合管の水の透過性を悪くする

問 7　文中の下線 d)に入る適切な句を，①～④のなかから 1 つ選べ。　33

①　大量の高張尿

② 大量の低張尿
③ 少量の高張尿
④ 少量の低張尿

問 8 ヒトが大量に水を飲んだ後,血漿の溶質の濃度とバソプレシンの分泌のレベルはどのように変化するか。適切なものを,①〜④のなかから1つ選べ。 34

① 血漿の溶質の濃度とバソプレシン分泌の両方が増加する。
② 血漿の溶質の濃度とバソプレシン分泌の両方が減少する。
③ 血漿の溶質の濃度は増加し,バソプレシン分泌は減少する。
④ 血漿の溶質の濃度は減少し,バソプレシン分泌は増加する。

＜文Ⅱ＞

細尿管の管壁は1層の上皮細胞で形成され,上皮細胞は細尿管の部位によりそれぞれ特徴的な構造と機能をもつ。図1は,＜文Ⅰ＞の波線A)の近位細尿管の横断面とその上皮細胞の微細構造の模式図である。

この上皮細胞の特徴的構造の第一は,細胞の上縁にある刷子縁で,これによって細胞の管腔側の表面積が著しく増加する。刷子縁は物質の吸収を活発に行っている細胞に特徴的な構造で, エ の上皮細胞にも認められ,細尿管では近位細尿管だけに存在する。

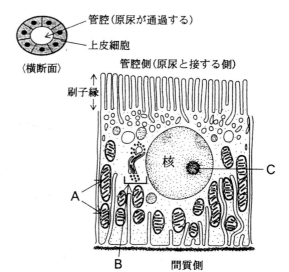

図1 近位細尿管の横断面とその上皮細胞の微細構造の模式図

特徴的構造の第二は,細胞の基底部(細尿管と毛細血管の間を埋める結合組織の間質に接する側；間質側)に構造物Aが縦に配列する基底線条と呼ばれる構造である。
　　　　　　　　　　　　　　B)

問 9 図1の構造物A〜Cのそれぞれに関する記述として適切なものを,①〜⑩のなかからすべて選び,該当する解答番号の解答欄にマークせよ。ただし,構造物Cは核内にある。なお,同じ記述を複数回使用してもよい。

A 35　　B 36　　C 37

① 植物細胞には存在しない。

② 原核細胞には存在しない。

③ 伝令 RNA（mRNA）の転写を行っている。

④ リボソーム RNA（rRNA）の転写を行っている。

⑤ タンパク質合成の場で，膜構造をもたない。

⑥ 内外二枚の膜からなり，基質に独自の DNA をもつ。

⑦ 原始的な真核細胞が取り込んだ好気性細菌から進化した。

⑧ 一枚の膜からなり，タンパク質の修飾と選別を行う。

⑨ 一枚の膜からなり，タンパク質や脂質の合成に関与する。

⑩ 1分子のグルコースから2分子の ATP を産生する場である。

問10　文中の　エ　に入る適切な語句を，①〜④のなかから１つ選べ。

38

① 胃の内表面　　② 食道の内表面　③ 皮膚の表面　④ 小腸の内表面

問11　図１の細胞において，文中の波線B）はどの様な機能を果たしていると考えられるか。適切なものを，①〜④のなかから１つ選べ。　39

① 管腔を通過する原尿から水を細胞内に能動輸送する ATP を提供する。

② 管腔を通過する原尿から Na^+ を細胞内に受動輸送する ATP を提供する。

③ 細胞内に取り込んだ Na^+ を間質に能動輸送する ATP を提供する。

④ 細胞内に取り込んだ Na^+ を間質に受動輸送する ATP を提供する。

英　語

解答　　22 年度

1　出題者が求めたポイント
[解答]
(1)④　(2)⑤　(3)②　(4)⑤　(5)③

2　出題者が求めたポイント
[全訳]
a. 彼女の次の質問に私はただもうびっくりした。
　　take〜by surprise：不安を襲う
b. 心配そうだね。何か気にかかることがあるの?
　　on one's mind：気にかかって
c. 彼に私たちの仕事を手伝ってもらいたい。
　　have 〜 help：〜に手伝ってもらう
d. 彼は怒るのではなく、私の言うことを辛抱強く聞いた。
e. 時計を巻き戻してすっかりやり直せたらいいのに。
f. 本日の会議で話し合うべき問題は、その計画を来月まで延ばすべきかどうかということです。
　　「話し合われるべき(問題)」なので不定詞は受動態の形をとる。
[解答]
(6)⑤　(7)②　(8)①　(9)④　(10)②　(11)③

3　出題者が求めたポイント
[完成した英文とその意味]
a. He turned out the light <u>so as not to waste electricity.</u>
　　彼は電気を無駄遣いしないように灯りを消した。
b. Someone threw a stone at the speaker. It <u>hit him on the head</u> and knocked his glasses <u>off</u>.
　　だれかが演説者に石を投げた。それは彼の頭に当たり、グラスを叩き落した。
c. I saw the accident, but it <u>wasn't necessary for me to give</u> evidence as there were plenty of other witnesses.
　　私はその事故を見たが、他にも目撃者がたくさんいたので、私が証言をする必要はなかった。
d. It surprised him that there were <u>so many young people whose only</u> ambition is to get married.
　　唯一の野心が結婚することである若者たちがとても多いのに、彼は驚いた。
e. The Japanese prime minister broke <u>with precedent by having a meeting</u> with the American president without <u>an interpreter</u>.
　　日本の首相は先例を破って、通訳を介さないでアメリカ大統領と会談した。
f. At the time of being <u>admitted as a member</u> of the medical profession, he solemnly <u>promised to dedicate his life</u> to the service of humanity.
　　医師の一員として認められたときから、彼は人道の奉仕に生涯を捧げることを厳粛に約束した。

[解答]
(12)①　(13)③　(14)⑤　(15)④
(16)①　(17)⑤　(18)④　(19)⑤
(20)⑥　(21)②　(22)①　(23)⑥

4　出題者が求めたポイント
[全訳]
　「Butch Cassidy and the Sundance Kid(明日に向かって撃て)」という映画の中に、「Raindrops Keep Falling on My Head (雨が私の頭の上に落ちてくる＝邦題『雨にぬれても』)」という有名な歌が出てくる。(25)<u>あいにく</u>、雨粒はあなたの体の前にも後ろにも横にも落ちてくる。そしてあなたは濡れる。(25)<u>普通</u>、人々は雨の中で濡れない方がいいと思い、そのままだと受けたかもしれない雨粒を、走ってよけようとする。私たちのほとんどは、傘もなしに雨に遭うと、一番近い(26)避難所を求めて本能的に狂ったようなダッシュをする。しかし、走るという私たちの自然な本能は正しいのだろうか。(27)<u>科学的に言って</u>、雨に遭った時にとるべき最良の作戦とは何だろう。走るのか歩くのか。これは実はきわめて巧妙な質問である。
　(28)<u>あなたが走れば</u>、雨の中で過ごす時間は少なくなる。(29)<u>その一方であなたは</u>、走らなければ(30)<u>受けなかった</u>雨粒の中に、入っていくことになる。どちらの効果がより大きいのだろうか。
　アメリカのノースカロライナにある国立気象データセンターの2人の気象学者、トーマス・C・ピーターソンとトレヴァー・W・R・ウォリスは、実験をすることにした。(31)<u>幸いなことに</u>、彼らはだいたい同じくらいの体つきだったので、そろいのスウェットシャツ、パンツ、帽子のセットを購入した。また、彼らの服の上に届いた雨が下に染み込まないようにするために、服の下に着るためのビニール袋を2枚買った。それから、自分たちのオフィスの裏に100メートルのトラックを測って作り、そして雨を待った。(32)<u>まもなく激しい雨が</u>やってきて、1時間に18ミリくらい降った。彼らは雨の前と後にきちんと服の重さを計った。
　ウォリス博士は100メートルを秒速約4メートル(時速約14.4キロメートル)で走ったが、彼の服は130グラムの水を吸い込んだ。ピーターソン博士は100メートルをもっと時間をかけて秒速1.4メートル(時速約5キロメートル)で歩いたが、彼の服は217グラムの水を吸い込んだ。(34)<u>歩くのではなく走ると</u>、濡れるのが40パーセント少なかったことになる。これは彼らが予測した44パーセントにかなり近かった。よって、あなたが激しい雨の中を走れば、あなたは(歩いた場合と比べて)30パーセントから50パーセントは乾いている状態でいられるだろう。最も大きい恩恵が得られるのは、激しくて風の強い雨の中を走る場合と、前に傾いて走る場合である。小雨の時、風のない時、ほぼ垂直にしている

時には効果は少ない。

[解答]

(24) ⑯　(25) ⑰　(26) ⑬　(27) ⑫
(28) ④　(29) ⑪　(30) ⑩　(31) ⑨
(32) ⑮　(33) ①　(34) ⑤　(35) ⑧
(36) ②　(37) ⑦

5　出題者が求めたポイント

[全訳]

　日本は深刻な医者不足の悩みを次第に感じるようになっている。応急処置として文部科学省は最近、大学が受け入れる医学生の数の年間割り当てを広げることを決めた。これは政府側からすると大胆で完全な変更である。政府はこれまで国の医師数全体に上限を設けてきたからだ。別の言い方をすると、状況を緩和するために機構に修正を加えようと突然決定したところに、状況がいかに悪いかが現れていると言える。

　患者の立場からすれば、省の決定は歓迎されるものだ。しかしこれは、私が長年抱いてきたある考えを思い出させてくれる。それは、医療危機は私たちが将来の医師の資格をもう一度考えてみるまたとない機会だということである。私は、資格ある医師になる現在の基準が間違っていると言っているのではないが、私の長く暖めてきたアイディアは、医学生はもっと多様な人材のプールから選ばれるべきだということである。

　現在の大学入試基準の下では、医学部は理系の頂点と見られている。予備校は医学部に入るのを狙う生徒たちのための特別授業プログラムを用意し、数学と物理でさらに強化して勉強させる。この2つの科目は科学の基礎となるものである。聞き及ぶところでは、医学部の試験を受ける才能ある生徒たちは、2つの難しいテスト、数学と物理に合格することに、特別な満足感を持つ傾向にあるらしい。しかし、一旦医学部に入ってしまえば、数学と物理学の知識は、理学部、工学部、薬学部ほどには必要とされない。その代わりに彼らが学ぶべきは人の複雑な身体的、精神的側面なのである。

　医学部生に対して数学と物理学が偏重されることに変化の兆しが見える中で、少なくともひとつの医学部は、もう入試にこの2つの科目を含まなくなった。その代わり、日本語能力と審査の内の面接の方に重きを置いている。同じように、他の学部で勉強している大学生の志願を熱心に受け入れるようになった医学部もある。この学校はまた、数学と物理学を優先せずに、応募者の一般的な学問知識の広さに注目している。

　すべての科学の研究は普遍的な真理を追求しているのであるが、医学が個々の患者に応用しなければならない知識を表していると言うことはできる。もちろん、人間はある意味で、ただ単にタンパク質と脂肪の数学的物理的配列に従う物体でしかない。しかし、医師が扱う個々の人間はそう単純ではない。患者はそれぞれに特異な身体構造と症状を持っている。一般的な治療法が使われるとしても、医師がその治療法を、それぞれの患者独自の状態に合うようにあつらえることが、絶対に必要である。それに加えて、個人の履歴と生活環境は人によって違う。よって、医学は科学の一部というだけでなく、総合的な人間学の一部でもあると定義される。

　個々の患者の状態を理解するためには、純粋に数学や物理学に基づく分析的手法を応用するだけでは十分ではない。このような分析は、構成部品に分解し、それから組み立て直して元の状態に復元できるようなものに適している。このような機械的な方法は、人間には応用できない。患者を治療するために医師に必要なのは、患者の全体の状況を即座に判断し、問題の性質を直感的に断定できるような方法なのである。これがしばしばとても難しい。

　実際、医師は患者の悪い部分を見たり触ったりすることにより、あるいはX線などのテスト結果を読み解きながら病気の診断をする。本質において、彼らは総合的かつ直感的な診断方法を利用している。病気の部位の高度に分析した映像を映し出すMRI(磁気共鳴映像法)などの、進んだ科学技術を利用することはできるが、経験によって培われた医師の直感は、このMRIのデータを正確にすばやく読むためには不可欠なものである。このような直感は、明らかに、必修の数学や物理学のテストに合格するために必要とされる才能とは、何の関係もない。既存の医学部入学試験制度が、医師になろうと努力している学生たちの中にある大きな可能性を示す重要な指標を、初めの初めから無視しているのは残念なことだ。

　私たちが機器に関して心に留めておくべきもうひとつのポイントは、人間は純粋科学の対象物とは異なっているということである。人間はしゃべり、自分を表現する。患者は自分の問題を理解してほしくて、医師に症状を語る。また、病気の診断に加えて、自分の精神状態を医師に知ってほしいと思う。

　ある臨床哲学者が「聴くことの力」という本の中で強調しているように、患者に耳を傾けること自体が、患者の側からすれば治療の一部として感じられるのである。問題が医師に理解され共有されたと患者が感じる状況は、患者にとって薬と同じくらいの安心の源となり得る。これはずっと昔、近代医学が発達する前、施術者が今日の医師たちほど忙しくない頃によく見られた状況であった。その当時には、優秀な医師として有名な人たちの多くは、進んで患者の話に耳を傾けるおかげで、そのような評判を勝ち得ていた。医師は卓越した話の技術を持たなければならない。人間はとても感受性が強いので、自分を心から理解しようとしているのが誰かを感じ取り、そのような人にだけ話す。医者は良い聞き手であるためには、良い話し手でなければならない。これに関して、学生が良い臨床の作法を身につけるのに役立つように、日本語の勉強を医学教育に加えることは理にかなっている。

　医師不足はすぐにでも手当てしなければならない緊急の課題であるのに、医学教育には時間がかかる。問題に対処するひとつの応急処置は、他学部から受け入

れる医学生の割合を増やすことだ。これができるようなら、自然科学系の学生と人文科学系の学生とのギャップは狭まるだろう。そして、人文科学の学生のための門戸はできる限り広く開かれるべきである。

[正誤問題の選択肢]
（下線部が本文の内容に一致しないところ）

① 政府は常に医学生の数を増やそうとしてきたが、医科大学はそれに乗り気ではなかった。

② 文部科学省が医学部生の年間割り当て数を拡大しようと決めたことは、驚くべきことである。なぜなら、文科省は医師の総数を少しずつ増やしてきたからである。

③ 厳しい医師不足が国の社会生活に影響するようになったので、政府は大学に受け入れる医学生の年間の割り当て数を拡大することに決めた。

④ 日本の医師不足はあまりに深刻なので、政府がこの段階で、これについての動きをおこすことはできない。

⑤ 患者は医師の数を増やすという省の突然の決定を歓迎すべきであると、筆者は考えている。なぜなら、医師たちは互いに競争しあうようになり、そうして医療費を下げるからである。

⑥ 筆者は、医師不足の問題は、医師になるための資格を変更する良い機会だと考えている。

⑦ 筆者は、医者としての資格を与える現在の基準はもはや機能しないとわかっているので、医学生はもっと多様な才能のプールから選ばれるべきだというアイディアをずっと抱いてきた。

⑧ 筆者は数学と物理の能力は、理学部、工学部、薬学部の学生よりも、医学部生に求められていると考えている。

⑨ 筆者によれば、医学部生は数学や物理学よりも、人間の複雑な身体的精神的側面を学ばなければならない。

⑩ 数校の医科大は数学と物理を優先していない。なぜなら、この2つの科目は医学教育に何の関係もないと考えているからである。

⑪ 医学は個人が忍耐強く追求している普遍の真理に関する知識を表していると、筆者は考えている。

⑫ 医師は治療にあたっている個々の患者が、単にタンパク質と脂肪の数学的物理的配列に従っている物体にすぎないことを、心に留めておかなければならない。

⑬ 一般的な治療法を適応する時、医師はそれを個々の患者の状態に合わせていかなければならない。

⑭ 筆者は医学を、科学の一部としてだけでなく、総合的な人間研究の一部としても定義づけている。なぜなら、個々の患者は非常に複雑でそれぞれに異なっているからである。

⑮ 人間は非常にもろいので構成部品に分解できるが、近代医学の発達によって、部分を再び組み立て直し元の状態に復原することが可能になった。

⑯ 経験を通じて養われた医師の直感は必要不可欠なものだが、直感は人間性と関係があるはずがないと、筆者は考えている。

⑰ 筆者は、ほとんどの医大が選抜において、医師になろうと努力している学生たちの内にある直感の重要性を認識していないことを、残念に思っている。

⑱ 経験を通じて養われた医師の直感は、数学と物理学の知識の蓄積を通じて獲得できるので非常に重要である。

⑲ 数学と物理の能力が入学試験のときに学生たちに求められるのは、その能力が直感による診断方法を適用する時に必要だからである。

⑳ 患者が医師に症状を語るのは、病気の診断をすること、患者の問題を理解すること、患者の精神状態を知ることを、医師に求めているからである。

㉑ ずっと昔、優秀だとされた医師たちは、患者に耳を傾けるだけで、名声だけでなく多くのお金を稼ぐことができた。

㉒ 良い医師は良い話し手であることを学ぶことによって、良い聞き手にならなければならない。なぜなら患者は、自分と本当に話したいと思い、いくつかの治療を施すつもりがあるのは誰なのかを、すぐに感じ取るからである。

㉓ 日本語の訓練を医学教育に導入することは、良い臨床の作法を持った良い話し手であり聞き手でもある医師を作りだすために役に立つかもしれないと、筆者は考えている。

㉔ 医師不足を改善するための緊急措置として、医学部は、他の学部、特に理学部、工学部、薬学部からもっと応募者を受け入れるべきだと、筆者は提案している。

[解答]
解答番号(38)〜(45)順不同
③ ⑥ ⑨ ⑬ ⑭ ⑳ ㉒ ㉓

数　学

解答　22年度

1 出題者が求めたポイント

(1)（数学Ⅲ・極限値）

$a_{n+1} - \alpha = 3(a_n - \alpha)$ として，α を求める。

$a_n - \alpha = 3(a_{n-1} - \alpha) = \cdots\cdots = 3^{n-1}(a_1 - \alpha)$

より，a_n をもとめる。

$\displaystyle\sum_{n=1}^{\infty} ar^{n-1}$ は，$|r| < 1$ のとき，$\dfrac{a}{1-r}$ である。

(2)（数学Ⅲ・積分法）

$\dfrac{x+1}{x^2+1} = 1$ より，交点の x 座標を求める。

$\displaystyle\int_0^1 \dfrac{x}{x^2+1}dx$ は $t = x^2 + 1$ として置換積分する。

$\displaystyle\int_0^1 \dfrac{1}{x^2+1}dx$ は $x = \tan\theta$ として置換積分する。

〔解答〕

(1) $a_{n+1} - \alpha = 3(a_n - \alpha)$ とすると，$a_{n+1} = 3a_n - 2\alpha$

よって，$\alpha = -\dfrac{1}{2}$，$a_{n+1} + \dfrac{1}{2} = 3\left(a_n + \dfrac{1}{2}\right)$

$a_1 + \dfrac{1}{2} = 3 + \dfrac{1}{2} = \dfrac{7}{2}$

$a_n + \dfrac{1}{2} = 3\left(a_{n-1} + \dfrac{1}{2}\right) = \cdots\cdots = 3^{n-1} \cdot \dfrac{7}{2}$

$a_n = \dfrac{7}{2}3^{n-1} - \dfrac{1}{2}$，$\dfrac{a_n}{5^n} = \dfrac{7}{10}\left(\dfrac{3}{5}\right)^{n-1} - \dfrac{1}{10}\left(\dfrac{1}{5}\right)^{n-1}$

$\displaystyle\sum_{n=1}^{\infty} \dfrac{a_n}{5^n} = \dfrac{\dfrac{7}{10}}{1-\dfrac{3}{5}} - \dfrac{\dfrac{1}{10}}{1-\dfrac{1}{5}} = \dfrac{7}{4} - \dfrac{1}{8} = \dfrac{13}{8}$

(2) $\dfrac{x+1}{x^2+1} = 1$ より，$x + 1 = x^2 + 1$

$x(x-1) = 0$　よって交点の x 座標は 0, 1

$\displaystyle\int_0^1\left(\dfrac{x+1}{x^2+1}-1\right)dx = \int_0^1\left(\dfrac{x}{x^2+1}+\dfrac{1}{x^2+1}-1\right)dx$

$\displaystyle\int_0^1 \dfrac{x}{x^2+1}dx$ は，$t = x^2 + 1$ とする。$\dfrac{dt}{dx} = 2x$

よって，$dx = \dfrac{dt}{2x}$，$x = 0 \to 1$，$t = 1 \to 2$

$\displaystyle\int_0^1 \dfrac{x}{x^2+1}dx = \int_1^2 \dfrac{1}{2t}dt = \left[\dfrac{1}{2}\log t\right]_1^2 = \dfrac{1}{2}\log 2$

$\displaystyle\int_0^1 \dfrac{1}{x^2+1}dx$ は，$x = \tan\theta$ とする。$\dfrac{dx}{d\theta} = \dfrac{1}{\cos^2\theta}$

よって，$dx = \dfrac{d\theta}{\cos^2\theta}$，$x = 0 \to 1$，$\theta = 0 \to \dfrac{\pi}{4}$

$\displaystyle\int_0^1 \dfrac{1}{x^2+1}dx = \int_0^{\frac{\pi}{4}} \dfrac{1}{\tan^2\theta+1}\dfrac{d\theta}{\cos^2\theta} = \int_0^{\frac{\pi}{4}} d\theta$

$\qquad = \left[\theta\right]_0^{\frac{\pi}{4}} = \dfrac{\pi}{4}$

$\displaystyle\int_0^1 1\,dx = \left[x\right]_0^1 = 1$

従って，$\dfrac{1}{2}\log 2 + \dfrac{\pi}{4} - 1$

（答）

(1)

ア	イ	ウ
1	3	8

(2)

エ	オ	カ	キ
1	2	4	1

2 出題者が求めたポイント

(1)（数学Ⅱ・2次方程式）

$f(x) = ax^2 + bx + c$ として，$f(2x+3)$ を計算し，t についての2次方程式が $D = 0$ となるように x^2，x の係数と係数項が 0 より a, b, c を求める。

(2)（数学Ⅲ・微分法）

$f'(x) \geqq 0$ となるようにする。$\cos x - \sin x = t$ として，t について平方完成させる。

〔解答〕

(1) $f(x) = ax^2 + bx + c$ とする。

$f(2x+3) = a(2x+3)^2 + b(2x+3) + c$

$\qquad = 4ax^2 + (12a+2b)x + 9a + 3b + c$

$D' = \{5(x+2)\}^2 - (4a+1)x^2 - (12a+2b)x - 9a - 3b - c$

$\quad = (24-4a)x^2 + (100-12a-2b)x + 100 - 9a - 3b - c$

よって，$24 - 4a = 0$，$100 - 12a - 2b = 0$

$100 - 9a - 3b - c = 0$

従って，$a = 6$，$b = 14$，$c = 4$

$f(x) = 6x^2 + 14x + 4$

(2) $f'(x) = a - 2\sin 2x + \cos x - \sin x$

$\cos x - \sin x = t$ とする。$-\sqrt{2} \leqq t \leqq \sqrt{2}$

$t^2 = 1 - 2\sin x\cos x$ より　$\sin 2x = -t^2 + 1$

$f'(x) = a - 2(-t^2+1) + t = a + 2t^2 + t - 2$

$\qquad = a + 2\left(t + \dfrac{1}{4}\right)^2 - \dfrac{17}{8}$

$-\sqrt{2} < -\dfrac{1}{4} < \sqrt{2}$ より　$a - \dfrac{17}{8} \geqq 0$ ならば $f'(x) \geqq 0$

従って，$a \geqq \dfrac{17}{8}$

（答）

(1)

ア	イ	ウ	エ
6	1	4	4

(2)

オ	カ	キ
1	7	8

3 出題者が求めたポイント （数学B・ベクトル）

(1) $\overrightarrow{PQ} = \overrightarrow{OQ} - \overrightarrow{OP}$，$\overrightarrow{OA} \cdot \overrightarrow{OB} = 0$

$|\overrightarrow{PQ}|^2$ を展開し各値を代入し，$|\overrightarrow{PQ}|$ を求める。

(2) P, Q, R が一直線上 $\Leftrightarrow \overrightarrow{PQ} = k\overrightarrow{PR}$

$\overrightarrow{PQ}$，$\overrightarrow{PR}$ を t で表わし，$\overrightarrow{PQ} = k\overrightarrow{PR}$ となるような t の値を求める。

〔解答〕

(1) $|\overrightarrow{OA}| = 1$，$|\overrightarrow{OB}| = 1$，$\overrightarrow{OA} \cdot \overrightarrow{OB} = 0$

$\overrightarrow{PQ} = 60t\overrightarrow{OB} - 45t\overrightarrow{OA}$

$|\overrightarrow{PQ}|^2 = 3600t^2|\overrightarrow{OB}|^2 - 5400t^2\overrightarrow{OA} \cdot \overrightarrow{OB}$

$\qquad\qquad\qquad\qquad + 2025t^2|\overrightarrow{OA}|^2$

$\qquad = 5625t^2$

$f(t) = 75t,\ f'(t) = 75$

従って，$f'(1) = 75$

(2) $\overrightarrow{OC} = \overrightarrow{OA} + \overrightarrow{OB}$

$\overrightarrow{PQ} = -45t\overrightarrow{OA} + 60t\overrightarrow{OB}$

$\overrightarrow{PR} = (1-t)(\overrightarrow{OA} + \overrightarrow{OB}) - 45t\overrightarrow{OA}$

$\quad = (1-46t)\overrightarrow{OA} + (1-t)\overrightarrow{OB}$

P，Q，R が一直線上ならば $\overrightarrow{PQ} = k\overrightarrow{PR}$

よって，$-45t = (1-46t)k,\ 60t = (1-t)k$

$k = \dfrac{60t}{1-t}$ より $-45t = \dfrac{60t(1-46t)}{1-t}$

$-45t + 45t^2 = 60t - 2760t^2$

$2805t^2 - 105t = 0$

$15t(187t-7) = 0$ 従って，$t = \dfrac{7}{187}$

（答）

(1)

ア	イ
7	5

(2)

ウ	エ	オ	カ
7	1	8	7

4 出題者が求めたポイント（数学C・2次曲線）

(1) 連立方程式から y についての2次方程式にして，$D = 0$ より a を求める。

(2) (1)の2次方程式に a を代入し，y を求め，C_1 の式に代入し x を求める。

(3) y' を求める。$x = x_0$ のとき，$y = y_0$，$y' = m$ ならば線は，$y = m(x-x_0) + y_0$

別解・点Pで接しているので，C_1 と C_2 は共通接線だから C_2 から接線を求めてもよい。

$y = f(x)$ の上の $x = t$ における接線の方程式は，

$y = f'(t)(x-t) + f(t)$

〔解答〕

(1) $y = a\left(\sqrt{2y^2 + \dfrac{25}{2}}\right)^2$ より $y = 2ay^2 + \dfrac{25}{2}a$

$2ay^2 - y + \dfrac{25}{2}a = 0 \cdots\cdots\cdots\cdots\cdots\cdots①$

$D = 1 - 4(2a)\left(\dfrac{25}{2}a\right) = 1 - 100a^2$

$1 - 100a^2 = 0$ より $a^2 = \dfrac{1}{100}$

$a > 0$ なので，$a = \dfrac{1}{10}$

(2) $a = \dfrac{1}{10}$ を①に代入する。$\dfrac{1}{5}y^2 - y + \dfrac{5}{4} = 0$

$y^2 - 5y + \dfrac{25}{4} = 0$ より $\left(y - \dfrac{5}{2}\right)^2 = 0$

よって，$y = \dfrac{5}{2}$

$x = \sqrt{2 \cdot \dfrac{25}{4} + \dfrac{25}{2}} = \sqrt{25} = 5$

従って，$P\left(5, \dfrac{5}{2}\right)$

(3) C_1 の両辺を微分する。

$1 = \dfrac{4yy'}{2\sqrt{2y^2 + \dfrac{25}{2}}}$ より $1 = \dfrac{2y}{x}y'$

よって，$y' = \dfrac{x}{2y} = \dfrac{5}{5} = 1$

$y = 1(x-5) + \dfrac{5}{2} = x - \dfrac{5}{2}$

従って，$2x - 2y - 5 = 0$

（別解）

$y' = \dfrac{2}{10}x = \dfrac{1}{5}x$ より $y' = 1$

よって，$y = 1(x-5) + \dfrac{5}{2} = x - \dfrac{5}{2}$

従って，$2x - 2y - 5 = 0$

（答）

(1)

ア	イ	ウ
1	1	0

(2)

エ	オ	カ
5	5	2

(3)

キ	ク
2	2

物　理

解答　22年度

1 出題者が求めたポイント…摩擦，運動の法則

(1) 一人が滑らずに出すことのできる最大の力の大きさは，$f = \mu_人 mg \; (= 0.70 \times 60 \times 9.8)$

物体を動かすために必要な力の大きさは，$F = \mu_物 Mg \; (= 0.44 \times 200 \times 9.8)$

人数を n とおくと，$nf > F$ であればよい。

$$n > \frac{F}{f} = \frac{\mu_物 Mg}{\mu_人 mg} = \frac{0.44 \times 2000}{0.70 \times 60} = \frac{440}{21} ≒ 20.95$$

よって，必要な最少人数は 21人　（イ）2　（ロ）1…（答）

(2)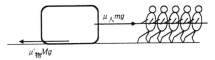

$$a = \frac{n\mu_人 mg - \mu'_物 Mg}{M}$$

$$= \frac{9.8}{2000} \times (100 \times 0.70 \times 60 - 0.15 \times 2000)$$

$$= 9.8 \times (2.1 - 0.15) = 1.911 ≒ 1.9 \times 10 \; (\text{m/s}^2)$$

（イ）1　（ロ）9　（ハ）1………（答）

2 出題者が求めたポイント…アルキメデスの原理

空気の密度を ρ，ヘリウムの密度を ρ_H，アルミの密度を ρ_A，アルミの厚さを d，気球の半径を r とおくと，

気球に働く重力の大きさは，

$$4\pi r^2 \cdot d \cdot \rho_A g + \frac{4}{3}\pi r^3 \cdot \rho_H g$$

気球に働く浮力の大きさは，$\frac{4}{3}\pi r^3 \cdot \rho g$

よって気球を浮かせるための条件は，

$$\frac{4}{3}\pi r^3 \cdot \rho g > 4\pi r^2 \cdot d \cdot \rho_A g + \frac{4}{3}\pi r^3 \cdot \rho_H g$$

$$\therefore r > \frac{3d\rho_A}{\rho - \rho_H} = \frac{3 \times 3.0 \times 10^{-3} \times 2.8 \times 10^3}{1.293 - 1.785 \times 10^{-1}} ≒ 2.3 \times 10 \; (m)$$

（イ）2　（ロ）3　（ハ）1………（答）

3 出題者が求めたポイント…気体の状態方程式，理想気体におけるエネルギーの保存

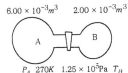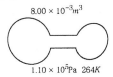

はじめA内にあった気体の物質量を n_A，B内にあった気体の物質量を n_B とおくと，

エネルギーの保存 $\left(\frac{3}{2}p_A V_A + \frac{3}{2}p_B V_B = \frac{3}{2}pV\right)$ より，

$$\frac{3}{2}p_A \times 6.00 \times 10^{-3} + \frac{3}{2} \times 1.25 \times 10^5 \times 2.00 \times 10^{-3}$$

$$= \frac{3}{2} \times 1.10 \times 10^5 \times 8.00 \times 10^{-3}$$

$$\therefore p_A = \frac{(8.80 - 2.50) \times 10^5}{6.00} = 1.05 \times 10^5 ≒ 1.1 \times 10^5 \; (\text{P}_a)$$

（イ）1　（ロ）1　（ハ）5………（答）

また，物質量の総和が変わらないことから，

$$\frac{1.05 \times 10^5 \times 6.00 \times 10^{-3}}{270} + \frac{1.25 \times 10^5 \times 2.00 \times 10^{-3}}{T_B}$$

$$= \frac{1.10 \times 10^5 \times 8.00 \times 10^{-3}}{264}$$

$$\therefore T_B = 250 \; (K) \quad （イ）2　（ロ）5　（ハ）0…（答）$$

4 出題者が求めたポイント…オームの法則，誘導起電力，ローレンツ力

(1) オームの法則より，

$$I = \frac{E}{r} = \frac{10}{0.50} = 2.0 \times 10 \; (A)$$

（イ）2　（ロ）0　（ハ）1………（答）

(2) $IBl = mg$ より，$I = \frac{mg}{Bl}$

また，導体に発生する誘導起電力を V とおくと，

$I = \frac{E - V}{r}$ なので，

$$V = E - rI = E - \frac{rmg}{Bl} = 10 - \frac{0.50 \times 0.10 \times 9.8}{1.0 \times 0.10}$$

$$= 5.1 \times 10^0 \; (V)$$

（イ）5　（ロ）1　（ハ）0………（答）

5 出題者が求めたポイント…光子のエネルギー，仕事関数

(1) $W = h\nu_0$ より，$\nu_0 = \frac{W}{h} = \frac{2.16 \times 1.60 \times 10^{-19}}{6.63 \times 10^{-34}}$

$$≒ 5.2 \times 10^{14} \; (Hz)$$

（イ）5　（ロ）2　（ハ）1　（ニ）4………（答）

(2) $E = h\nu = \frac{hc}{\lambda}$ より，

$$K_{max} = E - W = \frac{hc}{\lambda} - W$$

$$= \frac{6.63 \times 10^{-34} \times 3.00 \times 10^8}{400 \times 10^{-9}} \times \frac{1}{1.60 \times 10^{-19}} - 2.16$$

$$≒ 9.5 \times 10^{-1} \; (eV)$$

（イ）9　（ロ）5　（ハ）－1………（答）

化　学

解答　22年度

1　出題者が求めたポイント……小問集

問1. 全て正しい。

問2. ②濃度が小さいほど，電離度は大きくなる。

問3. ⑤0℃の水を100℃の水にする熱量も必要。

問4. ②$Pb(OH)_2$と$Al(OH)_3$は過剰のアンモニア水に溶けない。

問5. 全て正しい。

[解答]

(1)⑥　(2)②　(3)⑤　(4)③　(5)⑥

2　出題者が求めたポイント……塩化ナトリウム水溶液の電気分解

問1. 陽極 $2Cl^- \rightarrow Cl_2 + 2e^-$

　　陰極 $2H_2O + 2e^- \rightarrow H_2 + 2OH^-$

問2. Clの酸化数は$-1 \rightarrow 0$なので酸化

　　Hの酸化数は$+1 \rightarrow 0$なので還元

問3. $Cl_2 + H_2O \rightarrow HCl + HClO$

問4. $NaOH$はガラスを侵す。

問5. 陽極のCl_2も陰極のH_2も流れたe^-の$1/2$のmol数が発生する。

$$\frac{1.00 \times (10 \times 60)}{9.65 \times 10^4} \times \frac{1}{2} \times 2 \times 22.4 ≒ 0.139L$$

[解答]

(6)④　(7)⑧　(8)③　(9)②　(10)⑤　(11)⑥　(12)④

3　出題者が求めたポイント……気体の製法，反応

A：$HCOOH \rightarrow H_2O + CO$

B：$Cu + 2H_2SO_4 \rightarrow CuSO_4 + 2H_2O + SO_2$

C：$Cu + 4HNO_3 \rightarrow Cu(NO_3)_2 + 2H_2O + 2NO_2$

D：$FeS + H_2SO_4 \rightarrow FeSO_4 + H_2S$

E：$3Cu + 8HNO_3 \rightarrow 3Cu(NO_3)_2 + 4H_2O + 2NO$

F：$NH_4NO_2 \rightarrow 2H_2O + N_2$

問1. SO_2，NO_2，H_2Sの3種類。

問2. SO_2，NO_2，H_2Sが酸性を示す。

問3. $2H_2S + SO_2 \rightarrow 2H_2O + S$

問4. NO_2とN_2O_4の平衡を考える。

　　体積を大きくした瞬間は気体の色は薄くなり，徐々に気体の色は濃くなる。また，体積を小さくした瞬間は気体の色は濃くなり，徐々に気体の色は薄くなる。

問5. $Fe_2O_3 + 3CO \rightarrow 2Fe + 3CO_2$

[解答]

(13)④　(14)②③④　(15)①　(16)⑤　(17)③⑦

4　出題者が求めたポイント……アミノ酸，糖類

問2. ④アデノシン三リン酸はリボースを含む。

問3. グルタミン酸の等電点は3.2付近。

問4. $\frac{0.9}{180} \div \frac{100}{1000} = 0.05$ mol/kg，$\frac{7.1}{142} \div 1 = 0.05$ mol/kg

　　$Na_2SO_4 \rightarrow 2Na^+ + SO_4^{2-}$

$0.026 \times 3 = 0.078K$

問5. ポリペプチド$+ H_2O \rightarrow$グリシン$+$アラニンにおいて，質量保存則よりH_2Oは11.7g

水は $\dfrac{11.7}{18} = 0.650$ mol

グリシンは $\dfrac{37.5}{75} = 0.500$ mol

アラニンは $\dfrac{17.8}{89} = 0.200$ mol

以上より13分子の水により，グリシン10分子，アラニン4分子が生成したことが分かる。従ってポリペプチドの分子量は

　　$75 \times 10 + 89 \times 4 - 18 \times 13 = 872$

[解答]

(18)⑤　(19)①④⑥　(20)⑥　(21)③　(22)②

5　出題者が求めたポイント……有機物の反応

アはアセチレン，イは水酸化カルシウム，ウはエチレン，エはエタノール，オはアセトアルデヒド，カは酢酸，キはアセトン，クはプロペン，ケはプロパン，コは2-プロパノール

問1. エタノール，アセトアルデヒド，アセトン，2-プロパノールがヨードホルム反応陽性。

問2. $Ca(OH)_2 + CO_2 \rightarrow CaCO_3 + H_2O$

問3. $CH_3COOH + NaHCO_3 \rightarrow CH_3COONa + H_2O + CO_2$

問4. クメン法ではフェノールとともにアセトンが副生する。クメン法は以下の手順である。

①プロペンとベンゼンを触媒の存在下で反応させてクメンを生成する。②クメンを空気酸化してクメンヒドロペルオキシドとする。③クメンヒドロペルオキシドを希硫酸を触媒として分解する。

問5. エチレンをx mol，プロペンをy mol，プロパンをz molとおくと

　　$28x + 42y + 44z = 14.2$……①

エチレンとプロペンに付加したBr_2が48.0gなので

　　$160x + 160y = 48.0$　　……②

$C_2H_4 + 3O_2 \rightarrow 2CO_2 + 2H_2O$

$C_3H_6 + (9/2)O_2 \rightarrow 3CO_2 + 3H_2O$

$C_3H_8 + 5O_2 \rightarrow 3CO_2 + 4H_2O$

$(2x + 3y + 3z) : (2x + 3y + 4z) = 10 : 11$ より

　　$2x + 3y = 7z$　　　　……③

①②③より $x = 0.2$，$y = 0.1$，$z = 0.1$

$$\frac{42 \times 0.1}{14.2} \times 100 ≒ 30\%$$

[解答]

(23)⑤　(24)⑥　(25)⑤　(26)⑧　(27)①　(28)④　(29)④

生　物

解答　　22年度

1 **出題者が求めたポイント(Ⅰ，Ⅱ・正答選択)**

問1.①メチルグリーンで染色体(DNA)は青緑色に，ピロニンで核小体(RNA)は桃色に染まる。
②カルス形成には，オーキシンとサイトカイニンなどのホルモンが必要。

問2.③DNAの転写によってmRNAの前駆体が作られ，その後スプライシングによってイントロンが除かれてmRNAとなる。
⑤読み枠の位置により，UUC，UCU，CUUの3種類のコドンとなる。

問3.①転流はグルコースではなく，スクロース。
②光合成のカルビン・ベンソン回路で二酸化炭素が取り込まれて作られるのは，リングリセリン酸。
④バクテリオクロロフィルをもつ光合成細菌は非酸素発生型の光合成をおこなう。クロロフィルaをもつシアノバクテリアの光合成では酸素を発生する。

問4.①骨格筋は，筋芽細胞が融合した多核の細胞。
④サルコメアはミオシンを中央にした構造の単位。

問5.③第1音は房室弁の閉鎖する音，第2音が動脈弁の閉鎖する音。

問6.②胚のう母細胞と，花粉母細胞は減数分裂前の細胞なので，胞子体の一部と解釈される。

問7.①活動時間帯が異なることで，ニッチを異にしている。

[解答]
問1.④，⑤　問2.②，④　問3.③，⑤　問4.②，③
問5.②，④　問6.②，③　問7.①，④

2 **出題者が求めたポイント(Ⅱ・DNA)**

問2.実験ⅱでは，上清に^{32}Pが検出されること，破裂したファージ粒子にDNA分解酵素を作用させていることから，DNAの分解産物であるヌクレオチドと考えられる。

問3.実験ⅲで，ファージ粒子を破裂しても^{35}Sが沈殿から検出されることから，ゴーストに吸着能力があることが分かる。
実験ⅳで，^{32}Pが沈殿から検出されないことから，DNAは抗ファージ血清に含まれる抗体と結合しないと考えられる。

問4.大腸菌表面にあるタンパク質(^{35}S)は撹拌によって大腸菌から離れて上清に多く含まれる。

問5.タンパク質は^{35}Sを含まないが，DNAは半保存的な複製が行われるため，ファージは，^{32}Pを含む。

問6.アベリーらは，肺炎双球菌の形質転換を起こす物質がDNAであることを明らかにした。

[解答]
問1.^{32}P④　^{35}S①　問2.⑤　問3.②，⑤　問4.③
問5.①，②　問6.研究者：⑤　実験材料：⑦

3 **出題者が求めたポイント(Ⅰ・遺伝)**

「表現型abcdeで致死遺伝子を持つ雌」の遺伝子型は，
X(abcdel$^+$) X(abcdel)

「野生型の雄」の遺伝子型は，X(a$^+$b$^+$c$^+$d$^+$e$^+$l$^+$) Y

問1.F1雌の遺伝子型は，
X(a$^+$b$^+$c$^+$d$^+$e$^+$l$^+$)X(abcdel$^+$)(④)
または，X(a$^+$b$^+$c$^+$d$^+$e$^+$l$^+$) X(abcdel)(⑦)

問2.F1雄の遺伝子型は，X(abcdel$^+$)Y(③)
X(abcdel)Yは致死遺伝子の働きで生まれてこない。

問3.F1雌からX(abcdel)を受け取るF2雄は生まれてこないので，雌：雄＝4：3

問4.ab間の組換え価は
(40[a]＋20[bcde])/1200×100＝5%

問5.表の数値で，表現型の比率が2：1でないのが，abc(48)とde(60)なので，cd間に致死遺伝子lがあると推定できる。

問6.F1雌の遺伝子型には2通りあるので，それぞれとの交配結果を書き出し，abc(48)とde(60)の数字から以下に示す(ア)と(イ)の数値を求め，その数値からld間の組換え個体数を求め，組換え価を求めることになる。極めて煩雑，難解。
F1雌X(a$^+$b$^+$c$^+$l$^+$d$^+$e$^+$) X(abclde)と雄X(abcl$^+$de)Yの交配で生じるF2雄のうち，
X(abcl$^+$d$^+$e$^+$)Yの個体数を(ア)，
X(abcld$^+$e$^+$)Y(致死)の個体数を(イ)とすると，
X(a$^+$b$^+$c$^+$lde)Y(致死)の個体数は(ア)，
X(a$^+$b$^+$c$^+$l$^+$de)Yの個体数は(イ)，
F1雌X(a$^+$b$^+$c$^+$l$^+$d$^+$e$^+$) X(abcl$^+$de)と
雄X(abcl$^+$de)Y　の交配で生じるF2雄のうち，
X(abcl$^+$d$^+$e$^+$)Yの個体数は(ア)＋(イ)，
X(a$^+$b$^+$c$^+$l$^+$de)Yの個体数は(ア)＋(イ)，
よって，F2全体では
X(abcl$^+$d$^+$e$^+$)Yの個体数は(ア)＋(ア)＋(イ)＝48
X(a$^+$b$^+$c$^+$l$^+$de)Yの個体数は(ア)＋(イ)＋(イ)＝60，
よって，(ア)＝12，(イ)＝24
　　ld間の組換え価は，雌 X(a$^+$b$^+$c$^+$l$^+$d$^+$e$^+$)
X(abclde)と雄X(abcl$^+$de)Yの交配で生じるF2雄(400)のうちのX(a$^+$b$^+$c$^+$l$^+$de)Yの個体数(24)から求められる。　24/400×100＝6%

[解答]
問1.④，⑦　問2.③　問3.⑥
問4.a－b間：⑤　b－c間：⑧　c－d間：⑨
　　d－e間：⑨
問5.③　問6.⑥

4 **出題者が求めたポイント(Ⅰ・腎臓)**

問1.② 糸球体は皮質に分布する。
③ 鉱質コルチコイドは副腎から分泌され，腎臓でのナトリウムイオンの再吸収を促進する。
⑤ 腎動脈，腎静脈，輸尿管はまとまって，腎門か

ら腎臓へ出入りする。

問3.グルコースとアミノ酸は原尿にろ過されるが，すべて再吸収される。

問4.1日の原尿量は，$0.125 \times 60 \times 24 = 180\,l$

$1.5\,l$ は1%以下。

問6.7.バソプレシンは細尿管(集合管)での水の再吸収を促進するので，尿量は減少し，尿は高張になる。

問8.水を大量に飲んだときには，体液(血漿)の浸透圧は減少する。水分の排出のために再吸収を抑制するので，バソプレシンの分泌も抑えられる。

問9.③核，⑤リボソーム，⑨小胞体，⑩細胞質基質

問10.消化管での吸収は小腸が最も機能が高い。

問11.ミトコンドリアは膜の能動輸送ために，ATP(エネルギー)を供給している

[解答]

問1.①，④

問2.(a)②　(b)①

問3.①，⑤

問4.十の位：⑨　一の位：⑨

問5.イ.⑥　ウ.②

問6.②

問7.③

問8.②

問9.A.②，⑥，⑦　B.②，⑧　C.②，④

問10.④

問11.③

平成21年度

問 題 と 解 答

平成21年度

英　語

問題　21年度

第1問　次の　1　～　5　の各群の単語①～⑤のうちから，最も強いアクセント（第一強勢）の位置が，ほかの4つの場合と異なるものを1つずつ選びなさい。

1

① e-voke　　　② e-volve　　　③ ex-act

④ ex-cuse　　　⑤ ex-pert

2

① com-ment　　　② com-mit　　　③ de-mand

④ des-sert　　　⑤ de-vice

3

① ar-ti-cle　　　② bi-cy-cle　　　③ mir-a-cle

④ re-cy-cle　　　⑤ ve-hi-cle

4

① cal-en-dar　　　② cat-a-logue　　　③ maj-es-ty

④ pen-al-ty　　　⑤ pre-ci-sion

5

① a-bil-i-ty　　　② dif-fi-cul-ty　　　③ fa-cil-i-ty

④ ma-jor-i-ty　　　⑤ mi-nor-i-ty

第2問　次のa～fの各英文の空欄　6　～　11　に入れるのに最も適当なものを，それぞれ下の①～⑤のうちから1つずつ選びなさい。

a．Jane is by no ⬚6⬚ stupid. She's just lazy.

① course ② degrees ③ manner

④ means ⑤ ways

b．We wanted to pay, but she ⬚7⬚ on buying it herself.

① claimed ② demanded ③ desired

④ insisted ⑤ urged

c．If you haven't got a big plate, two small ones will ⬚8⬚ .

① do ② enough ③ fine

④ make ⑤ sufficient

d．I don't regret ⬚9⬚ her what I thought, even if it upset her.

① of telling ② tell ③ telling

④ to tell ⑤ to telling

e．If you ⬚10⬚ ten million dollars, what would you do with it?

① are offered ② had been offered ③ offered

④ should offer ⑤ were offered

f．John turned around, because he heard his name ⬚11⬚ while walking

along the street.

① call ② called ③ calling

④ to be calling ⑤ to have called

第3問 次のa～fの各英文の空欄を，それぞれ下の①～⑥の語または語句で埋め
て最適な英文にするとき，⬚12⬚～⬚23⬚ に入る語または語句を示しなさ
い。

a．There are about 6,000 stars that can be seen without a telescope. But one-

fourth of these are ＿＿＿ ⬚12⬚ ＿＿＿ ＿＿＿ ⬚13⬚ ＿＿＿ Japan.

①	be seen	②	far	③	from
④	south	⑤	to	⑥	too

b. A reporter should compress _____ to the _____ 14 length _____ 15 _____ .

①	a story	②	its effect	③	minimum
④	possible	⑤	ruining	⑥	without

c. How far it is 16 as important as _____ it _____ _____ 17 if the traffic _____ .

①	how long	②	is heavy	③	is not
④	there	⑤	to get	⑥	will take

d. We had 18 _____ _____ _____ 19 _____ we are going again next summer.

①	a	②	holiday	③	such
④	that	⑤	there	⑥	wonderful

e. Americans are often unaware that 20 they give something to Japanese friends for _____ they are imposing _____ on _____ _____ 21 in some way.

①	an obligation	②	no particular reason	③	that kindness
④	their friends	⑤	to repay	⑥	when

f. In a Japanese university tennis club, for example, the youngest members used 22 _____ , _____ _____ , if 23 , time _____ much tennis.

①	any	②	leaving	③	to be expected
④	to do the boring tasks	⑤	to play	⑥	very little

東京医科大学　21 年度　(4)

第4問　次の文章を読み，⎡24⎤〜⎡35⎤に入る最も適当な語句を下の①〜⑯の中から1つずつ選びなさい。ただし，同一番号を重複使用した解答は無効とします。

注：

cane toad：giant toad とも呼ばれるヒキガエル科ヒキガエル属の最大種，オオヒキガエル。なお，cane は sugar cane（サトウキビ）のことである。捕食者から攻撃を受けると，このオオヒキガエルは頭にある腺から lethal toxin（致命的な毒素）を分泌する。

their own unlikely match in the form of Australia's most prolific pest：おおよその意味は，「オーストラリアきっての繁殖力をもつ，害をもたらす生物という思いもかけない競争相手」ということである。

quolls, small spotted marsupials：「フクロネコ，小型の斑点模様のある有袋動物」。

　　A crocodile opens its jaws as a boat full of tourists passes. The crocodile may be ⎡24⎤ its lunch, it may be yawning, as the native Australian boatman suggests. Or it could have just ⎡25⎤ a cane toad. Crocodiles and other wildlife in the Alligator River system draw ⎡26⎤ each year to the Kakadu National Park, on Australia's northern tip near Darwin. A few tourists who swim in these rivers do not ⎡27⎤. But now the people-eating crocodiles are ⎡28⎤ their own unlikely match in the form of Australia's most prolific pest, the cane toad.

　　The toads were ⎡29⎤ South America, via Hawaii, in 1935 in order to wipe out beetles that were destroying Queensland's sugar cane industry. This attempt, however, failed. The beetles lived high in the cane, and the toads proved not to be ⎡30⎤. Since then they have done nothing but ⎡31⎤. This year they were seen for the first time in Kakadu. The toads release a lethal toxin from glands on their heads when they are attacked. At least one crocodile in Kakadu and ⎡32⎤ in the Katherine River to the south have died after eating the toads.

There is ☐33 for quolls, small spotted marsupials that are dying within seconds of jumping on the toads. Some sixty quolls have been ☐34 islands off the nearby Arnhem Land coast to save them from extinction. The survivors may return if the toads can be wiped out. But after ☐35 Queensland they are not going to stop at Kakadu.

① bleed freely   ② breed and travel   ③ climbers

④ come out alive   ⑤ deep misery   ⑥ descendants

⑦ introduced from   ⑧ making   ⑨ meeting

⑩ more sympathy   ⑪ several more   ⑫ shipped to

⑬ swallowed   ⑭ thinking of   ⑮ their long march from

⑯ thousands of tourists

第5問 次の文章の内容と合っていると思われるものを，下に示した①～㉔のなかから9つ選びなさい。ただし，解答の順序は問いませんが，同一番号を重複使用した解答は無効とします。 ☐36 ～ ☐44

Medical students are some of the brightest people in the UK and are willing to work for the benefit of others more than just working for themselves. Because they already have these two characteristics, most will go on to make good doctors. The recruitment of medical students varies between countries and universities. However, over time nothing very much has changed. As well as being good at exams, you also have to have common sense and enthusiasm. It takes brains and character to survive the challenges of medical school.

The characteristics identified formally by some schools in their interview stage may help to identify the non-academic attributes we seek in doctors. The crucial question that interviewers may ask themselves is whether they would want this candidate to be their doctor. Other characteristics include good communication skills, sympathy, flexibility, good decision making skills, teamwork, honesty, ability to reflect, insight about illness and medicine, and insight about stress management.

On the way 5% will not complete their medical school training. The reasons for failing exams are generally unpredictable, and include mental health problems, family stress, debt, questioning the decision to study medicine, and lack of motivation to study for exams. The easier you find it to do well in exams before medical school, the more likely you will survive the course.

Stress is common among medical students, but those students who recognize their own problems often find it hard to seek support from the school, fearing a "black mark" on their overall evaluation having declared their "weakness". It may be we can predict who might be at more risk of stress during their time at medical school, but we are not sure what can be done to reduce the pressure.

The problems of finding a job after studying can add more stress. Will I be able to work in my chosen specialty? People need doctors, and you will be able to practice. Compared with the alternative of commercial senior management, where job security is never assured and you may be required to move at any time, medicine is still a "safe" option. This security in the likelihood of being able to choose an area you want, geographically and in terms of specialty, and also being mainly free of oversight of your day to day activity, are an important additional benefit to the career of being a doctor.

Achieving satisfactory grades is only one part of the pressure. Another is the expectation of society. The 2004 UK Department of Health paper, *Medical Schools: Delivering the Doctors of the Future*, asks the impossible of people training to be doctors. You must be a skilled communicator; be able to learn and work flexibly in teams; have the skills of continuous learning based on real problems, which you can apply throughout your career; and be able to develop your practice in response to the rapid pace of change in technology and the rapidly expanding knowledge base.

To lessen the academic burden on students there is always debate about moving away from medical education aimed at training the generic "stem cell" doctor who can go on to do any specialty to a more focused approach training certain types of doctors, such as surgeons or general practitioners. The problem with this approach is that it requires the student to make a career choice before they have even seen the specialties for themselves.

We honestly do not know what will make a good doctor. We did not know a hundred years ago. We do not know now. And we certainly cannot guess what medicine will be like in ten years, in terms of skills or even knowledge. But what we do know is that practicing doctors will still be helping people, and if we stop nurturing that skill, replacing it with yet another "core competence", then we will be doing more harm than good.

For students, the answer to survival must be different for each individual student. Our job as teachers is to help each individual student find the strength to cope with the stresses that are not new but have always been part of the doctor's life. As a doctor or student you cannot help people with illness without sharing something of your own emotions, no matter how many self-help books you read. But that sharing brings with it the reward you spoke about at the interview to enter medical school.

| 36 | ~ | 44 |

① High intelligence and a strong will to work for others are two qualities common to medical students.

② How to select medical students differs among countries and universities, and it has changed very much for a long time.

③ Having common sense and enthusiasm is more important than being good at exams for students to survive the difficulties of medical school.

④ At a selection interview, what interviewers consider to be the decisive question is whether they would like to consult the candidate as their doctor.

⑤ The most important thing in the non-academic attributes that medical students should have is good communication skills.

⑥ About 5% of medical students will drop out before they finish medical school.

⑦ The reason why some of the medical students fail to keep on training is unpredictable, but stress is considered as the leading factor.

⑧ Family stress and debt are among the factors which discourage medical students from remaining motivated to study medicine.

⑨ The students who recognize their own problems of stress are often likely to seek support from the school more eagerly than others.

⑩ Stress is a common problem among medical students, but some of them are reluctant to consult the school because they believe that it may affect their school marks.

⑪ Finding jobs after studying can cause stress to new medical doctors, who may worry about being able to work in their chosen specialties.

⑫ New doctors have a lot of freedom with regard to their working hours.

⑬ The 2004 UK Department of Health paper says that it is imperative for medical schools to sort out the subjects really necessary for the students.

⑭ The author believes that medical students should fulfill the expectations of society, however impossible they seem.

⑮ The author recommends allowing medical students to make a career choice earlier to help lessen the academic burden on them.

⑯ Some believe that medical education in the UK should aim to train specialists during medical school.

⑰ Medical teachers used to know what was necessary to be a good doctor, but it has not been the case for a century.

⑱ Medical teachers cannot imagine what development medicine will attain in ten years regarding skills and knowledge.

⑲ It is likely that medical teachers will contribute to improved patient care if they introduce a new "core competence".

⑳ Doctors are under so much stress that nervous breakdowns are extremely common.

㉑ While medical students usually have some stress, doctors very seldom do because they are financially well-rewarded.

㉒ With help from their teachers, medical students must find themselves the strength to deal with the stresses which will be part of their life as a doctor.

㉓ It is impossible for medical teachers to help each individual student find the strength to deal with the stresses because the answer to survival must be different for each individual student.

㉔　It is very important for doctors to share something of their own emotions when trying to help people.

数　学

問題　　　　　　　　　　　21年度

1

(1) r を定数とする。関係

$$a_1 = 1, \ a_2 = 2, \ a_n = r^2 a_{n-1} + \frac{5}{6} r a_{n-2} (n = 3, 4, \cdots)$$

で定められた数列 $\{a_n\}$ が 0 でない数 α に収束するとき

$$r = \frac{\boxed{\text{ア}}}{\boxed{\text{イ}}}, \ \alpha = \frac{\boxed{\text{ウエ}}}{\boxed{\text{オカ}}}$$

である。

(2) 2つの関数 $f(x), g(x)$ はともに微分可能であり，x についての恒等式

$$(x^2 + 2x + 3)g(f(x)) = 5$$

が成り立っているとする。$f(0) = 0$ であり，関数 $f(x)$ の $x = 0$ における

微分係数が $f'(0) = 7$ であるとき，関数 $g(x)$ の $x = 0$ における微分係数は

$$g'(0) = \frac{\boxed{\text{キクケ}}}{\boxed{\text{コサ}}} \text{である。}$$

2

(1) 不等式

$$\sqrt{n+1} - \sqrt{n} > \frac{1}{100}$$

をみたす正の整数 n の最大値は $\boxed{\text{アイウエ}}$ である。

(2) 座標平面上の点 $P(x, y)$ が不等式 $x^2 + y^2 \leqq 4$ によって表される領域内を動

くとき，2次式 $7x^2 + 4xy + 4y^2$ のとる値の最大値は $\boxed{\text{オカ}}$ である。

3

座標平面の曲線 $C : y = \frac{1}{x} (x > 0)$ 上の 2 点 $A\left(a, \frac{1}{a}\right)$, $B\left(b, \frac{1}{b}\right)$ は次の

条件(C)をみたすとする。

(C) 2点 A，B 間の距離 AB は $AB = \frac{11}{3}$ であり，$0 < a < b$ かつ

$ab = \frac{3}{4}$ である。

このとき,

$$a = \frac{\boxed{ア}}{\boxed{イウ}}, \quad b = \frac{\boxed{エ}}{\boxed{オ}}$$

である。さらに，点 $\mathrm{P}(p, 0)$ が x 軸上を動くとき $\mathrm{AP}^2 + \mathrm{BP}^2$ が最小値をとるのは

$$p = \frac{\boxed{カ}}{\boxed{キ}}$$

のときである。

4

$f(x) = \dfrac{|\sin 2x|}{5 - \sin x}$ とし，関数 $g(x)$ は次の条件(a)をみたすとする。

(a) 関数 $g(x)$ は奇関数であり，かつ $h(x) = f(x) - g(x)$ とおけば
　　関数 $h(x)$ は偶関数である。

このとき,

(1) $g\left(\dfrac{\pi}{3}\right) = \dfrac{\boxed{ア}}{\boxed{イウ}}$.

(2) $\displaystyle\int_0^{\frac{\pi}{6}} g(x)\,dx = 5\log\dfrac{\boxed{エオ}}{\boxed{カ}} - \boxed{キ}$

である。ただし，対数は自然対数とする。

物　理

問題　　　　21 年度

第 1 問

　バネ定数 4.0 N/m のバネを水平に置き，一方の端を壁に固定した。もう一方の端に質量 1.0 kg のおもりを付けた。おもりをバネの釣り合いの位置に静止させた後で，質量 0.10 kg の物体をおもりに衝突させた。衝突後おもりは振動を始めた。衝突する前の物体の速さは 5.0 m/s，衝突した後の物体の速さは 4.0 m/s であった。物体はバネの伸び縮みの方向と平行に進んでおもりに衝突し，まっすぐに跳ね返された。以下の問に答えよ。ただし，おもりや物体と床との摩擦，空気抵抗などは考えないものとする。また，物体とおもりの衝突は弾性衝突とは限らない。

(1) バネは最大いくら縮むか。

$$1 : \boxed{イ} . \boxed{ロ} \times 10^{\boxed{ハ}} \ \text{m}$$

(2) おもりの振動の周期はいくらか。

$$2 : \boxed{イ} . \boxed{ロ} \times 10^{\boxed{ハ}} \ \text{s}$$

第 2 問

　電気容量がそれぞれ，4.0 μF，2.0 μF のコンデンサー C_1，C_2 と電気容量のわからないコンデンサー C_x とスイッチ S_1，S_2 と起電力 9.0 V の電池 E で図のような回路を組んだ。最初スイッチは 2 個とも開いていて，コンデンサーに電荷は蓄えられていなかった。まず S_1 を閉じ，充分に長い時間が経過した後に S_1 を開いて，S_2 を閉じた。充分に長い時間が経過した後に C_x の極板間の電位差が 3.0 V になった。その後，S_2 を開いて，S_1 を閉じた。充分に長い時間が経過した後に C_x の極板間の電位差が 5.0 V になった。以下の問いに答えよ。ただし 10^{-6}F $= 1 \mu$F，10^{-6}C $= 1 \mu$C である。

(1) この一連の操作で，電池 E より送られた電気量はいくらか。

3：$\boxed{イ}.\boxed{ロ} \times 10^{\boxed{ハ}}\,\mu C$

(2) コンデンサー C_X の電気容量はいくらか。

4：$\boxed{イ}.\boxed{ロ} \times 10^{\boxed{ハ}}\,\mu F$

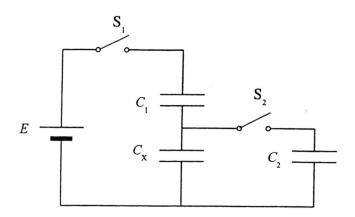

第3問

空気中で波長 5.81×10^{-7} m の光を格子定数が不明な回折格子の面に垂直に入射させた。以下の問いに答えよ。

(1) 1次の回折光(最も回折角の小さな回折光)の回折角が 20° であった場合，回折格子の格子定数はいくらか。

5：$\boxed{イ}.\boxed{ロ} \times 10^{\boxed{ハ}}\,m$

(2) 水中で回折をさせた場合，1次の回折光の回折角はいくらかになるか。

6：$\boxed{イ}.\boxed{ロ} \times 10^{\boxed{ハ}}\,°$

東京医科大学　21年度　(14)

第4問

ラジウム $^{223}_{88}Ra$ は半減期 T ＝ 11.7 日で α 崩壊して，ラドン $^{219}_{86}Rn$ になる。はじめに $^{223}_{88}Ra$ が 13.0 g あった。以下の問いに答えよ

(1) はじめにあった $^{223}_{88}Ra$ の個数はいくらか。

7：$\boxed{イ}.\boxed{ロ} \times 10^{\boxed{ハ}\boxed{二}}$ 個

(2) 81.9 日経過後の $^{223}_{88}Ra$ の個数はいくらか。

8：$\boxed{イ}.\boxed{ロ} \times 10^{\boxed{ハ}\boxed{二}}$ 個

第5問

シリンダーがなめらかに動くピストンを使って，n [mol] の単原子分子理想気体を閉じ込め，図のように状態を変化させた。ただし，BC の過程は等温変化であった。それぞれの過程で気体についての仕事，熱，内部エネルギーはどうなるか。

解答欄の該当する場所にマークせよ。解答は以下の説明に従ってマークすること。

仕事(外部に仕事をする場合↑，される場合↓，仕事をしない場合→)，

熱(熱を放出する場合↑，熱を吸収する場合↓，熱の出入りがない場合→)，

内部エネルギー(増加する場合↑，減少する場合↓，変化しない場合→)

9：AB の過程

10：BC の過程

11：CD の過程

12：DA の過程

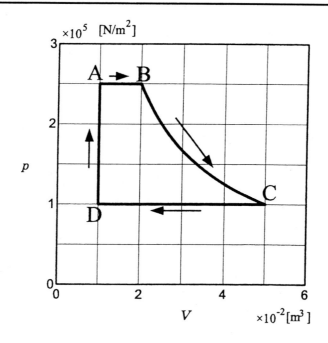

物理定数表

名　　称	数　　値
重力加速度	$g \fallingdotseq 9.8 \, \text{m/s}^2$
空気の真空に対する屈折率（0℃，1 atm）	$n = 1.0003$
水の空気に対する屈折率	$n = 1.33$
熱の仕事当量	$4.19 \, \text{J/cal}$
絶対零度	$-273 \, ℃$
1 気圧	$1 \, \text{atm} = 1.01 \times 10^5 \, \text{Pa}$
気体定数	$R = 8.31 \, \text{J/mol·K}$
単原子分子の定積モル比熱	$C_V = 3R/2 = 12.5 \, \text{J/mol·K}$
単原子分子の定圧モル比熱	$C_P = 5R/2 = 20.8 \, \text{J/mol·K}$
乾燥空気中の音速（0℃）	$V = 331.5 \, \text{m/s}$
真空の誘電率	$\varepsilon_0 = 8.85 \times 10^{-12} \, \text{F/m}$
真空の透磁率	$\mu_0 = 1.26 \times 10^{-6} \, \text{H/m}$
電気素量	$e = 1.60 \times 10^{-19} \, \text{C}$
クーロンの法則の定数（真空中）	$k_0 = 8.99 \times 10^9 \, \text{N·m}^2/\text{C}^2$
電子の質量	$9.11 \times 10^{-31} \, \text{kg}$
電子の比電荷	$1.76 \times 10^{11} \, \text{C/kg}$
1 原子質量単位	$1 \, \text{u} = 1.66 \times 10^{-27} \, \text{kg}$

アボガドロ定数	$N_0 = 6.02 \times 10^{23}\,\mathrm{mol}^{-1}$
万有引力定数	$G = 6.67 \times 10^{-11}\,\mathrm{N \cdot m^2/kg^2}$
真空中の光速	$c = 3.00 \times 10^8\,\mathrm{m/s}$
プランク定数	$h = 6.63 \times 10^{-34}\,\mathrm{J \cdot s}$

三角関数表

角		正弦	余弦	正接	角		正弦	余弦	正接
度 [°]	ラジアン [rad]	sin	cos	tan	度 [°]	ラジアン [rad]	sin	cos	tan
0	0.0000	0.0000	1.0000	0.0000	45	0.7854	0.7071	0.7071	1.0000
1	0.0175	0.0175	0.9998	0.0175	46	0.8029	0.7193	0.6947	1.0355
2	0.0349	0.0349	0.9994	0.0349	47	0.8203	0.7314	0.6820	1.0724
3	0.0524	0.0523	0.9986	0.0524	48	0.8378	0.7431	0.6691	1.1106
4	0.0698	0.0698	0.9976	0.0699	49	0.8552	0.7547	0.6561	1.1504
5	0.0873	0.0872	0.9962	0.0875	50	0.8727	0.7660	0.6428	1.1918
6	0.1047	0.1045	0.9945	0.1051	51	0.8901	0.7771	0.6293	1.2349
7	0.1222	0.1219	0.9925	0.1228	52	0.9076	0.7880	0.6157	1.2799
8	0.1396	0.1392	0.9903	0.1405	53	0.9250	0.7986	0.6018	1.3270
9	0.1571	0.1564	0.9877	0.1584	54	0.9425	0.8090	0.5878	1.3764
10	0.1745	0.1736	0.9848	0.1763	55	0.9599	0.8192	0.5736	1.4281
11	0.1920	0.1908	0.9816	0.1944	56	0.9774	0.8290	0.5592	1.4826
12	0.2094	0.2079	0.9781	0.2126	57	0.9948	0.8387	0.5446	1.5399
13	0.2269	0.2250	0.9744	0.2309	58	1.0123	0.8480	0.5299	1.6003
14	0.2443	0.2419	0.9703	0.2493	59	1.0297	0.8572	0.5150	1.6643
15	0.2618	0.2588	0.9659	0.2679	60	1.0472	0.8660	0.5000	1.7321
16	0.2793	0.2756	0.9613	0.2867	61	1.0647	0.8746	0.4848	1.8040
17	0.2967	0.2924	0.9563	0.3057	62	1.0821	0.8829	0.4695	1.8807
18	0.3142	0.3090	0.9511	0.3249	63	1.0996	0.8910	0.4540	1.9626
19	0.3316	0.3256	0.9455	0.3443	64	1.1170	0.8988	0.4384	2.0503
20	0.3491	0.3420	0.9397	0.3640	65	1.1345	0.9063	0.4226	2.1445
21	0.3665	0.3584	0.9336	0.3839	66	1.1519	0.9135	0.4067	2.2460
22	0.3840	0.3746	0.9272	0.4040	67	1.1694	0.9205	0.3907	2.3559
23	0.4014	0.3907	0.9205	0.4245	68	1.1868	0.9272	0.3746	2.4751
24	0.4189	0.4067	0.9135	0.4452	69	1.2043	0.9336	0.3584	2.6051
25	0.4363	0.4226	0.9063	0.4663	70	1.2217	0.9397	0.3420	2.7475
26	0.4538	0.4384	0.8988	0.4877	71	1.2392	0.9455	0.3256	2.9042
27	0.4712	0.4540	0.8910	0.5095	72	1.2566	0.9511	0.3090	3.0777
28	0.4887	0.4695	0.8829	0.5317	73	1.2741	0.9563	0.2924	3.2709
29	0.5061	0.4848	0.8746	0.5543	74	1.2915	0.9613	0.2756	3.4874
30	0.5236	0.5000	0.8660	0.5774	75	1.3090	0.9659	0.2588	3.7321
31	0.5411	0.5150	0.8572	0.6009	76	1.3265	0.9703	0.2419	4.0108
32	0.5585	0.5299	0.8480	0.6249	77	1.3439	0.9744	0.2250	4.3315
33	0.5760	0.5446	0.8387	0.6494	78	1.3614	0.9781	0.2079	4.7046
34	0.5934	0.5592	0.8290	0.6745	79	1.3788	0.9816	0.1908	5.1446
35	0.6109	0.5736	0.8192	0.7002	80	1.3963	0.9848	0.1736	5.6713
36	0.6283	0.5878	0.8090	0.7265	81	1.4137	0.9877	0.1564	6.3138
37	0.6458	0.6018	0.7986	0.7536	82	1.4312	0.9903	0.1392	7.1154
38	0.6632	0.6157	0.7880	0.7813	83	1.4486	0.9925	0.1219	8.1443
39	0.6807	0.6293	0.7771	0.8098	84	1.4661	0.9945	0.1045	9.5144
40	0.6981	0.6428	0.7660	0.8391	85	1.4835	0.9962	0.0872	11.4301
41	0.7156	0.6561	0.7547	0.8693	86	1.5010	0.9976	0.0698	14.3007
42	0.7330	0.6691	0.7431	0.9004	87	1.5184	0.9986	0.0523	19.0811
43	0.7505	0.6820	0.7314	0.9325	88	1.5359	0.9994	0.0349	28.6363
44	0.7679	0.6947	0.7193	0.9657	89	1.5533	0.9998	0.0175	57.2900
45	0.7854	0.7071	0.7071	1.0000	90	1.5708	1.0000	0.0000	

化 学

問題

21 年度

（注意）　解答にあたって必要ならば，つぎの数値を用いよ。

原子量：$H = 1.0$，$C = 12$，$N = 14$，$O = 16$，$Al = 27$，$B = 11$，

$Be = 9.0$，$Ca = 40$，$Cl = 35.5$，$Fe = 56$，$K = 39$，

$Li = 7.0$，$Mg = 24$，$Na = 23$，$P = 31$，$S = 32$，$Si = 28$，

$Sr = 88$，$Zn = 65$

酢酸の電離定数：$K_a = 2.80 \times 10^{-5} \, mol/l$

アボガドロ定数：$6.0 \times 10^{23}/mol$；0 ℃ の絶対温度：$T = 273 \, K$

気体定数：$R = 8.3 \times 10^3 \, Pa \cdot l/(K \cdot mol)$

第 1 問　次の問 1 ～ 5 の各群には①～⑤の中に誤りを含む文が 1 つあるか，①～⑤ の全てに誤りがないかのいずれかである。誤りがある場合はその文の記号（①～⑤） を，誤りがない場合は⑥を選べ。

問 1　　| 1 |

① 天然に存在する銅には 2 種類の同位体が存在する。一つは ^{65}Cu で，存在 比は 30.8 ％ である。銅の原子量は 63.6 であることから，もう一つの同位 体は ^{63}Cu である。

② 160 g の $FeSO_4 \cdot 7H_2O$ を水 600 g に溶かした。この溶液の質量パーセン ト濃度は 11.5 ％ である。

③ 理想気体の物質量を n [mol]，圧力を P [Pa]，体積を V [l]，絶対温度を T [K]，気体定数を R [Pa·l/(K·mol)]とすると，$PV/(nRT)$ の値は常に 1 で ある。

④ a グラムの金属 M を用いて b グラムの塩化物を得た。M の原子価を 3 と すると，M の原子量は $(106.5 \times a)/(b - a)$ で表される。

⑤ ヘモグロビンを分析したところ，質量パーセント濃度で 0.34 ％ の鉄を含 むことがわかった。ヘモグロビン 1 分子には 4 原子の鉄が含まれていること から，ヘモグロビンの分子量はおよそ 6.6×10^4 と計算される。

⑥ ①～⑤に誤りはない。

問 2 ☐2

① 反応速度は，温度一定のとき反応物の濃度を高くすると大きくなるが，反応速度定数は，温度が一定なら反応物の濃度に無関係である。

② ヨウ化水素の熱分解でヨウ素と水素が生成する反応では，ヨウ化水素の分解速度とヨウ素の生成速度は等しい。

③ 一定温度において，過酸化水素が分解し酸素と水を生じる反応では，過酸化水素の分解速度は反応の進行とともに小さくなるが，この反応の反応速度定数は反応時間によらず一定である。

④ 反応温度を上げると，活性化エネルギーより大きいエネルギーをもつ分子の割合が増加するので，反応速度は増大する。

⑤ 触媒がないときの正反応と逆反応の活性化エネルギーをそれぞれ E_1，E_2，触媒を用いた逆反応の活性化エネルギーを E_3 とすると，触媒を用いた正反応の活性化エネルギーは $E_3 - E_2 + E_1$ で表される。

⑥ ①～⑤に誤りはない。

問 3 ☐3

① 酸性水溶液中と塩基性水溶液中では，過マンガン酸カリウムが相手の物質から受け取る電子数は異なる。

② 水溶液中でオゾンが酸化剤としてはたらく場合，2個の電子を相手の物質から受け取る。

③ ヨウ化カリウム水溶液に塩素を通じると，水溶液の色が褐色になる。この反応で，塩素は酸化剤，ヨウ化カリウムは還元剤としてはたらいている。

④ 二酸化硫黄や硫化水素は，相手の物質によって酸化剤にも還元剤にもなりうる。

⑤ 過酸化水素は，酸性水溶液中で酸化剤としてはたらくときは水を生成し，還元剤としてはたらくときは，酸素を生成する。

⑥ ①～⑤に誤りはない。

問 4 ☐4

① 酸素分子1個の質量は，約 5.3×10^{-23} g である。

② マグネシウム，ナトリウム，ダイヤモンドの固体では，自由電子が原子を結びつけている。

③ 陽子の質量と中性子の質量は，ほぼ等しい。
④ 内側から n 番目の電子殻には，最大 $2n^2$ 個の電子を収容できる。
⑤ $^{56}_{26}Fe^{2+}$ に含まれる電子数は 24，中性子数は 30 である。
⑥ ①〜⑤に誤りはない。

問5　5
① 油脂は脂肪酸と3価アルコールに加水分解される脂質であるが，加水分解されない脂質もある。
② 球状タンパク質やアミロースの水溶液は親水コロイドである。
③ 脂肪の構成成分には飽和脂肪酸が多く含まれ，脂肪油の構成成分には不飽和脂肪酸が多く含まれる。
④ グリシンの等電点では，陽イオン，陰イオン，双性イオンの平衡混合物の電荷が全体として0になっている。
⑤ 動植物に存在する油脂を構成する脂肪酸には，炭素原子数が 16，17，18 の脂肪酸が多い。
⑥ ①〜⑤に誤りはない。

第2問　次の問い(問1〜2)に答えよ。

問1　内容積 10 l の容器を排気して水 4.5 g を入れた。この容器内の温度を 60 ℃ に保ったとき，容器内に液体として存在する水は何 g か。最も適当な数値を，次の①〜⑥のうちから選べ。ただし，60 ℃ における飽和水蒸気圧は 200 hPa である。

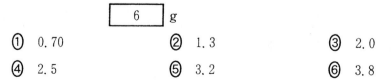

① 0.70　　② 1.3　　③ 2.0
④ 2.5　　⑤ 3.2　　⑥ 3.8

問2　メタン(気体)の生成熱は 74.4 kJ/mol である。また，水素分子の H-H およびメタンの C-H の結合エネルギーは，それぞれ 432 kJ/mol，411 kJ/mol である。炭素(黒鉛)の昇華熱として最も適当な数値を，次の①〜⑥のうちから選べ。

| 7 | kJ/mol

① 506 ② 706 ③ 780
④ 880 ⑤ 938 ⑥ 1570

第3問 次の文を読み，問い(問1〜5)に答えよ。

12種類の典型元素ア〜シがある。この中で，ア〜オの5種類は金属元素であり，他は全て非金属元素である。一方，カ，キ，クは同族元素であり，イ，キ，ケは周期表で同じ周期の元素である。ウ，エ，オ，コ，サ，シの原子の最外殻は，M殻である。

(1) 常温における単体を比較すると，キ，ケ，コは気体，ア，カは液体で，他は全て固体である。
(2) 単体が二原子分子からなるものは，カ，キ，ク，ケである。
(3) ウ，エ，オ，ケ，サの酸化物の性質を調べると，エ，オからの酸化物は酸と反応し，ケ，サの酸化物は塩基と反応したが，ウの酸化物は酸とも塩基とも反応した。
(4) サの水素化合物をアの陽イオンの酸性水溶液に通じると黒色沈殿を生じた。
(5) 単体がダイヤモンドに似た共有結合の結晶を形成するのはシである。
(6) イ，エ，オの炎色反応を行ったところ，オだけ炎色反応を示した。

問1 イとシの原子の最外殻電子数の和はいくつか。最も適当な数値を，次の①〜⑧のうちから選べ。

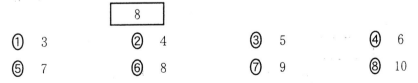

① 3 ② 4 ③ 5 ④ 6
⑤ 7 ⑥ 8 ⑦ 9 ⑧ 10

問2 水素化合物の水溶液が弱酸性を示すものを，次の①〜⑥のうちから全て選び，解答番号9の解答欄にマークせよ。

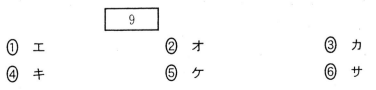

① エ ② オ ③ カ
④ キ ⑤ ケ ⑥ サ

問 3　サ，コの記述として最も適切なものを，次の①～⑧のうちから選べ。

　　　　　　サ □10□　　　コ □11□

① 単体は反応性が小さく，他の原子と結合しにくい。

② 亜鉛に希硫酸を加えると単体が発生する。

③ 単体を水酸化カルシウムに吸収させてつくった化合物は，漂白剤として用いられる。

④ 単体には，同素体がある。

⑤ 単体は，水と激しく反応する。

⑥ 単体は，植物の光合成で生成される。

⑦ 水素化合物の分子の形は，三角すいである。

⑧ 陽子の数と中性子の数の和は 4 である。

問 4　ウ，エ，オ，コ，サ，シの中で，イオン化エネルギーが 2 番目に大きい原子を，次の①～⑥のうちから選べ。

　　　　　　　□12□

①　ウ　　　　　　　②　エ　　　　　　　③　オ

④　コ　　　　　　　⑤　サ　　　　　　　⑥　シ

問 5　ウとエの単体の混合物 X がある。この半分をとり空気中で完全に燃焼させたところ，白色粉末が 56 g 得られた。一方，残りに過剰の塩酸を加え十分反応させると，標準状態で 36.4 l の気体が発生した。混合物 X に含まれるエの質量はいくらか。最も適当な数値を，次の①～⑥のうちから選べ。

　　　　　　□13□ g

①　3.0　　　　　　②　4.8　　　　　　③　6.0

④　9.0　　　　　　⑤　12　　　　　　⑥　22

第 4 問　次の文を読み，問い(問 1 ～ 5)に答えよ。

酢酸水溶液 A の濃度を求めるため，以下のような実験を行った。

(1)　シュウ酸二水和物 $H_2C_2O_4 \cdot 2H_2O$ 2.52 g を正確にはかりとり 100 ml のビーカーに加えた。ここに純水を加え完全に溶解したのち，500 ml のメスフラスコ

に移した。用いたビーカーを少量の純水で洗い，この液もメスフラスコに入れた。さらに，メスフラスコの標線まで純水を加えて 500 ml とし，栓をしてよく振った。

(2) ホールピペットで(1)のシュウ酸水溶液 20.0 ml をコニカルビーカーに取り，
   ⓒ   ⓓ
   フェノールフタレインを加えた。

(3) 水酸化ナトリウム水溶液 B をビュレットに入れた。
                        ⓔ

(4) (2)の溶液を(3)の水酸化ナトリウム水溶液 B で滴定したところ，中和点に達するのに 12.5 ml を要した。

(5) 酢酸水溶液 A 10.0 ml をホールピペットでコニカルビーカーに取り，フェノールフタレインを加えた。(3)の水酸化ナトリウム水溶液 B で滴定したところ，中和点に達するのに 8.00 ml を要した。

問 1 濃度が正確な水酸化ナトリウム水溶液を調製するのは困難である。この理由の 1 つとして，水酸化ナトリウムの固体を空気中に放置すると，水蒸気を吸収してその水にとける現象をあげることができる。このような性質をもつ物質を，次の①〜⑧のうちから全て選び，解答番号 14 の解答欄にマークせよ。

14

① $Al(OH)_3$ ② $CaCl_2$ ③ $Ca(OH)_2$ ④ $CaCO_3$

⑤ KOH ⑥ $MgCl_2$ ⑦ $NaHCO_3$ ⑧ $Zn(OH)_2$

問 2 酢酸水溶液 A のモル濃度として最も適当な数値を，次の①〜⑥のうちから選べ。

15 mol/l

① 2.56×10^{-2} ② 5.12×10^{-2} ③ 7.17×10^{-2}

④ 1.02×10^{-1} ⑤ 1.43×10^{-1} ⑥ 2.04×10^{-1}

問 3 酢酸水溶液 A 20.0 ml に水酸化ナトリウム水溶液 B を 10.0 ml 滴下した。このときの溶液の水素イオン濃度として最も適当な数値を，次の①〜⑥のうちから選べ。

16 mol/l

① 4.15×10^{-6} ② 5.60×10^{-6} ③ 8.30×10^{-6}

④ 1.12×10^{-5} ⑤ 1.66×10^{-5} ⑥ 2.24×10^{-5}

問 4　pH が 12.0 の溶液をつくりたい。0.10 mol/l の塩酸水溶液 15.0 ml に，水酸化ナトリウム水溶液 B を何 ml 加えればよいか。最も適当な数値を，次の①〜⑥のうちから選べ。

$\boxed{17}$ ml

①　8.02　　②　10.1　　③　14.0　　④　17.5　　⑤　22.8　　⑥　30.6

問 5　次の①〜⑦の記述の中で<u>誤りを含むもの</u>を全て選び，解答番号 18 の解答欄にマークせよ。

$\boxed{18}$

①　指示薬としてメチルオレンジを用いて，酢酸水溶液 A 10.0 ml を水酸化ナトリウム水溶液 B で滴定した。水酸化ナトリウム水溶液 B を 8.00 ml 滴下する間，溶液の色に変化は見られなかった。

②　酢酸水溶液 A のモル濃度を C，水素イオン濃度を [H$^+$] としたとき，酢酸の電離定数 K_a は [H$^+$]^2/(C − [H$^+$]) と表せる。

③　酢酸水溶液 A を純水で希釈して，濃度を $\frac{1}{5}$，$\frac{1}{10}$ の溶液としても，温度が一定であれば，酢酸の電離定数 K_a は一定である。

④　酢酸水溶液 A の電離度を α としたとき，酢酸水溶液 A の濃度を $\frac{1}{4}$ にすると，その濃度における酢酸の電離度は 2α と表せる。

⑤　酢酸水溶液 A 10.0 ml に水酸化ナトリウム水溶液 B 4.00 ml を加えた溶液は，緩衝作用を示す。

⑥　酢酸水溶液 A 10.0 ml に水酸化ナトリウム水溶液 B 8.00 ml を加えた溶液の pH は 7 である。

⑦　問題文中のガラス器具ⓐからⓔのうち，純水で洗浄後，ぬれたまま使用してよいのは，ⓐ，ⓑ，ⓓである。

第 5 問　次の文を読み，問い（問 1〜5）に答えよ。

炭素，水素，酸素からなる化合物 A から E は，2 価カルボン酸のエステル（分子量 300 以下）である。A から E をそれぞれ 32.0 mg はかりとり完全燃焼させたところ，いずれも水 21.6 mg と二酸化炭素 61.6 mg が得られた。また，A から E を炭酸水素ナトリウム水溶液に加えると，E だけ二酸化炭素を発生した。

(1)　化合物 A を加水分解すると，2 価カルボン酸 F と 2 種類のアルコール G，H が得られた。

⑵ 化合物B 40 mgを加水分解すると，2価カルボン酸I 26 mgと1種類のアルコールG 23 mgが得られた。

⑶ 化合物Cを加水分解すると，還元性を示す2価カルボン酸Jと2種類のアルコールG，Kが得られた。Kを酸化すると中性の化合物が生成した。

⑷ 化合物Dを加水分解すると，還元性を示す2価カルボン酸Jと2種類のアルコールH，Lが得られた。アルコールLは不斉炭素原子をもつ。

⑸ 化合物Eを加水分解すると，還元性を示す2価カルボン酸Jと1種類のアルコールMが得られた。

問1 化合物Aの元素分析の記述として最も適切なものを，つぎの①～⑥のうちから選べ。

19

① 一定量の試料を，酸化銅(Ⅱ)の存在下，乾燥酸素中で完全燃焼させ，生じた二酸化炭素を塩化カルシウムに，ついで水をソーダ石灰に吸収させた。

② 一定量の試料を，酸化銅(Ⅰ)の存在下，乾燥酸素中で完全燃焼させ，生じた二酸化炭素をソーダ石灰に，ついで水を塩化カルシウムに吸収させた。

③ 一定量の試料を，酸化銅(Ⅱ)の存在下，乾燥酸素中で完全燃焼させ，生じた水を塩化カルシウムに，ついで二酸化炭素をソーダ石灰に吸収させた。

④ 一定量の試料を，酸化銅(Ⅰ)の存在下，乾燥酸素中で完全燃焼させ，生じた水を塩化カルシウムに，ついで二酸化炭素をソーダ石灰に吸収させた。

⑤ 一定量の試料を，酸化銅(Ⅱ)の存在下，乾燥酸素中で完全燃焼させ，生じた二酸化炭素をソーダ石灰に，ついで水を塩化カルシウムに吸収させた。

⑥ 一定量の試料を，酸化銅(Ⅰ)の存在下，乾燥酸素中で完全燃焼させ，生じた二酸化炭素を塩化カルシウムに，ついで水をソーダ石灰に吸収させた。

問2 2価カルボン酸Fの炭素数として最も適当な数値を，次の①～⑥のうちから選べ。

20

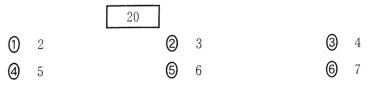

問3 アルコール H, K, L の記述として適当なものを，次の①〜⑧のうちから全て選び，それぞれ解答番号 21, 22, 23 の解答欄にマークせよ。なお，同じ番号をそれぞれ別の解答欄に選んでもよい。

H 21   K 22   L 23

① 分子内の脱水反応でアルケンが生成する。

② 触媒存在下，高温高圧のもとでエチレンに水蒸気を作用させてつくる。

③ 濃硫酸を加えて，約 140 ℃ に加熱すると揮発性液体を生じる。

④ 酸化するとアルデヒドが生成する。

⑤ デンプンの発酵で生成する。

⑥ 酸化して生成した化合物は，クメン法でも合成される。

⑦ 触媒存在下，一酸化炭素と水素から合成される。

⑧ ヨードホルム反応を示す。

問4 アルコール M としてさまざまな異性体が考えられる。不斉炭素原子を含むアルコールは何種類あるか。最も適当な数値を次の①〜⑧のうちから選べ。

24

① 0   ② 1   ③ 2   ④ 3

⑤ 4   ⑥ 5   ⑦ 6   ⑧ 7

問5 2価カルボン酸 I とアルコール L から合成したエステル N を，炭酸水素ナトリウム水溶液に加えても二酸化炭素は発生しなかった。エステル N の分子量として最も適当な数値を，次の①〜⑥のうちから選べ。

25

① 132   ② 146   ③ 188

④ 202   ⑤ 216   ⑥ 230

生　物

問題　　　21年度

第1問　下の問いに答えよ。

問1　記述に誤りのあるものを，1つ選べ。　[1]

① 体格の同じ様な男性二人に，排尿後それぞれに1ℓの水または生理食塩水を同時に飲んでもらい，30分毎に尿量を調べた。水を飲んだ人の尿量が，生理食塩水を飲んだ人に比べて飲用後2時間まで顕著に増加した。これは水を飲んだ人の体液のpHが急激に低下したことに起因する。

② 朝食を食べない状態でグルコース液を飲んでもらい，30分毎に血液中の血糖濃度を調べた。血糖濃度は飲用後30分で高くなり，2時間後には飲用前の値に戻った。これは血糖濃度を間脳視床下部やランゲルハンス島のB細胞が感知し，ランゲルハンス島のB細胞からのインスリンの分泌が促進されたことに起因する。

③ 真夏日は駅から学校まで歩くだけで，シャツが汗でぐっしょりとぬれてしまうことがある。これは体温の上昇を間脳視床下部が感知し，その結果，交感神経がはたらいて汗腺の分泌が促進されることに起因する。

④ 屋外のプールから出たとき，寒くてからだに鳥肌が立った。これは寒冷刺激が間脳視床下部に伝えられ，その結果，交感神経がはたらいて立毛筋が収縮することに起因する。

⑤ 天ぷらを揚げていたとき，手の甲に油がはねて無意識に手を引っ込めた。これは皮膚の受容器の興奮が，脊髄の中で感覚神経から介在神経を経て運動神経に伝えられ，効果器の腕の屈筋が収縮したことに起因する。

問2　光学顕微鏡下で観察できる像として適切なものを，1つ選べ。　[2]

① ホウセンカの茎の薄い横断切片を，サフラニン溶液で染色して観察すると，形成層が赤く濃染していた。

② 細くほぐしたカエルの骨格筋を，メチレンブルーで染色して観察すると，青く染まった核を1つもつ紡錘形の細胞が密にならんでいた。

③ オオカナダモの生きている葉を，水を一滴たらして観察すると，原形質流動によって，葉緑体が細胞膜に沿って一定の方向に移動していた。

④ タマネギの根端を，固定・解離処理後，酢酸オルセインで染色して押しつぶして分裂組織を観察すると，分裂期中期の細胞が最も多かった。

⑤ セスジユスリカ（2n＝8）の幼虫のだ腺を，酢酸カーミンで染色して押しつぶして観察すると，核内にしま模様がある大きな染色体が8本あった。

問3 記述に<u>誤りのあるもの</u>を，1つ選べ。　　3

① 酵素タンパク質は，最適温度を超えると，温度の上昇に伴って折りたたまれていたポリペプチド鎖の立体構造が変化して活性部位の形が変わるので，基質への作用が弱まり，酵素反応の速度は減少する。

② 抗体の主成分である免疫グロブリンは，H鎖とL鎖の2種類のポリペプチドが結合したものが2つ合わさったY字形のタンパク質である。H鎖とL鎖の先端は，抗原と特異的に結合する部位で立体構造が抗体ごとに異なる。

③ フィブリノーゲンは血しょう中に溶けているタンパク質で，血小板や血しょう中に含まれる各種の凝固因子の一連の化学反応を経て生成されるトロンビンの酵素作用によって，繊維状のフィブリンに変わる。

④ 筋組織内で酸素を貯蔵するミオグロビンは，1本のポリペプチド鎖とヘムと呼ばれる酸素が結合する化合物からできている。ポリペプチド鎖は部分的にらせん構造をとり，さらに特有の立体構造を形成している。

⑤ グリセリン処理によってアクチンとミオシンの収縮性のタンパク質だけになったニワトリの胸筋を，電気ピンセットで刺激すると収縮し，収縮前に比べて横紋の明帯が短くなる。

問4 記述に<u>誤りのあるもの</u>を，1つ選べ。　　4

① 火山活動や地殻の変動などで新しくできた裸地や湖沼から始まる一次遷移の場合，最終的に陰樹が極相（クライマックス）林として安定する。

② 森林を構成する植物の1年間の総生産量，呼吸量，枯死量のそれぞれが，森林Aでは $12\ kg/m^2$，$9\ kg/m^2$，$2.4\ kg/m^2$，森林Bでは $4.8\ kg/m^2$，$2.6\ kg/m^2$，$0.7\ kg/m^2$ であった。いずれの場合も被食量は無視すると，成長量（kg/m^2）は森林Aの方が少ない。

③ 大気下，温度20℃で，光飽和点，補償点のそれぞれが1,350ルクス（lx），300 lx の植物Aと3,000 lx，1,800 lx の植物Bを，大気下で温度20℃，光

の強さ1,350 lxの環境におくと，植物AとBはともに生育する。

④ 陸上植物の群系の分布を決める主な要因は，気温と降水量で，年降水量が豊富で年平均気温が－5℃以上の地域では森林が発達する。

⑤ 水中植物や植物プランクトンでは，光の強さが補償点になる水深を補償深度といい，水面から補償深度までの層は光合成量が呼吸量を上回る。

問5 五界説に従った生物の分類に関する記述として適切なものを，1つ選べ。 5

① モネラ（原核生物）界は，細胞内に膜構造をもたない従属栄養生物で構成され，細菌類とラン藻類が含まれる。

② 原生生物界のなかで光合成を行う独立栄養生物は藻類で，コンブ，ワカメなどの褐藻類は，クロロフィルaとクロロフィルbをもつ。

③ 菌界は，胞子を形成して生活史のどの時期にもべん毛が形成されない独立栄養の真核生物で構成され，細胞性粘菌類，卵菌類，子のう菌類が属している。

④ 植物界のコケ植物とシダ植物は，胞子(n)が発芽した配偶体に造卵器と造精器が分化し，造卵器のなかで受精して，受精卵(2n)は胞子体となって胞子のうをつくる。

⑤ 動物界の系統分類は，胚葉の分化が基礎になっていて，海綿動物と刺胞動物は無胚葉性で組織の分化程度も低く，神経も筋肉もない。

第2問 次の文を読んで，下の問いに答えよ。

血液の重要な役割の一つに酸素の運搬がある。ヒトでは，大部分の酸素が赤血球中のヘモグロビンという呼吸色素タンパク質と結合して運ばれているが，極めて微量の酸素が血しょう中に物理的に溶解して運ばれてもいる。ヘモグロビンと結合する酸素の量は，すべてのヘモグロビンと酸素が結合した場合，血液100 mlあたり20 mlとなる。酸素分圧と酸素ヘモグロビンの割合の関係を表したグラフを酸素解離曲線といい，図1はヒトの酸素解離曲線である。この曲線の軌跡は，<u>温度，pH，二酸化炭素分圧</u>などに
(ア)
影響されることが知られている。

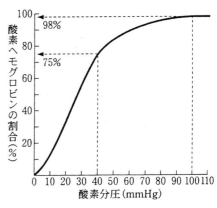

図1 ヒトの酸素解離曲線

問 1 ヒトの赤血球の記述として適切でないものを，2つ選び，解答番号6の解答
欄にマークせよ。 ⬜6⬜

① 直径7〜8μmの円盤状で，中央がくぼんでいる。

② 血液1mm³中に20万〜40万個含まれる。

③ 成熟の過程で核を消失し，赤血球膜(細胞膜)と細胞質からなる。

④ 成人の場合，骨髄でつくられる。

⑤ 血液中での寿命は約120日で，主にひ臓で破壊される。

⑥ 細胞質中では，ヘモグロビンの産生が盛んに行われている。

問 2 図1において，肺胞の毛細血管の酸素分圧が100 mmHg，組織の毛細血管
の酸素分圧が40 mmHgの場合，血液100 mlあたり ⬜a⬜ . ⬜b⬜ ml
のヘモグロビンに結合した酸素が組織に放出される。 ⬜a⬜ と ⬜b⬜
に適する数を，1つずつ選べ。

　　　一位の数a ⬜7⬜ 　　小数点以下第一位の数b ⬜8⬜

① 1　　② 2　　③ 3　　④ 4　　⑤ 5

⑥ 6　　⑦ 7　　⑧ 8　　⑨ 9　　⑩ 0

問 3 肺と代謝が活発な末梢組織では，文中の下線部アの条件が異なっていて酸素
分圧の違いによる効果が増強される。そのため，問2の値より多くの酸素を組
織に放出することができる。代謝が活発な末梢組織は肺に比べて，下線部アの
それぞれがどのような状態にあるか。適切なものをすべて選び，解答番号9の
解答欄にマークせよ。 ⬜9⬜

　　　　　　肺に比べて温度が　　① 低 い　　② 同 じ　　③ 高 い

　　　　　　肺に比べて pH が　　④ 低 い　　⑤ 同 じ　　⑥ 高 い

　肺に比べて二酸化炭素分圧が　⑦ 低 い　　⑧ 同 じ　　⑨ 高 い

問 4 組織に放出された酸素が消費される細胞の場とその反応経路として，適切な
ものをすべて選び，解答番号10の解答欄にマークせよ。 ⬜10⬜

① 解糖系　　　　② ミトコンドリア　　③ クエン酸回路

④ 電子伝達系　　⑤ 細胞質基質

問5 好気呼吸で24.6lの酸素を消費した場合，分解されたグルコースは｜ a ｜ b ｜gである。｜ a ｜, ｜ b ｜に適する数を，1つずつ選べ。ただし，酸素1モルの体積は24.6l，原子量は炭素＝12，酸素＝16，水素＝1とする。

十位の数a ｜ 11 ｜　　一位の数b ｜ 12 ｜

① 1　　② 2　　③ 3　　④ 4　　⑤ 5
⑥ 6　　⑦ 7　　⑧ 8　　⑨ 9　　⑩ 0

第3問　次の文を読んで，下の問いに答えよ。

　子のう菌類に属するアカパンカビは菌糸体(n＝7)からなり，オレンジ色の分生子(n)をつけ，野生株は糖や無機塩類など生育に必要な最少の養分を含む培地(最少培地)で増殖する。有性生殖は異なった交配型の間で行われ，洋梨形の子実体をつくり，細い子のうを多数生じる。子のう内には，1つの接合子が減数分裂に引き続いて核分裂を1回行って生じた8個の子のう胞子(n)が減数分裂の染色体の分離を反映した配列順序をもって直線的に並んでいる。

　分生子に放射線を照射して突然変異を誘発し，最少培地では生育できない｜ あ ｜要求株に関する次の3つの系統を得た。

・系統1：最少培地にアミノ酸A，アミノ酸B，アミノ酸Cのいずれか1つを加えれば育つ。
・系統2：最少培地にアミノ酸Bを加えたときだけ育つ。
・系統3：最少培地にアミノ酸Aかアミノ酸Bを加えれば育つが，アミノ酸Cを加えても生育しない。

　これらの栄養要求性の分析や交配実験(有性生殖をさせる)による遺伝分析から，図1に示すように，アカパンカビの体内における｜ あ ｜の代謝の過程，さらに，この代謝の

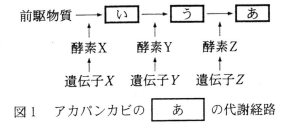

図1　アカパンカビの｜ あ ｜の代謝経路

各段階は単一の遺伝子(X, YおよびZ)に支配され，それらの遺伝子産物である酵素(X, YおよびZ)が触媒して進行することがわかった。また，XとYの遺伝子座が同じ染色体に，Zの遺伝子座は独立して別の染色体に位置すること，系統1～3はこれらの遺伝子のうちのどれか1つに変異が起きて，酵素に異常が生じたことも明らかになった。

問 1　文中および図 1 の，　あ　，　い　に適するものを，1 つずつ選べ。

あ　13　　い　14

① アミノ酸 A　　② アミノ酸 B　　③ アミノ酸 C

問 2　系統 1 の遺伝子型として適切なものを，1 つ選べ。なお，突然変異遺伝子は小文字で表す。　15

① XYZ　　② XYz　　③ Xyz　　④ XyZ

⑤ xYZ　　⑥ xyZ　　⑦ xYz　　⑧ xyz

問 3　系統 1 と系統 3 を有性生殖させた。減数分裂の過程で，X と Y の遺伝子座の間の 1 ヵ所だけに乗換えが起きたとき，子のう内に生じた 8 個の子のう胞子のなかで，最少培地で生育できる菌糸体をつくるものは何個か。適切なものを，1 つ選べ。　16

① 0 個　　② 2 個　　③ 4 個　　④ 6 個　　⑤ 8 個

問 4　系統 1 と系統 2 を有性生殖させた。生じるすべての子のう胞子のなかで，最少培地で生育できる菌糸体をつくるものは何 % か。適切なものを，1 つ選べ。

17

① 0 %　　② 12.5 %　　③ 25 %　　④ 37.5 %　　⑤ 50 %

⑥ 67.5 %　　⑦ 75 %　　⑧ 87.5 %　　⑨ 100 %

問 5　変異遺伝子 z の遺伝子産物 z と野生株の酵素 Z のアミノ酸配列を比較した。遺伝子産物 z は，酵素 Z よりも短いポリペプチド鎖で 54 個のアミノ酸からなり，1～29 番目までのアミノ酸は酵素 Z と同じであるが，30 番目以降のアミノ酸が全て変化していた。どのような遺伝子突然変異が起きたか。適切なものを 2 つ選び，解答番号 18 の解答欄にマークせよ。　18

① 30 番目のアミノ酸を指定するコドンの 1 ないし 2 個の塩基が置換して，アミノ酸が変化した。

② 30 番目のアミノ酸を指定するコドンの 1 ないし 2 個の塩基が置換して，終止コドンに変化した。

③ 30 番目のアミノ酸を指定するコドンの 1 ないし 2 個の塩基が欠失した。

④ 30 番目のアミノ酸を指定するコドンに 1 ないし 2 個の塩基が挿入された。

⑤ 55番目のアミノ酸を指定するコドンの1ないし2個の塩基が置換して，終止コドンに変化した。

第4問　次の文A，Bを読んで，下の問いに答えよ。

【文A】　細胞は増殖の際，染色体の複製と分裂を周期的に繰り返している。この周期性を細胞周期と呼ぶ。細胞周期のなかで，細胞が分裂する時期をM期，DNAを複製する時期をS期と呼び，M期とS期の間の時期をG_1期，S期とM期の間の時期をG_2期と呼ぶ。増殖中の細胞は，M期→G_1期→S期→G_2期→次のM期という順番で規則正しく細胞周期を繰り返している。

この細胞周期の進行は厳密に制御されている。例えばG_2期からM期に移るときには，DNAの複製は完了したか，複製の誤りはないかなどがチェックされる。細胞周期にはこのようなチェックポイントが何ヵ所かあり，次の過程に進めるかチェックしたうえで細胞周期は進行している。
ア)

問1　記述に誤りのあるものを，1つ選べ。　19

① M期は，核分裂とこれに続く細胞質分裂からなる。
② 動物細胞では，中心体はM期前期に倍加し，分離して星状体となる。
③ 減数分裂では，第一分裂の前にDNAが複製される。
④ DNA複製は，原核生物では1つの起点から，真核生物では複数の起点から進行する。
⑤ 多くの動物の受精卵における4回程度の卵割では，G_1期やG_2期がないか，あってもきわめて短い。

問2　図1は，増殖中の細胞集団の各細胞内のDNA量を測定し，DNA量と細胞数の関係を示したグラフである。図1中のピークAの細胞は，細胞周期のどの時期か。適切なものをすべて選び，解答番号20の解答欄にマークせよ。　20

① M期　　② G_1期
③ S期　　④ G_2期

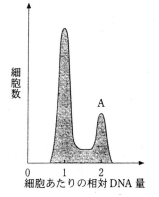

図1

問3 図1の細胞集団では,細胞周期の各時期のなかで最も長い時間を要するのはどの時期といえるか。適切なものを,1つ選べ。 21

① M 期　　② G_1 期　　③ S 期　　④ G_2 期

問4 M期には,後期に入る前に文中の下線部アの一つがある。ここでは,どのようなことがチェックされるか。適切なものを,1つ選べ。 22

① DNA に損傷はないか
② 細胞質が均等に分割されているか
③ 染色体に乗換えが生じているか
④ 動原体が紡錘糸とうまく結合しているか
⑤ 細胞の外部環境は良好か

【文B】 細胞には,DNA複製を1回の細胞周期において一度だけ起こすために,複製した状態のDNAとまだ複製されていない状態のDNAを区別する機構が存在している。このことは,ヒトの培養細胞によるDNA複製に対する細胞融合の影響を解析した以下の実験によって最初に示された。

i) 図2に示す方法により,DNA複製時に ^{3}H-チミジン[注1]をDNAに取り込んで放射性標識された細胞と非標識の細胞の融合を表1に示す三種類の組み合わせについて行った。

ii) 細胞融合処理が完了した三種類 イ) の細胞懸濁液をそれぞれ均等に培養器に分配し,^{3}H-チミジンとコ ウ) ルセミド(コルヒチンと同様に紡錘体の形成を阻害する作用をもつが,はるかに毒性が少ない)を加えた培地で培養した。

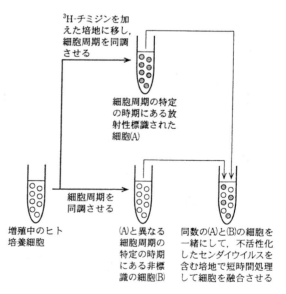

図2 細胞融合の過程

iii) 一定時間ごとに培養器内の全ての細胞を回収して固定し，細胞の放射線の分布をオートラジオグラフィーで検出した[注2]。

注1：放射性同位元素のトリチウムで標識したチミジン
注2：細胞をX線フィルムに接触させておくと，放射性同位元素を取り込んだ物質がフィルムを感光させる。現像して顕微鏡で見ると黒い点として見える。

表1　細胞融合の組み合わせ

	放射性標識された細胞*	非標識の細胞**
G_1/S融合 （G_1期にある細胞とS期にある細胞の融合）	S期	G_1期
S/G_2融合 （S期にある細胞とG_2期にある細胞の融合）	S期	G_2期
G_1/G_2融合 （G_1期にある細胞とG_2期にある細胞の融合）	G_2期	G_1期

*は図2の(A)に，**は(B)に相当する

問5　一般に，文中の ii）下線部ウの細胞に対する影響として適切なものを2つ選び，解答番号23の解答欄にマークせよ。　23

① 染色体数の倍加した細胞ができる。
② 短時間で分裂して細胞数が増加する。
③ 細胞融合を誘導して多核の細胞が生じる。
④ G_1期で細胞周期が停止する。
⑤ M期で分裂できず，増殖が停止する。

問 6 文中のⅱ)下線部イは，図3に示すような融合を免れたパターンA，Bの単核の細胞（単核細胞）とパターンC～Eの二核をもつ融合細胞（二核融合細胞）で，主に構成されていた。表1に示すG_1/G_2融合における細胞融合後0時間のパターンB，D，Eの細胞として適切なものを，1つずつ選べ。

パターンB 24
パターンD 25
パターンE 26

① G_1期細胞　　　　　② S期細胞
③ G_2期細胞　　　　　④ G_1/G_1期融合細胞
⑤ G_2/G_2期融合細胞　⑥ S/S期融合細胞
⑦ G_1/G_2期融合細胞　⑧ G_1/S期融合細胞
⑨ S/G_2期融合細胞

図3 オートラジオグラフィーで検出された細胞パターン

問 7 文中のⅲ)の結果，三種類の組み合わせの細胞融合（表1）のそれぞれで，時間経過による放射性標識細胞と非標識細胞の割合の推移が異なっていることがわかった。図4は，細胞融合後の培養の時間とそのときのパターンBの細胞が単核細胞群（図3）に占める割合およびパターンD，E[注3]の細胞が二核融合細胞群（図3）に占める割合を，三種類の組み合わせの細胞融合のそれぞれについてグラフ（Ⅰ～Ⅲ）にしたものである。

注3：パターンDの2つの非標識核のDNA複製は，常に同調して起こる。また，細胞周期の異なる二核融合細胞は，片方の核がDNA複製を終えても，もう一方の核がDNA複製を終えるまでは，核分裂を開始しない。

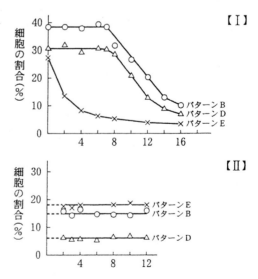

G₁/S融合（グラフⅠ）では，パターンBとDの細胞の割合は融合後 あ までほとんど変化しないが，その後減少した。これは，パターンBの細胞，すなわち い 細胞が う に進行したこと，またパターンDの細胞では， え 細胞由来の2つの核がDNA複製を開始したことを示している。対照的にパターンEは，細胞の割合の急激な減少が融合直後から始まり，融合後 お で50％程度減じた。こ

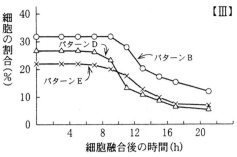

図4　パターンB, D, Eの細胞の割合の経時的変化

【Ⅰ】：G₁/S融合
【Ⅱ】：S/G₂融合
【Ⅲ】：G₁/G₂融合

☆細胞の割合(%)＝
$$\frac{各パターンの細胞数(t)}{各群の総細胞数(t)} \times 100$$
t：細胞融合後の時間
☆パターンB, D, Eおよび群は図3参照

れは， か 細胞由来の核にDNA複製が誘導されたことを示している。

S/G₂融合（グラフⅡ）では，パターンB, D, Eの細胞の割合は融合後12時間の間変化しなかった。これは き 細胞由来の核で，DNA複製が起こらなかったことを示している。

あ ～ き に適する語を，1つずつ選べ。ただし，同じ語を複数回選んでよい。

あ 27　　い 28　　う 29　　え 30　　お 31
か 32　　き 33

① G₁期　　② S期　　③ G₂期　　④ M期
⑤ 2時間　⑥ 4時間　⑦ 7時間　⑧ 12時間
⑨ 16時間

問8　また，文中のⅲ)の結果，G₁/S融合とS/G₂融合では，ほとんどのS期細胞由来の核で，融合後0時間に比して放射性標識量が増加したこともわかった。この結果と図4（グラフⅠ～Ⅲ）の結果の考察として適切でないものを，1つ選べ。 34

① S期の細胞には，G_1期の核に働きかけてDNA複製を開始させる活性がある。

② S期の細胞には，G_2期の核に働きかけてDNA複製を開始させる活性がない。

③ G_2期の細胞には，G_1期の核に働きかけてDNA複製を開始させる活性がある。

④ G_1期の細胞には，S期の核のDNA複製を阻害する活性がない。

⑤ G_2期の細胞には，S期の核のDNA複製を阻害する活性がない。

英　語

解答　21 年度

1 出題者が求めたポイント

[解答]

1.⑤　2.①　3.④　4.⑤　5.②

2 出題者が求めたポイント

[全訳]

a. ジェインは決してばかではない。彼女はただ怠けているだけだ。

b. 私たちはお金を払いたかったのですが、彼女は自分がそれを買うと言い張ったのです。

c. 大きなお皿がなければ、小さいお皿ふたつでいいです。

d. 彼女がたとえ動揺したとしても、私は思っていることを彼女に言ったことを後悔していない。

e. 1000万ドルもらったとしたら、それでどうしますか。

f. ジョンは振り返った。なぜなら通りを歩いているときに自分の名前が呼ばれるのが聞こえたからだ。

[解答]

6.④　7.④　8.①　9.③　10.⑤　11.②

3 出題者が求めたポイント

[全訳]

a. ... But one-fourth of these are too far south to be seen from Japan.

　　望遠鏡で見える星は約6000ある。しかし、その4分の1は遠く南にあるので、日本からは見えない。

b. A reporter should compress a story to the possible minimum length without ruining its effect.

　　リポーターは、効果を損なうことなく、話を可能な最小の短さに切り詰めなければならない。

c. How far it is is not as important as how long it will take to get there if the traffic is heavy.

　　どれくらい遠いかは、交通が混雑しているときそこに着くのにどれくらい時間がかかるかほど重要ではない.

d. We had such a wonderful holiday there that we are going again next summer.

　　私たちはそこでとてもすばらしい休日を過ごしたので、また来年の夏行くつもりだ。

e. Americans are often unaware that when they give something to Japanese friends for no particular reason they are imposing an obligation on their friends to repay that kindness in some way.

　　アメリカ人が日本人の友だちに特に理由もなく物をあげるとき、その友達に何らかの方法で親切のお返しをしなければならない義務感を押し付けているのだということに、彼らは気がついていないことがよくある。

f. In a Japanese university tennis club, for example, the youngest members used to be expected to do the boring tasks, leaving very little, if any, time to play much tennis.

　　たとえば日本の大学のテニス部では、かつて、一番若いメンバーは雑用をすることとされていて、テニスをする時間は、あったとしてもごくわずかだった。

[解答]

a.②①　b.③⑤　c.③④　d.③⑤　e.⑥③

f.③①

4 出題者が求めたポイント

[全訳]

　観光客でいっぱいのボートが通ると、ワニが大きな口を開ける。ワニは昼ご飯のことを考えているのかも知れないし、現地のオーストラリア人ボートマンが言うように、欠伸をしているのかも知れない。あるいは、オオヒキガエルを飲み込んだばかりの可能性もある。アリゲーター川水系のワニやその他の野生動物は、ダーウィンに近いオーストラリア北端にあるカカドゥ国立公園に、年々同情を集めるようになっている。ここにある川で泳ぐ人たちの数人は、生きて帰ることはない。だが、今、この人食いワニたちが、オーストラリアきっての繁殖力を持つ有害動物、オオヒキガエルの形をした強敵と、思いもかけない遭遇をしているのである。

　オオヒキガエルは、クイーンズランドのサトウキビ産業に害をもたらしていた昆虫を一掃するために、1935年にハワイ経由で南アメリカから連れてこられた。この試みは、しかし、失敗した。昆虫はサトウキビの茎の高いところに生息していたが、オオヒキガエルは木登り上手ではないことが判明したのだ。それ以降彼らがしたことは、繁殖と遠出をすることだけだった。今年は初めてカカドゥで見られた。オオヒキガエルは攻撃されると、頭にある腺から致命的な毒を放つ。少なくとも、カカドゥで1頭、南のキャサリン川で数頭のワニが、オオヒキガエルを食べた後に死んだ。

　フクロネコという斑点のある小さい有袋類は、悲惨なことに、オオヒキガエルに跳び乗って数秒以内に死んでいく。およそ60匹のフクロネコが、絶滅を免れるために、近くのアーンヘムランド海岸沖の島に船で運ばれている。そこで生き延びたものは、オオヒキガエルが一掃されたら帰ってくるのだろう。しかし、クイーンズランドからはるばる行進してきた彼らは、カカドゥで止まるつもりはないようだ。

[解答]

24.⑭　25.⑬　26.⑩　27.④　28.⑨　29.⑦

30.③　31.②　32.⑪　33.⑤　34.⑫　35.⑮

5 出題者が求めたポイント

[全訳]

　医学生はイギリスの最も聡明な人たちのうちに入り、ただ自分のためだけというよりは、人の利益のために働きたいと思っています。彼らはすでにこのふたつの資質を備えているので、ほとんどが良い医者となっていくでしょう。医学生の募集は国によって、大学によって異なっています。しかし、時を経てもそれほど大きく変わってはいません。試験でいい点を取ることに加えて、常識と熱意も備えていなければなりません。医学部の難しい課題をこなすためには頭と適性が必要なのです。

　面接試験段階でいくつかの学校によって公式に明らかにされている資質が、私たちが医者に求める非学問的な資質とは何かを教えてくれる材料になるかもしれません。面接官が自分自身に問いかける決定的な質問は、この候補生を自分の医者にしたいかどうかです。他の資質としては、コミュニケーション技能、共感、柔軟性、決断力、チームワーク、正直さ、熱考力、病気や薬の洞察力、ストレス管理の洞察力などがあります。

　勉学の途中、5%が医学の学業を修得しないでしょう。テストに落ちる理由は、一般的には説明不可能で、精神的な健康の問題、家族のストレス、負債、医学を勉強する決心への懐疑、試験勉強のやる気のなさなども含まれます。医学部に来る前の試験でいい成績を取るのが簡単である人ほど、医学部でやっていける可能性が高いようです。

　医学生の間でストレスは普通にあることですが、自分の問題を自覚している学生たちは、学校からの支援を求めるのは難しいと考えていることが多いです。自分の総合評価に「弱さ」を宣告する「黒丸」がつくのを恐れているからです。在学中にストレスの危険性が高いのはだれかを予測することはできるかも知れませんが、プレッシャーを減らすために何ができるかは確かではありません。

　勉強の後の職探しの問題が、新たにストレスを加えることがあります。選んだ専門分野で仕事ができるのだろうか。人々は医者を必要としていて、医者の仕事はできるでしょう。他の、必ず就職できる保証はなく、いつなんどき異動を命じられるかもしれない企業界の上級管理職に比べると、医学はまだ「安全な」選択肢です。地理的にであれ専門分野であれ、希望の場を選べるだろうという安全性、そしてまた、毎日の活動を監視されることがほとんどないということは、医者という職業の大事な補足的利益です。

　満足のいく成績を達成することは、プレッシャーのほんの一部にすぎません。もうひとつのプレッシャーが社会の期待です。2004年のイギリス健康局の「医科大学－未来の医者を輩出する」という報告書は、医者になろうと勉強している人たちに、不可能なことを尋ねました。コミュニケーションのうまい人でなければならない。チームで柔軟に勉強や仕事をすることがで

きる、現実の問題に基づいた学習を継続する技法を持ち、それを仕事の中で応用できる、テクノロジーの急速な変化のペースと知識ベースの急速な広がりに合わせて、医術を向上させていけるなどがありました。

　学生にかかる学問的な重荷を減らすために、いつも議論されているのは、どの専門分野へも行ける一般的な「幹細胞」医師を育てることが目標だった医学教育から、外科医とか一般開業医といった決まった種類の医師を教育するような、焦点を絞ったやり方へと移行するということです。この方法の問題点は、学生が自分の目で専門分野を見たこともない内に、仕事内容を決定しなければならない必要が出てくることです。

　私たちは、正直言って、何がよい医者を作るのかわかりません。100年前にもわかっていませんでした。今もわかっていません。それに、確かに私たちは、医学が技術面でも知識面でさえも10年経ったらどうなっているのか、推測することはできないのです。しかし、私たちにわかっているのは、開業医はそれでもまだ人々を助けているだろうということです。そして、もし私たちがその技術を養成するのをやめ、それをさらに別の「中核能力」に置き換えれば、私たちは益ではなく害のあることをすることになるということです。

　学生たちにとって、やり抜いていくための答えは、それぞれで違っているにちがいありません。教師としての私たちの仕事は、ことさら新しくはないが常に医者の生活の一部となっているストレスと、折り合いをつけてやっていく強さを、ひとりひとりの学生が見つけられるよう、手助けをすることなのです。医者であれ学生であれ、自助のための本を何冊読もうと、自分自身の感情の中のなにかを共有することなしには、病気の人たちを助けることはできません。しかし、その共有が、医学部に入る入試面接の時にあなた方が口にした報酬をもたらしてくれるものなのです。

[選択肢の訳]

①高い知性と人のために働きたいという強い意志のふたつが、医学生に共通にある素質である。

②医学生の選抜のしかたは、国によって、大学によって違っているし、長い間に大きく変化してきている。

③学生が医学部の大変さを乗り越えるためには、テストでいい点を取るより、常識と熱意を持つことの方が大事である。

④面接試験において、面接官が決定的な質問だと考えているのは、自分が候補者のような医者に相談に行きたいかどうかということである。

⑤医学生が持つべき非学問的特性で、最も大事なのは、よいコミュニケーションを図る技術だ。

⑥約5%の医学生が、医学部を終える前に退学する。

⑦なぜ勉強を続けられない医学生がいるのかは説明できないが、ストレスがその大きな要因であると考えられる。

⑧医学を勉強する動機を持ち続けようとする医学生の意志をくじけさせる要因の中には、家族のストレスと負債がある。

⑨自分自身のストレス問題を認識している学生は、他の人からの助けより学校からの助けを求める傾向がよく見られる。

⑩ストレスは医学生の間でよく見られる問題であるが、彼らの中には成績に響くかもしれないと思って、学校に相談するのをためらう者たちもいる。

⑪卒業後の職探しは、なりたての医者にとってストレスの原因となることがあるが、彼らは選んだ専門分野で働けるかどうかを心配するのだ。

⑫新米の医者は労働時間に関しては大きな自由がある。

⑬2004年のイギリス健康局の報告では、大学が学生に本当に必要な科目を整理することが緊急の課題であるとしている。

⑭医学生は、どんなに不可能に見えようとも、社会の期待を実現するべきだと、筆者は思っている。

⑮医学生にかかる学問的な重圧が減るように、彼らが早めに道を選択できるようにしたほうがいいと、筆者は勧めている。

⑯イギリスの医学教育は、大学でのスペシャリスト養成を目指すべきだと、考える人たちもいる。

⑰医学部の先生はいい医者になるためには何が必要か昔は分かっていたのだが、1世紀間そうではなかった。

⑱技術と知識に関して医学が10年間でどんな発展を遂げるか、医学部の先生には想像できない。

⑲医学部の先生たちは、新しい「中核の能力」を導入すれば、患者ケアの向上に貢献するかもしれない。

⑳医者たちは非常なストレスにさらされているので、精神を病むことが極めてよくある。

㉑医学生はたいてい何らかのストレスを持っているが、医者は経済的に報酬に恵まれているのでめったにそういうことはない。

㉒医学生は、先生の力を借りて、医者としての生活の一部でもあるストレスに対処する強さを、自分で見つけなければならない。

㉓生き抜くための答えはそれぞれの学生で違うはずなので、個々の生徒がストレスに対処する強さを見つけようとするのを、医学部の先生が助けるのは不可能だ。

㉔人を助けようとするときに、自分自身の感情のなにかを相手と分かち合うことは、医者にとってとても大切なことだ。

[解答]
36～44. ① ④ ⑥ ⑩ ⑪ ⑯ ⑱ ㉒ ㉔

東京医科大学　21年度　(41)

数　学

解答　21年度

1　出題者が求めたポイント

(1)（数学Ⅲ・無限級数）

n が十分に大きいとし, a_n, a_{n-1}, a_{n-2} を a として r を解く。

$a_{n+1}-a_n = p(a_n-a_{n-1})$ と $a_{n+1}+qa_n = a_n+qa_{n-1}$ に変形して, a_n を n で表わす。2つの r の値に対して一方は収束し, 他方は発散する。

(2)（数学Ⅲ・極限値）

$\lim\limits_{h\to 0}\dfrac{f(h)-f(0)}{h}=7$ から h が 0 に十分に近い数として, $f(h)=7h$ とし, $g(h)$ を求める。

$\lim\limits_{h\to 0}\dfrac{g(h)-g(0)}{h}$ を計算する。

〔解答〕

(1) n が十分に大きいとする。 $a = r^2 a + \dfrac{5}{6}ra$

$\dfrac{1}{6}a(3r-2)(2r+3)=0$ より　$r=\dfrac{2}{3}, -\dfrac{3}{2}$

$r=\dfrac{2}{3}$ のとき, $a_{n+1}=\dfrac{4}{9}a_n+\dfrac{5}{9}a_{n-1}$

$a_{n+1}-a_n = -\dfrac{5}{9}(a_n-a_{n-1})$

$a_2-a_1 = 1$ より, $a_{n+1}-a_n = \left(-\dfrac{5}{9}\right)^{n-1}$

$a_{n+1}+\dfrac{5}{9}a_n = a_n+\dfrac{5}{9}a_{n-1}, \ a_2+\dfrac{5}{9}a_1=\dfrac{23}{9}$

よって, $\dfrac{14}{9}a_n = \dfrac{23}{9}-\left(-\dfrac{5}{9}\right)^{n-1}$

$a_n = \dfrac{23}{14}-\dfrac{9}{14}\left(-\dfrac{5}{9}\right)^{n-1}, \ a=\dfrac{23}{14}$

$r=-\dfrac{3}{2}$ のとき, $a_{n+1}=\dfrac{9}{4}a_n-\dfrac{5}{4}a_{n-1}$

$a_{n+1}-a_n = \dfrac{5}{4}(a_n-a_{n-1})$ で公比が 1 より大きいので発散して, 収束しない。

(2) h が 0 に近い数だとすると,

$\lim\limits_{h\to 0}\dfrac{f(h)}{h}=7$ より, $f(h)=7h$ と考えてよい。

$g(0)=g(f(0))=\dfrac{5}{3}$

$g(7h)=g(f(h))=\dfrac{5}{h^2+2h+3}=\dfrac{245}{49h^2+98h+147}$

$\qquad =\dfrac{245}{(7h)^2+14(7h)+147}$

$g(h)=\dfrac{245}{h^2+14h+147}$

$\lim\limits_{h\to 0}\dfrac{g(h)-g(0)}{h}=\lim\limits_{h\to 0}\dfrac{1}{h}\left(\dfrac{245}{h^2+14h+147}-\dfrac{5}{3}\right)$

$\qquad =\lim\limits_{h\to 0}\dfrac{-5h^2-70h}{3h(h^2+14h+147)}=\lim\limits_{h\to 0}\dfrac{-5h-70}{3(h^2+14h+147)}$

$\qquad =-\dfrac{70}{441}=-\dfrac{10}{63}$

（答）

(1)
ア	イ	ウ	エ	オ	カ
2	3	2	3	1	4

(2)
キ	ク	ケ	コ	サ
−	1	0	6	3

2　出題者が求めたポイント

(1)（数学Ⅰ・平方根）

左辺を分子の有理化をする。

$\dfrac{1}{a}>\dfrac{1}{b}\Leftrightarrow a<b$

$\sqrt{n}=50, \ \sqrt{n+1}=50$ として考える。

(2)（数学Ⅱ・三角関数）

$y=r\sin\theta, \ x=r\cos\theta \ (0\le r\le 2)$ として代入する。

$\sin^2\theta = \dfrac{1-\cos 2\theta}{2}, \ \cos^2\theta = \dfrac{1+\cos 2\theta}{2}$

$2\sin\theta\cos\theta = \sin 2\theta$

$d=\sqrt{a^2+b^2}, \ \dfrac{a}{d}=\cos\beta, \ \dfrac{b}{d}=\sin\beta$ のとき,

$a\sin\alpha + b\cos\alpha = d\sin(\alpha+\beta)$

〔解答〕

(1) $\sqrt{n+1}-\sqrt{n}=\dfrac{1}{\sqrt{n+1}+\sqrt{n}}$

よって, $\sqrt{n+1}+\sqrt{n}<100$

$\sqrt{n}=50$ のとき, $\sqrt{n+1}+\sqrt{n}>100$

$\sqrt{n+1}=50$ のとき, $\sqrt{n+1}+\sqrt{n}<100$

よって, n の最大値は, $n+1=50^2$ より

$n=2499$

(2) $k=7x^2+4xy+4y^2$ とし,

$x=r\cos\theta, \ y=r\sin\theta \ (0\le r\le 2)$ とする。

$k=7r^2\cos^2\theta+4r^2\sin\theta\cos\theta+4r^2\sin^2\theta$

$\dfrac{k}{r^2}=\dfrac{7}{2}(1+\cos 2\theta)+2\sin 2\theta+2(1-\cos 2\theta)$

$\qquad =\dfrac{11}{2}+2\sin 2\theta+\dfrac{3}{2}\cos 2\theta$

$\sqrt{2^2+\left(\dfrac{3}{2}\right)^2}=\dfrac{5}{2}, \ \cos\alpha=\dfrac{4}{5}, \ \sin\alpha=\dfrac{3}{5}$ とすると,

$\dfrac{k}{r^2}=\dfrac{11}{2}+\dfrac{5}{2}\sin(2\theta+\alpha)$

よって, $k=r^2\left\{\dfrac{11}{2}+\dfrac{5}{2}\sin(2\theta+\alpha)\right\}$

k の最大値は, $r=2, \ \sin(2\theta+\alpha)=1$ のとき,

$4\left(\dfrac{11}{2}+\dfrac{5}{2}\right)=32$

（答）

(1)
ア	イ	ウ	エ
2	4	9	9

(2)
オ	カ
3	2

3　出題者が求めたポイント（数学Ⅱ・図形と方程式）

$(x_1, y_1), (x_2, y_2)$ との距離は,

$\sqrt{(x_2-x_1)^2+(y_2-y_1)^2}$

東京医科大学　21 年度　(42)

後半は、$AP^2 + BP^2$ を p について平方完成する。

〔解答〕

$$AB^2 = (b-a)^2 + \left(\frac{1}{b} - \frac{1}{a}\right)^2$$

$$= (b-a)^2 + \left(\frac{1}{ab}\right)^2 (a-b)^2 = \frac{25}{9}(b-a)^2$$

$$\frac{25}{9}(b-a)^2 = \frac{121}{9} \quad \text{より} \quad (b-a)^2 = \frac{121}{25}$$

$b > a$ より　$b = a + \frac{11}{5}$

$a\left(a + \frac{11}{5}\right) = \frac{3}{4}$ より $20a^2 + 44a - 15 = 0$

$(10a-3)(2a+5) = 0$

$a > 0$ なので、$a = \frac{3}{10}$, $b = \frac{3}{10} + \frac{22}{10} = \frac{5}{2}$

$AP^2 + BP^2 = d$ とする。

$$d = \left(p - \frac{3}{10}\right)^2 + \frac{100}{9} + \left(p - \frac{5}{2}\right)^2 + \frac{4}{25}$$

$$= 2p^2 - \frac{28}{5}p + \frac{317}{18}$$

$$= 2\left(p - \frac{7}{5}\right)^2 + \frac{6161}{450}$$

よって、$p = \frac{7}{5}$ のとき、最小値 $\frac{\sqrt{12322}}{30}$ である。

(答)

ア	イ	ウ	エ	オ	カ	キ
3	1	0	5	2	7	5

4 出題者が求めたポイント （数学Ⅲ・積分法）

(1) 偶関数は $h(-x) = h(x)$, 奇関数は $g(-x) = -g(x)$
$f(-x)$ を求めて、$h(x) = f(x) - g(x)$ と
$h(-x) = f(-x) - g(-x)$ より $g(x)$ を求める。

(2) $0 \leqq x \leqq \frac{\pi}{6}$ では、$\sin 2x > 0$, $\sin x > 0$, $\cos x > 0$

$$\frac{c\sin x}{a\sin x + b} = \frac{c}{a} - \frac{bc}{a(a\sin x + b)}$$

$\int_0^{\frac{\pi}{6}} \frac{1}{a\sin x + b} \cos x \, dx$ は $t = \sin x$ とおいて置換積分を
する。

〔解答〕

(1) $g(x) = \frac{|\sin 2x|}{5 - \sin x} - h(x)$

$g(-x) = \frac{|\sin 2x|}{5 + \sin x} - h(x)$, $g(-x) = -g(x)$

よって、$g(x) = -\frac{|\sin 2x|}{5 + \sin x} + h(x)$

従って、$g(x) = \frac{1}{2}\left(\frac{|\sin 2x|}{5 - \sin x} - \frac{|\sin 2x|}{5 + \sin x}\right)$

$\sin \frac{2}{3}\pi = \frac{\sqrt{3}}{2}$, $\sin \frac{\pi}{3} = \frac{\sqrt{3}}{2}$ より

$$g\left(\frac{\pi}{3}\right) = \frac{1}{2}\left(\frac{\sqrt{3}}{10 - \sqrt{3}} - \frac{\sqrt{3}}{10 + \sqrt{3}}\right)$$

$$= \frac{1}{2} \frac{10\sqrt{3} + 3 - 10\sqrt{3} + 3}{(10 - \sqrt{3})(10 + \sqrt{3})} = \frac{3}{97}$$

(2) $0 \leqq \pi \leqq \frac{\pi}{6}$ では、$\sin 2x \geqq 0$

$$\frac{2\sin x}{5 - \sin x} = -2 + \frac{10}{5 - \sin x}$$

$$\frac{2\sin x}{5 + \sin x} = 2 - \frac{10}{5 + \sin x}$$

$$\int_0^{\frac{\pi}{6}} g(x)dx = \frac{1}{2}\int_0^{\frac{\pi}{6}}\left(\frac{\sin 2x}{5 - \sin x} - \frac{\sin 2x}{5 + \sin x}\right)dx$$

$$= \frac{1}{2}\int_0^{\frac{\pi}{6}}\left(-2 + \frac{10}{5 - \sin x} - 2 + \frac{10}{5 + \sin x}\right)\cos x \, dx$$

$$= -\int_0^{\frac{\pi}{6}} 2\cos x \, dx + 5\int_0^{\frac{\pi}{6}}\left(\frac{1}{5 - \sin x} + \frac{1}{5 + \sin x}\right)\cos x \, dx$$

$$\int_0^{\frac{\pi}{6}} 2\cos x \, dx = \left[2\sin x\right]_0^{\frac{\pi}{6}} = 1$$

$\int_0^{\frac{\pi}{6}}\left(\frac{1}{5 - \sin x} + \frac{1}{5 + \sin x}\right)\cos x \, dx$ は、$t = \sin x$ とする。

$\frac{dt}{dx} = \cos x$, $x = 0 \to \frac{\pi}{6}$, $t = 0 \to \frac{1}{2}$

$$\int_0^{\frac{1}{2}}\left(\frac{1}{5 - t} + \frac{1}{5 + t}\right)dt$$

$$= \left[-\log(5 - t) + \log(5 + t)\right]_0^{\frac{1}{2}}$$

$$= \left(-\log\frac{9}{2} + \log\frac{11}{2}\right) - (-\log 5 + \log 5) = \log\frac{11}{9}$$

従って、

$$\int_0^{\frac{\pi}{6}} g(x)dx = -1 + 5\log\frac{11}{9} = 5\log\frac{11}{9} - 1$$

(答)

(1)

ア	イ	ウ
3	9	7

(2)

エ	オ	カ	キ
1	1	9	1

物理

解答　21年度

1 出題者が求めたポイント……運動量の保存、力学的エネルギーの保存、単振動

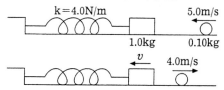

(1) 衝突直後のおもりの速さを v とおくと、運動量の保存より、
$$1.0v = 0.10 \times (5.0 + 4.0)$$
$$v = 0.90 \, [m/s]$$
ばねの縮の最大値を x とおくと、力学的エネルギーの保存より、
$$\frac{1}{2} \times 4.0 \times x^2 = \frac{1}{2} \times 1.0 \times 0.90^2$$
$$x = \sqrt{\frac{0.81}{4.0}} = \frac{0.90}{2.0} = 4.5 \times 10^{-1} \, [m] \quad \cdots(答)$$

(2) $T = 2\pi\sqrt{\dfrac{m}{k}} = 2\pi\sqrt{\dfrac{1.0}{4.0}} = \pi \fallingdotseq 3.1 \times 10^0 \, [s]$ …(答)

2 出題者が求めたポイント……コンデンサーを含む回路

(1) 一連の操作が終わった後の C_1 の電圧 V_1 は、$V_1 = 9.0 - 5.0 = 4.0[V]$ で、C_1 にたまっている電気量が電池 E から送られた電気量 Q に等しいので、
$$Q = C_1 V_1 = 4.0 \times 4.0 = 1.6 \times 10^1 \, [\mu C] \quad \cdots(答)$$

(2) 一連の操作が終わった後の C_2 の電圧は $3.0[V]$ なので、C_2 にたまっている電気量 Q_2 は、$Q_2 = 2.0 \times 3.0 = 6.0[\mu C]$ よって C_x には電位差が $5.0[V]$ の時、$Q - Q_2 = 10[\mu C]$ の電気量がたまっていることになるので、
$$C_x = \frac{10}{5.0} = 2.0 \times 10^0 \, [\mu F] \quad \cdots(答)$$

3 出題者が求めたポイント……回折格子

(1) $d\sin\theta = n\lambda$ で、1次の回折光なので $n = 1$
$$\therefore d = \frac{\lambda}{\sin\theta} = \frac{5.81 \times 10^{-7}}{\sin 20°} = \frac{5.81 \times 10^{-7}}{0.342}$$
$$\fallingdotseq 1.7 \times 10^{-6} \, [m] \quad \cdots(答)$$

(2) $\lambda' = \dfrac{\lambda}{n}$ より、求める回折角を θ' とおくと、
$$\sin\theta' = \frac{\lambda'}{d} = \frac{1}{n} \times \frac{\lambda}{d} = \frac{1}{n} \times \sin 20°$$
$$= \frac{0.342}{1.33} \fallingdotseq 0.257$$

問題用紙の三角関数表より、
$$\theta' = 15[°] = 1.5 \times 10^1 [°] \quad \cdots(答)$$

4 出題者が求めたポイント……原子核の崩壊、原子核種の表し方、質量数、半減期

(1) $\dfrac{13}{223} \times 6.02 \times 10^{23} \fallingdotseq 3.5 \times 10^{22}$ [個] …(答)

(2) $3.5 \times 10^{22} \times \left(\dfrac{1}{2}\right)^{\frac{81.9}{11.7}} \fallingdotseq 2.7 \times 10^{20}$ [個] …(答)

5 出題者が求めたポイント……気体の $p-V$ グラフと内部エネルギー、熱、気体のした仕事

9, AB の過程：定圧変化では体積が増加しているので、外に仕事をしている。外から熱をもらい温度が上昇し、内部エネルギーは増加している。

10, BC の過程：等温変化で体積が増加している。温度は変化しないので内部エネルギーも変化しない。外に仕事をしているが、その分熱を吸収している。

11, CD の過程：定圧変化で体積が減少している。外から仕事をされ、熱を放出して内部エネルギーは減少している。

12, DA の過程：定積変化で外に仕事はしていないし、されてもいない。圧力が上昇しているので、温度は上昇し内部エネルギーは増加している。外から熱を吸収していることになる。

(答)

	過程	仕事	熱	内部エネルギー
9	$A \to B$	↑	↓	↑
10	$B \to C$	↑	↓	→
11	$C \to D$	↓	↑	↓
12	$D \to A$	→	↓	↑

化　学

解答　　21年度

1 出題者が求めたポイント……小問集

問1. 全て正しい。

問2. ②ヨウ化水素の分解速度とヨウ素の生成速度は等しくない。

問3. ④H_2S は酸化剤にならない。

問4. ②ダイヤモンドは共有結合。

問5. ⑤炭素数が16,18の脂肪酸が多い。

[解答]

(1)⑥　(2)②　(3)④　(4)②　(5)⑤

2 出題者が求めたポイント……蒸気圧，反応熱

問1. $w = \dfrac{PVM}{RT} = \dfrac{2.00 \times 10^2 \times 10 \times 18}{8.3 \times 10^3 \times 333} \fallingdotseq 1.3\text{g}$

　　液体の水は　$4.5 - 1.3 = 3.2\text{g}$

問2. $-(x + 2 \times 432) + (4 \times 411) = 74.4$

　　$\therefore x \fallingdotseq 706\text{kJ}$

[解答]

(6)⑤　(7)②

3 出題者が求めたポイント……無機小問

ア. Hg, イ. Be, ウ. Al, エ. Mg, オ. Na, カ. Br, キ. F ク. I, ケ. N, コ. Ar, サ. S, シ. Si である。

問1. Be と Si なので $2 + 4 = 6$

問2. HF，H_2S の水溶液は弱酸性を示す。

問3. S には斜方硫黄，単斜硫黄，ゴム状硫黄の同素体がある。Ar の単体は反応性が小さく，他の原子と結合しにくい。

問4. Al, Mg, Na, Ar, S, Si の中で，イオン化エネルギーが2番目に大きいのは S である。なお一番大きいのは Ar である。

問5. $4Al + 3O_2 \rightarrow 2Al_2O_3$

　　$2Mg + O_2 \rightarrow 2MgO$

　　Al の物質量を x，Mg の物質量を y とすると

　　　$(102x/2) + 40y = 56$　　……①

　　　$(3/2)x \times 22.4 + y \times 22.4 = 36.4$　　……②

　　①，②より $x = 1$ mol, $y = 0.125$ mol

　　混合物 X の半分を使用しているので

　　　$0.125 \times 24 \times 2 = 6.0\text{g}$

[解答]

(8)④　(9)④,⑥　(10)④　(11)①　(12)⑤　(13)③

4 出題者が求めたポイント……中和滴定，電離平衡

問2. NaOH のモル濃度を x とすると

　$2 \times \dfrac{2.52}{126 \times 0.500} \times \dfrac{20.0}{1000} = 1 \times x \times \dfrac{12.5}{1000}$

　　$\therefore x = 0.128$ mol/L

　酢酸のモル濃度を y とすると

$1 \times y \times \dfrac{10.0}{1000} = 1 \times 0.128 \times \dfrac{8.0}{1000}$

　　$\therefore y = 0.1024$ mol/L

問3. CH_3COOH 20 mL の中和に必要な NaOH は

$1 \times 0.1024 \times 20.0 = 1 \times 0.128 \times x$　$\therefore x = 16.0$ mL

よって CH_3COOH は 10.0/16.0 が中和されて

CH_3COONa になり，6.0/16.0 が残っているので

$CH_3COOH : CH_3COONa = 6.0 : 10.0 = 3 : 5$

CH_3COOH と CH_3COONa の混合水溶液では

CH_3COONa の電離により生じた CH_3COO^- のため

CH_3COOH の電離は抑えられているので

$K_a = \dfrac{[H^+][CH_3COO^-]}{[CH_3COOH]} = \dfrac{[H^+][CH_3COONa]}{[CH_3COOH]}$ となる。

$2.80 \times 10^{-5} = \dfrac{[H^+] \times 5}{3}$

　　$\therefore [H^+] = 1.68 \times 10^{-5}$ mol/L

問4. $1 \times 0.10 \times 15.0 = 1 \times 0.128 \times x$　$\therefore x = 11.7$ mL

$0.128 \times \dfrac{y}{1000} \times \dfrac{1000}{26.7 + y} = 1.0 \times 10^{-2}$　$\therefore y \fallingdotseq 2.26$ mL

$11.7 + 2.26 \fallingdotseq 14.0$ mL

問5. ①溶液の色は変化する。

　　⑥生成した CH_3COONa が加水分解するため，中和点は塩基性側にずれる。

[解答]

(14)②,⑤,⑥　(15)④　(16)⑤　(17)③　(18)①,⑥

5 出題者が求めたポイント……有機物の推定

H; $\dfrac{21.6 \times 2.0}{18} = 2.4\text{g}$,　C; $\dfrac{61.6 \times 12}{44} = 16.8\text{g}$

O; $32.0 - (2.4 + 16.8) = 12.8\text{g}$

$C : H : O = \dfrac{16.8}{12} : \dfrac{2.4}{1.0} : \dfrac{12.8}{16} = 7 : 12 : 4$

分子量300以下なので，分子式は $C_7H_{12}O_4$

問2. (1),(2) より G は C_2H_5OH，また J が $(COOH)_2$ であることと，H は C2 でないことから考えて，F は C4 となる。以下の問でも丁寧に問題文から推定する。

問3. H はメタノール，K は2-プロパノール，L は2-ブタノールである。

問4. M はペンタノールなので，異性体は8種類存在する。このうち不斉炭素原子を含むのは3種類。

問5. (2)からカルボン酸 I は C3 の二価カルボン酸である。これと2-ブタノールのエステルが N である。また炭酸水素ナトリウム水溶液に加えても CO_2 が発生しないことから，カルボキシ基は2つともエステル結合を形成していることが分かる。

[解答]

(19)③　(20)③　(21)④,⑦　(22)①,⑥,⑧　(23)①,⑧　(24)④　(25)⑤

生　物

解答　　21年度

1 出題者が求めたポイント(Ⅰ, Ⅱ・多分野より)

問1.①水を飲むことにより尿量が増加するのは、体液の浸透圧が低下することに起因する。

問2.①サフラニン溶液で赤く染色されるのは、木化細胞(道管など)である。②骨格筋は多核の円柱状細胞である。④間期が最も多く観察される。⑤双翅類の幼虫のだ腺染色体は、複製された染色体が離れずにいる上、相同染色体が対合して二価染色体の状態をとる。

問3.⑤グリセリン筋は、細胞の膜構造が壊れているため、電気刺激を与えても、小胞体からカルシウムイオンが分泌されず、収縮が起きない。

問4.④植物Bの補償点は、1,800lxなため、1,350lxの環境では生育できない。

問5.①ラン藻類や一部の細菌(光合成細菌や化学合成細菌)は、独立栄養生物である。②褐藻類はクロロフィルbの代わりにクロロフィルcをもつ。③菌界に分類される生物は従属栄養生物である。また、マーガリスの五界説では細胞性粘菌、卵菌は原生生物に分類される。⑤刺胞動物は二胚葉性である。

[解答]
問1.①　問2.③　問3.⑤　問4.③　問5.④

2 出題者が求めたポイント(Ⅰ・酸素解離曲線と呼吸)

問1.②赤血球の数は、血液1mm^{3}中に約500万個含まれる。20万〜40万個は血小板の数である。⑥赤血球は脱核しているため、必要な遺伝情報はmRNAの形で細胞質に含まれるが、ヘモグロビンの産生は行われない。

問2.図1より、肺胞の毛細血管と組織の毛細血管での酸素ヘモグロビンの割合は、それぞれ98%と75%である。これより、血液100mlにより組織に放出される酸素量は、次式で求められる。
$$20(ml) \times (98-75)/100 = 4.6(ml)$$

問3.末梢組織は、ヘモグロビンと酸素が結合しにくい環境条件になっている。ヘモグロビンは、二酸化炭素分圧が高いほど、温度が高いほど、そしてpHが低いほど、酸素と結合しにくい。

問4.酸素は好気呼吸において、電子伝達系における最終的な水素受容体として働き、水素と結合し水を生じる。

問5.1mol(180g)のグルコースを分解するのに、6molの酸素が消費される。つまり、1molの酸素が消費されるとき、1/6mol(=180×1/6=30g)のグルコースが分解される。

[解答]
問1.②⑥

問2.一位の数:④　少数点以下第一位の数:⑥

問3.③④⑨　問4.②④

問5.十位の数:③　一位の数:⑩

3 出題者が求めたポイント(Ⅰ・一遺伝子一酵素説)

アカパンカビの変異株より、アミノ酸代謝過程の順番を考察することがまず求められる問題である。

問1.変異株において、生育条件(アミノ酸要求)が制限されるものほど、アミノ酸代謝過程の後半の酵素が作られていない。このことより、アカパンカビのアミノ酸代謝は、前駆物質→アミノ酸C→アミノ酸A→アミノ酸Bと考えられる。

問2.系統1のアミノ酸要求から、系統1の変異株は遺伝子Xにのみ変異が起きていると考えられる。

問3.系統1の遺伝子型はxYZ、系統3の遺伝子型はXyZである。よって、この接合子の遺伝子型はXxYyZZとなる。xYとXyが連鎖するため、XとYの遺伝子座の間で乗換えが起こると、遺伝子型がxYZ、xyZ、XYZ、そしてXyZの子のう胞子が2個ずつできる。

問4.系統1の遺伝子型はxYZ、系統2の遺伝子型はXYzである。よって、この接合子の遺伝子型はXxYYZzとなる。組換えが起きても、起きなくても、xYとXYの比は同じなので、生じる子のう胞子の遺伝子型の比は、xYZ:xYz:XYZ:XYz=1:1:1:1となる。

問5.①30番目のアミノ酸だけが変わる。②30番目がストップコドンになれば、アミノ酸が29個のペプチド鎖になる。⑤54個のアミノ酸からなるペプチド鎖になるが、30番目以降のアミノ酸も酵素Zと同じになる。

[解答]
問1.あ.②　い.③　問2.⑤　問3.②　問4.③

問5.③④

4 出題者が求めたポイント(Ⅰ.細胞周期)

問1.②中心体は間期(G$_2$)に複製される。④真核生物のDNA複製では、ランキング鎖の複製は起点が複数あるため、短いDNA断片(岡崎フラグメントという)をDNAリガーゼにより連結させて複製している。

問2.S期にDNAの複製が起こり、細胞あたりのDNA量が2倍になる。M期の終了(終期)により核分裂が終わり、細胞あたりのDNA量はもとに戻る。つまり、細胞あたりの相対DNA量が「2」である時期は、G$_2$期とM期である。

問3.細胞の種類によって、細胞周期及び各段階に要する時間は異なる。細胞数が経過時間を反映しているので、DNA量が「1」のG$_1$期が長いと判断できる。

問4.後期は、紡錘糸によって染色体を構成する染色分体を両極へ移動させる。つまり、後期の前に染色体の動原体に紡錘糸が結合しているかチェックする必

要がある。

問5. コルセミドによって紡錘体が形成されないため、複製された染色体が二分されず、細胞質分裂も起きないため染色体数が倍加した細胞ができる。また、これ以上細胞周期が先に進まないため、増殖が停止する。

問6. 細胞融合は、必ずしも異なる細胞どうしが融合するわけではない。パターンCとDは、同じ細胞どうしが融合したものである。

問7, 8. パターンB、D、Eの細胞の割合が減少するのは、DNAの複製が始まることで、^{3}H－チミジンを取り込み、パターンAとCの細胞に変わるためである。また、どの細胞もコルセミドにより、分裂期に入ることはない。このことより、実験結果を次のように考察できる。

【Ⅰ】パターンBとDの細胞は、G_1期由来の細胞核を持ち、DNA複製までに7時間の準備時間が必要であった。パターンEの細胞は、G_1期とS期由来の細胞核を持ち、S期由来の核でDNAの複製が始まることで、G_1期由来の核のDNA複製が誘導されたと考えられる。

【Ⅱ】各細胞の割合が変化しないのは、DNAの複製が起きないためである。これは、G_2期由来の核では、既にDNAが複製されているためであり、再びDNA複製が起きるには、分裂期を終えてG_1期に入る必要がある。パターンEはG_2とS期由来の核を持つが、S期でDNA複製が起きてもパターンEのままである。

【Ⅲ】パターンBとDは、【Ⅰ】と同じG_1由来の核を持つ細胞である。パターンEはG_1とG_2由来の核を持つ細胞であり、G_1由来の核でDNA複製が始まることで、パターンCになる。G_1由来の核でDNA複製が開始するのにはやはり、7時間程度の準備時間を必要とすることが分かる。

[解答]
問1. ②
問2. ①④
問3. ②
問4. ④
問5. ①⑤
問6. パターンB：① パターンD：④ パターンE：⑦
問7. あ⑦ い① う② え① お⑤ か① き③
問8. ③

東京医科大学　医学部入試問題と解答

平成 30 年 7 月 12 日　初　版第 1 刷発行
平成 30 年 12 月 29 日　第二版第 1 刷発行

編　集　みすず学苑中央教育研究所
発行所　株式会社ミスズ　　　　　　　　　定価　本体 4,700 円＋税
　　　　〒167－0053
　　　　東京都杉並区西荻南 2 丁目 1 7 番 8 号
　　　　　　　　ミスズビル 1 階
　　　　電　話　03（5941）2924(代)
印刷所　タカセ株式会社

本書の一部又は全部の複製、転写、コピーは著作権に触れるので禁止する。

●本シリーズ掲載の入試問題について、万一、掲載許可手続きに遺漏や不備があると思われる
　ものがありましたら、当社までお知らせ下さい。
●乱丁・落丁等につきましてはお取り替えいたします。
●本書の内容についてのお問合せは、具体的な質問内容を明記のうえ、ハガキ・封書を当社宛
　にお送りいただくか、もしくは下記のメールアドレスまでお問合せ願います。
〈 お問合せ用メールアドレス：info-mgckk@misuzu-gakuen.jp 〉